全国普通高等中医药院校药学类专业"十三五"规划教材（第二轮规划教材）

药 理 学

（第2版）

（供中药学、药学、药物制剂、临床药学、制药工程及相关专业使用）

主　　编　曾　南　周玖瑶

副主编　郑仕中　黄丽萍　张忠泉　崔广智　聂　红

编　　者　（以姓氏笔画为序）

王　斌（陕西中医药大学）

王志琪（湖南中医药大学）

方　芳（北京中医药大学）

代　蓉（云南中医药大学）

刘　蓉（成都中医药大学）

杨德森（湖北中医药大学）

余建强（宁夏医科大学）

张忠泉（河南大学）

张晓君（广州中医药大学）

张晓晨（上海中医药大学）

陈思敏（成都中医药大学）

林国彪（广西中医药大学）

周玖瑶（广州中医药大学）

郑仕中（南京中医药大学）

聂　红（暨南大学）

钱海兵（贵州中医药大学）

黄丽萍（江西中医药大学）

崔广智（天津中医药大学）

曾　南（成都中医药大学）

臧凯宏（甘肃中医药大学）

熊天琴（广州中医药大学）

薛　玲（山东中医药大学）

U0345471

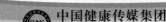
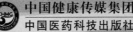

中国健康传媒集团

中国医药科技出版社

内 容 提 要

本教材是"全国普通高等中医药院校药学类专业'十三五'规划教材（第二轮规划教材）"之一，依照教育部相关文件和精神，根据本专业教学要求和课程特点，结合《中国药典》和相关执业考试要求编写而成。本教材共8篇43章，包括药理学的基础理论知识、各类药物的药理学知识。分述各类药物的章节，其药物的选择以各系统重点药物、常用药物为主，尤其密切结合执业药师考试指南，其中重点药物尽量阐明其体内过程、药理作用、作用机制、临床应用和不良反应，其他药物则阐明其作用特点。每章分别设置了"要点导航""药师考点"和"小结"，帮助学生梳理主要内容，掌握重点和难点。

本教材为书网融合教材，即纸质教材有机融合电子教材、教学配套资源和数字化教学服务（在线教学、在线作业、在线考试），可更好地满足大数据时代读者的阅读习惯。本教材实用性强，主要供全国普通高等院校中药学、药学、药物制剂、临床药学、制药工程及相关专业教学使用，也可作为研究生考试与医药行业培训的参考用书。

图书在版编目（CIP）数据

药理学/曾南，周玖瑶主编 . —2 版 . —北京：中国医药科技出版社，2018.8
全国普通高等中医药院校药学类专业"十三五"规划教材（第二轮规划教材）
ISBN 978 - 7 - 5214 - 0250 - 6

Ⅰ.①药…　Ⅱ.①曾…②周…　Ⅲ.①药理学—中医学院—教材　Ⅳ.①R96

中国版本图书馆 CIP 数据核字（2018）第 097911 号图书在版编目（CIP）数据

美术编辑　陈君杞
版式设计　城达誉高

出版　**中国健康传媒集团** | 中国医药科技出版社
地址　北京市海淀区文慧园北路甲 22 号
邮编　100082
电话　发行：010 - 62227427　邮购：010 - 62236938
网址　www. cmstp. com
规格　889×1194mm $\frac{1}{16}$
印张　30
字数　636 千字
初版　2014 年 8 月第 1 版
版次　2018 年 8 月第 2 版
印次　2021 年 10 月第 4 次印刷
印刷　三河市百盛印装有限公司
经销　全国各地新华书店
书号　ISBN 978 - 7 - 5214 - 0250 - 6
定价　65.00 元

获取新书信息、投稿、为图书纠错，请扫码联系我们。

全国普通高等中医药院校药学类专业"十三五"规划教材（第二轮规划教材）

出版说明

"全国普通高等中医药院校药学类'十二五'规划教材"于2014年8月至2015年初由中国医药科技出版社陆续出版，自出版以来得到了各院校的广泛好评。为了更新知识、优化教材品种，使教材更好地服务于院校教学，同时为了更好地贯彻落实《国家中长期教育改革和发展规划纲要（2010－2020年)》《"十三五"国家药品安全规划》《中医药发展战略规划纲要（2016－2030年)》等文件精神，培养传承中医药文明，具备行业优势的复合型、创新型高等中医药院校药学类专业人才，在教育部、国家药品监督管理局的领导下，在"十二五"规划教材的基础上，中国健康传媒集团·中国医药科技出版社组织修订编写"全国普通高等中医药院校药学类专业'十三五'规划教材（第二轮规划教材)"。

本轮教材建设，旨在适应学科发展和食品药品监管等新要求，进一步提升教材质量，更好地满足教学需求。本轮教材吸取了目前高等中医药教育发展成果，体现了涉药类学科的新进展、新方法、新标准；旨在构建具有行业特色、符合医药高等教育人才培养要求的教材建设模式，形成"政府指导、院校联办、出版社协办"的教材编写机制，最终打造我国普通高等中医药院校药学类专业核心教材、精品教材。

本轮教材包含47门，其中39门教材为新修订教材（第2版），《药理学思维导图与学习指导》为本轮新增加教材。本轮教材具有以下主要特点。

一、教材顺应当前教育改革形势，突出行业特色

教育改革，关键是更新教育理念，核心是改革人才培养体制，目的是提高人才培养水平。教材建设是高校教育的基础建设，发挥着提高人才培养质量的基础性作用。教材建设以服务人才培养为目标，以提高教材质量为核心，以创新教材建设的体制机制为突破口，以实施教材精品战略、加强教材分类指导、完善教材评价选用制度为着力点。为适应不同类型高等学校教学需要，需编写、出版不同风格和特色的教材。而药学类高等教育的人才培养，有鲜明的行业特点，符合应用型人才培养的条件。编写具有行业特色的规划教材，有利于培养高素质应用型、复合型、创新型人才，是高等医药院校教育教学改革的体现，是贯彻落实《国家中长期教育改革和发展规划纲要（2010－2020年)》的体现。

二、教材编写树立精品意识，强化实践技能培养，体现中医药院校学科发展特色

本轮教材建设对课程体系进行科学设计，整体优化；对上版教材中不合理的内容框架进行适当调整；内容（含法律法规、食品药品标准及相关学科知识、方法与技术等）上吐故纳新，实现了基础学科与专业学科紧密衔接，主干课程与相关课程合理配置的目标。编写过程注重突出中医药院校特色，适当融入中医药文化及知识，满足21世纪复合型人才培养的需要。

参与教材编写的专家以科学严谨的治学精神和认真负责的工作态度，以建设有特色的、教师易用、学生易学、教学互动、真正引领教学实践和改革的精品教材为目标，严把编写各个环节，确保教材建设质量。

三、坚持"三基、五性、三特定"的原则，与行业法规标准、执业标准有机结合

本轮教材修订编写将培养高等中医药院校应用型、复合型药学类专业人才必需的基本知识、基本理论、基本技能作为教材建设的主体框架，将体现教材的思想性、科学性、先进性、启发性、适用性作为教材建设灵魂，在教材内容上设立"要点导航""重点小结"模块对其加以明确；使"三基、五性、三特定"有机融合，相互渗透，贯穿教材编写始终。并且，设立"知识拓展""药师考点"等模块，与《国家执业药师资格考试考试大纲》和新版《药品生产质量管理规范》（GMP）、《药品经营管理质量规范》（GSP）紧密衔接，避免理论与实践脱节，教学与实际工作脱节。

四、创新教材呈现形式，书网融合，使教与学更便捷、更轻松

本轮教材全部为书网融合教材，即纸质教材与数字教材、配套教学资源、题库系统、数字化教学服务有机融合。通过"一书一码"的强关联，为读者提供全免费增值服务。按教材封底的提示激活教材后，读者可通过 PC、手机阅读电子教材和配套课程资源，并可在线进行同步练习，实时反馈答案和解析。同时，读者也可以直接扫描书中二维码，阅读与教材内容关联的课程资源（"扫码学一学"，轻松学习 PPT 课件；"扫码练一练"，随时做题检测学习效果），从而丰富学习体验，使学习更便捷。教师可通过 PC 在线创建课程，与学生互动，开展在线课程内容定制、布置和批改作业、在线组织考试、讨论与答疑等教学活动，学生通过 PC、手机均可实现在线作业、在线考试，提升学习效率，使教与学更轻松。此外，平台尚有数据分析、教学诊断等功能，可为教学研究与管理提供技术和数据支撑。

本套教材的修订编写得到了教育部、国家药品监督管理局相关领导、专家的大力支持和指导；得到了全国高等医药院校、部分医药企业、科研机构专家和教师的支持和积极参与，谨此，表示衷心的感谢！希望以教材建设为核心，为高等医药院校搭建长期的教学交流平台，对医药人才培养和教育教学改革产生积极的推动作用。同时精品教材的建设工作漫长而艰巨，希望各院校师生在教学过程中，及时提出宝贵的意见和建议，以便不断修订完善，更好地为药学教育事业发展和保障人民用药安全有效服务！

中国医药科技出版社
2018 年 6 月

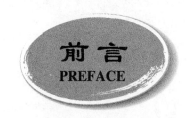

前 言
PREFACE

　　本教材是"全国普通高等中医药院校药学类专业'十三五'规划教材（第二轮规划教材)"之一，是根据《国家中长期教育改革和发展规划纲要》和教育部关于本科教育教学改革的相关文件和精神，以全国普通高等中医药院校为主体联合编写的。本教材编写遵循"三基、五性、三特定"的基本原则，力求体现医药行业特点，适应高素质应用型、复合型、技术技能型人才培养需要。

　　为适应我国高等中医药教育事业发展的新形势、新目标和新要求，更好地满足中医药院校药学类专业教育教学需求和复合型药学人才培养需求，对上版教材的编写体系及内容进行修订完善，如对内容框架结构进行适当调整，对部分不合理的内容进行完善修改等。本教材共8篇43章，重点介绍药理学的基础理论、基本知识和基本技能。各类系统药物介绍的选择，以各系统重点药物、常用药物为主，并密切结合行业执业药师资格考试大纲，力求全面覆盖所涉及药物。重点药物尽量阐明其体内过程、药理作用、作用机制、临床应用和不良反应，其他药物则阐明其作用特点。

　　本教材以提高药学类专业人才培养质量、突出教材行业特性为核心，编写内容吸取国内外有关教材和教学参考书的优点，在确保专业基础知识准确无误的前提下，注意融入行业标准及相关知识进展或背景的介绍，实用性强，主要供全国普通高等院校中药学、药学、药物制剂、临床药学、制药工程及相关专业教学使用，也可作为研究生考试与医药行业培训的参考用书。

　　本教材为书网融合教材，即纸质教材有机融合电子教材、教学配套资源和数字化教学服务（在线教学、在线作业、在线考试），可更好地满足大数据时代读者的阅读习惯。

　　在编写本教材过程中，得到编者所在院校的大力支持，在此致以衷心感谢！由于编写时间仓促，书中难免有不尽完善之处，敬请药理学前辈、同行专家赐教和指正，希望广大读者提出宝贵意见，以便在重印再版时不断修正和提高。

编　者
2018 年 6 月

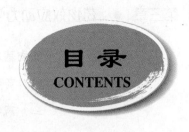

目录
CONTENTS

第一篇　总论

第一章 ● 绪言

第一节　药理学的研究内容与学科任务 ……………………………… 2

第二节　药物发现与药理学发展简史 ………………………………… 2

第三节　药理学的研究方法 …………………………………………… 3

第四节　新药的药理学研究 …………………………………………… 4

第二章 ● 药物代谢动力学

第一节　药物的跨膜转运 ……………………………………………… 6

　　一、被动转运 ……………………………………………………… 6

　　二、载体转运 ……………………………………………………… 7

　　三、药物转运体转运 ……………………………………………… 7

　　四、其他方式转运 ………………………………………………… 8

第二节　药物的体内过程 ……………………………………………… 8

　　一、吸收 …………………………………………………………… 8

　　二、分布 …………………………………………………………… 9

　　三、生物转化 …………………………………………………… 11

　　四、排泄 ………………………………………………………… 13

第三节　药代动力学的基本概念 …………………………………… 14

　　一、时量关系和生物利用度 …………………………………… 14

　　二、药物消除类型 ……………………………………………… 15

　　三、房室模型 …………………………………………………… 16

　　四、药代动力学参数 …………………………………………… 17

第三章 ● 药物效应动力学

　　第一节 药物基本作用 ·· 20

　　　　一、药物作用的性质与方式 ······························ 20

　　　　二、药物作用的选择性与特异性 ························ 21

　　　　三、药物的治疗作用 ···································· 21

　　　　四、药物不良反应 ······································ 22

　　第二节 药物剂量－效应关系与药物的构效关系 ············ 23

　　　　一、药物剂量－效应关系 ································ 23

　　　　二、药物构效关系 ······································ 26

　　第三节 药物作用机制 ·· 27

　　　　一、非特异性作用 ······································ 27

　　　　二、补充机体缺乏的物质 ································ 27

　　　　三、影响内源性神经递质和激素 ························ 27

　　　　四、作用于特定的靶位 ·································· 27

　　第四节 药物与受体作用 ······································ 28

　　　　一、受体的概念和特性 ·································· 29

　　　　二、药物与受体相互作用的理论 ························ 29

　　　　三、受体与药物相互作用 ································ 31

　　　　四、作用于受体的药物分类 ······························ 31

　　　　五、受体类型 ·· 33

　　　　六、细胞信号转导相关的信使物质 ······················ 35

第四章 ● 影响药物效应的因素

　　第一节 药物因素 ·· 37

　　　　一、药物剂型 ·· 37

　　　　二、给药疗程 ·· 38

　　　　三、联合用药及药物相互作用 ·························· 38

　　第二节 机体因素 ·· 40

　　　　一、年龄 ·· 40

　　　　二、性别 ·· 41

　　　　三、遗传因素 ·· 42

　　　　四、病理因素 ·· 43

　　　　五、精神因素 ·· 44

　　　　六、时间因素 ·· 44

第二篇　自主神经系统药理

第五章 ● **传出神经系统药理概论**

　　第一节　传出神经系统的分类 ································ 48

　　　　一、按解剖学分类 ·· 48

　　　　二、按递质分类 ·· 49

　　第二节　传出神经系统的递质 ······························ 49

　　　　一、传出神经系统的化学传递学说与突触的超微结构 ········ 49

　　　　二、传出神经系统的递质 ·································· 50

　　第三节　传出神经系统的受体及效应机制 ···················· 51

　　　　一、传出神经系统受体的命名及分类 ······················ 51

　　　　二、传出神经系统效应的分子机制 ························ 52

　　第四节　传出神经系统及受体的生理效应 ···················· 54

　　第五节　传出神经系统药物的作用方式和分类 ················ 55

　　　　一、传出神经系统药物的作用方式 ························ 55

　　　　二、传出神经系统药物的分类 ····························· 56

第六章 ● **作用于胆碱受体的药物**

　　第一节　胆碱受体激动药和抗胆碱酯酶药 ···················· 57

　　　　一、M、N胆碱受体激动药 ································ 57

　　　　二、M胆碱受体激动药 ··································· 58

　　　　三、N胆碱受体激动药 ··································· 59

　　　　四、抗胆碱酯酶药 ·· 59

　　第二节　胆碱受体阻断药和胆碱酯酶复活药 ·················· 63

　　　　一、M胆碱受体阻断药 ··································· 63

　　　　二、N胆碱受体阻断药 ··································· 67

　　　　三、胆碱酯酶复活药 ······································ 68

第七章 ● **作用于肾上腺素受体的药物**

　　第一节　概述 ··· 71

　　　　一、肾上腺素受体激动药 ·································· 71

　　　　二、肾上腺素受体阻断药 ·································· 72

　　第二节　肾上腺素受体激动药 ······························ 73

　　　　一、α、β受体激动药 ····································· 73

　　　　二、α受体激动药 ·· 77

　　　　三、β受体激动药 ·· 81

第三节　肾上腺素受体阻断药 ································· 82

一、α受体阻断药 ································· 82

二、β受体阻断药 ································· 86

三、α、β受体阻断药 ································· 91

第三篇　中枢神经系统药理

第八章 ● 局部麻醉药

第一节　局部麻醉药的基本药理作用 ························ 96

第二节　常用局部麻醉药 ································· 99

一、酯类局部麻醉药 ································· 99

二、酰胺类局部麻醉药 ································· 100

第九章 ● 全身麻醉药

第一节　吸入性麻醉药 ································· 102

第二节　静脉麻醉药 ································· 105

第三节　复合麻醉 ································· 106

第十章 ● 镇静催眠药

第一节　睡眠与睡眠障碍 ································· 108

第二节　苯二氮䓬类 ································· 109

第三节　巴比妥类 ································· 112

第四节　其他镇静催眠药 ································· 113

第十一章 ● 抗癫痫药与抗惊厥药

第一节　抗癫痫药 ································· 115

一、概述 ································· 115

二、临床常用抗癫痫药 ································· 116

第二节　抗惊厥药 ································· 121

第十二章 ● 抗精神失常药

第一节　抗精神分裂症药 ································· 123

一、经典抗精神分裂症药 ································· 124

二、新型抗精神分裂症药 ································· 128

第二节　抗躁狂症药 ································· 130

第三节　抗抑郁症药 ································· 131

一、非选择性 NA 和 5－HT 再摄取抑制药 ············· 131

二、选择性 NA 再摄取抑制药 ······················· 133

三、选择性 5－HT 再摄取抑制药 ····················· 134

四、α 受体阻断药 ·· 135

五、单胺氧化酶抑制药 ·· 136

六、其他 ·· 136

第十三章 ● 镇痛药

第一节 概述 ·· 138

第二节 阿片生物碱类镇痛药 ······································ 140

第三节 人工合成镇痛药 ·· 144

一、强效阿片受体激动药 ·· 144

二、中效阿片受体激动药 ·· 146

三、阿片受体激动 – 阻断药和部分激动药 ·················· 147

第四节 其他镇痛药 ··· 147

第五节 阿片受体阻断药 ·· 149

第十四章 ● 治疗中枢神经退行性疾病药

第一节 抗帕金森病药 ··· 151

一、拟多巴胺类药 ·· 152

二、中枢抗胆碱药 ·· 156

第二节 治疗阿尔茨海默病药 ······································ 157

一、胆碱酯酶抑制药 ··· 157

二、M 胆碱受体激动药 ··· 159

三、N – 甲基 – D – 天冬氨酸（NMDA）受体非竞争性阻断药 ······ 159

四、神经生长因子增强药和神经保护药 ······················ 159

第十五章 ● 解热镇痛抗炎药与抗痛风药

第一节 概述 ·· 161

一、共同作用机制 ·· 161

二、共同药理作用 ·· 162

三、分类 ··· 163

第二节 常用解热镇痛抗炎药 ······································ 163

一、水杨酸类 ·· 163

二、苯胺类 ·· 165

三、吡唑酮类 ·· 166

四、吲哚乙酸类 ·· 166

五、邻氨基苯甲酸类 ··· 167

六、芳基丙酸类 ·· 168

七、烯醇酸类（昔康类） ··· 168

八、选择性 COX – 2 抑制剂 ······································· 169

第三节 抗痛风药 ·· 170

第四篇　心血管系统药理

第十六章 ● 作用于离子通道的药物

第一节　概论···174
一、离子通道分类···174
二、电压门控离子通道···175
三、配体门控离子通道···178
第二节　钙通道阻滞药···178
一、钙通道阻滞药的分类···179
二、常用钙通道阻滞药···184

第十七章 ● 利尿药及脱水药

第一节　利尿药作用的生理学基础·····································185
一、肾小球滤过···185
二、肾小管、集合管重吸收及分泌·································186
第二节　常用利尿药···189
一、高效利尿药···189
二、中效利尿药···191
三、低效利尿药···193
第三节　脱水药···194

第十八章 ● 抗高血压药

第一节　抗高血压药的分类···197
第二节　常用抗高血压药···198
一、利尿药···198
二、肾素－血管紧张素系统抑制药·································199
三、钙通道阻滞药···203
四、肾上腺素受体阻断药···205
第三节　其他抗高血压药···207
一、交感神经抑制药···207
二、扩张血管药···209
第四节　抗高血压药物的应用原则·····································211
一、平稳降压···211
二、长期治疗···211
三、根据高血压程度选择药物·····································211
四、根据患者特点及合并症选择药物·······························212
五、联合用药···212
六、个体化治疗···212

第十九章 ● 抗心绞痛药

    第一节 硝酸酯类 ···································· 215
    第二节 β受体阻断药 ································ 218
    第三节 钙通道阻滞药 ······························ 219
    第四节 其他抗心绞痛药物 ·························· 220

第二十章 ● 抗慢性心功能不全药

    第一节 肾素-血管紧张素系统抑制药 ·············· 223
        一、血管紧张素Ⅰ转化酶（ACE）抑制药 ······ 223
        二、血管紧张素Ⅱ受体（AT₁）阻断药 ·········· 225
    第二节 强心苷类 ···································· 225
    第三节 利尿药 ······································ 231
    第四节 β受体阻断药 ································ 232
    第五节 其他治疗充血性心力衰竭药 ················ 233
        一、血管扩张药 ································ 233
        二、非苷类正性肌力药 ·························· 233
        三、钙通道阻滞药 ······························ 234
        四、抗醛固酮药 ································ 234

第二十一章 ● 抗心律失常药

    第一节 心肌电生理学基础 ·························· 235
        一、心肌电生理特性 ···························· 235
        二、心律失常的发生机制 ························ 236
    第二节 常用抗心律失常药的基本作用和分类 ········ 237
        一、抗心律失常药的基本作用 ···················· 237
        二、抗心律失常药的分类 ························ 237
    第三节 常用抗心律失常药 ·························· 237
        一、Ⅰ类——钠通道阻滞药 ······················ 237
        二、Ⅱ类——β受体阻断药 ······················ 241
        三、Ⅲ类——延长动作电位时程药 ················ 241
        四、Ⅳ类——钙通道阻滞药 ······················ 242
        五、Ⅴ类——其他类 ···························· 243
    第四节 抗快速型心律失常药的选用 ················ 243

第二十二章 ● 抗动脉粥样硬化药

    第一节 调血脂药 ···································· 245
        一、主要降低TC和LDL的药物 ·················· 246
        二、主要降低TG和VLDL的药物 ················ 249

第二节　抗氧化剂 ⋯⋯⋯⋯⋯⋯⋯⋯⋯⋯⋯⋯⋯⋯⋯⋯⋯⋯⋯⋯⋯⋯⋯ 251

第三节　多烯脂肪酸类 ⋯⋯⋯⋯⋯⋯⋯⋯⋯⋯⋯⋯⋯⋯⋯⋯⋯⋯⋯⋯⋯ 252

第四节　黏多糖和多糖类 ⋯⋯⋯⋯⋯⋯⋯⋯⋯⋯⋯⋯⋯⋯⋯⋯⋯⋯⋯⋯ 252

第五篇　内脏系统和血液系统药理

第二十三章 ● 呼吸系统药

第一节　平喘药 ⋯⋯⋯⋯⋯⋯⋯⋯⋯⋯⋯⋯⋯⋯⋯⋯⋯⋯⋯⋯⋯⋯⋯⋯ 256

　　一、抗炎抗过敏平喘药 ⋯⋯⋯⋯⋯⋯⋯⋯⋯⋯⋯⋯⋯⋯⋯⋯⋯⋯ 257

　　二、支气管扩张药 ⋯⋯⋯⋯⋯⋯⋯⋯⋯⋯⋯⋯⋯⋯⋯⋯⋯⋯⋯⋯ 259

第二节　镇咳药 ⋯⋯⋯⋯⋯⋯⋯⋯⋯⋯⋯⋯⋯⋯⋯⋯⋯⋯⋯⋯⋯⋯⋯⋯ 261

　　一、中枢性镇咳药 ⋯⋯⋯⋯⋯⋯⋯⋯⋯⋯⋯⋯⋯⋯⋯⋯⋯⋯⋯⋯ 261

　　二、外周性镇咳药 ⋯⋯⋯⋯⋯⋯⋯⋯⋯⋯⋯⋯⋯⋯⋯⋯⋯⋯⋯⋯ 262

第三节　祛痰药 ⋯⋯⋯⋯⋯⋯⋯⋯⋯⋯⋯⋯⋯⋯⋯⋯⋯⋯⋯⋯⋯⋯⋯⋯ 263

　　一、痰液稀释药 ⋯⋯⋯⋯⋯⋯⋯⋯⋯⋯⋯⋯⋯⋯⋯⋯⋯⋯⋯⋯⋯ 263

　　二、黏痰溶解药 ⋯⋯⋯⋯⋯⋯⋯⋯⋯⋯⋯⋯⋯⋯⋯⋯⋯⋯⋯⋯⋯ 263

第二十四章 ● 消化系统药

第一节　抗消化性溃疡药 ⋯⋯⋯⋯⋯⋯⋯⋯⋯⋯⋯⋯⋯⋯⋯⋯⋯⋯⋯⋯ 265

　　一、抗酸药 ⋯⋯⋯⋯⋯⋯⋯⋯⋯⋯⋯⋯⋯⋯⋯⋯⋯⋯⋯⋯⋯⋯⋯ 265

　　二、抑制胃酸分泌药 ⋯⋯⋯⋯⋯⋯⋯⋯⋯⋯⋯⋯⋯⋯⋯⋯⋯⋯⋯ 266

　　三、黏膜保护药 ⋯⋯⋯⋯⋯⋯⋯⋯⋯⋯⋯⋯⋯⋯⋯⋯⋯⋯⋯⋯⋯ 268

　　四、抗幽门螺杆菌药 ⋯⋯⋯⋯⋯⋯⋯⋯⋯⋯⋯⋯⋯⋯⋯⋯⋯⋯⋯ 269

第二节　消化功能调节药 ⋯⋯⋯⋯⋯⋯⋯⋯⋯⋯⋯⋯⋯⋯⋯⋯⋯⋯⋯⋯ 270

　　一、止吐药 ⋯⋯⋯⋯⋯⋯⋯⋯⋯⋯⋯⋯⋯⋯⋯⋯⋯⋯⋯⋯⋯⋯⋯ 270

　　二、促胃肠动力药 ⋯⋯⋯⋯⋯⋯⋯⋯⋯⋯⋯⋯⋯⋯⋯⋯⋯⋯⋯⋯ 271

　　三、泻药 ⋯⋯⋯⋯⋯⋯⋯⋯⋯⋯⋯⋯⋯⋯⋯⋯⋯⋯⋯⋯⋯⋯⋯⋯ 271

　　四、止泻药 ⋯⋯⋯⋯⋯⋯⋯⋯⋯⋯⋯⋯⋯⋯⋯⋯⋯⋯⋯⋯⋯⋯⋯ 272

　　五、助消化药 ⋯⋯⋯⋯⋯⋯⋯⋯⋯⋯⋯⋯⋯⋯⋯⋯⋯⋯⋯⋯⋯⋯ 273

　　六、利胆药 ⋯⋯⋯⋯⋯⋯⋯⋯⋯⋯⋯⋯⋯⋯⋯⋯⋯⋯⋯⋯⋯⋯⋯ 273

第二十五章 ● 作用于血液系统的药物

第一节　血液系统药物的分类 ⋯⋯⋯⋯⋯⋯⋯⋯⋯⋯⋯⋯⋯⋯⋯⋯⋯⋯ 275

　　一、血液的组成 ⋯⋯⋯⋯⋯⋯⋯⋯⋯⋯⋯⋯⋯⋯⋯⋯⋯⋯⋯⋯⋯ 275

　　二、血液的凝固与抗凝 ⋯⋯⋯⋯⋯⋯⋯⋯⋯⋯⋯⋯⋯⋯⋯⋯⋯⋯ 275

　　三、作用于血液系统的药物 ⋯⋯⋯⋯⋯⋯⋯⋯⋯⋯⋯⋯⋯⋯⋯⋯ 277

第二节　抗凝血药 ⋯⋯⋯⋯⋯⋯⋯⋯⋯⋯⋯⋯⋯⋯⋯⋯⋯⋯⋯⋯⋯⋯⋯ 277

第三节　纤维蛋白溶解药 ⋯⋯⋯⋯⋯⋯⋯⋯⋯⋯⋯⋯⋯⋯⋯⋯⋯⋯⋯⋯ 280

第四节　抗血小板药 ⋯⋯⋯⋯⋯⋯⋯⋯⋯⋯⋯⋯⋯⋯⋯⋯⋯⋯⋯⋯⋯⋯ 281

一、影响血小板代谢药 ……………………………………………………… 282

二、特异性抑制 ADP 活化血小板的药物 ……………………………………… 282

三、血小板膜蛋白 Gp Ⅱ b/ Ⅲ a 受体阻断药 …………………………………… 283

四、凝血酶抑制药 …………………………………………………………… 283

第五节　促凝血药 …………………………………………………………………… 283

一、促凝血因子活性药 ……………………………………………………… 283

二、凝血因子制剂 …………………………………………………………… 284

三、抗纤维蛋白溶解药 ……………………………………………………… 285

第六节　抗贫血药 …………………………………………………………………… 285

第七节　血容量扩充药 ……………………………………………………………… 289

第二十六章 ● 子宫平滑肌兴奋药和抑制药

第一节　子宫平滑肌兴奋药 ………………………………………………………… 291

第二节　子宫平滑肌抑制药 ………………………………………………………… 293

第六篇　内分泌系统药理

第二十七章 ● 肾上腺皮质激素类药

第一节　糖皮质激素类药物 ………………………………………………………… 297

第二节　盐皮质激素 ………………………………………………………………… 304

第三节　促皮质激素及皮质激素抑制剂 …………………………………………… 304

一、促皮质激素 ……………………………………………………………… 304

二、皮质激素抑制药 ………………………………………………………… 305

第二十八章 ● 胰岛素及口服降血糖药

第一节　胰岛素 ……………………………………………………………………… 307

第二节　口服降血糖药 ……………………………………………………………… 311

一、磺酰脲类 ………………………………………………………………… 311

二、双胍类 …………………………………………………………………… 312

三、胰岛素增敏药 …………………………………………………………… 313

四、α - 葡萄糖苷酶抑制药 ………………………………………………… 314

五、非磺酰脲类促胰岛素分泌药 …………………………………………… 315

六、其他新型降血糖药 ……………………………………………………… 315

第二十九章 ● 甲状腺激素与抗甲状腺药

第一节　甲状腺激素 ………………………………………………………………… 316

第二节　抗甲状腺药 ………………………………………………………………… 317

一、硫脲类 …………………………………………………………………… 318

二、碘及碘化物 ……………………………………………………………… 319

三、放射性碘 …………………………………………………………… 319

四、β 受体阻断药 ……………………………………………………… 320

第三十章 ● 性激素类药、避孕药及影响性功能的药物

第一节 性激素类药 …………………………………………………… 321

一、雌性激素类药及抗雌性激素药 ………………………………… 321

二、孕激素类药及抗孕激素类药 …………………………………… 324

三、雄激素类药及同化激素 ………………………………………… 325

第二节 避孕药 ………………………………………………………… 326

第三节 影响性功能的药物 …………………………………………… 327

第七篇　病原微生物药理

第三十一章 ● 抗菌药物概论

第一节 抗菌药物的基本术语 ………………………………………… 330

第二节 抗菌药物的作用机制 ………………………………………… 331

一、干扰细菌细胞壁合成 …………………………………………… 332

二、增加细菌胞质膜的通透性 ……………………………………… 332

三、抑制细菌蛋白质合成 …………………………………………… 332

四、抗叶酸代谢 ……………………………………………………… 332

五、抑制核酸代谢 …………………………………………………… 333

第三节 细菌耐药性及其产生机制 …………………………………… 333

一、细菌耐药性的产生及其种类 …………………………………… 333

二、细菌耐药性产生的主要机制 …………………………………… 333

三、耐药基因的转移方式 …………………………………………… 334

第四节 抗菌药物的合理应用 ………………………………………… 335

一、抗菌药物合理应用原则 ………………………………………… 335

二、抗菌药物的联合应用 …………………………………………… 336

第三十二章 ● 人工合成抗菌药

第一节 喹诺酮类抗菌药 ……………………………………………… 338

一、喹诺酮类药物的共同特点 ……………………………………… 339

二、氟喹诺酮类常用抗菌药 ………………………………………… 341

第二节 磺胺类抗菌药 ………………………………………………… 342

第三节 其他合成抗菌药 ……………………………………………… 345

第三十三章 ● β - 内酰胺类抗生素

第一节 药物抗菌机制和耐药性 ……………………………………… 347

第二节 青霉素类 ……………………………………………………… 348

一、天然青霉素 ································· 348

二、半合成青霉素 ····························· 350

第三节 头孢菌素类 ····························· 352

第四节 其他 β – 内酰胺类抗生素 ··········· 357

一、头霉素类 ································· 357

二、碳青霉烯类 ······························· 357

三、单环类 ··································· 358

四、氧头孢烯类 ······························· 358

五、β – 内酰胺酶抑制剂 ····················· 358

第三十四章 ● 大环内酯类、林可霉素类及其他抗生素

第一节 大环内酯类 ····························· 360

一、大环内酯类的共性 ····················· 360

二、常用药物 ································· 361

第二节 林可霉素类 ····························· 363

第三节 万古霉素类与多黏菌素类 ··········· 364

一、万古霉素类 ······························· 364

二、杆菌肽 ··································· 366

三、多黏菌素类 ······························· 366

第三十五章 ● 氨基糖苷类抗生素

第一节 氨基糖苷类抗生素的共同特性 ······· 369

第二节 常用氨基糖苷类抗生素 ··············· 371

第三十六章 ● 四环素类及氯霉素类抗生素

第一节 四环素类抗生素 ······················· 374

一、四环素类抗生素的共同特性 ··········· 374

二、常用药物 ································· 376

第二节 氯霉素类抗生素 ······················· 378

第三十七章 ● 抗结核病药与抗麻风病药

第一节 抗结核病药 ····························· 381

一、常用的抗结核病药 ····················· 381

二、抗结核病药的应用原则 ················· 385

第二节 抗麻风病药 ····························· 385

第三十八章 ● 抗真菌药与抗病毒药

第一节 抗真菌药 ······························· 387

一、抗浅部真菌感染药 ····················· 387

二、抗深部真菌感染药 ……………………………………………… 390

第二节　抗病毒药 ……………………………………………………… 391

一、抗流感病毒药 …………………………………………………… 392

二、抗疱疹病毒药 …………………………………………………… 393

三、抗人免疫缺陷病毒药 …………………………………………… 394

四、抗肝炎病毒药 …………………………………………………… 396

第三十九章 ● 抗寄生虫病药

第一节　抗疟药 ………………………………………………………… 398

一、疟原虫的生活史及抗疟疾药作用环节 ……………………… 398

二、抗疟药分类 ……………………………………………………… 399

三、常用抗疟药 ……………………………………………………… 400

第二节　抗阿米巴病药和抗滴虫病药 ………………………………… 404

一、抗阿米巴病药 …………………………………………………… 404

二、抗滴虫病药 ……………………………………………………… 406

第三节　抗血吸虫病药和抗丝虫病药 ………………………………… 406

一、抗血吸虫病药 …………………………………………………… 406

二、抗丝虫病药 ……………………………………………………… 407

第四节　抗肠蠕虫病药 ………………………………………………… 407

第四十章 ● 抗恶性肿瘤药

第一节　概述 …………………………………………………………… 410

一、抗恶性肿瘤药的分类与作用机制 …………………………… 410

二、抗恶性肿瘤药的耐药机制 …………………………………… 412

三、抗恶性肿瘤药的不良反应 …………………………………… 412

第二节　常用抗肿瘤药物 ……………………………………………… 413

一、干扰核酸生物合成的药物 …………………………………… 413

二、直接影响 DNA 结构与功能的药物 ………………………… 414

三、干扰转录过程和阻止 RNA 合成的药物 …………………… 417

四、抑制蛋白质合成与功能的药物 ……………………………… 417

五、调节体内激素平衡的药物 …………………………………… 418

第三节　抗肿瘤药物的应用原则 ……………………………………… 419

一、根据细胞增殖动力学规律考虑 ……………………………… 419

二、从抗肿瘤药物的作用机制考虑 ……………………………… 420

三、从药物的毒性考虑 …………………………………………… 420

四、从药物的抗肿瘤谱考虑 ……………………………………… 420

五、从给药方法考虑 ……………………………………………… 420

第八篇　免疫系统药理及自体活性物质药理

第四十一章　● 影响免疫功能的药物

第一节　免疫抑制药 …………………………………………………………… 424

第二节　免疫增强药 …………………………………………………………… 427

一、化学合成类 …………………………………………………………… 428

二、人或动物免疫产物类 ………………………………………………… 428

三、微生物来源类 ………………………………………………………… 430

四、其他类 ………………………………………………………………… 430

第四十二章　● 影响自体活性物质的药物

第一节　组胺与抗组胺药 ……………………………………………………… 432

一、组胺及其拟似药 ……………………………………………………… 432

二、抗组胺药 ……………………………………………………………… 434

第二节　5－羟色胺类药与拮抗药 …………………………………………… 436

一、5－羟色胺的生理活性 ……………………………………………… 436

二、拟5－羟色胺药 ……………………………………………………… 437

三、5－羟色胺拮抗剂 …………………………………………………… 438

第三节　膜磷脂代谢产物类药物及其拮抗药 ………………………………… 438

一、PGs 类药物 …………………………………………………………… 439

二、白三烯拮抗药 ………………………………………………………… 441

第四节　多肽类 ………………………………………………………………… 441

一、内皮素 ………………………………………………………………… 441

二、激肽类 ………………………………………………………………… 442

第五节　一氧化氮及其供体与抑制剂 ………………………………………… 442

一、一氧化氮供体 ………………………………………………………… 443

二、一氧化氮抑制剂 ……………………………………………………… 443

第六节　腺苷类 ………………………………………………………………… 443

第四十三章　● 生物技术药物

第一节　细胞因子 ……………………………………………………………… 445

一、白介素类 ……………………………………………………………… 446

二、干扰素 ………………………………………………………………… 446

三、肿瘤坏死因子 ………………………………………………………… 446

四、生长因子 ……………………………………………………………… 447

五、促红细胞生成素 ……………………………………………………… 447

六、细胞集落刺激因子 …………………………………………………… 448

第二节　疫苗 ·· 448

　　一、灭活疫苗 ·· 448

　　二、减毒活疫苗 ·· 448

　　三、类毒素疫苗 ·· 448

　　四、联合疫苗 ·· 449

　　五、基因工程疫苗 ·· 449

第三节　其他生物技术药物 ································ 449

　　一、激素类生物制品 ·· 449

　　二、人血液制品 ·· 450

　　三、酶激活剂及酶类生物制品 ························ 450

　　四、治疗性抗体 ·· 450

第四节　基因治疗 ·· 451

● 药名索引 ·· 453

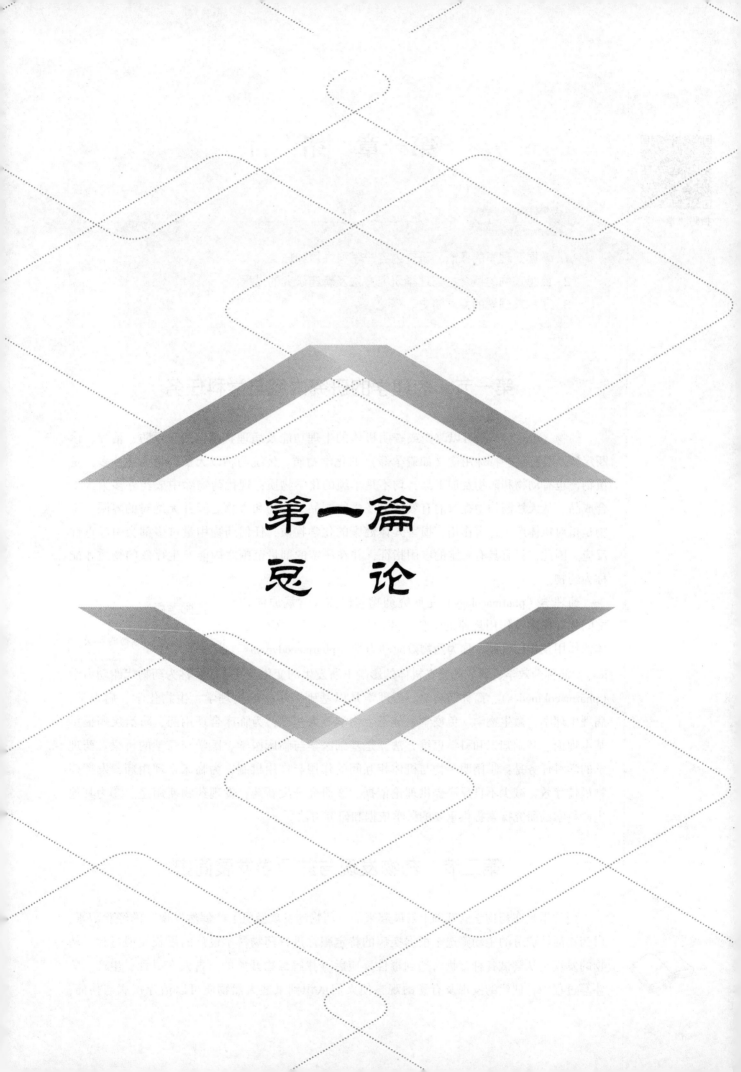

第一篇
总　论

扫码"学一学"

第一章 绪 言

要点导航

1. 掌握药理学的概念、研究内容、学科性质和任务。
2. 熟悉药物的概念，药理学研究方法及新药研究的过程。
3. 了解药理学的发展简史。

第一节 药理学的研究内容与学科任务

药物（drug）是指可以改变或查明机体的生理功能及病理状态，用于预防、治疗、诊断疾病及具有某些特殊用途（如避孕等）的化学物质。传统药物以天然产物为主，多数是植物，也有动物和矿物及加工品，均不是单纯的化学物质；现代药物除中成药外多为人工合成品、从天然药物中提取的有效成分及生物制品。药物和毒物之间并无绝对的界限，毒物是指对机体产生毒害作用、损害人体健康的化学物质，任何药物用量过多都会引起毒性反应。因此，只有具有一定的应用指征，并在一定的剂量范围之内能产生疗效的物质才能称为药物。

药理学（pharmacology）是研究药物与机体（含病原体）之间相互作用及作用规律的学科。药理学中，研究药物对机体的作用及作用机制，称为药物效应动力学（pharmacodynamics），简称药效学；研究药物在机体的影响下所发生的变化及其规律，称为药物代谢动力学（pharmacokinetics），简称药动学。药理学是以基础医学中的生理学、生物化学、病理学、病理生理学、微生物学、免疫学、分子生物学等为基础，为临床合理用药、防治疾病提供基本理论、基础知识和科学思维方法，是基础医学与临床医学、医学与药学的桥梁。药理学的学科任务是：①阐明药物与机体相互间的作用与作用机制，为临床合理用药，发挥药物最佳疗效，减少不良反应提供理论依据。②研究开发新药，发现药物新用途。③为其他生命科学的研究探索提供重要的科学依据和研究方法。

药师考点

药理学、药物的含义。

第二节 药物发现与药理学发展简史

药理学是在药物学的基础上发展起来的。药物的发现经历了"偶然发现"的经验积累、对药物活性成分的主动筛选至根据疾病的特定靶标进行药物科学设计的漫长发展过程。药物的发现是从尝试各种食物时遇到毒性反应后寻找解毒物开始的。古人在寻食、生产、争斗等过程中，偶然的发现及有意的观察使人们认识到某些天然物质可以治疗疾病与伤痛，这些经验被记录并流传下来，例如饮酒止痛、大黄导泻、苦楝果驱虫、柳皮退热等，从而有了最早的药物。在中国和埃及最早的文字记载中，收录了许多迄今仍被认为有效的药物。约公元 1 世纪中国就有《神农本草经》，它是中国最早的药书，也是世界上第一部药物学著作，全书收载药物 365 种，其中不少药物仍沿用至今。唐代的《新修本草》是中国第一部由政府颁发的药典，收载药物 884 种，比西方最早的《纽伦堡药典》约早 883 年。明代药物学家李时珍所著的《本草纲目》是举世闻名的药物学巨著，分 52 卷，共收载药物 1892 种，约 190 万字，已被译成英、德、法、俄、日、韩、拉丁语等七种语言文字，传播到世界各地，对药物学尤其是天然来源药物的发展做出了杰出贡献。

药理学的建立和发展与现代科学技术的发展紧密相关。19 世纪初，基于化学与实验生理学发展的基础，建立了实验药理学整体动物水平的研究方法，如德国学者塞脱纳从阿片中提取吗啡，用狗实验证明了吗啡的镇痛作用。德国学者 Buchheim（1820—1879）建立了世界上第一个药理实验室，创立了实验药理学，并写出第一本药理学教科书。其后，其学生 Schmiedeberg（1838—1921）用动物实验方法，研究药物对机体的作用，分析药物的作用部位，发展了实验药理学，被称为器官药理学，Schmiedeberg 也被公认为现代药理学创始人。1878 年，英国生理学家 Langley（1852—1925）根据阿托品与毛果芸香碱对猫唾液分泌的拮抗作用研究，提出了受体概念，为受体学说的建立奠定了基础。进入 20 世纪后，药学工作者利用人工合成的化合物及改造天然有效成分的分子结构作为新的药物来源，以发展新的、更有效的药物，如发现砷凡钠明（606）能治疗梅毒和锥虫病，开创了应用化学合成药物治疗传染病的新纪元。1940 年青霉素应用于临床，进入了抗生素研究的新时代。20 世纪 30~50 年代是新药发展的黄金时代，现在临床常用的药物，如磺胺类药物、抗生素、合成抗疟药、抗精神病药、抗高血压药、抗组胺药、抗癌药、镇痛药、激素类药以及维生素类中许多药物均是这一时期研制开发的。

随着自然科学技术及生物化学、生物物理学、免疫学、生理学、分子生物学、生物统计学等学科，尤其是单克隆技术、基因重组技术及基因敲除技术的发展，药理学已由过去的只与生理学有联系的单一学科发展成为与生物化学、生物物理学、免疫学、遗传学和分子生物学等许多学科相关联的综合学科，出现了许多分支学科，如临床药理学、分子药理学、免疫药理学、遗传药理学、生化药理学、时间药理学等。其中分子药理学和生化药理学的发展将药物作用机制的研究从宏观引入到微观，即从系统、器官水平进入到分子水平。受体及其亚基的克隆、通道蛋白的克隆等促进了人类对生命本质的认识及药物分子与生物大分子之间的相互作用规律的认识，推动了药理学与其他生命科学的发展。

第三节　药理学的研究方法

药理学的发展是以生命科学和化学等自然科学知识为基础，以科学实验为手段，因此药理学既是理论科学，又是实践科学。是在严格控制的条件下，在整体、器官、组织、细胞和分子水平，研究药物的作用及其作用机制。

药理学的研究方法根据其研究对象不同可分为基础药理学方法和临床药理学方法。基础药理学方法的研究对象以实验动物及组织器官为主，包括实验药理学方法和实验治疗学方法。实验药理学方法以健康动物和正常器官、组织、细胞、亚细胞、受体分子和离子通道等为实验对象，进行药物效应动力学和药物代谢动力学研究，其对分析药物作用、作用机制及药动学的过程具有重要意义。实验治疗学方法是以病理模型动物或组织器官为实验对象，观察药物治疗作用的一种方法，其即可在整体进行，也可用培养细菌、寄生虫及肿瘤细胞等方法在体外进行。临床药理学方法的研究对象以人为主，以健康志愿者或患者为研究对象，研究药物与人体相互作用的规律，对药物的疗效和安全性进行评价，促进新药开发，对指导临床合理用药具有重要意义。

药理学研究必须遵循科学研究的一般规律，进行科学的实验设计（随机、对照、重复、均衡的原则）和严格的实验操作。

第四节　新药的药理学研究

新药是指化学结构、药物组成或药理作用不同于现有药品的药物。我国《药品管理法》规定"新药指我国未生产过的药品""已生产过的药品改变剂型、改变给药途径、增加新的适应证或制成新的复方制剂，亦属新药范围"。

药师考点

新药研究过程。

新药开发是一个非常严格而复杂的过程，药理学研究是必不可少的关键步骤。新药研究过程大致分为临床前研究、临床研究和上市后药物监测三个阶段。

临床前研究由药学和药理学两部分内容组成，前者包括药物制备工艺路线、理化性质及质量控制标准等，后者是以符合《实验动物管理条例》的实验动物为研究对象进行的药效学、药动学及毒理学研究，旨在证明药物的安全性、有效性。对已经通过临床前有效性和安全性评价的新药，由于人和动物对药物的反应性及代谢存在明显的种属差异，且受目前检测手段的限制，药物不良反应难以或无法在动物实验中准确观察，加之具有肯定药理效应的药物不一定是临床有效的药物，因此最终必须依靠以人为研究对象的临床药理研究才能对药物做出准确的评估。

新药的临床研究一般分四期临床试验（Ⅰ、Ⅱ、Ⅲ、Ⅳ期）进行。Ⅰ期临床试验也称临床药理和毒性作用试验期，一般在20～30例正常成年志愿者身上进行，观察药物的安全性。Ⅱ期临床试验也称临床治疗效果的初步探索试验，即选定适应证患者，用较小规模的病例数对药物的疗效和安全性进行评价，一般观察的病例数不少于100例，此期临床试验还需进行药代动力学和生物利用度的研究，推荐临床给药剂量。Ⅲ期临床试验也称治疗的全面评价临床试验，是新药批准上市前、试生产期间，扩大的多中心临床试验，目的是对新药的有效性、安全性进行社会性考察，观察例数一般不应少于300例。Ⅳ期临床试验也称销售后的临床监视期，是新药上市后在社会人群大范围内继续进行的新药安全性和有效性评价，该期对最终确立新药的临床价值有重要意义，如果发现疗效不理想，副作用发生率高而严重，即使新药已上市仍然可被淘汰。

小　结

● 药理学是研究药物与机体（含病原体）相互作用及作用规律的学科。包括药物效应动力学与药物代谢动力学两方面内容。

扫码"练一练"

● 药理学是架于医学与药学、基础医学与临床医学之间的桥梁学科，也是一门实践性学科。药理学的研究方法分为基础药理学方法（包括实验药理学方法和实验治疗学方法）和临床药理学方法。

● 药理学研究是新药研发必不可少的关键步骤。新药研究大致分为临床前研究、临床研究和上市后药物监测三个阶段。临床研究一般分Ⅰ、Ⅱ、Ⅲ、Ⅳ期临床试验。

（曾 南）

扫码"学一学"

第二章 药物代谢动力学

要点导航

1. 掌握药物跨膜转运方式，药物的吸收、分布、代谢及排泄体内过程及其影响因素。

2. 熟悉药动学的各个参数及其临床意义。

药物代谢动力学（pharmacokinetics）是研究药物在机体内变化规律的一门学科，简称药动学。药动学主要研究药物的吸收、分布、代谢和排泄的规律和影响因素，以及上述变化随时间变化的动力学（或速率）过程。并运用数学原理和方法，通过药物代谢动力学参数（pharmacokinetic parameters）来反映药物在机体内量的变化规律，为临床合理用药和控制不良反应的发生，以及制定和调整最佳给药方案提供依据。

第一节 药物的跨膜转运

药物在体内吸收、分布、转化及排泄的过程中，首先必须跨越多层生物膜，进行多次转运，这种过程叫作药物跨膜转运（drug transport）。因此，必须了解生物膜的特点以及药物跨越生物膜进行转运的方式、特点及影响因素。

药物的跨膜转运方式主要有被动转运（passive transport）、载体转运（carrier transport）、药物转运体转运和其他方式的转运。

一、被动转运

被动转运是指在细胞膜两侧存在药物浓度差或电位差时，以电化学势能为驱动力，使药物从高浓度侧向低浓度侧扩散转运，又称为顺流转运。被动转运的特点是：①不消耗能量；②无饱和现象；③不需要载体；④无竞争性抑制；⑤当膜两侧药物浓度达到平衡时，转运即停止。被动转运又分为三种情况。

1. 简单扩散（simple diffusion） 又称为脂溶扩散（lipid diffusion），即药物以其脂溶性通过细胞膜的脂质层，顺浓度差通过细胞膜。绝大多数药物的转运都是通过此方式进行的。

影响简单扩散的因素有以下几点。①膜两侧浓度差：药物从浓度高的一侧向浓度低的一侧扩散；浓度差越大，扩散速度越快；当膜两侧浓度相同时，扩散即停止。②药物的脂溶性：是每个药物固有的一种特性，药物脂溶性大，容易通过细胞膜扩散；脂溶性低，不易通过细胞膜，而被限制在膜的另一侧出现离子障（ion trapping）现象。③药物的解离度：大多数药物都是弱酸性或弱碱性的解离型分子，在溶液中，都以非解离型和解离型两种形式存在。通常只有非解离的部分才能以简单扩散方式通过生物膜。④药物所在环境的 pH：药物的离子化程度取决于它的解离常数的负对数（pK_a）值及所在溶液的 pH，按 Handerson - Hasselbalch 公式表示为：

$$弱酸性药：10^{pH - pK_a} = \frac{离子型药物}{非离子型药物} = \frac{[A^-]}{[HA]}$$

$$弱碱性药：10^{pK_a - pH} = \frac{离子型药物}{非离子型药物} = \frac{[BH^+]}{[B]}$$

式中，pK_a 是解离常数 K_a 的负对数，是药物 50% 解离时溶液的 pH。弱酸性药物在酸性环境中，解离型少，则易透过生物膜；而在碱性环境中，解离型多，不易透过生物膜。相反，弱碱性药物在酸性环境中，解离型多，不易透过生物膜；但在碱性环境中，解离型少，容易透过生物膜。

2. 滤过（filtration） 又称水溶扩散（aqueous diffusion），是指在流体静压或渗透压作用下，相对分子量小于 150 的药物可以通过亲水膜孔的转运。其扩散速率也与药物在膜两侧的浓度差成正比。

二、载体转运

许多细胞上具有特殊的跨膜蛋白（trans - membrane protein），控制体内一些内源性生理物质（如糖、氨基酸、神经递质等）和药物进出细胞。跨膜蛋白在细胞的一侧与药物或生理性物质结合后，发生构型改变；在另一侧，将结合的内源性物质或药物释放出。这种转运方式称为载体转运（carrier transport）。载体转运方式主要有以下两种。

1. 主动转运（active transport） 即指逆浓度差的载体转运。这种转运方式的特点是：①消耗能量；②需载体；③有饱和现象；④有竞争性抑制；⑤膜一侧的药物转运完毕后转运即终止。如丙磺舒竞争性抑制青霉素类在肾小管的分泌，从而延长青霉素类药物的药理作用时间。

2. 易化扩散（facilitated diffusion） 此种转运也顺浓度差、不耗能量，但需载体或通道介导，故存在饱和竞争性抑制现象，如氨基酸、葡萄糖、D - 木糖、季铵盐类药物和体内一些离子都采用此转运方式。这种方式扩散的速度比简单扩散更快。

三、药物转运体转运

药物转运体（drug transporter）是一类特殊的转运蛋白系统，能够介导药物的跨膜转运，按其转运的方向不同大致可分为两类。一类为继发性主动转运及易化扩散型，称为溶质转运家族（solute carrier family，SLCs），如有机阴离子转运体、有机阳离子转运体、寡肽转运体、一元羧酸转运体、Na^+ 依赖性继发性主动转运体、Na^+ 非依赖性易化扩散转运体等；另一类为原发性主动转运型，依赖 ATP 释放的能量可将底物泵出细胞，又称为 ATP 结合盒转运体（ATP - binding cassette，ABC），如胆盐外排转运蛋白、多药耐药蛋白（包括 P - 糖蛋白）、多药耐药相关蛋白、乳腺癌耐药蛋白等。

肾、肝及肠道等器官的细胞膜上表达着多种药物转运体，影响药物在体内的吸收、分布及排泄过程，在药动学中扮演着重要角色。转运体在介导药物体内过程中会受到多种因素的影响，如基因多态性、药物相互作用、疾病、性别、种属等，其影响不仅表现在对转运体功能的增强或抑制，也表现在对转运体表达量的调控。

四、其他方式转运

1. 胞饮（pinocytosis） 是指一些大分子的肽类药物（如胰岛素）通过膜的内陷形成小泡而进入细胞。

2. 胞吐（exocytosis） 又称胞裂外排或者出胞，指大分子物质从细胞内转运到细胞外。

第二节 药物的体内过程

一、吸收

药物自用药部位进入血液循环的过程称为吸收（absorption）。药物吸收的速度和程度都会直接影响药物作用的起始时间和强弱，因此药物吸收是药物发挥作用的重要前提。

> **药师考点**
>
> 药物的吸收及其影响因素。

许多因素都可以影响药物的吸收：如药物的理化性质、剂型、制剂和给药途径等。其中给药途径对吸收的影响最为重要，给药途径不同，可直接影响到药物的吸收程度和速度。不同的给药途径吸收快慢顺序依次为：吸入给药 > 舌下给药 > 肌内注射 > 皮下注射 > 口服 > 皮肤给药。血管内直接给药（如静脉注射）因直接进入血液，无吸收过程。常见的给药途径如下。

（一）口服

口服（oral administration，per os，po）是最常用的给药方式，给药方便，大多数药物能充分吸收。影响药物经胃肠道吸收的因素如下。

1. 药物方面 药物的理化性质（脂溶性、解离度等）、剂型（包括药物粒径的大小、赋形剂种类等）等因素均能影响药物的吸收。

2. 机体方面

（1）胃肠内 pH 胃内容物的 pH 为 1.0~3.0，肠内容物的 pH 为 4.8~8.2，胃肠 pH 决定胃肠道中非解离型的药量。弱酸性药物易在胃吸收，弱碱性药物易从小肠吸收。改变胃肠道 pH 可以影响药物胃肠道的吸收量。如口服抗酸药可碱化胃内容物，使弱酸性药物在胃吸收减少。

（2）胃排空速度和肠蠕动 胃排空以及肠蠕动的快慢能显著影响药物在小肠的吸收。肠蠕动增加能促进固体制剂的崩解与溶解，使溶解的药物与肠黏膜接触，药物吸收增加。

（3）胃肠内容物 服药时饮水量、是否空腹以及胃肠中食物都会影响药物的吸收，这可能与食物稀释、吸附药物或延缓胃排空有关。

（4）首过消除（first pass elimination） 也称首关代谢（first pass metabolism）或首关效应（first pass effect），是指从胃肠道吸收入门静脉系统的药物在到达全身血液循环前必先通过肝脏，如果肝脏对其代谢能力很强，或由胆汁排泄的量大，则进入全身血液循环内的有效药物量明显减少的一种现象。有的药物可被吸收进入肠壁细胞内并被代谢一部分也属首过消除。在胃肠道之外的途径给药时，在到达作用部位或靶器官时，可在肺内排泄或代谢一部分药物，这也是一种首过消除，肺也因而成为一首过消除器官。首过消除高时，机体可利用的有效药物量少，要达到治疗浓度，必须加大用药剂量。但因剂量加大，代谢产物也会明显增多，可能出现代谢产物的毒性反应。因此，在应用首过消除高的药物而决定采用大剂量口服时，应先了解其代谢产物的毒性作用和消除过程。

（二）舌下给药

虽然口腔吸收面积只有 $0.5 \sim 1.0 m^2$，但血流丰富，所以舌下给药（sublimation administration）吸收迅速，加之该处药物可经舌下静脉，不经肝脏而直接进入体循环，无首关效应。特别适合口服给药时易于被破坏或首关效应明显的药物，如硝酸甘油、异丙肾上腺素等。

（三）注射给药

常用的注射给药（injection administration）途径为皮下注射（subcutaneous injection）和肌内注射（intramuscular injection）。还有静脉、鞘内、关节腔内注射等，除关节腔内注射及局部麻醉药外，注射给药一般产生全身作用。注射后药物多沿结缔组织扩散，再经毛细血管和淋巴内皮细胞进入体循环，所以吸收迅速、完全。药物的水溶性及注射部位血流量都会影响药物在皮下或肌内注射的速率。油剂、混悬剂或胶体制剂比水溶液吸收慢；肌肉内的血流量比皮下组织丰富，故肌内注射一般比皮下注射吸收迅速。

（四）吸入给药

吸入给药（inhalation administration）是指一些气体及挥发性药物（如吸入麻醉药、亚硝酸异戊酯等）经过呼吸道直接进入肺泡，由于肺泡表面积很大，肺血流量丰富，因此，药物能迅速吸收，而且吸收后的药物直接进入血液循环，不经受肝的首过效应。有的药物难溶于一般溶剂，水溶液又不稳定，如色甘酸钠可制成直径约 $5\mu m$ 的极微细粉末以特制的吸入剂气雾吸入。

（五）局部给药

局部给药（local administration）的目的是在皮肤、眼、鼻、咽喉和阴道等部位产生局部作用。直肠给药也是其中一种，部分直肠给药是为了产生局部抗炎作用，但大多数情况下是为了产生吸收作用。直肠给药可在一定程度上避免首过消除。直肠中、下段的毛细血管血液流入下痔静脉和中痔静脉，然后进入下腔静脉，其间不经过肝脏。但在直肠上段药物被吸收后经上痔静脉进入门静脉系统，而上痔静脉与中痔静脉间有着广泛的侧支循环，因此，直肠给药可较小程度的避免首过消除。直肠给药还有一个优点，就是可以避免药物对上消化道的刺激性。经皮给药（transdermal administration）是指将药物涂擦于皮肤表面，经完整皮肤吸收的给药方式。不仅可发挥局部作用，亦可发挥全身作用。某些药物的贴皮剂（如硝苯地平、硝酸甘油、雌激素等）可获得持久的全身疗效。

二、分布

分布（distribution）是指药物吸收后从血液循环到各个器官和组织的过程。药物吸收后可迅速分布到多个组织器官，这种分布是很不均匀和动态变化的。药物分布进入靶器官的速度和浓度决定了药物作用的快慢和强弱；而药物消除的快慢，则主要取决于药物分布进入代谢和排泄器官（肝脏、肾脏）的速度。药物的体内分布受到很多因素的影响，包括药物的理化性质、血浆蛋白结合率、器官血流量、药物和组织的亲和力以及特殊组织膜的屏障作用等。

> **药师考点**
> 药物的分布及其影响因素。

（一）血浆蛋白结合率

大多数药物吸收后都可不同程度地与血浆中的血浆蛋白结合而形成结合型药物（bound drug），与游离型药物（free drug）同时存在于血液里。弱酸性药物主要与血浆中清蛋白结合，弱碱性药物常与 α_1-酸性糖蛋白结合，少量的药物与球蛋白结合。药物与血浆蛋白结合的程度常用血浆中结合型药物浓度与总药物浓度的比值来表示。比值大于 0.9（90%），则说明药物与血浆蛋白高度结合，比值小于 0.2（20%），说明结合率低。与血浆蛋白结合后的药物分子变大，不能通过细胞膜，药理活性会暂时消失；游离型药物通过细胞膜，会分布到各个组织中，具有药理活性。药物与血浆蛋白结合通常是可逆的，特异性较低，且结合位点有限，与相同血浆蛋白结合的药物之间可发生竞争性置换现象。药物与血浆蛋白结合具有一定的临床意义。①饱和性：因为血浆蛋白总量和结合能力有限，当一个药物结合达到饱和以后，再继续增加药物剂量，体内游离型药物就会迅速增加，增强药物药理作用或导致不良反应的发生。②竞争性：药物与血浆蛋白的结合又是非特异性的，即多种药物都会竞争性地与血浆蛋白结合，当使用多种药物时，相互间可发生竞争性结合，导致其中某些药物游离型成分增加，使药物药效与不良反应明显增强。如同时口服抗凝药双香豆素（与血浆蛋白的结合率为 99%）与解热镇痛药保泰松（与血浆蛋白的结合率为 98%），前者被后者置换，血浆内游离药物浓度明显增加，抗凝能力增强，导致抗凝过度，造成严重的出血现象。③当血液中血浆蛋白过少（如慢性肾炎、肝硬化）或变质（如尿毒症）时，与药物结合的血浆蛋白减少，也会发生药物药理作用增强和中毒事件。药物在血浆蛋白结合部位上的相互药理作用并非都有临床意义，普遍认为只有血浆蛋白结合率高、分布容积小、消除慢以及治疗指数低的药物在临床上这种相互作用是具有意义的。

（二）器官血流量

药物由血液向组织器官的分布速度取决于该组织器官的血流量和膜的通透性。如肝、肾、脑、肺等血流量较为丰富的器官，药物分布快且含量较多，随后药物还可发生再分布（redistribution），像皮肤、肌肉等血流量较少的器官，药物分布慢且含量较少。例如静注硫喷妥钠后，其先在血流量丰富的脑中迅速发挥麻醉效应，随后迅速向体内血流较少的脂肪组织转移，使患者迅速苏醒，此现象被称为药物的再分布。

（三）体液 pH

在生理情况下，细胞内液 pH 为 7.0，细胞外液 pH 为 7.4，在弱碱性环境下，弱酸性药物解离增加，因此，酸性药物在细胞外液浓度高于细胞内，弱碱性药物则在细胞内液中的浓度略高。改变血液的 pH，可相应改变其原有的分布特点，例如口服碳酸氢钠碱化血液可以促进巴比妥类等弱酸性药物由脑细胞转运至血浆；碱化尿液，可以减少巴比妥类等弱酸性药物在肾小管的重吸收，促进药物的排出。

（四）体内屏障

1. 血脑屏障（blood - brain barrier） 主要包括血-脑、血-脑脊液和脑脊液-脑三种屏障。是指血管壁与神经胶质细胞形成的血浆与脑细胞外液间的屏障和由脉络丛形成的血浆与脑脊液间的屏障。它们能阻碍很多大分子、水溶性或解离型药物进入脑组织，脂溶性较高的药物可以通过简单扩散的方式穿过血脑屏障。血脑屏障的通透性在某些情况下也会改变，例如急性高血压或静脉注射高渗溶液可降低血脑屏障的功能，炎症也可改变其通透性，脑膜炎患者其血脑屏障对药物的通透性增高，使药物在脑脊液中达到有效治疗浓度。

2. 胎盘屏障（placental barrier） 是指胎盘绒毛与子宫血窦间的屏障，它能将母体与胎儿的血液分开。因为胎盘屏障的通透性与一般毛细血管没有明显区别，所以大多数的药物能通过胎盘进入胎儿体内，仅是程度、快慢不同。因此孕妇用药应特别谨慎，有些药物可通过胎盘，对胎儿有毒性甚至导致畸胎。

3. 血眼屏障（blood‑eye barrier） 吸收入血液的药物在房水、晶状体和玻璃体等组织的浓度远低于血液，这是因为有血眼屏障的存在。所以作用于眼的药物多以局部应用为好。

三、生物转化

生物转化（biotransformation）是指药物在体内发生化学结构或生物活性的改变，又称为药物代谢（metabolism）。体内代谢药物的主要器官是肝脏，其次是肠、肾、肺等组织。

药师考点

药物代谢过程、代谢酶系，药酶诱导剂和抑制剂。

（一）生物转化的方式与步骤

生物转化过程一般分为两个时相进行：Ⅰ相反应（phase Ⅰ reactions）是氧化（oxidation）、还原（reduction）、水解（hydrolysis）过程。主要由肝微粒体混合功能氧化酶（细胞色素 P_{450}）以及存在于细胞质、线粒体、血浆、肠道菌丛中的非微粒体酶催化。Ⅱ相反应（phase Ⅱ reactions）是结合（conjugation）反应，该过程可使药物分子结构中暴露出的极性基团与体内的化学成分如葡萄糖醛酸、硫酸、甘氨酸、谷胱甘肽等以共价键结合，使药物分子生成易溶于水且极性高的代谢物，利于迅速排出体外。

（二）生物转化的部位及其催化酶

肝脏含有大量代谢活性酶，其血流量也高，故肝脏是体内主要的生物转化器官。此外，胃肠道、肾、肺、皮肤、脑、肾上腺、睾丸、卵巢等也能不同程度地代谢某些药物。药物在体内的生物转化必须在酶的催化下才能进行。这些催化酶一般分为两类：一类是专一性酶，如胆碱酯酶、单胺氧化酶等，它们只能转化乙酰胆碱和单胺类等一些特定的药物或物质；另一类为非专一性酶，是肝脏微粒体混合功能酶系统，该酶主要存在肝细胞内质网上，它们能在体内转化约 200 种化合物，故又称为肝药酶，近年在肾上腺、肾、肺、胃肠黏膜及皮肤等组织中也发现有少量存在。

肝药酶系统主要由 3 部分组成。①血红蛋白类：细胞色素 b_5（cytochrome b_5）、细胞色素 P450（cytochrome P450）。②黄素蛋白类：还原型辅酶Ⅱ‑细胞色素 P450 还原酶（NADPH‑cytochrome，P450 reductase）、还原型辅酶Ⅰ‑细胞色素 b_5 还原酶（NADH‑cytochrome b_5 reductase）。③磷脂类：主要为磷脂酰胆碱。其中最关键的酶为细胞色素 P450。

细胞色素 P450 酶系统催化的反应式为：

$$RH_2 + NADPH_2 + O_2 \rightarrow RHOH + NADP + H_2O$$

式中，RH_2 为催化底物（药物）；$NADPH_2$ 为供 H^+ 体。在 O_2 参与下，一个氧原子加入底物分子使其羟化；另一个氧原子接受电子被还原为水。该系统催化反应中的电子传递（图 2‑1）。

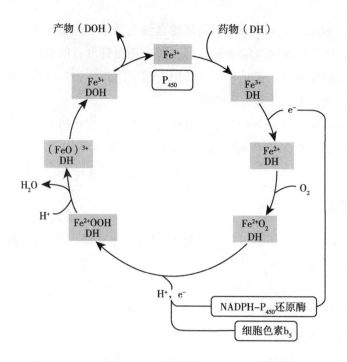

图 2-1 肝药酶催化药物反应的电子传递示意图

（三）生物转化的意义

生物转化是药物在体内消除的重要途径，绝大多数药物经过生物转化后，药理活性或毒性发生改变。大多数药物的药理活性会减弱或消失，称为灭活（inactivation），但也有极少数药物被转化后才出现药理活性，称为活化（activation）。需要活化才产生药理效应的药物称为前药（pro-drug），如阿司匹林（乙酰水杨酸钠）只有在体内脱去乙酰基，转化为水杨酸钠才具有药理活性。一般药物可经代谢而转变为无活性或活性降低的代谢产物，而有些药物经过转化后会生成具有药理活性或毒性的代谢产物。如非那西丁在体内可被转化为乙酰氨基苯酚和 P-乙氧基苯胺，前者会引起肝和肾的坏死，后者具有致变异性和致癌性等各种毒性。所以药物代谢过程并不等于解毒过程。

（四）药物代谢酶的诱导和抑制

机体内生物转化的主要酶系统，其特点如下：①选择性低，能同时催化多种药物；②变异性较大，会因为遗传、年龄、营养状态、机体状态、疾病的影响，出现明显的个体差异；③药物会影响药酶活性，出现活性增强或减弱现象。能够增强药酶活性的药物称为药酶诱导药（enzyme inducer）；而导致药酶活性减弱的药物称为药酶抑制药（enzyme inhibitor）。药酶诱导药和药酶抑制药不仅能影响药物自身的转化，导致药物本身效应强弱的变化，当与其他药物一起使用时，药酶诱导药和抑制药还会影响其他药物的效应，使其比单用时药效增强或减弱。常见的药酶诱导药和药酶抑制药（表 2-1）。

表 2-1 常见的药酶诱导剂和药酶抑制剂及受影响的药物

	药物种类	受影响的药物
诱导药	巴比妥类	巴比妥类、地高辛、氯丙嗪、香豆素类、洋地黄毒苷、多柔比星、雌二醇、保泰松、可的松、苯妥英钠、氯霉素、奎宁
	灰黄霉素	华法林
	苯妥英钠	华法林
	利福平	双香豆素类、地高辛、糖皮质激素、美沙酮、美托洛尔
	保泰松	氨基比林、可的松、地高辛

药物种类		受影响的药物
抑制药	异烟肼	安替比林、双香豆素类、丙磺舒、甲苯磺丁脲
	西咪替丁	地西泮、氯氮䓬
	双香豆素类	苯妥英钠
	口服避孕药、去甲替林	安替比林
	保泰松	苯妥英钠、甲苯磺丁脲

四、排泄

排泄（excretion）是药物及其代谢物通过排泄器官被排出体外的过程，是药物最后彻底消除的过程。肾脏是体内最主要的排泄器官，非挥发性药物主要由肾脏随尿排出；气体及挥发性药物则主要靠肺随呼气排出；胆汁、乳腺、汗腺、唾液腺及泪腺等也可以作为某些药物的排泄器官。

（一）肾排泄

绝大多数药物的大部分，甚至全部都经肾脏排泄，从体内被清除，因此肾排泄是最重要的药物排泄途径。药物及其代谢产物经肾脏排泄有三种方式：肾小球滤过、肾小管主动分泌和肾小管被动重吸收。前两个过程是血中药物进入肾小管腔内，后一个过程是将肾小管腔内的药物再转运至血液中。影响药物从肾小球滤过的主要因素是药物分子大小、血浆内药物浓度以及肾小球滤过率。药物与血浆蛋白结合后，分子量大，一般超过50000Da，不能透过肾小球；游离型药物分子量较小（多数药物分子量小于1000Da），容易通过具有较大筛孔的滤过膜。对于肾病患者、新生儿、老年人等，肾小球滤过率会降低，药物从肾小球滤过的药量也随之减少。肾小管分泌主要在近端肾小管细胞进行，分为有机酸分泌与有机碱分泌系统，这两个分泌系统分别分泌有机酸类药物与有机碱类药物。肾小管腔内药物因水重吸收而被浓缩，并通过简单扩散的方式而从肾小管远端重吸收。药物本身的理化性质（极性、pK_a等）以及机体生理学改变（尿量、尿液 pH 改变）都会影响重吸收的程度。水溶性药物不易通过肾小管上皮细胞的类脂质膜，易从尿中排出。肾小管腔内尿液的 pH 会影响药物的解离度。酸化尿液，碱性药物在肾小管中大部分解离，排泄增加，重吸收少；碱化尿液，酸性药物在肾小管中大部分解离，排泄增加，重吸收少。在临床上常常用改变尿液 pH 来处理药物中毒的情况。如苯巴比妥、水杨酸等弱酸性药物中毒时，碱化尿液可使药物的重吸收减少、排泄增加而解毒。

（二）胆汁排泄

部分药物经肝脏转化为极性较强的水溶性代谢产物，被分泌到胆汁后排泄。药物经胆汁排泄是一个复杂的过程，包括肝细胞对药物的摄取、贮存、转化及向胆汁的主动转运过程。上述过程会受到药物的理化性质及某些生物学因素的影响。对于从胆汁排泄的药物，除需要具有一定的化学基团及极性外，对其分子量有一定阈值的要求，通常分子量大于500Da的化合物可从人体胆汁排出，而分子量超过5000Da的大分子化合物则较难经胆汁排泄。

药物经胆道及胆总管以胆汁排入十二指肠，然后随食糜入肠道终经粪便排出体外，排入肠腔的部分药物可再经小肠上皮细胞吸收经门静脉、肝脏重新进入体循环，这种肝脏、胆汁、小肠间的反复循环过程称为肝肠循环（hepato‑enteral circulation）。肠肝循环的临床意义视药物经胆汁的排出量而定。药物从胆汁排出量多，肝肠循环能延迟药物的排泄，使药物药理作用时间延长，如洋地黄毒苷。

（三）肠道排泄

部分药物也可经肠道排泄，主要有以下几种：①随胆汁排泄到肠道的药物；②未被吸收的口服药物；③由肠黏膜主动分泌排泄到肠道的药物。

（四）其他途径

许多药物还可通过唾液、乳汁、汗液、泪液等排泄。这些途径的排泄主要是依靠脂溶性分子型通过腺上皮细胞进行简单扩散，与 pH 有关。乳汁 pH 略低于血浆，因此乳汁中弱碱性药物的浓度可能高于血浆，可随乳汁排泄，如吗啡、阿托品等碱性药物，故哺乳期妇女用药应注意；胃液酸度高，某些生物碱（如吗啡等）即使注射给药，也可向胃液扩散，故中毒时可通过洗胃加速其排泄；某些药物可自唾液排泄，唾液中的药物浓度与血药浓度平行，且唾液容易采集，因此临床上常以唾液代替标本进行血药浓度的监测。药物的吸收、分布、代谢和排泄过程是一个动态的过程，是药代动力学的中心内容（图 2－2）。

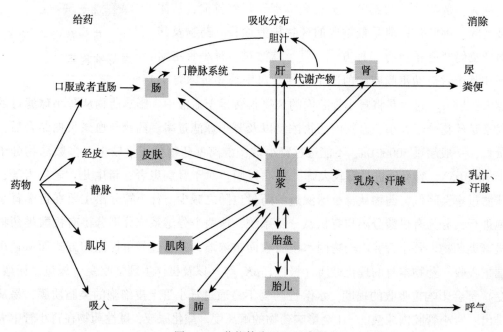

图 2－2　药物体内过程示意图

第三节　药代动力学的基本概念

药动学是用动力学原理和方法研究药物的吸收、分布、代谢和排泄，阐明血浆药物浓度（简称血药浓度）随时间变化的规律，为临床制定和调整给药方案提供重要依据。

药师考点

血药浓度－时间曲线下面积、峰浓度、达峰时间、半衰期、生物利用度、表观分布容积、稳态血药浓度定义及其临床意义。

一、时量关系和生物利用度

1. 药物浓度－时间曲线（concentration time curve, C－T） 简称浓度－时间曲线，以药物浓度（C）为纵坐标，以时间（T）为横坐标绘制出的曲线图（图2-3）。

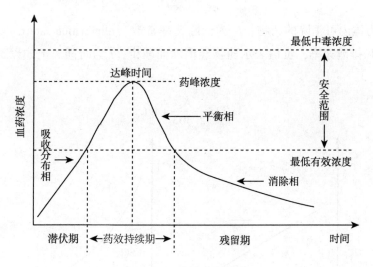

图2-3 典型时量曲线

血药浓度–时间曲线下面积（area under the curve，AUC）：时量曲线下所覆盖的面积称为曲线下面积，其大小反映药物进入血循环的总量，是药动学的重要参数之一。

峰浓度（peak concentration）：药–时曲线的最高点。

达峰时间（peak time）：达到峰浓度的时间。

药物的时量关系（time-concentration relationship）：即体内药量随时间变化的过程，是药动学研究的中心问题。药物浓度–时间曲线上升支反映吸收的情况，与吸收的同时，分布及少量药物的代谢和排泄的开始。当代谢和排泄过程逐渐占据主要地位后，曲线开始下降。

2. 生物利用度（bioavailability，F） 又称为生物有效度，是指经任何给药途径给予一定剂量的药物后达到全身血循环内药物的百分率，它是反映药物吸收的重要参数。

$$F = \frac{A（进入体循环的量）}{D（给药剂量）} \times 100\%$$

$$F = \frac{AUC（血管外给药）}{AUC（血管内给药）} \times 100\% \quad（绝对生物利用度）$$

$$F = \frac{AUC（供试药）}{AUC（标准品）} \times 100\% \quad（相对生物利用度）$$

药物制剂的生物利用度是由药物的颗粒大小、剂型、制备工艺等因素所决定的。不同的工厂生产或者同一工厂生产的不同批号的同一产品，生物利用度都可能会产生差异。

二、药物消除类型

1. 一级动力学消除（first-order kinetics） 体内药物按恒定比例消除，在单位时间内的消除量与血浆药物浓度成正比。

血浆药物浓度越高，单位时间消除的药物多，血浆药物降低时，单位时间消除的药物降低。一级动力学消除的药–时曲线在坐标图时呈曲线，在半对数坐标图上则为直线，呈指数衰减，故一级动力学过程也称为线性动力学过程（linear kinetics）（图2-4）。一级动力学消除的方程式为：

$$\frac{\mathrm{d}C}{\mathrm{d}t} = -K_e C$$

式中，C 为体内可消除的药物；K_e 为消除速率常数（elimination rate constant），反映体内药物的代谢和排泄速率，负值表示药物经消除而减少；t 为时间。上式以常用对数表示，则为：

$$\lg C_t = \frac{-K_e t}{2.303} + \lg C_0$$

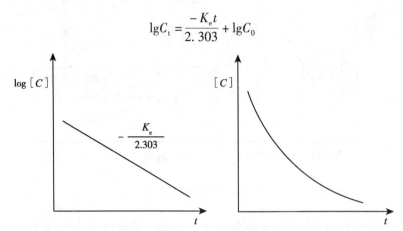

图 2 - 4　一级消除动力学的药 - 时曲线

左图为半对数坐标图，右图为常规坐标图

2. 零级动力学消除（zero - order kinetics）　又称为恒量消除，是药物在体内以恒定的速率消除，即不论血浆药物浓度高低，单位时间内消除的药物量不变。

在半对数坐标图上的药 - 时曲线的下降部分呈曲线，故又称为非线性动力学（nonlinear kinetics）。通常是因为药物在体内的消除能力达到饱和所致。零级动力学的计算公式为：

$$\frac{\mathrm{d}C}{\mathrm{d}t} = -K_0$$

K_0 为零级消除速率常数（zero elimination rate constant），经积分得：

$$C_t = -K_0 t + C_0$$

上式为一直线方程，表明体内药物消除速度与初始浓度无关。

一些药物在体内可表现为混合消除动力学，即在低浓度或者低剂量时，按照一级动力学消除，当达到一定高浓度或高剂量时，因为消除能力饱和，单位时间消除的药物剂量不再发生变化，按照零级动力学消除。混合消除动力学可按照米 - 曼氏（michaelis - menten）方程式表述：

$$\frac{\mathrm{d}C}{\mathrm{d}t} = -\frac{V_{max} \cdot C}{K_m + C}$$

上式中的 V_{max} 为最大消除速率；K_m 为米氏（michaelis - menten）常数，是在 50% 最大消除速率时药物的浓度；C 为药物浓度。

三、房室模型

房室模型（compartment model）为预测药物在体内的动力学过程，从数学的角度将机体概念化为一个系统，并按照动力学的特点将系统分为若干房室（compartments）来进行研究的数学模型。

在多数情况下，药物可进、出房室，故称为开放性房室系统。通常有两种开放性模型，即开放性一室模型（one compartment open model）和开放性二室模型（two compartments open model）。

开放性一室模型是假定机体由一个房室组成，且药物在其中的消除速率也始终一致的模型。而开放性二室模型是指在多数情况下，药物在某些部位的药物浓度可以和血液中的浓度迅速到达平衡，而在另一部位中的转运有一延后的、但彼此近似的速率过程，迅速和血液浓度达到平衡的部位被归并为中央室，随后达到平衡的部位则归并为周边室，称为二室模型。

必须指出的是，机体并无实际存在的房室解剖学空间，而且房室模型也不是药物特定的药代动力学指标，很多因素如采血时间的设定、药物浓度分析方法等影响房室的判定，故实际上多采用非房室模型法（non-compartmental method）进行药代动力学计算和分析。

四、药代动力学参数

根据时间-药物浓度曲线，采用相应的药代动力学计算机程序进行处理，估算药物在体内吸收、分布、转化和排泄等相关的若干药代动力学参数（pharmacokinetic parameters），从而反映药物在体内的动力学规律。

（一）清除半衰期

清除半衰期（half life，$t_{1/2}$）是指血浆药物浓度下降一半所需要的时间。

清除半衰期长短可反映体内药物消除速度。绝大多数药物的消除过程属于一级动力学，所以其半衰期总是一个固定值，不受血药浓度高低的影响，取决于药物消除速率常数（K_e），它们的关系为：

$$t_{1/2} = \frac{0.693}{K_e}$$

根据半衰期可确定给药间隔时间。一般来说，半衰期长，给药间隔时间长；半衰期短，给药间隔时间短。通常给药间隔时间约为一个半衰期。半衰期过短的药物，若毒性小，可加大剂量并使给药间隔时间长于半衰期，可避免给药过频，并在两次给药间隔内仍保持较高血药浓度。

按一级动力学消除的药物经过一个 $t_{1/2}$ 后，消除 50%，经过两个 $t_{1/2}$ 后，消除 75%，经过 5 个 $t_{1/2}$，体内药物消除 97%，即经过 5 个 $t_{1/2}$ 后，药物可从体内基本消除。因此，若按照固定的剂量、时间间隔给药，或恒速静脉滴注，经过 4~5 个 $t_{1/2}$ 基本达到稳态血药浓度。故根据 $t_{1/2}$ 可估算出连续给药后达到稳态血浆药物浓度的时间和停药后药物从体内消除所需要的时间。

按零级动力学消除的药物 $t_{1/2}$ 计算：

$$t_{1/2} = 0.5 \times \frac{C_0}{K_0}$$

因此，零级动力学的血浆消除半衰期和血浆药物初始浓度成正比，即给药剂量越大，越长。

（二）清除率

清除率（clearance，CL）是机体消除器官在单位时间内清除药物的血浆容积。

清除率是体内肝脏、肾脏和其他所有消除器官清除药物的总和，故实际上是总体清除率（total clearance），又因为是根据血浆药物浓度计算，也称为血浆清除率（plasma clearance）。清除率以单位时间的容积（ml/min 或者 L/h）表示。计算公式为：

$$CL = \frac{A}{AUC_{0\to\infty}}$$

A 为体内药物总量。在一级消除动力学时，单位时间内消除恒定百分率的药物，因此清除率也是一个恒定量，但当体内药物消除能力达到饱和而按照零级动力学方式消除时，每单位时间内清除的药物量恒定不变，因而清除率可变。

（三）表观分布容积

表观分布容积（apparent volume of distribution，V_d）　当血浆和组织内药物分布达到平衡时，体内药物按血浆药物浓度在体内分布所需体液容积。

$$V_d = \frac{A}{C_0}$$

式中，A 为体内药物总量；C_0 为血浆和组织内药物达到平衡时血浆药物浓度。因为药物在体内分布不均匀，所以 V_d 不是一个生理的容积空间，只是假定当药物在体内按血浆药物浓度均匀分布（即一室模型）时所需要的容积。根据 V_d 的大小可推算出药物在体内的分布情况。如体重为 70kg 的男子（总体液量约为 42L，占体重 60%）给予 0.5mg 地高辛，血浆浓度是 0.78ng/ml，V_d 为 641L，提示其主要分布于血浆以外的组织。其原因是其疏水性强，主要分布于肌肉和脂肪组织，血浆内仅有少量的药物。

（四）多次给药的时量曲线

1. 稳态血药浓度（steady – state concentration，C_{ss}）　按照一级动力学消除的药物，其体内药物总量随不断给药而逐渐增多，直到体内消除的药物量和进入体内的药物量相等时，体内药物总量不再增加而达到稳定状态的血浆药物浓度。

以一级动力学消除的药物多次给药后药物达到稳态浓度的时间仅取决于药物的半衰期。增加或减少每次给药的量或者改变给药时间，并不改变达到 C_{ss} 的时间，即不论何种给药途径，凡是以恒定的时间间隔给予相同剂量的药物，血浆药物浓度均需要经 5 个 $t_{1/2}$ 达到稳态浓度（图 2 – 5）。

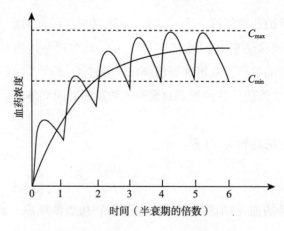

图 2 – 5　多次间歇给药的药 – 时曲线

2. 维持剂量与负荷剂量　使稳态血浆药物浓度维持在一个治疗浓度范围的给药剂量即维持剂量（maintenance dose，D_m）。为使血浆浓度很快达到 C_{ss}，可将首次剂量加大，使用负荷剂量（loading dose，D_L），再给予维持剂量，使稳态的治疗浓度（即事先为患者设定的靶浓度）提前产生。

当给药间隔 t 等于 $t_{1/2}$ 时，负荷剂量等于两倍的维持剂量。当病情危急需要迅速达到有效的稳态血药浓度时，开始可用负荷剂量，但负荷量通常很大，容易在血浆浓度迅速达到平衡的部位产生毒性作用。

连续恒速给药，开始时药物吸收快于药物消除，体内药物浓度逐渐升高，但仍需经过 5 个 $t_{1/2}$，才能使给药速度和消除速度相等，血药浓度平衡地达到稳态。

（五）临床给药方案设计

临床合理的给药方案是使稳态血浆药物浓度（C_{ss}）达到一个有效而不产生毒性反应的治疗浓度范围。根据治疗目标确立要达到的理想的 C_{ss} 范围，再根据这一浓度范围计算给药剂量，制定给药方案。给药后还应及时检测血药浓度，以进一步调整剂量，使得药物浓度始终准确地维持在治疗浓度范围内。

在制定一个药物的合理治疗方案时，还必须知道所用药物的 F、CL、稳态表观分布容积（V_{ss}）和 $t_{1/2}$，了解药物的吸收速度和分布特点，并且要根据可能引起这些参数改变的患者的情况对剂量进行调整。除了一些病理、生理方面的原因可以改变这些参数外，就是在正常人中许多药物的 F、CL、V_{ss} 值，其变异也很大。对于治疗范围很窄的药物如强心苷、抗心律失常药、抗惊厥药、茶碱等，应测出 C_{ss}、C_{max} 值，直接估算 F、CL、V_{ss}，使给药方案较为精确。

以药物代谢动力学为依据，设计一个合理的给药方案的步骤是：①选择和确定一个治疗浓度范围；②根据已知的人群药代动力学参数和所治疗患者的病理、生理特点（如体重、肾脏功能等），估计患者的清除率和分布容积；③计算负荷量和维持量给药速度以求产生治疗浓度范围；④根据计算所得给药，估计达到稳态浓度后测定血药浓度；⑤根据测得的血药浓度值，计算患者的清除率和分布容积；⑥如果需要，根据临床反应，修正治疗浓度范围；⑦修正治疗浓度范围后，再从第三步做起。

小　结

● 药物代谢动力学是研究药物在机体内的变化规律的一门学科，主要是定量研究药物在生物体内吸收、分布、代谢和排泄规律，并运用数学原理和方法阐述血药浓度随时间变化规律，并为临床制定最佳给药方案和合理用药提供理论与实际依据。

● 药物代谢动力学的重要参数有药物清除半衰期 $t_{1/2}$、清除率 CL、表观分布容积 V_d 以及生物利用度 F。

● 在创新药物研制过程中，药物代谢动力学研究与药效学研究、毒理学研究处于同等重要的地位，已成为药物临床前研究和临床研究的重要组成部分。

（郑仕中）

扫码"练一练"

第三章　药物效应动力学

要点导航

1. 掌握药物的基本作用，常见不良反应类型及其特点；药物剂量与效应关系、量效曲线、效能、效价强度、半数有效量、半数致死量及治疗指数的含义，及其在药物评价中的意义。
2. 熟悉药物的受体作用机制。
3. 了解药物作用方式的类型和选择性。

药物效应动力学（pharmacodynamics，简称药效学）研究药物对机体的作用，阐明药物对机体的生化、生理效应及其作用机制，以及药物剂量与效应关系的规律，是药物作用的理论基础，为指导临床合理用药提供理论依据。

第一节　药物基本作用

药物作用（drug action）是指药物对机体细胞的初始作用，是动因，是分子反应机制。药理效应（pharmacological effect）是指药物引起机体生理、生化功能或形态的变化，是药物作用的结果。初始作用常是药物与机体大分子（如靶点）之间的相互作用，进而改变机体固有的生理、生化功能产生药理效应。例如，去甲肾上腺素对心血管的影响，其引起的血管收缩、血压上升为药理效应，引起该药理效应的初始反应是去甲肾上腺素与肾上腺素受体结合并激动，为药物作用。由于二者意义接近，在习惯用法上并不严加区别，但当二者并用时，应体现先后次序。

一、药物作用的性质与方式

药师考点

药物的基本作用：药物的作用效应及药物作用的选择性。

药物使机体原有功能增强的作用称为兴奋（excitation）；使机体原有功能减弱的作用称为抑制（inhibition）。如肾上腺素可使血压升高、心率加快属兴奋；阿司匹林可退热、苯巴比妥可镇静催眠属抑制。在分析药物所产生的效应时，既要注意药物对靶器官或靶部位的直接作用，又要考虑机体整体作用产生的反射性或生理调节性影响，以便对药物作用进行全面认识。如去甲肾上腺素可直接收缩血管，使血压升高，同时也可以反射兴奋迷走神经致心率减慢。同一种药物对机体的各种功能，甚至对同类组织的影响不尽相同。对多数药物来说，其兴奋或抑制的药理效应比较稳定，只有少数药物在使机体过度兴奋之后，出现功能衰竭而转为抑制。

另外，有些药物通过抑制或杀灭机体内的病原微生物（包括病毒、衣原体、支原体、立克次体、细菌、螺旋体、真菌）、寄生虫及恶性肿瘤细胞，消除或缓解由它们所引起的疾病。临床也用药物补充体内营养或代谢物的缺乏，称为替代疗法（substitution therapy）或补充疗法（supplement therapy），如对激素分泌低下的患者应用相应的激素替代治疗，以及缺铁性贫血患者补充铁剂。

按药物作用部位可分为局部作用（local action）和吸收作用（absorptive action）。局部作用指药物在用药部位发挥作用，如普鲁卡因的局部麻醉作用。吸收作用指药物经不同途径吸收，进入血液循环到达组织器官所表现的作用，如阿司匹林口服吸收后治疗风湿性关节炎。

按药物作用产生的先后可分为直接作用（direct action）和间接作用（indirect action）。直接作用指药物在直接接触的组织器官及细胞所产生的作用。间接作用指由于药物的直接作用所导致的继发效应，也称继发作用。如洋地黄毒苷对心脏的强心作用是直接作用，通过强心作用可使心衰患者尿量增加为间接作用。

二、药物作用的选择性与特异性

1. 药物作用的选择性（selectivity） 药物引起机体产生效应的范围的专一或广泛程度。

选择性高的药物，其作用靶点专一，效应范围窄，能特异性地影响机体的局部或少数器官组织的功能，如强心苷主要兴奋心肌、苯巴比妥抑制中枢神经系统。

选择性低的药物作用位点多，效应范围广，可影响机体全身或多种器官组织的功能。例如，阿托品特异性地阻断 M 胆碱受体，但其药理效应选择性并不高，对心脏、血管、平滑肌、腺体及中枢神经系统均有影响，而且有的兴奋、有的抑制。通常情况下，药物选择性低是产生药物副作用的基础，临床用药应尽可能使用选择性高的药物。药物的选择性一般是相对的，与药物的剂量有关，如小剂量的阿司匹林有抗血小板聚集作用，较大剂量则有解热镇痛作用。药物作用的选择性是药物分类的基础。

2. 药物作用的特异性（specificity） 多数药物通过与作用部位相应的靶点结合而产生药理效应，这种效应所具有的专一性，使药物的作用具有特异性，如去甲肾上腺素特异性地与 α 受体结合，而对其他受体影响不大。药物作用的特异性主要取决于药物的化学结构。

三、药物的治疗作用

符合用药目的、有利于改善患者的生理、生化功能或病理过程，达到治疗或预防疾病的药物作用，称为治疗作用（therapeutic effect）；根据药物的治疗作用效果，治疗作用分为对因治疗和对症治疗。

> **药师考点**
> 对因治疗和对症治疗的含义。

对因治疗（etiological treatment）是指消除原发致病因子的治疗，如应用抗生素杀灭体内致病的病原体，特异性解毒药碘解磷定治疗有机磷酸酯类的急性中毒等。

对症治疗（symptomatic treatment）是指改善疾病症状的治疗。对症治疗不能根除病因，但对病因未明或暂时无法根治的疾病是非常必要的。对某些重危急症，如休克、惊厥、心力衰竭、心跳或呼吸暂停等，对症治疗可能比对因治疗更为迫切。

在临床用药时应遵循"急则治其标，缓则治其本，标本兼治"的原则，根据患者病情及时选用对症治疗和对因治疗或"标本兼治"方案治病救人。

四、药物不良反应

凡与用药目的无关，并为患者带来不适或痛苦的反应统称为药物的不良反应（adverse reaction）。与经典的药物不良反应比较，我国《药品不良反应监测管理办法》对药物不良反应定义为：合格药品在正常用法和用量下，出现的与用药目的无关的或意外的有害反应。该定义更强调正常药物治疗伴随的不适或痛苦反应，排除过量用药及用药不当所致的有害反应。

医生用药要考虑充分发挥药物的治疗作用，尽量避免或减少药物的不良反应；在某些特殊情况下，还要考虑是否停药或采用相应的治疗措施。多数不良反应是药物固有的效应，在一般情况下可以预知，但不一定能够避免。少数较严重的

药师考点

药物不良反应类型及含义。

不良反应为药物引起人体器官、组织功能或结构损害而较难恢复，并有临床过程的疾病，称为药源性疾病（drug - induced disease），其实质是药物不良反应的结果，例如，庆大霉素引起的神经性耳聋，肼屈嗪引起的系统性红斑狼疮等。

根据治疗目的、用药剂量大小或不良反应严重程度，可将不良反应分为以下 8 类。

1. 副作用（side effect） 亦称副反应（side reaction），是药物在治疗剂量下发生的不符合用药目的的不适反应，是药物本身固有的作用。副作用难以避免但可预料，产生的原因是药物作用的选择性差，药理效应范围广。副作用通常给患者带来痛苦或可逆性的功能变化。例如，阿托品用于解除胃肠痉挛时，可引起口干、心悸、便秘等副作用；当用于麻醉前给药时，阿托品减少呼吸道腺体分泌，防止分泌物阻塞呼吸道及吸入性肺炎的发生，反而成为治疗作用。可见，有时副作用和治疗作用之间可以相互转化。

2. 毒性反应（toxic reaction） 毒性反应是指剂量过大或用药时间过长药物在体内蓄积过多时发生的危害性反应。毒性反应可以是药理学毒性、病理性毒性和基因毒性（基因损伤），药理学毒性通常随药物在体内的消除而消失，病理性毒性和基因毒性也可减轻或修复。毒性反应一般是可预知的，通常与药物的剂量和用药时间有关，因此减少剂量或缩短用药时间可以避免发生。

短期内用药剂量过大引起的毒性反应称为急性毒性（acute toxicity），以损害循环、呼吸及中枢神经系统功能为主，可危及生命。长期用药导致药物在体内过量蓄积而逐渐发生的毒性反应称为慢性毒性（chronic toxicity），多为损害肝脏、肾脏、骨髓、血液及内分泌等器官的功能。临床通过增加剂量或延长疗程以期达到治疗目的时，应考虑到用药过量而引起中毒的危险性，注意掌握用药剂量和间隔时间。

某些药物还具有致癌（carcinogenesis）、致畸胎（teratogenesis）和致突变（mutagenesis）作用，亦称"三致作用"，是由于药物影响细胞的 DNA 从而在分裂过程中发生遗传异常，诱发畸胎和癌变，为药物的特殊毒性。

3. 后遗效应（after effect） 是指停药后，血浆中药物浓度虽已降至最低有效浓度以下仍残存的药理效应。后遗效应可短暂或持久。例如服用巴比妥类催眠药后，次晨仍有困倦、乏力、头晕等"宿醉"现象。长期用肾上腺皮质激素，一旦停药后肾上腺皮质功能低下，数月内难以恢复。

4. 继发效应（secondary effect） 指由于药物治疗作用所带来的不良后果。如长时间服

用广谱抗生素，大量敏感菌株被抑制，一些不敏感的细菌，如耐药葡萄球菌或白色念珠菌等乘机大量繁殖，致继发性感染，也称二重感染。

5. 停药反应（withdrawal reaction） 又称反跳现象（rebound action），指长期使用某些药物，突然停药后而出现的原有疾病加剧的现象。如长期应用 β 受体阻断药普萘洛尔治疗高血压，同时使 β 受体密度上调而对内源性递质的敏感性增高，如突然停药，出现血压上升，使原来的病情加重，因此临床上如需停药，应逐步减量，以免发生反跳现象。

6. 变态反应（allergy） 亦称过敏反应（hypersensitive reaction），是机体因早期致敏而再次接触某药或结构相似药物发生的一种不良反应，为免疫系统介导的免疫反应，包括Ⅰ至Ⅳ型变态反应，与药理作用无关，且不易预知，常见于过敏体质患者。从免疫学分析，致敏原可为药物本身、药物的代谢产物或药物中的杂质，如多肽或蛋白质类大分子药物直接具有抗原性，小分子药物可与体内蛋白结合形成抗原，抗体的产生在初次接触后约需 1 ~ 2 周的敏化过程，之后再次与抗原接触即导致变态反应。但是许多药物来源于自然界，所以首次用药也可发生变态反应。变态反应的严重程度差异很大，与剂量无关，从轻微的皮疹、发热至造血系统抑制、肝肾功能损害、休克等。可能只有一种症状，也可能多种症状同时出现。停药后反应逐渐消失，再用时可能再发生。例如青霉素引起过敏性休克；反复应用氯霉素引起再生障碍性贫血等。对于易引起过敏的药物，或过敏体质者，在用药前应进行过敏试验，阳性者禁用，但也有阴性者仍发生过敏反应，需备好抢救措施。

7. 特异质反应（idiosyncratic reaction） 指因遗传学异常对药物出现的特殊反应，发生在有遗传性药物代谢或反应变异的个体，属于一种遗传性生化缺陷。例如，对骨骼肌松弛药琥珀胆碱发生的特异质反应是由于先天性血浆胆碱酯酶缺乏所致；维生素 K 环氧化物还原酶变异者对华法林的抗凝血作用耐受；红细胞葡萄糖 – 6 – 磷酸脱氢酶缺乏引起还原型谷胱甘肽缺乏的患者，当服用有氧化作用的磺胺时，就可能引起溶血。

8. 药物依赖性（drug dependence） 又称药物成瘾性，是指药物长期与机体相互作用，使机体在生理机能、生化过程和(或)形态学发生特异性、代偿性和适应性改变的特性，停止用药可导致机体的不适和(或)心理上的渴求。容易成瘾的药物，最常见的是两类。一类是麻醉镇痛药，如吗啡、哌替啶等，常用剂量连续使用 1 ~ 2 周后即可成瘾。另一类是催眠和抗焦虑药，如巴比妥类和苯二氮䓬类药物。

第二节 药物剂量 – 效应关系与药物的构效关系

一、药物剂量 – 效应关系

量效关系（dose – effect relationship）是指药物的药理效应与剂量或血药浓度呈一定关系。通过分析量效关系，可了解药物剂量（血药浓度）产生相应效应的规律，为阐明药物作用的性质、临床应用安全有效量，制定给药方案提供依据，是药理学的一个核心概念。

（一）剂量的概念

剂量指一般成人应用药物能产生治疗作用的一次平均用量。根据剂量大小与对应作用强度，可有不同的命名（图 3 –1）。

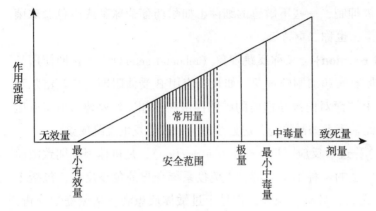

图 3-1　剂量变化关系

最小有效量（阈剂量或阈浓度）指刚引起药理效应的剂量。极量指引起最大效应而不发生中毒的剂量（即安全用药的极限）。最小中毒量指超过极量，刚引起轻度中毒的量。致死量指超过中毒量，引起死亡的剂量。

治疗量指药物的常用量，是临床常用的有效剂量范围，一般为介于最小有效量和极量之间的量。一般情况下治疗量不应超过极量。

（二）量效曲线

以药理效应为纵坐标、药物剂量（浓度）为横坐标绘图，所得的曲线即为表示量效关系的量效曲线（dose-effect curve）。在量效关系中表达的效应方式有两类。

一类是"量反应（graded response）"，即在个体上反映的效应强度，并以数量的分级来表示，如血压升降的 kPa（mmHg）数，尿量增减的容积量，心率的增减次数等，其量效曲线称"量反应"的量效曲线。

另一类是"质反应（quantal response or none response）"，即药理效应不是随着药物剂量或浓度的增减呈连续性量的变化，而表现为反应性质的变化。在一群体中，某一效应（如死亡、生存、惊厥、睡眠、治愈等）的出现，以阳性反应的出现频率或百分率（%）表示，其量效曲线称"质反应"的量效曲线。

由于效应的表达（量反应或质反应）和药物剂量或浓度的表达方式（剂量或对数剂量，浓度或对数浓度）不同，量效曲线的形态也有所区别。

1. 量反应量效曲线　以剂量或浓度为横坐标，以效应强度为纵坐标绘制得到直方双曲线图。以对数剂量或对数浓度为横坐标，以效应强度为纵坐标，绘制得到呈对称的 S 形曲线图（图 3-2）。

量反应的量效曲线特征性位点如下。

（1）斜率（slope）　S 形量效曲线图在 20%~80% 的最大效应部分呈直线状，此部分与横坐标夹角的正切值称量效曲线的斜率。斜率大的药物 S 形量效曲线陡峭，表明药物剂量的微小变化即可引起效应的明显改变。临床治疗用剂量及重点观察效应也常在此呈直线状的量效范围内。

（2）最小有效量（minimal-effective dose）或最低有效浓度（minimal-effective concentration）　即刚能引起效应的最小药物剂量或最小药物浓度，亦称阈剂量或阈浓度（threshold-dose or concentration）。

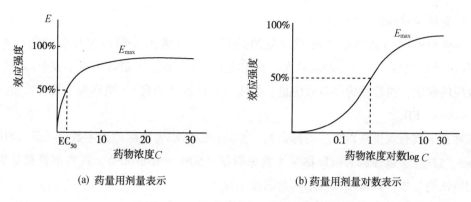

图 3 - 2 量反应的量 - 效关系曲线

（3）效能（efficacy）或称最大效应（maximum efficacy，E_max） 为药物的药理效应的最大值。随着剂量或浓度的增加，效应也增加，当效应增加到一定程度后，若继续增加药物浓度或剂量而其效应不再继续增强，这一药理效应的极限称为最大效应，也称效能。

（4）半数最大效应浓度（concentration for 50% of maximal effect，EC_50） 是指能引起50%最大效应的浓度。

（5）效价强度（potency） 反应药物效应与药物剂量的关系，为药理效应性质相同的药物之间等效剂量的比较。达到相同效应时所用药物剂量与效价强度成反比，所用药物剂量越小其效价强度越大。

效能和效价强度分别反映药物的不同性质，都用于评价药物作用的强弱。但是，效能高比效价强度高的药物更具临床意义，因为效价强度高仅是用药量多少的差异，而效能高则可以获得更高的的效应。例如中效能利尿药物环戊噻嗪和氢氯噻嗪的排钠效价强度大于高效能利尿药呋塞米，这仅意味着用药量较少即可取得相当效应；由于氢氯噻嗪的效能低，最大排钠有限，常用于轻、中度水肿患者；呋塞米效能高，重症水肿患者选用可获得较强的利尿效应（图 3 - 3）。

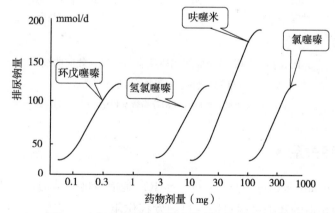

图 3 - 3 各种利尿药的最大效应和效价强度比较

2. 质反应量效曲线 以药物的某一反应在某一小样本群体中出现的频数为纵坐标，以剂量为横坐标作图，可呈常态分布曲线；如改为以累加频数或其百分率为纵坐标，则质反应的量效曲线呈长尾的 S 形。同样，如将药物的某一反应在不同剂量组的小样本群体中出现的百分率为纵坐标，以剂量为横坐标，则曲线呈长尾 S 形；如改为以对数剂量表示，则曲线呈对称的 S 形；如将百分率进行某种转换（如概率单位），则可呈直线。

质反应量–效曲线的分析如下：

在群体中不同药物剂量或药理现象的差异也接近常态分布；在 S 形的曲线中央部（50% 反应处）接近一直线，斜度最大，其相应的剂量，即能使群体中有半数个体可以出现某一效应的剂量，通常称为半数效应量，如效应为疗效（治愈），则称为半数有效量（50% effective dose，ED_{50}）。

实际上半数有效量常以效应指标命名，如效应以死亡为指标称为半数致死量（50% lethal dose，LD_{50}），以惊厥为指标称为半数惊厥量（50% convulsion）。这些剂量都是表达药物作用特性的参数，且常用以表示药物的安全性。

LD_{50} 反映药物的急性毒性大小，通常结合 ED_{50} 综合考虑，以 LD_{50}/ED_{50} 为治疗指数（therapeutic index，TI），用以表示药物的安全性。但如果药物的量效曲线与其剂量毒性曲线不平行，则 TI 值不能完全表示药物安全性的差异，也可用 LD_5/ED_{95} 的值或 $LD_5 - ED_{95}$ 之间的距离表示药物的安全性，称为安全范围（margin of safety），但安全范围指标不易准确测定。需要指出的是，此类指标仅反映与剂量有关的急性毒性，无论此类指标提示安全性多大，与剂量无关的过敏性休克或特殊类型的慢性毒性仍可发生。绝大多数药物的安全性与药物剂量（或浓度）相关，将药物的 ED_{50} 与 TD_{50}（或 LD_{50}）这两组实验的数据同时分析并加以比较，则容易理解治疗指数和安全范围的关系及其意义（图 3 – 4）。

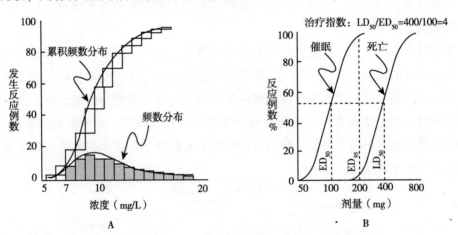

图 3 – 4 频数分布曲线和质反应的剂量 – 效应曲线

A. 频数分布曲线（注：累积频数时呈 S 形曲线）；

B. 质反应量 – 效曲线（治疗指数 = LD_{50}/ED_{50}）

二、药物构效关系

构效关系（structure activity relationship，SAR）是指药物的结构与药理活性或毒性之间的关系。化学结构相似的药物可通过同一机制发挥作用，引起相似或相反的效应。药物结构的改变，包括其基本骨架、侧链长短、立体异构（手性药物）、几何异构（顺式或反式）的改变可影响药物的理化性质，进而影响药物的体内过程、药效乃至毒性。如苯二氮䓬类药物具有 1，4 – 苯并二氮䓬的基本结构，因此都能与中枢神经系统的苯二氮䓬受体结合并激动，增强 γ – 氨基丁酸作用，产生中枢抑制；异丙肾上腺素和普萘洛尔均具有 β – 苯乙胺结构，都能够特异性地与 β 受体结合，但因侧链不同导致活性不同，前者为 β 受体激动剂，后者为 β 受体阻断药。

化学结构完全相同的光学异构体，其作用可能不一定相同。多数药物的左旋体具有药理作用，而右旋体则无作用（也有少数右旋药物具有较高的药理活性）。例如，东莨菪碱左旋体作用较右旋体强许多倍；奎宁为左旋体，具有抗疟疾作用，而右旋体奎尼丁具有抗心律失常作用。同一类药物的作用性质往往取决于其基本骨架结构，而其侧链的长短，则是影响其作用的量（强弱、快慢、久暂）。

第三节 药物作用机制

大多数药物的作用来自于药物与机体生物大分子之间的相互作用，这种相互作用引起机体生理、生化功能改变。药物作用机制（mechanism of action）是研究药物如何与机体细胞结合而发挥作用的，药物可作用在系统、组织、细胞和分子水平，几乎涉及与生命代谢活动过程有关的所有环节，包括受体、酶、离子通道、核酸、载体、基因等。药物的作用机制按作用性质和特点分为如下方面。

一、非特异性作用

有些药物通过简单的物理、化学作用产生效应，例如，口服抗酸药如氢氧化铝中和胃酸可治疗消化道溃疡；静脉注射甘露醇高渗溶液通过物理性渗透作用引起的利尿；解毒剂如二巯基丙醇、依地酸钙钠等络合剂可通过与重金属阳离子

> **药师考点**
>
> 药物作用机制的主要类型。

形成络合物，促使其随尿排出以解毒，可解救重金属或类金属的中毒；挥发性全身麻醉药如乙醚通过与细胞膜相互作用，抑制细胞兴奋性而起全麻作用；渗透性泻药硫酸镁和血容量扩张剂右旋糖酐等通过局部形成高渗透压而产生相应的效应。

二、补充机体缺乏的物质

如维生素、多种微量元素等，有些药物是补充生命代谢物质，治疗相应的缺乏症，如铁剂补血，胰岛素治疗糖尿病等。

三、影响内源性神经递质和激素

药物可通过影响神经递质或介质的合成、摄取、释放、灭活等过程改变递质在体内或作用部位的量而引起机体的功能改变，如马普替林能选择性抑制中枢去甲肾上腺素的再摄取而发挥抗抑郁作用。药物也可以通过增减激素分泌的量而发挥作用，如甲苯磺丁脲可促进胰岛素的分泌而使血糖降低。

四、作用于特定的靶位

药物作用靶位大致有四类：受体、离子通道、酶、载体分子。

（一）影响酶的药物

机体的许多功能和代谢过程在酶的催化下发生，药物通过对酶的影响干扰或阻断正常代谢过程发挥其作用。如血管紧张素转化酶抑制药卡托普利，可治疗高血压和心力衰竭；胆碱酯酶抑制剂，能加强和延长乙酰胆碱的作用；胃黏膜 H^+，K^+ – ATP 酶抑制药奥美拉

唑，能治疗消化道溃疡。

（二）干预细胞膜的离子通道

Na^+、K^+、Cl^- 和 Ca^{2+} 等通过特异性离子通道的跨膜转运对维持细胞的兴奋性和功能起关键作用，干扰某种离子通道功能可产生特定药理效应，药物与受体结合而活化受体，影响细胞膜的离子通道，改变离子转运产生膜电位或改变细胞内离子浓度，如肌肉神经接头的 N-胆碱受体激活时 Na^+ 内流增加。有些离子通道是药物直接作用的部位，药物改变离子通道的构象使通道开放或关闭，例如，Ca^{2+} 或 Na^+ 等离子通道阻滞药有抗心律失常等作用。

（三）影响载体分子

通常离子和小分子有机物极性大而很难通过细胞膜脂质，需要载体蛋白参与。这些载体结构明确，不同于相应的受体。例如，细胞膜上通过相关载体运输葡萄糖和氨基酸进入细胞；肾小管可转运离子和很多有机分子，以及转运 Na^+ 和 Ca^{2+} 的载体；神经末梢载体分子参与完成神经递质的前体（如胆碱）或者神经递质本身（如去甲肾上腺素、5-羟色胺、谷氨酸和肽）摄取。有些药物可通过某些载体的抑制作用而产生效应，载体蛋白有识别部位，它能识别特殊的通透物质，有些药物可识别这些部位而抑制载体产生效应。例如，丙磺舒是肾小管弱酸载体的抑制剂，抑制原尿中尿酸的再吸收，用于防治痛风。

（四）影响核酸代谢

核酸（DNA 及 RNA）是控制蛋白质合成及细胞分裂的生命物质。有些抗癌药是通过干扰癌细胞 DNA 和 RNA 的代谢过程而发挥作用的。如结构与尿嘧啶相似的氟尿嘧啶，掺入癌细胞 DNA 及 RNA 后，干扰蛋白质合成而发挥抗癌作用。喹诺酮类抗菌药是通过抑制细菌核酸代谢发挥抑菌或杀菌作用。

（五）通过受体作用

大多数药物作用于受体发挥药理作用，如阿托品阻断 M 胆碱受体，胰岛素激活胰岛素受体。药物与受体相互作用及作用后的信号转导是药物作用机制的重要内容。（内容详见第四节）

第四节　药物与受体作用

1878 年 Langley 首次提出受体（receptor）假设，根据阿托品和毛果芸香碱对猫唾液分泌相互拮抗现象，设想在神经末梢或腺细胞中，存在可与阿托品和毛果芸香碱结合的某种物质。1905 年 Langley 观察到烟碱与箭毒对骨骼肌的兴奋或阻断作用后，推断这些药物不是通过影响神经传导和骨骼肌细胞，提出其作用于神经与效应器之间的某种"接受物质（receptive substance）"，烟碱与"接受物质"结合并产生兴奋；箭毒与烟碱竞争这一物质而引起肌肉松弛。1909 年 Ehrlich 正式提出"受体（receptor）"概念，表示药物可与"受体"可逆性和非可逆性的结合发生作用。同时 Ehrlich 也提出受体的两个基本特点，一是具有识别特异性的药物或配体（ligand）的能力；二是药物-受体复合物可引起生物效应，即类似锁与钥匙的特异性关系。此后受体特性的研究工作得到迅速发展，提出药物与受体相互作用的相关假说：占领学说（occupation theory）、速率学说（rate theory）、二态模型和三态模型

> **药师考点**
>
> 受体的特性、类型。

学说（two‑or three‑state model theory）。

一、受体的概念和特性

（一）受体

受体（receptor）是一类存在于细胞膜、胞质或细胞核内介导细胞信号转导的功能蛋白质，能识别生物活性分子并与之结合，将识别和接收的信号扩大并传递到细胞内部，进而引起生物学效应。被受体识别的生物活性分子为配体（ligand）。如神经递质、激素、自体活性物质等。配体与受体大分子中的一小部分结合，该部位为结合位点或受点（图3‑5）。

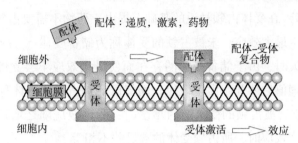

图3‑5　受体模型

（二）受体的功能

1. 识别配体　配体与受体的结合是一种分子识别过程，其表现于两者结合，靠氢键、离子键范德华力或共价键作用，随着两种分子空间结构互补程度增加，相互作用基团间距离缩短，作用力增加。同一配体可能有两种或两种以上的不同受体，如乙酰胆碱有烟碱型和毒蕈型受体，同一配体与不同类型受体结合会产生不同的效应，如乙酰胆碱兴奋骨骼肌，但抑制心肌。

2. 转导信号　受体把识别和接收的信号准确无误地放大并传递到细胞内部，启动一系列胞内生化反应，最后导致特定的细胞反应，使得细胞间信号转换为细胞内信号。

（三）受体的特性

1. 特异性　受体对配体具有高度的识别能力，只可与特定分子大小、形状、电荷的药物分子结合，不同空间构形、光学异构体的反应可以完全不同。受体对配体的高度选择，体现药物的特异性。

2. 高敏性　受体只需与很低浓度的配体结合就能产生显著的生理或生化效应。

3. 可逆性　配体与受体的结合是可逆的，配体与受体复合物可以解离，解离后可得到原型配体而非代谢物。

4. 饱和性　受体数目是一定的，因此配体与受体结合的剂量反应曲线具有饱和性，作用于同一受体的配体存在互相竞争。

5. 多样性　指同一受体可分布到不同细胞而产生不同的效应，为受体亚型分类的基础。

二、药物与受体相互作用的理论

（一）受体占领学说

Hill（1909）、Clark（1926）和 Gaddum（1937）等提出的占领学说（occupation theory）：受体只有与配体结合才能被激活并产生效应，而效应的强

> **药师考点**
> 药物与受体相互作用学说。

度与被占领的受体数量成正比，全部受体被占领时出现最大效应（即效能）。而占领50%受体时，所产生的效应就是最大效应的一半。占领学说的不够完善之处，是不能较好解释同一类药物或活性物质占领同一受体，而产生不同的最大效应。

Ariens（1954）在占领学说中引入"内在活性（intrinsic activity）"的概念，即药物与受体结合时产生效应的能力称为内在活性，其大小用介于0~1之间的系数α值来表示。完全激动药的α值为1，完全拮抗药的α值为0，部分激动药的α值在0~1之间。药物与受体的结合能力称为亲和力。因此，具有亲和力、内在活性的药物为受体激动药（agonist），只有亲和力而无内在活性的药物为受体阻断剂（antagonist）。

Stephenson（1956）在受体占领学说的基础上提出，药物不需要占领全部受体，只需占领小部分受体即可产生最大效应，未被占领的受体称为储备受体（spare receptor），当各种原因导致部分受体缺失时，由于储备受体的存在而使最大效应不会立即变化。激动药占领的受体必须达到一定阈值后才开始出现效应，阈值以下被占领的受体称为沉默受体（silent receptor）。当达到阈值后被占领的受体数目增多时，激动效应随之增强。内在活性不同的同类药物产生同等强度效应时，所占领受体的数目并不相等。

（二）速率学说

Paton（1961）提出速率学说（rate theory），认为药物作用最重要的因素是药物分子与受体结合及分离的速率，即药物分子与受体碰撞的发生频率。药物效应的强弱与其占有受体的速率成正比，效应的产生是药物分子和受体相碰撞时产生的定量刺激传递到效应器的结果，而与其占领受体的数量无关。根据速率学说，激动药的解离速率大，部分激动药的解离速率较小，而拮抗药的解离速率低。但是速率学说不能解释药物与受体多种类型的相互作用。

（三）二态模型学说

Monod的二态模型学说（two model theory）认为，受体存在二种构型：激活态构型（active conformation，R^*）和静息态构型（resting conformation，R），R^*与R处于动态平衡，可相互转变。药物均可与R^*和R两种状态受体结合，其选择性取决于对静息态或激活态的亲和力：激动药（agonist）与激活态结合产生效应，并促进静息态转变为激活态；拮抗药（antagonist）与静息态结合，还能促进激活态转变为静息态，当激动药与拮抗药同时存在时，两者竞争受体，其效应取决于R^*–激动药复合物与R–拮抗药复合物的比例。当R–拮抗药复合物增多，则激动药的作用减弱或阻断。部分激动药对R^*与R均有不同程度的亲和力，因此它既可引起较弱效应，也可阻断激动药的部分效应。

（四）G蛋白偶联受体复合模型

Kenakin（1996）提出并归纳出的较实用的G蛋白偶联受体复合动力学模型：G蛋白偶联受体动力学存在激动剂与受体、受体与G蛋白、配体与受体G蛋白复合体的相互间作用，并归纳出一个立体三元复合模型。利用本模型计算参数可解释一些涉及信号转导的科学问题。

综上，受体学说是以实验研究为基础提出并逐步完善的，各种学说从不同角度阐明药物与受体之间相互作用的规律，分别适用于某种相互作用形式。因此，在理解药物作用机制时应尊重客观的实验依据以及充分考虑各种假说存在的可能性。

三、受体与药物相互作用

药物为受体的外源性配体，药物与受体的相互作用表现为药物与受体结合产生复合物和其解离之间的可逆性平衡。配体（包括药物）与受体结合的力主要有离子键、氢键、范德华引力和共价键等，以离子键较常见，共价键极少。药物与受体之间可有多个结合部位，各结合部位可能存在不同的化学键结合方式。

按质量作用定律，药物作用的第一步是与受体结合：

$$D + R \underset{K_2}{\overset{K_1}{\rightleftharpoons}} DR \Rightarrow \cdots\cdots\cdots \Rightarrow E$$

式中，D：药物，R：受体，DR：药物–受体复合物，E：初始效应与药理效应。

当反应达到平衡时：

$$K_D = \frac{K_2}{K_1} = \frac{[D][R]}{[DR]} \tag{3-1}$$

式中，K_D：解离常数。

设受体总数为 R_τ，R_τ 应为游离受体（R）与结合型受体（DR）之和，即 $R_\tau = [R] + [DR]$，代入（3-1）式：

$$K_D = \frac{[D]([R_T] - [DR])}{[DR]} \tag{3-2}$$

上式可推导到：

$$\frac{[DR]}{[R_\tau]} = \frac{[D]}{K_D + [D]} \tag{3-3}$$

由占领学说的观点，受体与药物结合后被激活并产生效应，其效应强度与被占领的受体数目成正比，全部受体被占领时出现最大效应。由（3-3）可得：

$$\frac{E}{E_{max}} = \frac{[DR]}{[R_\tau]} = \frac{[D]}{K_D + [D]} \tag{3-4}$$

当 $[D] \geq K_D$ 时 $\frac{[DR]}{[R_\tau]} = 100\%$，达到最大效能，即 $[DR]_{max} = [R_\tau]$

当 $\frac{[DR]}{[R_\tau]} = 50\%$ 时，即 50% 受体与药物结合时，$K_D = [D]$

K_D 表示药物与受体的亲和力，以摩尔为单位，其意义是引起最大效应的一半时（即50%受体被占领）所需的药物剂量。K_D 越大，药物与受体的亲和力越小，即二者之间成反比。将药物–受体复合物的解离常数 K_D 的负对数（$-lgK_D$）称为亲和力指数（pD_2），其值与亲和力成正比。

药物与受体结合产生效应需要有亲和力和内在活性，后者是决定药物与受体结合时产生效应大小的性质，可用 α 表示，通常 $0 \leq \alpha \leq 1$。公式（3-4）应加入这一参数：

$$\frac{E}{E_{max}} = \alpha \frac{[DR]}{[R_\tau]}$$

当两药亲和力相等时，其效应强度取决于内在活性强弱，当内在活性相等时，则取决于亲和力大小。

四、作用于受体的药物分类

根据药物与受体结合后产生效应的特征，可将作用于受体的药物分为激动药和拮抗药

（阻断药）两种类型。

（一）激动药

激动药（agonist）为既有受体亲和力又有内在活性的药物，能与受体结合并激动受体产生效应。根据亲和力和内在活性，激动药又分为完全激动药（full agonist）和部分激动药（partial agonist）。前者对受体有很高的亲和力和内在活性（$\alpha = 1$），后者对受体有很高的亲和力，但内在活性不强（$\alpha < 1$），量-效曲线高度（E_{max}）较低，即使增加剂量，也不能达到完全激动药的最大效应，相反，却可因它占领受体，而拮抗激动药的部分生理效应。如阿片受体激动药吗啡，其与阿片受体结合（具亲和力）并激动（具有内在活性）产生较强的镇痛效应。阿片受体部分激动药喷他佐辛，其与阿片受体结合（具亲和力）仅发生一定限度的激动（较弱内在活性）引起较弱的镇痛作用，大量时还可竞争性对抗完全激动药的部分效应而表现出阻断。

（二）阻断药

阻断药（antagonist）为能与受体结合，具有较强亲和力而无内在活性（$\alpha = 0$）的药物。阻断药本身不产生作用，但可占据受体而阻断激动药的效应，如纳洛酮和普萘洛尔均属于阻断药。

根据阻断药与受体结合是否具有可逆性而将其分为竞争性阻断药（competitive antagonist）和非竞争性阻断药（noncompetitive antagonist）。竞争性阻断药能与激动药竞争相同受体，其结合是可逆的。通过增加激动药的剂量与拮抗药竞争结合部位，可使量效曲线平行右移，但最大效应（效能）不变（图3-6）。可用拮抗参数（pA_2）表示竞争性阻断药的作用强度，其含义为：当激动药与阻断药合用时，若使2倍浓度激动药所产生的效应恰好等于未加入阻断药时激动药所引起的效应，则所加入阻断药的摩尔浓度的负对数值为 pA_2。pA_2 越大，拮抗作用越强。pA_2 还可用以判断激动药的性质，当两种激动药被同一阻断药拮抗，且二者 pA_2 相近，则说明此两种激动药是作用于同一受体。

非竞争性阻断药是指拮抗药与受体结合是相对不可逆的，一般为难逆性的共价键结合或引起受体构型的改变，从而使激动药难于竞争或不能与激动型受体正常结合。这种情况下，增大激动药的剂量也不能竞争性与被占领的受体结合，而且随着非竞争性阻断药剂量的增加，被其占领的受体更多，激动药的量效曲线不能达到加入阻断药前的最大效应（效能），使量效曲线逐渐下移，药物效能减小（图3-7）。对非竞争性阻断药作用强度常用 pA_2' 来表示，它的意义是使激动剂的最大效应降低一半时非竞争性阻断药摩尔浓度的负对数。pA_2' 为非竞争性阻断药与受体的亲和力参数，亦称减活指数。

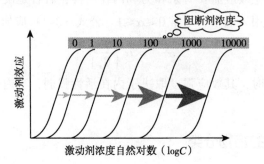

图3-6 竞争性拮剂与激动剂对受体的作用

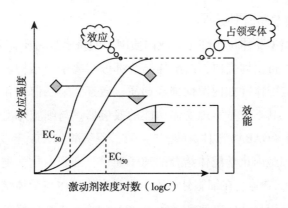

图 3 – 7 非竞争性阻断剂与激动剂对受体的作用

五、受体类型

根据受体蛋白结构、信号转导过程、效应性质、受体位置等特点，受体大致可分为下列 5 类。

（一）G 蛋白偶联受体

G 蛋白偶联受体（G protein – coupled receptors）是一类由 GTP 结合调节蛋白（G – protein，简称为 G 蛋白）组成的受体超家族，可将配体带来的信号转导与效应器蛋白，产生生物效应。这一类受体是目前发现的种类最多的受体，包括生物胺、激素、多肽激素及神经递质等的受体。G 蛋白的调节效应器包括酶类，如腺苷酸环化酶（adenylate cyclase，AC）、磷脂酶 C（phospholipase C，PLC），及某些离子通道如 Ca^{2+}、K^+ 离子通道。

G 蛋白是由 α、β、γ 三种亚单位组成的三聚体，静息状态时与 GDP 结合。当受体激活时 GDP – αβγ 复合物在 Mg^{2+} 参与下，结合的 GDP 与胞质中 GTP 交换，GTP – α 与 β、γ 分离并激活效应器蛋白，同时配体与受体分离。α 亚单位本身具有 GTP 酶活性，促使 GTP 水解为 GDP，再与 β、γ 亚单位形成 G 蛋白二聚体恢复原来的静息状态（图 3 – 8）。G 蛋白有许多类型，常见的有兴奋型 G 蛋白（stimulatory G protein，G_s），激活 AC 使 cAMP 增加；抑制型 G 蛋白（inhibitory G protein，G_i）抑制 AC 使 cAMP 减少；磷脂酶 C 型 G 蛋白（PI – PLC G protein，G_p）激活磷脂酰肌醇特异的 PLC；转导素（transducin，G_t）及 G_0。一个细胞可表达 20 种以上的 G 蛋白偶联受体，每一种受体对一种或几种 G 蛋白具有不同的特异性激活，一个 G 蛋白又可以转导多个信号至效应器，调节细胞的功能。

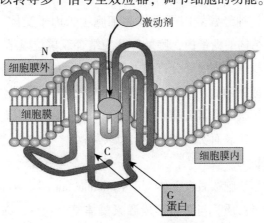

图 3 – 8 G 蛋白偶联受体模型

（二）配体门控离子通道型受体

配体门控离子通道型受体位于细胞膜或内质网上的跨膜蛋白质，大多数由 2～5 个亚基组成，是与受体相连的可变构蛋白，由配体结合部位与离子通道构成，与离子通道相偶联的受体的状态以及相应配体（如内源性神经递质、激素、第二信使和外源性药物）等调控离子通道开放或关闭，其本质是实现受体功能的效应器。与细胞外配体结合的离子通道包括 ACh、γ - 氨基丁酸（GABA）、甘氨酸、5 - HT、谷氨酸和 ATP 等受体通道；分布于质膜或内质网膜上可有与细胞内化学配体结合的离子通道，细胞内化学配体多为第二信使，如 cGMP、cAMP、IP_3 和 Ca^{2+} 等。在细胞外或胞质内相应的配体与受体结合后产生变构而开启通道，允许相应离子跨膜移动传递信息（图 3 - 9）。如 nAChR 偶联的 Na^+ 通道由 5 个亚基在细胞膜内呈五边形排列围成离子通道，当与 ACh 结合时，膜通道开放，膜外的 Na^+ 内流，引起突触后膜的电位改变。

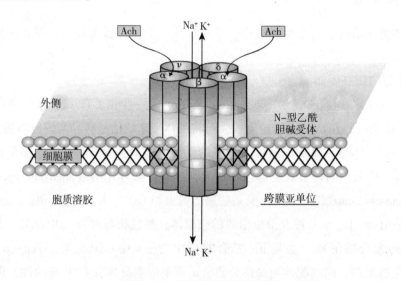

图 3 - 9　门控离子通道型受体

（三）酶活性受体

酶活性受体主要指酪氨酸激酶受体（tyrosine kinase receptor），由三部分组成，细胞外有一段与配体结合区，中段穿透细胞膜，胞内区段有酪氨酸激酶活性，可促其结构内酪氨酸残基的自我磷酸化而增强其酶活性，进一步促使其他底物酪氨酸磷酸化，激活胞内蛋白激酶，增加 DNA 及 RNA 合成，加速蛋白合成，产生细胞生长分化等效应。酶活性受体包括大多数细胞因子受体、神经营养因子受体和细胞生长因子受体。以胰岛素的受体为例，受体分子仅有 1 次跨膜结构的糖蛋白，胞外部分为结合亚单位以结合配体，中间有 20 多个疏水氨基酸构成的跨膜段，其胞内部分有酪氨酸蛋白激酶活性（酪氨酸激酶受体）或偶联酪氨酸蛋白激酶（酪氨酸激酶偶联受体）。当胰岛素受体与配体结合后，受体变构，受体分子中酪氨酸磷酸化，进而激活酪氨酸蛋白激酶活性，使胞内某些蛋白质的氨基酸残基磷酸化，随后调节细胞核基因转录而实现细胞内信息转导。

（四）细胞核内受体

细胞核内受体也称为细胞核激素受体（cell nuclear hormone receptor），是存在于细胞质和细胞核内的一类特异蛋白质，与激素形成激素受体复合物后，在胞内与靶基因结合产生作用，调控其表达。核内受体本质上为转录因子（transcript factor），多种激素则是这种转录因子的调控物，属一大类转录调节因子。至今已知的核内受体多达 150 种以上，组成核内受体超家族，如甾体激素、甲状腺素等亲脂性激素作用受体，对机体的生长、发育和正常生理功能的维持起重要作用，这些受体可以作为药物的靶点。

六、细胞信号转导相关的信使物质

从生物信息系统的组成和功能的角度看，信息传递是一个在信息分子启动下，通过一系列受体或酶蛋白质的构型和活性改变，引发特定的级联反应（cascade reaction）过程，胞外信号经过胞质中的酶促反应产生的信使物质逐级放大，在细胞中快速扩增并引起特定的生理效应并被迅速灭活或终止。

1. 第一信使（first messenger）　在细胞信息转导体系中的信息分子是指传递生物信息的细胞外信使物质，如多肽类激素、神经递质及细胞因子（包括白细胞介素和生长因子两大类）等细胞外第一信使物质。大多数第一信使通过与细胞膜表面的靶受体特异性结合而传递信息。激活受体及改变受体的构象，将信息传递到其他信使物质或效应器，完成由信息分子经细胞信息转导系统的信息传递到引起细胞效应和调节细胞功能的细胞信息转导过程。信息分子因体内生理调节系统对内外环境信号的反应而由神经、内分泌和免疫等系统生成及释放，在信息传递后由酶分解、代谢或主动转运而被迅速灭活或消除。

2. 第二信使（second messenger）　为胞外信息与细胞内效应之间必不可少的介质，是靶受体激活后信息在胞质内依次向下一级效应器传递过程中产生的信息分子。目前阐明的第二信使有环核苷酸类（cAMP、cGMP）、细胞膜肌醇磷脂代谢产物（IP_3、DG）以及 Ca^{2+} 等。以 cAMP 为例，许多配体与受体结合并激活受体，再通过活化腺苷酸环化酶（adenylate cyclase，AC）使 AMP 环化为 cAMP。G 蛋白家族中的 G_s 与 G_i 蛋白对 AC 的活化过程分别起激活与抑制作用。cAMP 可激活 cAMP 依赖性蛋白激酶（cAMP dependant protein kinase），后者进一步催化磷酸化作用而调节多种细胞内蛋白。

3. 第三信使（third messenger）　是指将信息继续向细胞核内转导的物质，包括生长因子、转化因子等，其转导细胞质中蛋白以及某些癌基因产物的信息进入细胞核，参与基因调控，细胞增殖和分化，以及肿瘤的形成等过程。

> **药师考点**
> 受体作用的信号转导。

七、受体的调节

受体虽是遗传获得的固有蛋白，但并不是固定不变的，而是在代谢转换中处于动态平衡状态，其数量、亲和力及效应力经常受到各种生理及药理因素的影响。受体的调节是维持机体内环境稳定的一个重要因素，其调节方式有脱敏和增敏两种类型。

> **药师考点**
> 受体的调节。

受体脱敏（receptor desensitization）是指在长期使用激动药后，组织或细胞对激动药的敏感性和反应性下降的现象。产生脱敏现象的机制可能有：①受体发生可逆性的修饰或构象变化：最常见的是受体被磷酸化，由此产生 G 蛋白脱偶联等现象；②受体数目下调（down－regulation）：长期应用受体激动药使受体数目减少，可能与受体降解加速，或受体生成减少有关；③细胞膜受体内移，膜上受体数目减少；④G 蛋白偶联型受体还可出现 G

蛋白表达减少、降解增多现象；⑤受体亲和力的变化：如大量应用胰岛素后，可使胰岛素受体在结合后处于僵化状态，胰岛素疗效下降，产生胰岛素抵抗；⑥受体内在反应性的变化，如反复使用β受体激动剂可使β受体反应钝化，以致腺苷酸环化酶的反应性降低。受体脱敏现象中，如仅对一种类型的受体激动药的反应性下降，而对其他类型受体激动药的反应性不变，则称之为激动药特异性脱敏（agonist‑specific desensitization）；若组织或细胞对一种类型激动药脱敏，对其他类型受体激动药也不敏感，则称为激动药非特异性脱敏（agonist‑nonspecific desensitization）。

受体增敏（receptor hypersensitization）是因受体激动药水平降低或长期应用拮抗药而造成，与受体脱敏相反。如长期应用β受体阻断药普萘洛尔时，突然停药可致"反跳"现象，临床上会有诱发心动过速或心肌梗死的危险，这是由于β受体的敏感性增高所致。长期应用多巴胺受体阻断药治疗精神分裂症诱发的迟发性运动障碍也与此有关。

若受体脱敏和增敏只涉及受体密度的变化，则分别称之为受体下调（down‑regulation）和受体上调（up‑regulation）。

小　结

● 药物基本作用　药物作用的基本类型：局部作用和吸收作用，直接作用和间接作用；药物作用的选择性与特异性；药物的治疗作用（对因治疗与对症治疗）；药物不良反应：副作用、毒性反应、后遗效应、停药反应、继发反应、变态反应、特异质反应、成瘾性。

● 药物剂量‑效应的关系及药物的构效关系　药物量‑效关系：剂量概念，治疗量（常用量）、极量；量‑效曲线：效价强度、效能、质反应、量反应、半数有效量、半数致死量；治疗指数与安全范围；药物的构效关系。

● 药物作用机制　非特异性作用，补充机体缺乏的相关物质，影响内源性神经递质和激素，作用于特定的靶位（酶、离子通道、载体分子和受体）。

● 药物与受体作用　受体的概念和特性；药物与受体相互作用的理论（占领学说、速率学说、二态模型学说、G蛋白偶联受体复合模型）；受体与药物相互作用；作用于受体的药物分类（激动药和拮抗药）；受体类型（G蛋白偶联受体、配体门控离子通道型受体、酶活性受体、细胞核内受体）；细胞信号转导相关的信使物质（第一信使、第二信使、第三信使）；受体的调节（脱敏和增敏）。

（周玖瑶）

扫码"练一练"

第四章 影响药物效应的因素

扫码"学一学"

> **要点导航**
>
> 1. 掌握影响药物效应的各种因素，药物相互作用的基本规律。
> 2. 了解药物滥用的危害。

治疗疾病既要充分发挥药物的疗效，又要尽可能避免药物的不良反应。有诸多因素会直接或间接影响到药物，甚至发生"质"的改变。药物在机体内产生的药物作用和药理效应是药物和机体相互作用的结果，受药物和机体的多种因素影响。药物因素主要有药物剂型、剂量和给药途径、合并用药和药物相互作用。机体因素主要有年龄、性别、种族、遗传变异、心理、生理和病理因素。因此，临床用药时，应对各种可能影响药物作用的因素加以考虑，根据患者具体情况，选择合适药物，合理治疗，做到安全有效。

第一节 药物因素

一、药物剂型

药物可制成适合不同给药途径的多种剂型，如口服给药的片剂、胶囊、口服液，注射使用的水剂、乳剂、油剂，另外还有控制释放速度的控释剂型。随着药动学的发展，生物药剂学为临床用药提供了许多新的剂型。缓释制剂利用无药理活性的基质或包衣阻止药物迅速溶出以达到比较稳定而持久的疗效。口服缓释片剂或胶囊每日一次可维持有效血药浓度一天；肠外给药除一般油溶长效注射剂外，还有控释制剂可以控制药物按零级动力学恒速释放，恒速吸收，不仅保证长期疗效，也方便了患者。如匹鲁卡品眼片置结膜囊内每周一次；二甲双胍缓释剂，治疗 2 型糖尿病每日用药一次，并减少口服引起的胃肠道不良反应。

同一药物由于剂型不同、采用的给药途径不同，其发生药物效应的速率将不同。起效速率一般规律为：静脉注射 >（快于）吸入 > 肌内注射 > 皮下注射 > 口服 > 外用皮肤贴剂。有些药物采用不同给药途径时，还将产生不同的药理作用和用途，如口服硫酸镁可以产生导泻和利胆作用，静脉注射则产生抗惊厥、镇静和降低颅内压的作用。

> **药师考点**
>
> 影响药物作用的药物因素（剂量、时间、疗程、途径及药物相互作用）。

不同药剂所含的药量相等，即药剂当量（pharmaceutical equivalence）相同，药效强度不一定相等。常用更为客观实用的生物当量（bioequivalence）作为比较标准，即药物不同制剂能达到相同血药浓度的剂量比值。选择不同药物剂型同时亦注意区分其药物剂量的差异。例如，硝酸甘油静脉注射 5 ~ 10μg，舌下含片 0.2 ~ 0.4mg，贴皮 10mg，剂量相差很大，分别用于急救、常规或长期防治心绞痛。

药物的制备工艺和辅料也可显著影响药物的吸收和生物利用度。例如，口服不同药厂生产的相同剂量的地高辛片，血浆药物浓度可相差 7 倍；20mg 的微晶螺内酯胶囊的疗效可与 100mg 普通晶型螺内酯相当。

二、给药疗程

给药次数应根据药物的消除速率、病情需要而定。对 $t_{1/2}$ 短的药物，给药次数相应增加，对于消除慢或毒性大的药物应规定每日的用量和疗程。肝、肾功能减低时，应适当减少给药次数以防止蓄积中毒。长期反复用药可引起机体（包括病原体）对药物反应性改变，主要表现为耐受性、耐药性和依赖性。还可因长期用药突然停药后发生停药综合征。

1. 耐受性和耐药性 耐受性（tolerance）是指连续用药后，机体对药物的敏感性降低。短期内产生者叫快速耐受性（tachyphylaxis），停药后可以恢复，如麻黄碱及脑垂体后叶素等连续注射数次后，可迅速发生耐受性。有些药物长期用药后产生的耐受现象，此为后天耐受性；而有些人在第一次用药时就出现耐受现象，此为先天耐受性。在长期应用化学治疗药物后病原体（微生物或原虫）或恶性肿瘤细胞对药物的敏感性降低称为耐药性（drug resistance）。尤其是不合理的使用抗生素可引起严重的耐药性菌株产生，应加以重视。

2. 药物依赖性和药物滥用 应用药物一段时间后停药，患者精神上发生主观的不适感觉而没有发生其他生理功能的紊乱和危害，要求反复连续用药，称为习惯性（habituation），也称精神依赖性（psychological dependence）。药物在用药时产生欣快感，停药后出现严重的精神和生理功能的紊乱，称为成瘾性（addiction）。具有成瘾性的患者不仅主观需要连续用药，而且停药后出现严重生理功能紊乱（即戒断症状），亦统称为生理依赖性（physiological dependence）或躯体依赖性（physical dependence）。药物滥用（drug abuse）是指无病情依据的长期大量的应用药物，尤其是自我应用麻醉药品，这是造成药物依赖性的主要原因，是具有社会意义的重要问题。

3. 增敏性或撤药症状 某些药物长期用药后，机体对药物的敏感性增强，例如应用 β 受体阻断药普萘洛尔治疗高血压，可使 β 受体发生向上调节，对药物的敏感性增强；如在用药过程中突然停药，就可发生撤药症状，如血压上升、心绞痛发作甚至导致急性心肌梗死或猝死。目前认为是 β 受体上调引起机体对内源性递质敏感性增高所致，因此应采用逐渐减量停药的方法避免停药反应的发生。

三、联合用药及药物相互作用

两种或两种以上药物同时应用或先后应用，有时会产生一定的相互影响，如使药效加强或减弱，使毒副作用减少或者出现新的毒副作用。若联合用药的结果使药物效应加强，为协同作用（synergism）；若使药物效应减弱或抵消，则为拮抗作用（antagonism）。

临床联合用药时，有意识地利用药物间的协同作用以增加疗效或利用拮抗作用以减少不良反应。例如，治疗心衰时，利尿药结合血管扩张剂对获得足够的心输出量和避免患者水肿是极其重要的；为了提高疗效，抑制恶性肿瘤细胞的产生或延缓病原微生物耐药性的产生，肿瘤化疗和某些传染性疾病治疗时联合用药是一条准则。但是不合理的多药联用也常导致药物间不良的相互作用而降低疗效、加重不良反应甚至产生药源性疾病。

药物在体外配伍时直接发生物理、化学性的相互作用而产生毒性、降低药效甚至影响药物的使用称为配伍禁忌。在静脉滴注时尤应注意配伍禁忌。

药物间相互作用可能是由药动学（一种药物对另一药物吸收、分布和消除的影响），也可能是由药效学（如激动剂和拮抗剂间的相互作用）引起的。最严重的药物 – 药物间相互作用（drug – drug interaction，DDI）的不良反应往往发生在那些有严重毒性和治疗指数低的药物中，只要稍微改变这类药物的剂量就可致严重的毒性反应。另外，当某种药物所控制的疾病具有严重或潜在致命特点时，药物 – 药物间相互作用的影响也具有重要临床意义。

（一）药动学的药物间相互作用

药物间相互作用可发生在吸收、分布、代谢或排泄的任何时相，导致作用部位药物浓度的变化。由于个体在药物代谢消除方面的差异，导致药动学参数改变的药物相互作用强度通常难以预测，但意义重大。

1. 吸收　药物吸收前因理化性质而发生的相互作用可影响药物吸收进入血液循环。例如，在肠中药物可以与金属离子螯合或吸附于药用树脂。因此，抗酸药中含有的钙和其他金属离子能和四环素形成复合物而难以吸收；考来烯胺吸附左甲状腺素、强心苷、华法林、皮质类固醇激素和其他一些药物从而抑制这些药物的吸收。抑制胃排空药物如阿托品或阿片类药物可延缓药物的吸收。近来，有证据表明许多药物是存在于多种细胞中的非特异性转运系统——P – 糖蛋白的底物。P – 糖蛋白存在于肠道细胞、肾小管细胞、胆管细胞和组成血 – 脑屏障的细胞中。在肠道，P – 糖蛋白将药物泵入肠腔而抑制其吸收；在血脑屏障，P – 糖蛋白把药物从中枢神经系统消除而改变其分布；在肝脏和肾脏，P – 糖蛋白把药物转运到胆管和肾小管腔，加速其排泄。环孢素 A、奎尼丁、维拉帕米、伊曲康唑和克拉霉素均能抑制 P – 糖蛋白，而利福平可明显诱导 P – 糖蛋白。

2. 分布　体内很多药物都和血浆白蛋白（酸性药物）或 α_1 酸性糖蛋白（碱性药物）广泛结合。非结合药物才能够自由发挥作用和转运到组织器官，因此当一种药物被另一药物从结合态置换出来而导致游离态药物浓度增大，最终引起效应的改变。有些药物经主动转运到达作用部位，例如，抗高血压药物胍乙啶和吡那地尔经去甲肾上腺素再摄取机制被转运到肾上腺素能神经元抑制交感神经系统功能；三环类抗抑郁药和一些拟交感胺抑制神经元的再摄取系统，可以阻断或降低胍乙啶与吡那地尔的抗高血压作用。

3. 代谢　药物代谢的相互作用可通过抑制或诱导肝药酶活性而增加或减少血药浓度，可发生于应用的药物之间，或药物与食物之间（如葡萄汁中的异橙皮苷元为 CYP3A4 抑制剂），或药物与其他化学物之间（如吸烟，多氯化联苯为 CYP1A2 的诱导剂；酒精和其他有机溶剂为 CYP2E1 的诱导剂）。当口服给药时，因被吸收的药物在进入全身循环前必须经门静脉进入肝脏，部分药物发生明显首过消除，其酶诱导或抑制效应将更为显著。受酶诱导剂影响的药物有：口服抗凝血药、奎尼丁、皮质激素、雌激素避孕药、茶碱、美西律、美沙酮和 β 受体阻断药等。

4. 排泄　通过和主动转运位点的相互作用，一种药物可以抑制另一药物的肾排泄。据报道许多的相互作用均发生于阴离子位点，例如丙磺舒可抑制青霉素主动分泌而升高血药浓度和延长半衰期。另外，丙磺舒、水杨酸盐类、保泰松抑

药师考点

联合用药与药物相互作用（药动学、药效学）。

制肾脏消除甲氨蝶呤，而导致毒性作用。在碱性药物转运点的相互作用包括被西咪替丁、胺碘酮抑制普鲁卡因胺的分泌。

（二）药效学的药物间相互作用

联合用药时，药物在不同的药效学作用机制层面上产生相同或相反的生理功能调节作用，表现为药物效应的增强（协同作用）或减弱（拮抗作用）。

1. 生理性拮抗或协同 药物作用不同的靶点或系统而产生的拮抗作用或协同作用。如：服用镇静催眠药后饮酒或喝浓茶或咖啡可加重或削弱中枢抑制作用；抗凝血药华法林和抗血小板药阿司匹林合用可导致出血；利尿剂致低血钾可增大地高辛的毒性；胰岛素与糖皮质激素药在维持血糖方面起相互拮抗作用。

2. 受体水平协同或拮抗 药物作用于相同或不同的受体而产生的拮抗作用或协同作用。如，抗组胺药、吩噻嗪类、三环类抗抑郁药都有抗 M 胆碱作用，当与阿托品同用可引起精神错乱、记忆紊乱等不良反应；静脉滴注去甲肾上腺素外漏时可用 α 受体阻断药酚妥拉明拮抗其强烈的局部血管收缩作用，防止局部组织坏死；β 受体阻断药与肾上腺素合用可导致高血压危象。

3. 干扰神经递质转运 在神经递质代谢环节上的作用中，三环类抗抑郁药抑制儿茶酚胺再摄取，可增加肾上腺素及其拟似药如酪胺等的升压反应，而抑制可乐定及甲基多巴的中枢降压作用。哌替啶和单胺氧化酶抑制剂间相互作用致癫痫发作和高热，可能与某一兴奋性神经递质过量有关，但机制尚未阐明。

第二节 机体因素

机体自身是影响药物治疗作用的因素，既有机体自身方面的直接因素，又有机体适应环境变化而表现的间接因素。

> **药师考点**
>
> 影响药物作用的机体因素（年龄、性别、病理因素、精神因素及遗传因素等）。

一、年龄

多数药物的开发和试验是在年轻人到中年人这个年龄段上完成的。儿童和老年人的药动学与药效学与试验人群存在差异，需对这类特定人群的药物剂量作适当的调整，才可获得同样的治疗效果。

1. 儿童 儿童全身各器官尚在发育期间，如肝、肾、中枢神经系统尚未发育完全，通过肝代谢、肾排泄消除的药物将受到影响，从而导致药物蓄积而产生不良反应或毒性。

新生儿肝功能发育尚未完全，肝药酶活性低，药物在体内代谢消除较慢，可出现毒副作用。如新生儿肝脏缺乏葡萄糖醛酸转移酶，服用氯霉素可致灰婴综合征（gray baby syndrome）。出生 1 周内的新生儿禁用磺胺类、阿司匹林等药物，否则药物与胆红素竞争血浆蛋白，使游离胆红素浓度增高，引起黄疸。新生儿体液占体重比例大，水盐转换率快，水盐调节能力差，若解热药使用不当，会致出汗过多，引起脱水虚脱。若使用利尿药，会致水电解质代谢紊乱。

儿童血脑屏障及脑组织尚未发育完全，对阿片类药物特别敏感，易致呼吸抑制；而氨茶碱及尼可刹米易引起中枢兴奋而致惊厥。

儿童肾功能发育不全，一些经肾排泄的药物如巴比妥类、氨苄西林、地高辛等排泄缓慢，应用时必须减量。如氨基糖苷类抗生素，经肾排泄，儿童排泄速率较慢，致血药浓度过高，产生耳毒性，造成听觉损害，引起药源性耳聋。

儿童骨骼、牙齿等正处于生长发育期，一些药物可使儿童生长出现异常和障碍。四环素可与钙离子结合，沉积于骨骼和牙齿，使牙齿变成黄褐色，临床称为"四环素牙"，现已禁用。氟喹诺酮类可影响骨骼和牙齿生长，故18岁以下者应避免使用。

2岁以下婴幼儿，服用非处方药，包括抗感冒药、祛痰剂、抗组胺药及止咳药，可能发生罕见、致命性的毒副作用，如痉挛、心率加快、意识下降，甚至死亡。FDA强烈建议不要给2岁以下婴幼儿服用感冒、咳嗽类非处方药。成人长期应用皮质激素治疗产生的所有不良反应均可发生于儿童，且可阻碍儿童生长。但是，并非所有药物的不良反应对儿童的风险高于成人。例如，丙戊酸对儿童的肝脏毒性作用大于成人，而异烟肼对儿童的肝脏毒性作用则远小于成人。

2. 老年人　一般来说，老年人生理功能如肝、肾功能逐渐减退，可引起药动学改变，对药物清除率显著下降。

老年人肝脏血流和一些药物代谢酶的功能下降（个体间变异极大），细胞色素 P450 酶的功能也下降，但结合机制相对保持完好；肾功能以不同的速度进行性下降至年轻人的 50% 左右，其药物消除半衰期却因表观分布容积的增大（脂溶性药物）和（或）肾功能的下降或代谢清除能力的下降而延长，故用药量一般低于青壮年人群。

老年人神经系统结构、功能发生改变，如大脑重量减轻、大脑皮质和脑回萎缩、神经元减少、递质合成减少等，抑制中枢神经系统的药物作用加强，如苯二氮䓬类和氯丙嗪。生理变化和内环境调节能力的下降使药物对机体产生非治疗作用的可能性增加。有时对某些药物还引起特殊的不良反应，如服用苯巴比妥类时出现兴奋、烦躁；应用三环类抗抑郁药出现精神错乱；应用吗啡出现敌对情绪。老年人消化功能减弱，肠平滑肌张力下降，服用非甾体抗炎药易致胃肠出血，抗胆碱药易致尿潴留、便秘、青光眼等。

老年人心血管系统发生改变，如心肌收缩减弱、心脏收缩期延长、心脏充盈受限，心血管系统药物易致老年人血压下降和心律失常，β 受体阻断药和钙通道阻滞药可加重充血性心力衰竭；老年人舌下含服硝酸甘油应取坐位或卧位，以防止血流灌注不足而晕厥。

老年人自稳机制差，利尿药治疗老年患者水肿和肺充血时，应调整剂量，防止血容量减少和电解质紊乱。噻吗洛尔眼药水治疗心衰患者的青光眼，可致全身严重不良反应，甚至引发充血性心力衰竭。

老年人药动学和药效学的变化使得在药物治疗时往往容易产生严重的毒副反应。因此，遵照"在绝对需要药物治疗时用药，且应给予最小有效剂量"的原则。明确的治疗效果，适当的治疗监测手段和参考用药史，将有利于老年人的治疗效果。另一方面，出于这些考虑，对某些慢性病，持续的药物防治也是非常必要。老年人在慢性疾病（如高血压和高胆固醇血症）的长期用药治疗中，比年轻人获益更多或至少一样多。而且，老年人的慢性病（如骨质疏松和前列腺增生）的发病进程亦可被持续的药物治疗延缓或逆转。

二、性别

性别差异可导致药动学差异，女性体重一般比男性轻，在使用治疗指数低的药物时，为维持相同效应，女性可能需要剂量较小。口服相同剂量的普萘洛尔，女性的血药浓度明显高于男性，其 AUC 值与 C_{max} 约是男性的 2 倍，女性的 V_d 和 CL 约为男性的 1/2。但男性对普萘洛尔侧链的氧化代谢及其与葡萄糖醛酸结合代谢物的清除率比女性高。苯二氮䓬类、维拉帕米、阿司匹林、对乙酰氨基酚、氨茶碱、利多卡因和利福平等药物的药动学参数也存在性别差异，一般普萘洛尔、氯氮䓬和地西泮在女性体内的清除率低。男性对醋氨酚及阿司匹林的清除率分别高于妇女 40% 及 60%。

妇女月经期不宜服用抗凝药以免盆腔充血、月经增多。妊娠妇女除了维持妊娠的药物以外，其他药物的应用均应审慎，因为多数进入母体内的药物能通过胎盘屏障进入胎儿体内，对母体产生即使是很轻微不良反应的药物都可能影响胚胎或胎儿的发育。20 世纪 50 年代末期在西欧，因孕妇服用反应停（沙利度胺）而导致一万余例海豹畸形婴儿的悲惨结果引起人们对孕妇用药的警惕。妊娠妇女，尤其受孕后 3~8 周，禁止使用四环素类药、抗代谢药、烷化剂、氨基糖苷类抗生素、抗凝血药、抗癫痫药、抗甲状腺药和一些激素，因为上述药物具有致畸作用。在妊娠晚期及授乳期间还应考虑药物通过胎盘和乳汁对胎儿及婴儿发育的影响，因为胎盘及乳腺对药物均无屏障作用。

在分娩过程中对母体使用的药物也可对新生儿产生持久的作用，因为新生儿不仅体内对药物的代谢和排泄的功能不全，而且因切断与母体的循环联系导致不能利用母体内消除药物的机制。如哺乳期禁用苯二氮䓬类药物，因为哺乳母体若大量长期应用这类药物可使乳儿畏寒、嗜睡、生长缓慢；哺乳期不宜使用的抗菌药物有红霉素、四环素、庆大霉素、氯霉素、磺胺类、甲硝唑和替硝唑、喹诺酮类等；需慎重使用的抗菌药物有克林霉素、青霉素和链霉素等；禁用的有卡那霉素和异烟肼等。

三、遗传因素

药物治疗效果往往因人而异。虽同一药物，在给药剂量、给药方法、给药次数都相同的状况下，多数会获得预期的相似效果，但也常发现个体间存在明显的药理效应、药动学和不良反应的差异。受体基因的变异及药物代谢酶的基因变异，改变了药物在个体的敏感性和代谢。遗传因素是影响药物反应的个体差异的决定因素之一。有些个体对药物剂量反应非常敏感，即在低于常用剂量下药物作用就表现很强烈，称之为高敏性，如小儿对中枢兴奋药和中枢抑制药特别敏感。反之，有些个体需使用高于常用量的剂量，方能出现药物效应，称为低敏性或耐受性，如患者肝中维生素 K 环氧化物还原酶发生变异，与香豆素的亲和力降低而产生耐受性，需要 5~20 倍的常规剂量的香豆素才能起到抗凝血作用。研究遗传因素对药物反应影响的学科称为遗传药理学（pharmacogenetics），是药理学与遗传学相结合发展起来的边缘学科。遗传因素对药物反应的影响比较复杂，遗传物质的多态性是主要因素，因为酶和蛋白质是在特定基因的指导下合成的，基因的多态性，决定酶和蛋白质呈多态性，其性质和活性不同，影响了相关药物的反应。所以，遗传基因的差异是构成个体对药物反应差异的决定因素。

1. 遗传因素对药物代谢动力学的影响 基因是决定药物代谢酶、药物转运蛋白和受体活性和功能表达的基础，是药物代谢与反应的决定因素，基因的突变可引起所编码的药物代谢酶、转运蛋白和受体蛋白氨基酸序列和功能异常，成为产生药物效应个体差异和种族差异的主要原因。遗传在药物代谢中的决定性作用因发现同卵双生子和异卵双生子对药物代谢的显著差异而被证实，异卵双生子中氨替比林和香豆素半衰期的变异程度比同卵双生子高 6~22 倍。

遗传多态性（genetic polymorphism）对药物效应的影响受到深入研究，药物代谢酶、转运蛋白和受体的遗传多态性是导致药物反应个体和群体差异的重要原因。N – 乙酰基转移酶（N – acetyltransferase，NAT）是参与 II 相乙酰化反应的代谢酶。人体内 NAT 具有 NAT1 和 NAT2 两种亚型。NAT2 在体内参与了 20 多种肼类化合物和具有致癌性的芳香胺或杂环胺类化合物的生物激活或灭活代谢，与一些药物的疗效和毒副作用密切相关，同时也与某些癌症的遗传易感性相关。NAT 活性在人群中呈多态分布，人群被分为慢型乙酰化代谢者、快型乙酰化代谢者和中间型乙酰化代谢者。异烟肼、肼屈嗪、柳氮磺胺吡啶、氨苯砜和普鲁卡因胺等多种药物在体内经乙酰化代谢，NAT 遗传多态性可通过影响这些药物的血药浓度而影响其疗效和不良反应。

2. 遗传因素对药效学的影响　遗传因素在不影响血药浓度的条件下也可因受体部位异常、组织细胞代谢障碍、解剖学异常而影响机体对药物反应的差异。如 β 受体的遗传多态性改变 β 受体对激动药的敏感性而影响这类药在哮喘中的治疗作用；血管紧张素 II 的 1 型（T_1）受体基因多态性引起血管对缩血管药物去氧肾上腺素的反应性改变，也影响血管紧张素转换酶抑制药如培哚普利和钙通道阻滞药尼群地平的作用；华法林耐受者肝中维生素 K 环氧化物还原酶的受体与华法林亲和力降低而使药效降低。

已发现有 100 余种与药物效应有关的遗传异常基因，特异体质（idiosyncrasy）药物反应现象已从遗传异常表型获得解释。在不影响血药浓度的条件下机体对药物的反应异常，如葡萄糖 – 6 – 磷酸脱氢酶（G – 6 – PD）缺乏者服用伯氨喹、磺胺类、砜类、阿司匹林、对乙酰氨基酚等药物后易发生溶血反应。原因是葡萄糖 – 6 – 磷酸脱氢酶缺乏是一种性连锁隐性遗传，这种酶对于维持红细胞内谷胱甘肽的含量是必不可少的，而胞内谷胱甘肽又是防止溶血所必需的；某些患者遗传性血浆胆碱酯酶活性低下，应用琥珀胆碱可致呼吸麻痹；缺乏高铁血红蛋白还原酶者不能服用硝酸酯类和磺胺类药物。

四、病理因素

疾病的严重程度或同时合并存在的其他疾病能导致药物代谢动力学和药物效应动力学的改变，使机体对药物的敏感性或药物的体内过程发生变化，从而影响药物的疗效。强心苷类药物对正常心脏和慢性心功能不全患者的心脏均有加强心肌收缩力的作用，对正常人心脏心输出量不增加，但却加强心肌收缩力而增加心肌耗氧量；对心功能不全患者可增加心肌收缩力，结果不增加甚至降低心肌耗氧量达到治疗效果。解热镇痛药对正常体温不产生影响，但对发热患者有较好退热作用。有些疾病影响受体的数目或密度，改变亲和力，影响药物作用，如哮喘病患者支气管平滑肌上的 β 受体数目减少，与腺苷酸环化酶偶联有缺陷，但 α 受体功能相对明显，从而导致支气管收缩，应用 β 受体激动药不佳，此时加用 α 受体阻断药可提高疗效。

心功能不全及休克等疾病因血液循环不畅会影响药物吸收，如心力衰竭时普鲁卡因胺的生物利用度减少 50%；低蛋白血症者，药物血浆蛋白结合率降低，使游离药物浓度增高，药效增强，某些慢性疾病（如慢性肾衰竭、肾病综合征、慢性肝功能不全、心力衰竭）会引起低蛋白血症，使苯妥英钠、双香豆素和地高辛等的作用加强，并出现毒副作用；脑膜炎时，血脑屏障功能减弱，进入中枢药物量增加，既可提高某些药物疗效，也可增加某些药物的中枢毒性。患者的肝功能严重不足时，经肝脏代谢活化的药物如可的松、泼尼松等作用减弱，因为两者均要先经肝代谢，将 3 - 酮基还原为羟基，成为氢化可的松和氢化泼尼松，才能发挥作用。肝功能不足时，应选用 3 位为羟基的糖皮质激素。肝硬化患者应用经肝灭活的药物必须减量慎用，甚至禁用，如氯霉素、甲苯磺丁脲、奎尼丁等；血管紧张素转换酶抑制剂若用于肝脏疾病患者，应首选无需活化的卡托普利等。肾功能不全时，主要经肾脏消除的药物如氨基糖苷类、头孢唑啉等药物的 $t_{1/2}$ 延长，应用时需减量，有严重肾病的患者应禁用此类药物。他汀类降脂药需在肝脏生物转化，从肾脏排泄，当患者肝、肾功能障碍时，可使他汀类药物转化、排泄减慢，血药浓度升高，发生横纹肌溶解的危险增加。

五、精神因素

患者的精神状况与药物疗效关系密切。患者对医护人员信任、患者情绪乐观，将对药物疗效产生正面影响；反之医患关系紧张，患者情绪悲观会对药效产生负面影响。安慰剂（placebo）是不具药理活性，但和临床试验药物具有相同形状的制剂（如含乳糖或淀粉的片剂或生理盐水注射剂），用于作为实验的空白对照。安慰剂产生的效应称为安慰剂效应（placebo effect）。安慰剂对有心理因素参与控制的自主神经系统功能如血压、心率、胃分泌、呕吐、性功能等的影响较大。当医生对疾病的解释及预后的推测给患者带来乐观的消息时，患者的紧张情绪可大大缓解，安慰剂作用会比较明显。由于安慰剂效应的广泛存在，在评价药物的临床疗效时，应考虑这一因素的影响。实际上在临床有不少药物或其他手段的治疗效果往往不是药物本身的作用，只是安慰剂效应。临床用药时，应鼓励患者以乐观的态度，正确对待疾病、积极治疗，不仅减轻疾病痛苦的主观感受，还提高机体对疾病的抵御能力，有利于疾病的治疗。对精神状态不良、情绪低落的患者，在应用氯丙嗪、肾上腺皮质激素及中枢抑制药时应特别慎重，防止患者精神抑郁，甚至自杀。

六、时间因素

机体的某些生理活动随一定的时间交替顺序呈现有规律的周期性变化，称为生物节律。根据人体生理病理的昼夜节律性波动现象，选择最佳用药时间，使给药时间与机体生理节律同步，可达到最佳疗效，避免某些药物因持续高浓度产生不良反应、耐受性，使临床治疗更科学。

肾上腺分泌糖皮质激素高峰在上午 8 时左右，中午开始下降，午夜零点降至最低。宜每日上午 7～8 时一次服用的药物有可的松、泼尼松；对作用时间长的糖皮质激素如地塞米松、倍他米松等，还可采用隔日疗法，将两天的剂量于上午 7～8 时一次给予，对长期服药的患者可减轻外源性激素对肾上腺皮质功能的抑制作用。

血压在日内发生波动，一般在上午 6～9 时、下午 16～19 时较高，午夜最低，呈"两高一低"的现象。若在两个高峰之前 30min 给药，可使药物吸收后血药浓度高峰与血压高峰相遇，控制血压，提高降压药物疗效。故一日服用一次的药物，服药时间宜选择清晨 7 时左右。常用药物有硝苯地平缓释片、氨氯地平、缬沙坦、福辛普利等；若一日 2 次用药，宜在早晨 7 时和下午 4 时。

胃酸分泌从中午开始升高，夜间 20 时急剧升高，22 时可达峰值。雷尼替丁、法莫替丁、奥美拉唑、兰索拉唑、泮托拉唑等都有较强的抑制胃酸分泌作用，宜在疾病的急性期，早、晚各服一次药；待缓解后，宜改为每晚服药 1 次。

胆固醇在午夜至清晨之间合成最旺盛，洛伐他汀、普伐他汀等他汀类药物，采用每日睡前顿服，代替每日 3 次服药，效果更佳。

小 结

● 药物因素 药物剂型；给药疗程（耐受性、耐药性和依赖性、增敏性或撤药症状）、联合用药及药物相互作用（药动学的药物间相互作用、药效学的药物间相互作用：增强/协同作用或减弱/拮抗作用）。

● 机体因素 年龄（儿童和老年人用药）；性别差异；遗传因素（对药物代谢动力学的影响、遗传多态性、对药效学的影响）；病理状态；精神因素；时间因素。

（周玖瑶）

扫码"练一练"

第二篇
自主神经系统药理

扫码"学一学"

第五章 传出神经系统药理概论

要点导航

1. 掌握传出神经系统受体的分类、分布、效应及传出神经系统药物的分类。
2. 熟悉传出神经系统的分类方法，传出神经系统递质的合成、储存、释放和消除。
3. 了解传出神经系统药物的作用方式。

第一节 传出神经系统的分类

一、按解剖学分类

传出神经系统（efferent nervous system）分为自主神经系统（autonomic nervous system，ANS）和运动神经系统（somatic motor nervous system，SMNS）。自主神经的活动很大程度上不受意识的控制，能够独立完成，主要支配心肌、平滑肌及腺体；运动神经则受意识的控制，支配和调节骨骼肌纤维（图5-1）。

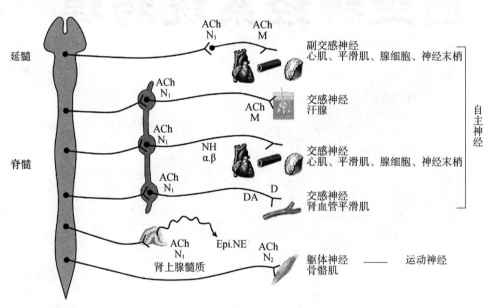

图5-1 传出神经系统的解剖学分类

ACh：乙酰胆碱；NA：去甲肾上腺素；Epi：肾上腺素；DA：多巴胺；

N₁：神经节烟碱受体；M：胆碱受体；α：α受体；β：β受体；D：多巴胺受体

1. 自主神经 从中枢神经系统发出后经过神经节中的突触（synapse）更换神经元，然后到达所支配的效应器，因此，有节前纤维和节后纤维之分。因其主要支配心脏、平滑肌和腺体等效应器，故又称内脏神经。自主神经系统根据解剖结构和生理功能不同分为交感神经系统（sympathetic nervous system）和副交感神经系统（parasympathetic nervous system）。体内大多数器官受交感神经和副交感神经双重支配，两者往往具有生理性拮抗的功能，但在中枢神经调节下，其活动又是统一的。

2. 运动神经　从中枢神经系统发出后，途中不更换神经元而直接抵达所支配的骨骼肌。

二、按递质分类

传出神经系统通过神经递质完成神经冲动在神经元间或神经元和效应器之间的传递，所以根据传出神经末梢释放递质的不同，可将传出神经主要分为胆碱能神经和去甲肾上腺素能神经两大类。

1. 胆碱能神经　胆碱能神经（cholinergic nerve）兴奋时末梢释放乙酰胆碱（acetylcholine，ACh），包括运动神经，交感神经和副交感神的节前纤维，全部副交感神经节后纤维及少数交感神经节后纤维（如支配汗腺的分泌和骨骼肌血管神经）。

2. 去甲肾上腺素能神经　去甲肾上腺素能神经（noradrenergic nerve）兴奋时末梢释放去甲肾上腺素（noradrenaline，NA），包括大部分交感神经节后纤维。

此外在支配肾血管和肠系膜血管的外周交感神经节后纤维还存在兴奋时释放多巴胺（dopamine，DA）的多巴胺能神经（dopaminergic nerve）。

第二节　传出神经系统的递质

一、传出神经系统的化学传递学说与突触的超微结构

1. 化学传递学说的发展史　早在 1877 年 Du Bois Reymond 曾经提出"兴奋的传导主要有两种可能，或是在收缩物的边际分泌一种强有力兴奋物质，或是通过电的传导"，随之科学家们对于神经与神经间或神经与肌肉间的冲动传递开始了长达半个世纪的争论，其焦点是上述冲动传递是电传递还是化学物质的传递。直到 1921 年德国科学家 Loewi 在著名的离体双蛙心灌流实验中证实了神经递质的存在（图 5 - 2）。实验用两个离体蛙心进行，首先刺激甲蛙心的迷走神经，当甲蛙心受到抑制时，将甲蛙心的灌注液灌入乙蛙心，乙蛙心也抑制，说明当迷走神经兴奋时，可以释放一种抑制性物质，从而使另一个蛙心也出现收缩抑制，随后 Dale 于 1926 年证明这种抑制物质就是乙酰胆碱，俩人因此获 1936 年诺贝尔奖。而对于交感神经则到测定微量儿茶酚胺的特异性化学和生物学方法建立后，Von Euler 在 1946 年才证实哺乳类交感神经及其效应器内存在的拟交感物质为去甲肾上腺素。至此，传出神经系统的化学传递学说才臻完善。

2. 传出神经突触的超微结构　神经元之间或神经元与效应器的衔接处称突触（synapse），电子显微镜显示传出神经末梢与次一级神经元或效应器间并不直接相连，其中间有宽 15～1000nm 的间隙，称为突触间隙（synaptic cleft）。传出神经末梢靠近间隙的细胞膜称突触前膜，效应器（或次一级神经元）靠近间隙的细胞膜称突触后膜。突触是由突触前膜、突触间隙和突触后膜所组成的。正常情况下，当神经冲动到达神经末梢时，突触前膜即释

放出传递信息的化学物质——递质。然后通过突触间隙兴奋突触后膜上相应受体而影响效应器的活动，把这一过程称为化学传递。交感神经末梢分为许多细微的神经分支，分布于平滑肌细胞之间，其分支都有连续的膨胀部分呈稀疏串珠状，称为膨体（varicosity）。每个神经元约有 3 万个膨体，每个膨体则含有 1000 个左右囊泡（vesicle），囊泡内含有高浓度的NA。运动神经末梢内靠近突触前膜处也有很多囊泡，内含大量 ACh，在其突触后膜还有许多皱褶，称为终板。

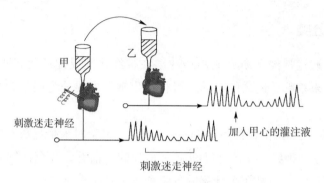

图 5 - 2　Loewi 的离体双蛙心灌流实验

二、传出神经系统的递质

1. 乙酰胆碱（acetylcholine，ACh）　乙酰胆碱的生物合成主要在胆碱能神经末梢的胞浆中，由胆碱和乙酰辅酶 A（acetyl coenzyme A）在胆碱乙酰化酶（choline acetylase）的催化下合成 ACh，然后转运到囊泡中贮存，有一部分则以游离形式存在于胞浆中。当神经冲动到达时，突触前膜对 Ca^{2+} 通透性增高，Ca^{2+} 大量内流，使囊泡膜与突触前膜相融合，形成膜孔，通过裂孔将囊泡内容物排入突触间隙，这种方式称为胞裂外排（exocytosis）。每一次冲动可促使几百个囊泡排空，释放到突触间隙，与突触后膜上的胆碱受体结合，并使效应器产生生理效应。

ACh 作用的消失主要被神经末梢部位胆碱酯酶水解为胆碱和乙酸，ACh 一般在释放后数毫秒内就被破坏，其中 1/3 ~ 1/2 的胆碱又可被神经末梢摄取，供再合成 ACh（图 5 -3）。

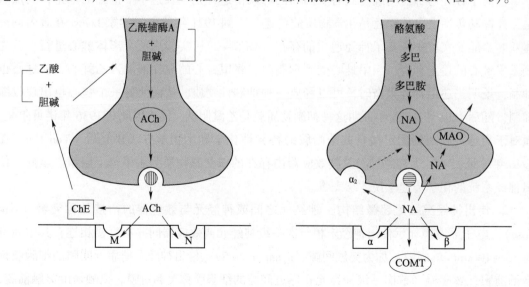

图 5 - 3　神经递质的合成、储存、释放和消除

2. 去甲肾上腺素（noradrenaline，NA）　去甲肾上腺素生物合成的主要部位在神经末梢。酪氨酸（tyrosine，Tyr）是合成 NA 的基本原料，其从血液进入神经元后，经酪氨酸羟化酶催化生成多巴（dopa），再经多巴脱羧酶作用形成多巴胺（dopamine，DA），然后进入囊泡内，经多巴胺 β‑羟化酶的催化转化为 NA，并与 ATP 和嗜铬蛋白结合，贮存于囊泡中。当神经冲动到达去甲肾上腺素能神经末梢时，通过胞裂外排的方式，将囊泡中所含的 NA、ATP、嗜铬蛋白和多巴胺 β‑羟化酶等一起排入突触间隙。

去甲肾上腺素的消除主要是依赖于神经末梢的再摄取。去甲肾上腺素能神经末梢有很强的摄取 NA 的能力，迅速将突触间隙中 75%～90% 的 NA 通过突触前膜摄取入神经末梢内，并再摄取入囊泡中贮存，此种摄取为摄取 1，这种依赖于胺泵的主动转运过程，是该递质作用终止的主要方式。部分未进入囊泡的 NA 可被线粒体膜所含单胺氧化酶（monoamine oxidase，MAO）所灭活。非神经组织如心脏、平滑肌等亦能摄取 NA，该类摄取为摄取 2，摄取后被细胞内儿茶酚氧位甲基转移酶（catechol‑O‑methyltransferase，COMT）和 MAO 所灭活。此外，尚有少量 NA 从突触间隙扩散到血液中，最后主要被肝肾组织中的 COMT 和 MAO 所灭活。代谢物最终大部分形成 3‑甲氧基‑4‑羟扁桃酸（VMA）从尿中排出（图 5‑3）。

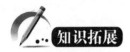

知识拓展

乙酰胆碱与三个诺贝尔奖

1920 年生于德国的科学家 Loewi 通过著名的双蛙心实验证实迷走神经末梢释放乙酰胆碱而抑制心脏的活动，奠定了神经冲动化学传递学说的基础，随后 Dale 于 1926 年证明这种抑制性物质是乙酰胆碱，两人因此获 1936 年诺贝尔奖；1976 年，德国学者 Neher 和 Sakmann 首次在青蛙肌细胞上用双电极钳制膜电位的同时，记录到乙酰胆碱激活的单通道离子电流，从而产生了以记录通过离子通道的离子电流来反映细胞膜离子通道分子活动的膜片钳技术，为人类深入了解生命基本现象提供了重要手段，获得 1991 年度的诺贝尔奖。1980 年美国学者 Furchgott 创造性地发明了"三明治血管灌流法"，发现在 ACh 刺激下，血管内皮细胞可以释放一种物质，导致血管舒张，他将这个物质命名为内皮细胞舒张因子（EDRF），并认为 EDRF 可能就是已被 Murad 证实的硝酸甘油类促进释放的舒张血管的生物信使分子 NO，1987 年，英国学者 Moncada 以"瀑布式淋浴"的方法，证实 EDRF 的化学本质为 NO，1996 年他们三人因在 NO 的发现中所做出的贡献，共同获得诺贝尔奖。

第三节　传出神经系统的受体及效应机制

一、传出神经系统受体的命名及分类

受体（receptor）是递质作用的靶点，传出神经系统的受体一般是根据能与之特异性结合的递质或药物命名，如能与 ACh 结合的受体称为胆碱受体（acetylcholine receptor），能与去甲肾上腺素或肾上腺素结合的受体称为肾上腺素受体（adrenoceptor）。

1. 胆碱受体 在早期的研究中，发现位于副交感神经节后纤维所支配的效应器细胞膜的胆碱受体对以毒蕈碱为代表的拟胆碱药较为敏感，故这部分受体称为毒蕈碱（muscarine）型胆碱受体（M 胆碱受体）。位于神经节细胞膜和骨骼肌细胞膜的胆碱受体对烟碱比较敏感，故这些部位的受体称为烟碱（nicotine）型胆碱受体（N 胆碱受体），也可将前者称为 N_1 受体，后者称为 N_2 受体。近年以配体对不同组织 M 受体相对亲和力的不同发现了 M_1、M_2、M_3、M_4 和 M_5 不同基因编码的 5 种 M 受体亚型。

2. 肾上腺素受体 肾上腺素受体可分为 α 肾上腺素受体（α 受体）和 β 肾上腺素受体（β 受体）2 大类。α 受体又分为 α_1 和 α_2 两种亚型，其中 α_1 和 α_2 受体已被克隆出 6 种亚型基因，β 受体可进一步分为 β_1、β_2 和 β_3 三种亚型。

3. 多巴胺受体 多巴胺受体分为 D_1 受体和 D_2 受体等亚型。外周的 D_1 受体在肾血管、肠系膜血管等处，激动此处的 D_1 受体可使肾及肠系膜血管舒张。

4. 突触前膜受体 20 世纪 70 年代发现突触前膜也有 α 受体，激动时可使递质释放减少，当时将突触后膜 α 受体命名为 α_1 受体，突触前膜受体命名为 α_2 受体。现已证实受体不仅存在于突触后膜也存在于突触前膜，突触前膜的受体被激动后通过正反馈和负反馈来调控突触前膜对递质的释放，突触前膜的 α_2 受体激动为负反馈调节，突触前膜 β_2 受体激动为正反馈调节。

二、传出神经系统效应的分子机制

神经递质或激动药与受体结合后，触发一系列瀑布式的生化过程，通过逐级的放大，最终导致生理或药理效应，这一过程称为受体 – 效应偶联（receptor – effect coupling）。传出神经系统主要包括如下两类受体 – 效应偶连机制：受体 – 离子通道偶联及受体 – 酶偶联（表 5 – 1）。

表 5 – 1 自主神经受体的分类、分布及可能机制

受体	部位	分子机制
N 受体		
N_1	自主神经的神经节	Na^+ 通道
N_2	运动神经终板	Na^+ 通道
M 受体		
M_1	神经	
M_2	心脏、平滑肌	IP_3、DAG↑
M_3	分泌腺、平滑肌	K^+ 通道开放、cAMP↓
α_1 受体		
α_1	平滑肌（血管、消化道）	IP_3、DAG
α_2	胰岛 B 细胞、血小板、神经末梢	cAMP↓
β 受体		
β_1	心脏	cAMP↑
β_2	平滑肌（血管、支气管、消化道）	cAMP↑
β_3	脂肪细胞	cAMP↑

（一）受体与离子通道的偶联

神经递质或激动药与受体间相互作用可使受体操纵性离子通道（receptor – operated channel）开放，从而产生效应。

N 受体是一种糖蛋白,有四种不同亚基构成的五聚体围成一个离子通道。每个亚基各含约 450 个氨基酸残基,亲水性 N 端和 C 端均位于细胞外,两者之间具有 4 个疏水的 α 螺旋跨膜区。两个 α 亚基上都含有 ACh 结合位点,其余亚基只起结构性作用。

N 受体本身就是离子通道,或称为配体门控离子通道受体。当 ACh 与神经肌肉接头处骨骼肌细胞膜上的 N_2 受体相应位点结合后,离子通道构象改变,离子通道打开,Na^+、Ca^{2+} 的内流产生终板电位,超过阈值时,打开细胞膜上电压依赖性离子通道,产生动作电位,使细胞内 Ca^{2+} 大量释放,激发兴奋 – 收缩偶联,最终导致肌肉收缩。神经节和肾上腺髓质上的 N_1 受体,被 ACh 激活时神经节后神经元和髓质细胞去极化,释放肾上腺素。

(二)受体与酶的偶联

M 受体、α、β 受体都是 G 蛋白偶联受体,有 7 个跨膜区,神经递质或药物与受体结合后,通过腺苷酸环化酶或磷脂酶 C,触发信号转导途径,调节细胞功能。

1. 受体 – 腺苷酸环化酶偶联 腺苷酸环化酶(adenylate cyclase,AC)存在于许多细胞膜的脂质双层中,能催化细胞内腺苷三磷酸(adenosine triphosphate,ATP)形成环磷酸腺苷(cyclic adenosine 3′,5′ – monophosphate,cAMP)。递质、激素以及受体激动药等与相应的受体结合后都通过激活 AC 而发挥效应。

β 受体激活后,通过 G_s 蛋白增加腺苷酸环化酶活性,提高 cAMP 水平,cAMP 再通过 cAMP – 依赖性蛋白激酶使特异蛋白底物磷酸化而产生生物效应。

$α_2$ 受体激活后,通过与受体偶联的 G_i 蛋白调节,抑制 AC 活性,减少细胞内的 cAMP 含量而发挥作用,并抑制电压依赖性 Ca^{2+} 通道,开放 K^+ 通道。

M_2 受体激活后,激活 G_i 蛋白的 β、γ 亚单位,进而抑制腺苷酸环化酶,激活 K^+ 通道与抑制电压门控性 L 型钙离子通道而发挥心脏抑制作用。

2. 受体 – 磷脂酶 C 偶联 受体与磷脂酶 C(phospho – lipase C,PLC)偶联,PLC 激活后可以催化 4,5 – 二磷酸磷脂酰肌醇(phosphatidylinositol 4,5 – diphosphate,PIP_2),水解成 1,4,5 – 三磷酸肌醇(inositol 1,4,5 – triphosphate,IP_3)和二酰甘油(diacylgcerol,DAG)。这两种第二信使进而产生一系列效应。

M_3 受体:M 受体是一种糖蛋白,由 400 多个氨基酸残基组成,N 端位于细胞外,C 端位于细胞内,有 7 个 α 螺旋跨膜区(transmembrane domain,TM Ⅰ ~ Ⅶ),其间形成 3 个细胞内区间环(i_1 ~ i_3)和 3 个细胞外区间环(o_1 ~ o_3)。每个 TM 有 20 余个氨基酸残基组成,其中 TM Ⅲ、Ⅵ 和 Ⅶ 含有大量疏水氨基酸,是与 ACh 结合的部位。不同的 M 受体亚型 i_3 环结构的不同,激活不同的 G 蛋白,从而引起不同的生物效应。G 蛋白受体一级结构的特点是都有 7 次跨膜螺旋区段结构,其肽链 N – 端在细胞外,C – 端在细胞内。当递质或药物与受体结合后,受体发生一系列构象改变,把信息传递给 G 蛋白。如 M_1 和 M_3 受体激活后,通过磷脂酶 C(PLC)激活 $G_{q/13}$,形成肌醇三磷酸(IP_3)和二酰甘油(DAG),使细胞内钙增加。DAG 可以激活下游的蛋白激酶 C(protein kinase C,PLC)。

$α_1$ 受体:$α_1$ 受体激活后,通过相应 G_q 蛋白激活 PLC,PLC 催化 PIP_2 水解,产生 IP_3 和 DAG,增加细胞内 Ca^{2+} 浓度。

第四节 传出神经系统及受体的生理效应

传出神经系统不论是自主神经还是运动神经均是通过神经末梢释放递质而发挥生理效应，传出神经系统药物则通过模拟或拮抗这些化学递质的作用，从而影响传出神经的生理效应。当去甲肾上腺素能神经兴奋时（相当于递质去甲肾上腺素的作用），有利于机体在劳作、危险等情况下适应环境的急剧变化（应激反应）。胆碱能神经兴奋时（相当于递质乙酰胆碱的作用），节前神经纤维与节后神经纤维有所不同，节后神经纤维兴奋时表现为与去甲肾上腺素能神经兴奋相反的效应，常发生在静息、睡眠等情况下有利于机体进行休整和积蓄能量。熟悉传出神经系统（去甲肾上腺素能神经和胆碱能神经）受体的主要类型及生理效应对进一步掌握其药理作用十分必要（表5–2）。

表5–2 传出神经系统主要受体及其效应

		去甲肾上腺素能神经兴奋时		胆碱能神经兴奋时	
		主要受体类型	效应	主要受体类型	效应
心脏	窦房结	β_1	心率加速 + +	M	心率减慢 + + +
	心房肌		收缩力和传导速度增加 + +		收缩减弱不应期缩短
	房室结		自律性和传导速度增加 + +		传导速度减慢 + + +
	心室肌		收缩力、传导速度、自律性增加 + + +		收缩略减弱
平滑肌	皮肤、黏膜	α_1，α_2	收缩 + + +	M	无作用
	腹腔内脏	$\alpha_1 > \beta_2$	收缩 + + + > 舒张 +		无作用
动脉	冠状	$\beta_2 > \alpha$	舒张 + + + > 收缩 +		无作用
	骨骼肌	$\beta_2 > \alpha$	舒张 + + > 收缩 + +		舒张（交感神经）+
	脑	α_1	收缩（微弱）		无作用
	肺	$\beta_2 > \alpha_1$	舒张 + + > 收缩 +		无作用
	肾	$\alpha > \beta$	收缩 + + + > 舒张 +（肠系膜血管，肾血管由多巴胺扩张）		无作用
	静脉	α，β_2	收缩 + +；舒张 + +		无作用
	气管、支气管	β_2	舒张 + +		收缩 + +
胃肠道	胃壁	α，β	舒张 +		收缩 + + +
	肠壁	α，β	舒张 +		收缩 + + +
	括约肌	α_1	收缩 +		舒张 +
	胆囊与胆道	β_2	舒张 +		收缩 +
膀胱	逼尿肌	β_2	舒张 +	M	收缩 + + +
	三角肌与括约肌	α_1	收缩 + +		舒张 + +
子宫		α_1	收缩（妊娠）	M	收缩
		β_2	舒张 + +（妊娠、非妊娠）		
眼睛	瞳孔开大肌	α_1	收缩（散瞳）+ +		—
	瞳孔括约肌	—			收缩（缩瞳）+ + +
	睫状肌	β_2	舒张（远视）+		收缩（近视）+ + +

续表

| | | 去甲肾上腺素能神经兴奋时 | | 胆碱能神经兴奋时 | |
		主要受体类型	效应	主要受体类型	效应
腺体	汗腺	α_1	分泌 +（手心）	M	全身分泌 + + +
	唾液腺	α_1	分泌 K^+ 和 H_2O		分泌 K^+ 和 H_2O + + +
		β	分泌淀粉酶 +		
	支气管腺体	α_1	减少		分泌 + + +
		β_2	增加		
代谢	肝脏糖代谢	α_1，β_2	肝糖原分解和异生 + + +	M	—
	骨骼肌糖代谢	β_2	肌糖原分解 +		
	脂肪代谢	α_1，β_1，	脂肪分解 + + +（产热作用）		
		α_2	分解抑制		
	肾上腺髓质	—	—	N_1	分泌肾上腺素和去甲肾上腺素（交感神经节前纤维）
	自主神经节	—			兴奋
	骨骼肌	β_2	收缩	N_2	收缩（运动神经）

　　神经系统是调节人体生理功能最重要的结构，机体器官多数受去甲肾上腺素能神经和胆碱能神经的双重支配，而这两类神经兴奋所产生的效应又往往相互拮抗，当两类神经同时兴奋时，则占优势的神经效应通常会显现出来。

第五节　传出神经系统药物的作用方式和分类

一、传出神经系统药物的作用方式

（一）作用于传出神经系统的受体

　　传出神经系统药物能通过与胆碱受体或肾上腺素受体结合而产生药理效应。凡结合后能激动受体，产生与递质相似作用，称之为拟似药，如拟胆碱药或拟肾上腺素药，统称激动药（agonist）；结合后不能激动受体，不产生或较少产生拟似递质作用，并妨碍递质或激动药与受体的结合，从而产生与递质相反的作用，统称拮抗药（antagonist），或阻断药（blocker）。由于传出神经系统在体内分布广泛，它们的亚型又有不同的功能，因此激动药和拮抗药具有多种的药理效应。

（二）影响传出神经系统的递质

　　1. 影响递质的生物合成　作为前体药和影响递质合成酶从而影响递质的生物合成。如左旋多巴和卡比多巴，它们分别增加脑内多巴胺水平和减少外周多巴胺的生成。

　　2. 影响递质的转化　如胆碱酯酶抑制药能抑制胆碱酯酶的活性，阻碍 ACh 的水解，使 ACh 堆积，产生拟胆碱作用。

　　3. 影响递质的释放　麻黄碱、间羟胺除直接与受体结合外，还可促进 NA 在神经末梢的释放而发挥拟肾上腺素作用。溴苄胺能抑制肾上腺素能神经末梢释放 NA，其作用与抗肾上腺素药相似，但作用部位在神经末梢而非受体，故称去甲肾上腺素能神经阻滞药。

4. 影响递质的再摄取和贮存 有些药物可干扰递质 NA 的再摄取，如利血平主要是抑制去甲肾上腺素能神经末梢中囊泡对 NA 的再摄取，使囊泡内贮存的 NA 逐渐减少以至耗竭，故属去甲肾上腺素能神经阻滞药。

二、传出神经系统药物的分类

常用的传出神经系统药物，按其作用性质（是拟似递质或对抗递质）以及作用的受体类型而进行分类（表 5 - 3）。

表 5 - 3　常用传出神经系统药物的分类

拟似药	拮抗药
拟胆碱药（胆碱受体激动药）	抗胆碱药（胆碱受体阻断药）
1. 直接的拟胆碱药	1. M 受体阻断药
（1）M、N 受体激动药（卡巴胆碱、乙酰胆碱）	（1）阿托品类生物碱（阿托品、东莨菪碱等）
（2）M 受体激动药（毛果芸香碱）	（2）阿托品的合成代用品
（3）N 受体激动药（烟碱）	（3）M_1 受体阻断药（哌仑西平）
2. 间接的拟胆碱药	2. N 受体阻断药
（1）易逆性抗胆碱酯酶药（新斯的明）	（1）N_1 受体阻断药（美卡拉明）
（2）难逆性抗胆碱酯酶药（有机磷酸酯类）	（2）N_2 受体阻断药（筒箭毒碱）
	3. 胆碱酯酶复活药（碘解磷定）
拟肾上腺素药（肾上腺素受体激动药）	抗肾上腺素药（肾上腺素受体阻断药）
1. α 受体激动药	1. α 受体阻断药
（1）α_1、α_2 受体激动药（去甲肾上腺素）	（1）α_1、α_2 受体阻断药（酚妥拉明）
（2）α_1 受体激动药（去氧肾上腺素）	（2）α_1 受体阻断药（哌唑嗪）
（3）α_2 受体激动药（可乐定）	（3）α_2 受体阻断药（育亨宾）
2. β 受体激动药	2. β 受体阻断药（普萘洛尔）
（1）β_1、β_2 受体激动药（异丙肾上腺素）	（1）β_1、β_2 受体阻断药（普萘洛尔）
（2）β_1 受体激动药（多巴酚丁胺）	（2）β_1 受体阻断药（阿替洛尔）
（3）β_2 受体激动药（沙丁胺醇）	3. α、β 受体阻断药（拉贝洛尔）
3. α、β 受体激动药（肾上腺素、麻黄碱）	
4. α、β 及多巴胺受体激动药（多巴胺）	

小　结

● 传出神经系统有按解剖学及按递质两种分类方法，其中绝大部分交感神经的节后纤维末梢释放去甲肾上腺素为去甲肾上腺素能神经，其他均为胆碱能神经。

● 传出神经的受体根据与之结合的递质命名，主要有胆碱受体、肾上腺素受体。

● 传出神经系统药物主要通过影响神经递质，直接作用于受体而改变效应器官的功能。根据其作用的性质可分为传出神经系统拟似药与拮抗药两大类。

（代　蓉）

扫码"练一练"

第六章 作用于胆碱受体的药物

> **要点导航**
>
> 1. 掌握毛果芸香碱、新斯的明、阿托品的药理作用、作用机制、临床应用与不良反应。
> 2. 熟悉有机磷酸酯类的中毒机制，以及解救药阿托品、氯解磷定的药理作用及临床应用。
> 3. 了解毒扁豆碱及常用阿托品的合成代用品的作用特点。

作用于胆碱受体的药物分为胆碱受体激动药与胆碱受体阻断药两大类，胆碱受体激动药（cholinoceptor agonists）又称拟胆碱药（cholinomimetic drugs），是一类作用与胆碱能神经递质乙酰胆碱相似的药物。按其作用机制的不同分为两类。

1. 直接作用于胆碱受体的胆碱受体激动药，又可按其对不同胆碱受体亚型的选择性分为：①M、N 胆碱受体激动药；②M 胆碱受体激动药；③N 胆碱受体激动药。

2. 间接作用于胆碱受体的抗胆碱酯酶药。

胆碱受体阻断药（cholinoceptor blocking drugs）又称抗胆碱药（anticholinergic drugs），是一类能与胆碱受体结合而不激动或产生较弱激动胆碱受体作用，拮抗 ACh 或拟胆碱作用药物与受体的结合，而产生抗胆碱作用的药物。按其对受体作用的选择性不同，可分为 M 胆碱受体阻断药和 N 胆碱受体阻断药。

第一节 胆碱受体激动药和抗胆碱酯酶药

一、M、N 胆碱受体激动药

乙酰胆碱

乙酰胆碱（ACh）于 1867 年由 Bayer 公司首先合成，由于其作用广泛，又容易被胆碱酯酶水解破坏，因此没有临床实际运用价值。科学家们合成了大量的选择性高，作

$$CH_3 - \overset{\overset{\displaystyle CH_3}{|}}{\underset{\underset{\displaystyle CH_3}{|}}{N^+}} - CH_2 - CH_2 - O - \overset{\overset{\displaystyle O}{\|}}{C} - CH_3$$

用时间长的乙酰胆碱衍生物运用于临床，它们的药理作用与乙酰胆碱相似，作用于 M 与 N 受体。

卡巴胆碱（Carbachol）化学性质稳定，不易被胆碱酯酶水解，故作用时间延长。作用与 ACh 相似，直接激动 M、N 胆碱受体。本药对肠道和膀胱的兴奋作用明显，但因不良反应较多，且阿托品对其拮抗作用不明显，很少全身用药，目前主要限用于局部滴眼以治疗青光眼。心肌缺血、支气管哮喘、甲亢和溃疡病患者禁用。

氯贝胆碱（Bethanechol Chloride）的化学性质稳定，可口服或皮下注射，但不能肌内注

射，否则药物毒性增加。氯贝胆碱激动 M 受体，选择性高，兴奋胃肠道和泌尿道平滑肌作用强，对心血管系统作用弱。临床用于治疗手术后腹气胀及尿潴留、胃张力缺乏症、胃滞留症和口腔黏膜干燥症等。疗效优于卡巴胆碱。禁忌证同卡巴胆碱。

二、M 胆碱受体激动药

本类药有毛果芸香碱（Pilocarpine）、毒蕈碱（Muscarine）及氨甲酰胆碱（Carbamylcholine）等。

> **药师考点**
>
> 毛果芸香碱对眼的作用和应用。

毛果芸香碱

毛果芸香碱（Pilocarpine）又名匹鲁卡品，是从美洲毛果芸香属植物叶中提取的生物碱，为叔胺类化合物，其水溶液稳定，已能人工合成。

【药理作用】能选择性地激动 M 受体，产生 M 样作用，对眼和腺体的作用最明显。

1. **眼** 毛果芸香碱滴眼后可产生缩瞳、降低眼内压和调节痉挛等作用。

（1）**缩瞳** 虹膜内有两种平滑肌，一种是瞳孔括约肌，受动眼神经的副交感神经纤维（胆碱能神经）支配，兴奋时瞳孔括约肌收缩，瞳孔缩小；另一种是瞳孔开大肌，受去甲肾上腺素能神经支配，兴奋时瞳孔开大肌向外周收缩，瞳孔扩大。用毛果芸香碱后，可激动瞳孔括约肌的 M 胆碱受体，表现为瞳孔缩小（图 6-1）。

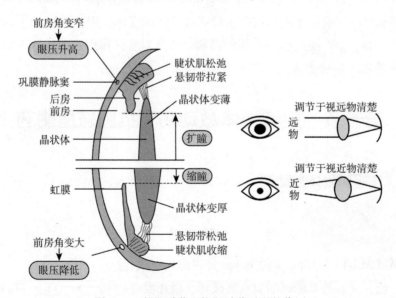

图 6-1 拟胆碱药和抗胆碱药对眼的作用

（2）**降低眼内压** 房水是从睫状体上皮细胞分泌及血管渗出而产生。由眼后房经瞳孔流入前房到前房角间隙，通过小梁网流入巩膜静脉窦而进入血液循环。如果房水循环障碍可使眼内压升高，导致青光眼。毛果芸香碱可通过缩瞳作用，虹膜向中心拉紧，虹膜的根部变薄，从而使处在虹膜周围部分的前房角间隙扩大，房水易于通过巩膜静脉窦进入循环，眼内压下降。

（3）**调节痉挛** 眼睛能看清楚近物或远物主要是通过晶状体的调节来实现的。这种调节主要取决于晶状体的曲度变化。晶状体与睫状小带（悬韧带）相连，而睫状小带的紧张度又受睫状肌控制，睫状肌由环状和辐射状两种平滑肌纤维组成，其中以胆碱能神经（动眼神经）支配的环状肌纤维为主。动眼神经兴奋时环状肌向瞳孔中心方向收缩，睫状小带松弛，晶状体变凸，屈光度增加，调节于近视。毛果芸香碱作用于睫状肌上的 M 受体，能调节于近视，使远距离的物体不能清晰地成像于视网膜上，故看近物清楚，看远物模糊，这一作用称为调节痉挛。

2. 促进腺体分泌　毛果芸香碱吸收后激动腺体的 M 胆碱受体，使腺体分泌增加，以汗腺和唾液腺分泌增加最为明显，也可增加泪腺、胃腺、胰腺、小肠腺体和呼吸道腺体的分泌。

3. 其他　可兴奋肠道平滑肌、支气管平滑肌、子宫、膀胱及胆道平滑肌。

【临床应用】

1. 青光眼　眼内压增高是青光眼的主要特征，可引起头痛、视力减退等症状，严重时可致失明。青光眼可分为闭角型和开角型两种。闭角型青光眼（angle – closure glaucoma）也称充血性青光眼，因前房角狭窄，房水回流受阻，而使眼内压升高，表现为进行性视神经乳头凹陷及视力减退。开角型青光眼（open – angle glaucoma）也称为单纯性青光眼，可能是小梁网本身及巩膜静脉窦发生变性或硬化，阻碍了房水循环，引起眼内压升高（图 6－1）。毛果芸香碱能使前房角间隙扩大，房水回流通畅，眼内压迅速降低，且能通过扩张虹膜静脉窦周围的小血管以及收缩睫状肌，使小梁网结构发生改变而使眼内压下降，故可用于治疗闭角型青光眼和开角型青光眼早期。

临床常用 1% ~2% 溶液滴眼。滴眼时压迫内眦部 3 ~5min，以免流入鼻腔吸收中毒。滴眼后易透过角膜进入眼房，作用迅速，10min 后出现作用，滴眼后 30 ~40min 缩瞳作用达高峰，降低眼内压作用可维持 4 ~8h，调节痉挛作用可维持 2h。

2. 虹膜睫状体炎　为防止虹膜与晶状体发生粘连，可与扩瞳药阿托品交替使用。禁用于急性虹膜炎。

3. 口腔干燥　口服可用于颈部放疗后的口腔干燥，毛果芸香碱吸收后通过激动腺体的 M 胆碱受体，使唾液腺分泌明显增加。

【不良反应】毛果云香碱过量可引起副交感神经功能亢进，M 胆碱受体过度兴奋的中毒症状，如流涎、发汗、恶心、呕吐、视力模糊、头痛等。可用阿托品对抗。

三、N 胆碱受体激动药

烟碱（nicotine）是 N 胆碱受体激动药的代表，它是烟叶（tobacco）的重要成分，又称尼古丁，作用很复杂，既作用于 N_1 受体，也作用于 N_2 受体，此外，尚可作用于中枢神经系统，而且具有小剂量激动，大剂量阻断 N 受体的双相作用，因此无临床治疗应用价值。

四、抗胆碱酯酶药

抗胆碱酯酶药（anticholinesterase agents）又称胆碱酯酶抑制药，是间接的拟胆碱药，其化学结构与 ACh 相似，能与 AChE 牢固结合，形成的复合物水解较慢，使胆碱能神经末梢释放的 ACh 水解减少而大量堆积，产生拟胆碱作用。

抗胆碱酯酶药根据其与 AChE 结合形成复合物后水解的难易可分为：①易逆性抗胆碱酯酶药，如新斯的明；②难逆性抗胆碱酯酶药，如有机磷酸酯类。

（一）易逆性抗胆碱酯酶药

常用的易逆性抗胆碱酯酶药，主要有新斯的明、毒扁豆碱、吡斯的明、加兰他敏、依酚氯铵及安贝氯铵等。

新斯的明

新斯的明（Neostigmine）是人工合成的含有季铵基团结构的二甲氨基甲酸酯类药物。

【体内过程】脂溶性低，口服吸收少且不规则，一般口服剂量为皮下注射量的 10 倍以上。本品为季铵类化合物，不易透过血脑屏障，无明显的中枢作用。滴眼时不易透过角膜进入前房，对眼的作用较弱。

【药理作用】新斯的明竞争性与 AChE 结合，抑制 AChE 活性，使 ACh 在体内堆积，表现出 M 样和 N 样作用。新斯的明与 AChE 结合后形成的 AChE 复合物可以进一步裂解为二甲氨基甲酰化胆碱酯酶，其水解速度较慢，呈现可逆性抑制作用。

> **药师考点**
> 新斯的明的药动学特点、药理作用、临床应用和不良反应。

1. 兴奋骨骼肌　新斯的明对骨骼肌的收缩作用强大，是因为其除了抑制胆碱酯酶外，还能直接激动骨骼肌运动终板上的 N_2 胆碱受体和促进运动神经末梢释放乙酰胆碱。

2. 收缩平滑肌　新斯的明对胃肠道和膀胱平滑肌有较强的兴奋作用，能促进胃肠蠕动。对心血管、腺体、眼和支气管平滑肌的作用较弱。

【临床应用】

1. 重症肌无力　是一种神经肌肉接头传递功能障碍的自身免疫性疾病。患者血清中存在抗 N_2 受体的抗体，可抑制 ACh 与受体结合，而出现神经肌肉传递功能障碍。表现为骨骼肌短暂重复活动后呈现进行性肌无力，眼睑下垂，咀嚼和吞咽困难，严重者可出现呼吸困难。皮下或肌内注射新斯的明后，约 15min 可使症状减轻，作用维持 2～4h。除危急情况需注射外，一般口服给药。过量引起"胆碱能危象"，反使肌无力症状加重。

2. 手术后腹胀及尿潴留　新斯的明能兴奋胃肠道和膀胱平滑肌，增加胃肠蠕动和膀胱张力，从而促进排气、排尿。

3. 阵发性室上性心动过速　在压迫眼球或颈动脉窦等兴奋迷走神经措施无效时临床应用新斯的明，通过其拟胆碱作用使心率减慢。

4. 肌松药的解救　用于非去极化型骨骼肌松弛药如筒箭毒碱过量时的解救。

【不良反应】治疗量时副作用较小，过量时可引起流涎、出汗、恶心、呕吐、腹痛、腹泻、心动过缓和肌无力加重等，甚至出现"胆碱能危象"，阿托品可对抗其 M 样症状。禁用于支气管哮喘、心绞痛、机械性肠梗阻及尿路阻塞等。

毒扁豆碱

毒扁豆碱（Physostigmine）又名依色林（Eserine），是从非洲出产的毒扁豆（*Physostigma venenosum*）种子中提取的生物碱，1864 年由 Jobst 和 Hesse 首先分离纯化并命名。1877 年 Laqueur 最早将其应用于青光眼的治疗，现已能人工合成，为叔胺类化合物。易通过黏膜吸

> **药师考点**
> 毒扁豆碱作用特点。

收，口服及注射都易吸收，也易透过血脑屏障。具有与新斯的明相似的可逆性抑制胆碱酯酶的作用，吸收后在外周可出现拟胆碱作用。对中枢神经系统，小剂量兴奋，大剂量抑制，中毒时可引起呼吸麻痹。现主要局部用于治疗青光眼，能缩小瞳孔，降低眼内压，收缩睫状肌而调节痉挛等。常用 0.005% 溶液滴眼，作用较毛果芸香碱强而持久，但刺激性较大。又由于收缩睫状肌的作用较强，可引起头痛。滴眼后 5min 即出现缩瞳，眼内压下降作用可维持 1～2 天，调节痉挛现象消失较快。滴眼时应压迫内眦，避免药液流入鼻腔后吸收，引起中毒。

本类药物还有吡斯的明（Pyridostigmine）、加兰他敏（Galanthamine）、依酚氯铵（Edrophonium，腾喜龙）、他克林（Tacrine）及安贝氯铵（Ambenonium）等，它们的药理作用及临床应用都相似。

（二）难逆性抗胆碱酯酶药

难逆性抗胆碱酯酶药主要为有机磷酸酯类（organophos-phates），是一类脂溶性高，挥发性强的化合物，可经呼吸道、消化道黏膜、皮肤吸收进入体内，并通过血脑屏障呈现强大的中枢作用，主要用作农业及环境杀虫剂，包括甲拌磷

> **药师考点**
> 有机磷酸酯类的中毒机制、症状及其防治。

（3911）、对硫磷（Parathion，1605）、内硫磷（Systox，1059）、马拉硫磷（Malathion，4049）、乐果（Rogor）、敌敌畏（DDVP）、敌百虫（Dispterex）和化学毒气如沙林（Sarin）、塔朋（Tabun）和梭曼（Soman）等，还可被用作神经毒剂。因此，掌握其中毒机制、中毒症状和解救措施是非常有必要的。

【中毒机制】有机磷酸酯类其亲电子性的磷原子与胆碱酯酶的酯解部位丝氨酸上的羟基以共价键结合，生成难以水解的磷酰化胆碱酯酶，使胆碱酯酶失去水解 ACh 的能力，造成 ACh 在体内大量堆积，引起中毒症状。如中毒时间过久，则磷酰化胆碱酯酶的磷酰化基团上的一个烷氧基断裂，生成更稳定的单烷氧基磷酰化胆碱酯酶，使中毒酶更难以复活，这种酶称为"老化酶"，此时即使用胆碱酯酶复活药也难以恢复酶的活性，必须等待新生的胆碱酯酶出现才有水解 ACh 的能力。一般需 15～30 天才能恢复。因此有机磷酸酯类急性中毒必须及时抢救（图 6-2）。

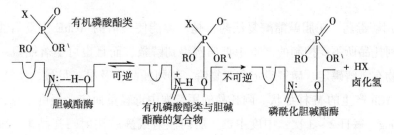

图 6-2 有机磷酸酯类抗胆碱酯酶作用示意图

【中毒症状】有机磷酸酯类中毒症状表现广泛而多样，可分为急性毒性和慢性毒性。

1. 急性毒性 主要表现在对胆碱能神经突触、胆碱能神经肌肉接头和中枢神经系统的毒性。轻度中毒以 M 样症状为主，中度中毒者同时有 M 样和 N 样症状，严重中毒者 M 样和 N 样症状加重，还出现中枢神经系统症状（表 6-1）。呼吸中枢麻痹是死亡的主要原因。

（1）M 样症状 由于兴奋虹膜环状肌上 M 受体，使瞳孔缩小，视力模糊，增加腺体分泌，特别是汗腺和唾液腺分泌增加，出现流涎、出汗，支气管平滑肌收缩和腺体分泌增加而引起呼吸困难，兴奋胃肠道平滑肌，引起恶心、呕吐、腹痛、腹泻及小便失禁，抑制心

脏而致心动过缓、血压下降等。

（2）N样症状　兴奋神经节 N_1 受体，使心动过速，血压先升高后下降，兴奋骨骼肌 N_2 受体出现全身肌束颤动，严重者可导致肌无力甚至呼吸肌麻痹而死亡。

（3）中枢症状　有机磷酸酯类可抑制脑内胆碱酯酶，使脑内 ACh 的含量升高，兴奋脑内的 ACh 受体，先出现兴奋、不安、谵语、幻觉以及全身肌肉抽搐，进而由过度兴奋转入抑制，出现昏迷，血压下降以及呼吸中枢麻痹。

表 6 - 1　有机磷酸酯类中毒的症状

		症状
M 样症状	呼吸系统	呼吸困难、气管分泌物增多
	循环系统	血压下降、心率减慢
	消化系统	腹痛、呕吐、腹泻、流涎
	眼	瞳孔缩小、视力模糊、流泪
	膀胱	尿失禁
	汗腺	多汗
N 样症状	骨骼肌	全身肌束颤动、痉挛
中枢症状	交感神经节	血压升高、心率加快不安、谵语、昏迷、呼吸中枢麻痹

2. 慢性毒性　多见于长期接触农药的人员，因体内胆碱酯酶活性长期受到抑制，而出现慢性中毒症状，如神经衰弱综合征（表现头晕、失眠等）以及多汗、腹胀，偶有肌束颤动及瞳孔缩小。

【解救原则】

1. 急性中毒　按一般的急性中毒解救原则处理，同时要及早、足量、反复地使用阿托品及胆碱酯酶复活药。

（1）消除毒物　一旦发现中毒立即将患者移离中毒现场。经皮肤中毒者，用温水、肥皂水清洗皮肤。经口中毒者，用1%盐水或1:5000高锰酸钾或2%～5%碳酸氢钠洗胃至无农药味，然后再用硫酸镁导泻。敌百虫中毒时禁用肥皂水及碱性溶液洗胃，因敌百虫在碱性溶液中可生成毒性更强的敌敌畏。对硫磷中毒时忌用高锰酸钾洗胃，否则氧化成对氧磷毒性更强。

（2）应用解毒药　①胆碱酯酶复活药，是一类能使失活的 AChE 恢复活性的药物，不但能使单用阿托品所不能控制的严重中毒病例得到解救，而且也可显著缩短一般中毒的病程。常用药物有氯解磷定、碘解磷定和双复磷。②阿托品，及早、足量、反复使用阿托品，以解除体内 ACh 产生的 M 样症状。阿托品的用量视中毒轻重而定。轻度中毒，肌内注射阿托品0.5～1mg，每日2～3次；中度中毒，肌内注射或静脉注射阿托品1～2mg，0.5～1h一次，待病情好转后酌情减量；重度中毒，静脉注射阿托品1～3mg，15～30min一次，直到 M 样症状缓解出现阿托品化，如口干、皮肤干燥、颜面潮红、散瞳、心率加快等。阿托品为解救急性有机磷酸酯类中毒的特效药物，能迅速解除有机磷酸酯类中毒 M 样症状，也能部分解除中枢神经系统中毒症状，使患者苏醒。对中度和重度中毒患者需合用胆碱酯酶复活药氯解磷定。

2. 慢性中毒　阿托品及胆碱酯酶复活药治疗效果都不满意，可通过定期测定血中胆碱酯酶活性，如下降达50%以下时，应暂时避免与有机磷酸酯类再接触，加强防护，对症治疗。

第二节 胆碱受体阻断药和胆碱酯酶复活药

胆碱受体阻断药又称抗胆碱药，根据对受体的选择性分为 M 胆碱受体阻断药、N 胆碱受体阻断药，其中 N 胆碱受体阻断药又分为 N_1 胆碱受体阻断药和 N_2 胆碱受体阻断药。

一、M 胆碱受体阻断药

M 胆碱受体阻断药又称平滑肌解痉药，能阻碍 ACh 或拟胆碱作用药物与 M 受体结合，从而拮抗其拟胆碱作用，本类药物均为竞争性拮抗药，根据来源不同分为阿托品类天然生物碱及其合成代用品。

（一）阿托品及其类似生物碱

本类药包括阿托品、山莨菪碱、东莨菪碱及樟柳碱等，多从茄科植物颠茄、曼陀罗、洋金花、唐古特莨菪等天然植物中提取（表 6 – 2）。

表 6 – 2 阿托品类生物碱及其来源

植物名称	主要生物碱
颠茄（*Atropa belladonna*）	莨菪碱
曼陀罗（*Datura stramonium*）	莨菪碱
洋金花（*Datura sp*）	东莨菪碱
莨菪（*Hyoscyamus niger*）	莨菪碱
唐古特莨菪（*Scopolia tangutica*）	山莨菪碱

本类药物的化学结构均相似，氧桥具有中枢镇静作用，羟基可使中枢镇静作用减弱。东莨菪碱与樟柳碱均有氧桥，而东莨菪碱中枢镇静作用强于樟柳碱，这是因为樟柳碱在托品酸部位多一个羟基，可使中枢镇静作用减弱。阿托品和山莨菪碱均无氧桥，故其中枢镇静作用极弱。存在于天然植物中的左旋莨菪碱，性质不稳定，经化学提取可获得稳定的消旋莨菪碱即为阿托品，也可人工合成。

阿 托 品

阿托品（Atropine）为从茄科植物颠茄、曼陀罗、洋金花、唐古特莨菪中提取的生物碱，现可人工合成。托品酸和莨菪碱形成的酯，临床用其经化学提取获得的消旋莨菪碱（dl-hyoscyamine）。

【体内过程】口服吸收快，1h 后达血药峰浓度，$t_{1/2}$ 为 4h，作用维持为 3~4h。吸收后分布于全身组织，可透过胎盘屏障及血脑屏障，也可经黏膜吸收。肌内注射 12h 内有 85%~88% 以原型或代谢产物经肾排泄，少量可由乳汁及粪便排出。

【药理作用】阿托品是非选择性的 M 受体阻断药，大剂量也可阻断神经节 N_1 受体。不同器官对阿托品敏感性有差异，随剂量的递增，依次出现对腺体、眼、平滑肌、心脏等的作用，大剂量则出现中枢兴奋的不良反应。

1. 松弛内脏平滑肌 阿托品通过阻断内脏平滑肌上的 M

> **药师考点**
>
> 阿托品的药理作用、临床应用、不良反应和中毒解救。

受体，松弛多种由胆碱能神经支配的内脏平滑肌，尤其对平滑肌处于过度兴奋或痉挛时松弛作用最明显。其松弛内脏平滑肌作用的强弱依次为：胃肠道＞膀胱＞胆管、输尿管、支气管＞子宫。对括约肌的松弛作用，主要取决于平滑肌的功能状态，如胃幽门括约肌痉挛时，阿托品也有松弛作用，但作用不恒定。

2. 抑制腺体分泌　阿托品阻断 M 受体而使腺体分泌减少。唾液腺和汗腺对阿托品最为敏感，小剂量（0.3～0.5mg）能明显抑制腺体分泌，引起口干和皮肤干燥，若剂量增大作用增强可使患者体温升高，泪腺及呼吸道腺体分泌也明显减少。大剂量也能抑制胃酸的分泌但影响较小，因为胃酸分泌主要受组胺和胃泌素等体液因素的调节。

3. 扩大瞳孔、升高眼内压和调节麻痹

（1）扩大瞳孔　阿托品阻断虹膜环状肌上的 M 受体，使去甲肾上腺素能神经支配的瞳孔开大肌功能占优势，瞳孔扩大。

（2）升高眼内压　由于瞳孔扩大，使虹膜退向四周外缘，其根部变厚，前房角间隙变窄，阻碍房水回流入巩膜静脉窦，使眼内压升高。

（3）调节麻痹　由于睫状肌松弛而退向外缘，从而使悬韧带拉紧，晶状体变扁平，导致屈光度降低，不能将近距离的物体清晰地成像于视网膜上，视近物模糊不清，只适于视远物，该作用称调节麻痹（图 6－1）。

4. 对心血管系统的作用

（1）加快心率　治疗量阿托品可阻断副交感神经节后纤维上的 M_1 胆碱受体（即突触前膜 M_1 受体），而减弱突触中 ACh 对递质释放的负反馈抑制作用，使部分患者心率短暂减慢。较大剂量（1～2mg）阻断窦房结的 M_2 胆碱受体，从而解除迷走神经对心脏的抑制作用，引起心率加快。心率加快程度取决于迷走神经的张力，迷走神经张力高的青壮年心率加速较明显，对婴幼儿及老年人影响较小。

（2）加速房室传导　拮抗迷走神经过度兴奋引起的房室传导阻滞和心律失常。

（3）血管与血压　大多数血管床无明显胆碱能神经支配，所以治疗量阿托品对血管与血压无明显影响。大剂量阿托品有明显扩张皮肤血管和解除小血管痉挛的作用，表现面部潮红（以面颈部明显）与温热，改善微循环，增加组织的血流灌注量。阿托品的扩张血管作用与抗胆碱作用无关，可能与其抑制汗腺分泌引起体温升高的代偿性散热或直接扩张血管作用有关。

5. 兴奋中枢　治疗量（0.5mg）的阿托品对中枢作用不明显，较大剂量（1～2mg）能兴奋延髓与大脑，更大剂量（3～5mg）则兴奋大脑皮层出现烦躁不安、多语、谵妄；中毒剂量（10mg 以上）可产生幻觉、定向障碍、运动失调甚至惊厥等。严重中毒则易由兴奋转入抑制，出现昏迷及呼吸麻痹而死亡。

【临床应用】

1. 缓解内脏绞痛　阿托品能松弛内脏平滑肌痉挛，使内脏绞痛迅速缓解。用于各种内脏绞痛，对胃肠绞痛及膀胱刺激症状（如尿频、尿急）疗效较好。对胆绞痛及肾绞痛疗效较差，常需与阿片类镇痛药如哌替啶合用。阿托品松弛膀胱逼尿肌作用可用于小儿遗尿症。不宜用于平喘，因其舒张支气管平滑肌同时抑制腺体分泌，而使呼吸道分泌物黏稠度增加，不利于平喘。

2. 抑制腺体分泌　抑制呼吸道腺体及唾液腺分泌，防止分泌物阻塞呼吸道而发生吸入性肺炎，常用于全身麻醉前给药。也可用于严重盗汗、流涎症和溃疡病的辅助用药。

3. 眼科应用

（1）虹膜睫状体炎 0.5%~1%阿托品滴眼，松弛虹膜环状肌及睫状肌，有利于炎症的消退。阿托品的扩瞳作用，虹膜退向外缘可防止虹膜与晶状体的粘连，常与缩瞳药毛果芸香碱交替应用。

（2）验光配眼镜和检查眼底 阿托品可使睫状肌松弛，调节功能麻痹，晶状体固定，能准确检测晶状体的屈光度。但由于阿托品扩瞳作用持续时间较长，其调节麻痹作用可维持2~3天，而完全恢复要1~2周，视力恢复较慢，已逐渐被作用较短的后马托品取代。儿童的睫状肌调节功能较强，只有在儿童验光仍需用阿托品充分调节麻痹，才能较准确地检验屈光度。

4. 治疗缓慢型心律失常 用阿托品可治疗迷走神经过度兴奋所致的窦性心动过缓、房室传导阻滞等缓慢型心律失常。但剂量过大可致心率加快，心肌耗氧量增加，出现室颤的危险。

5. 抗休克 在补足血容量的基础上，用于治疗暴发型流脑、中毒性菌痢、中毒性肺炎等所致的休克。大剂量阿托品能解除小血管痉挛，舒张外周血管，改善微循环，增加重要器官组织的血流灌注量，使回心血量增加，血压升高，休克得以改善。休克伴有高热或心率过速时禁用。

6. 有机磷酸酯类中毒解救

【不良反应】阿托品作用广泛，临床应用其中一种作用时，其他作用则成为副作用。①一般反应：常见口干、皮肤干燥、视力模糊、扩瞳、心悸、高热、眩晕、排尿困难、便秘等，停药后可逐渐消失，无需特殊处理。②剂量过大出现中枢中毒反应：除副作用症状加重外，出现烦躁不安、多语、谵妄、幻觉及惊厥等中枢兴奋症状，严重中毒可由兴奋转入抑制，出现昏迷和呼吸麻痹而致死。

青光眼、前列腺肥大、高热、心率加快患者禁用。前列腺肥大者因可能使尿道括约肌收缩而加重排尿困难。

【注意事项】①阿托品抑制汗腺分泌，高温状态下易致体温升高；②抢救有机磷酸酯类中毒时，需较大剂量且反复用药以达到"阿托品化"，然后适当减量或延长用药间隔时间以防止中毒；③用于缓慢型心律失常如心动过缓和房室阻滞，大剂量可致室性心动过速或心室纤颤，应小剂量用药；④慢性心功能不全、甲亢、溃疡性结肠炎患者慎用；⑤滴眼时按住内眦部，以免流入鼻腔吸收中毒。

【中毒解救】解救阿托品中毒主要是对症处理。可用地西泮或小量苯巴比妥对抗中枢兴奋症状；应用毛果芸香碱、毒扁豆碱对抗其外周作用，毒扁豆碱为非季铵类，能透过血脑屏障对抗其中枢症状，效果比新斯的明好。

山莨菪碱

山莨菪碱（Anisodamine，654）是我国学者从茄科植物唐古特莨菪中提取的生物碱，其人工合成消旋品称为654-2。与阿托品相比，其作用特点为：①不易透过血-脑屏障，中枢兴奋作用不明显。②具有明显的外周抗胆碱作用，对平滑肌解痉及心血管抑制作用选择性较高，作用强度与阿托品相似或略低。③抑制唾液的分泌和扩瞳作用仅为阿托品的 1/20 ~ 1/10。由于选择性高，毒副作用较低，已广泛替代阿托品用于胃肠绞痛。可解除小血管痉挛，改善微循环，抑制血小板聚集，临床用于治疗感染中毒性休克。

东莨菪碱

东莨菪碱（Scopolamine）是茄科植物洋金花的主要成分，是一种左旋生物碱。与阿托品相比，其作用特点为：①对中枢有较强的抑制作用，小剂量镇静，较大剂量催眠，大剂量产生浅麻醉作用。②抑制腺体分泌、扩瞳和调节麻痹作用强于阿托品，对心血管系统及平滑肌作用弱。由于该药有中枢镇静及抑制腺体分泌作用，临床用于麻醉前给药，作用效果较阿托品好。此外，东莨菪碱具有防晕止吐作用，用于晕车、晕船，与苯海拉明合用有增效作用，预防性用药较好，也可用于妊娠或放射病所致呕吐。还有中枢抗胆碱作用，用于帕金森病，可缓解流涎、震颤和肌肉强直的症状。因为东莨菪碱是洋金花的主要成分，故其可代替洋金花作为中药麻醉剂。不良反应同阿托品。

本类药物除阿托品、山莨菪碱和东莨菪碱外，尚有樟柳碱（Anisodine）。其临床应用与不良反应比较见表 6-3。

表 6-3　常用阿托品类天然生物碱临床应用及不良反应比较

药物	临床应用	不良反应
阿托品	内脏绞痛、眼科、麻醉前给药、抗休克、抗心律失常、解救有机磷农药中毒	口干、皮肤干燥、视力模糊、心悸、散瞳、便秘、排尿困难等。青光眼禁用
东莨菪碱	麻醉前给药、抗晕动病、帕金森病	口干、偶见视物模糊
山莨菪碱	胃肠绞痛、感染中毒性休克等	同阿托品
樟柳碱	血管神经性头痛、脑血管疾病引起的急性瘫痪、震颤麻痹等	口干、视物模糊、头晕、偶见暂时性黄视等

（二）阿托品的合成代用品

阿托品能特异性地阻断 M 受体，但选择性不高，副作用较多。通过药物化学结构的修饰，合成了选择性较高的代用品用于临床，如合成扩瞳药和合成解痉药。

1. 合成扩瞳药　药物有后马托品（Homatropine）、环喷托酯（Cyclopentolte）、托吡卡胺（Troicamide）、优卡托品（Eucatropine）等。常用的后马托品其扩瞳和调节麻痹恢复时间较短，但调节麻痹作用不如阿托品完全。用于扩瞳、验光配镜和眼底检查，儿童尤为适用。

2. 合成解痉药　①季铵类解痉药：对胃肠道平滑肌痉挛的解痉作用较强，口服吸收差，无中枢作用。溴丙胺太林（Propantheline Bromide，普鲁本辛），属季铵类解痉药。对胃肠道 M 受体选择性高，解痉和抑制胃酸分泌作用较强。用于治疗胃及十二指肠溃疡，与 H_2 受体阻断剂合用有协同作用，

> **药师考点**
>
> 常用的阿托品合成代用品作用及其作用特点。

也可用于胃肠痉挛和妊娠呕吐。脂溶性低，不易透过血-脑屏障，很少发生中枢作用。中毒量可致神经-肌肉阻断，引起呼吸麻痹。②叔胺类解痉药：具有较好的解痉和抑制胃酸分泌作用，脂溶性高，易透过血-脑屏障，故有中枢作用。贝那替嗪（Benactyzine，胃复

康）有解痉、抑制胃酸分泌和安定作用，适用于溃疡病兼有焦虑症患者。

3. 选择性 M_1 受体阻断药 药物有哌仑西平（Pirenzepine）、替仑西平（Telenzepine）。哌仑西平（又称吡疡平）是选择性 M_1 受体阻断药。可阻断胃壁细胞上的 M_1 受体，抑制胃酸及胃蛋白酶的分泌，主要用于消化性溃疡的治疗，与 H_2 受体阻断剂合用有增效作用。由于该药物不易透过血脑屏障，故无中枢兴奋作用。口服吸收差，食物可减少其吸收，故应餐前用药。治疗剂量时较少出现口干和视力模糊等反应。前列腺肥大、青光眼患者慎用，妊娠妇女禁用。

二、N 胆碱受体阻断药

（一）N_1 受体阻断药

N_1 受体阻断药又称神经节阻滞药（ganglionic blocking drugs），能选择性地与神经节细胞的 N_1 受体结合，竞争性拮抗 ACh 对 N_1 胆碱受体的作用，从而阻滞交感和副交感神经节内神经冲动的传递。交感神经节阻断，能使小动脉扩张、外周阻力下降，静脉扩张，回心血量和心输出量减少，血压明显降低。副交感神经节阻断，常发生口干、便秘、腹胀、视力模糊、尿潴留等不良反应。由于神经节阻滞药作用广泛，不良反应较多，易产生耐受性，目前临床用于高血压危象、高血压脑病和用作麻醉辅助药以发挥控制性降压作用。轻、中度高血压患者一般不用，青光眼患者禁用。

N_1 胆碱受体阻断药目前使用的有美卡拉明（Mecamylamine，美加明）和樟磺咪芬（Trimethaphan）等。

（二）N_2 胆碱受体阻断药

N_2 受体阻断药又称骨骼肌松弛药（简称肌松药，skeletal muscular relaxants），是一类选择性地作用于运动神经终板膜上的 N_2 受体，阻断神经冲动向骨骼肌传递，导致肌肉松弛的药物。按其作用机制不同，分为去极化型（depolarizing muscular relaxants）和非去极化型（nondepolarizing muscular relaxants）两大类。

1. 去极化型肌松药 这类药物分子结构与 ACh 相似，与运动神经终板膜上的 N_2 受体有较强亲和力，并且在神经肌肉接头处不易被 AChE 分解，因而能产生与 ACh 相似但较持久的去极化作用，使神经肌肉接头后膜的 N_2 受体不能对 ACh 起反应，使肌细胞膜产生持久去极化作用，对 ACh 的反应减弱或消失，导致骨骼肌松弛。其作用特点为：①用药初期可出现短时肌束颤动，这与药物作用于不同部位骨骼肌去极化出现的时间快慢有关；②连续用药可出现快速耐受性；③抗 AChE 药不能拮抗其肌肉松弛作用，反而使肌肉松弛增强；④治疗量并无神经节阻断作用。

琥珀酰胆碱

琥珀酰胆碱（Succinylcholine，司可林，Scoline）是目前唯一用于临床使用的本类药。

【药理作用】 作用快而短暂，用药后由于不同部位的骨骼肌在药物作用下去极化出现的时间先后不同，因此常先出现不协调的肌束颤动，然后迅速转为肌松，以颈部、四肢和腹部肌松最明显。

【临床应用】 适用于气管插管、气管镜、食管镜等短时的小手术。也可作为外科全麻的

> **药师考点**
> 琥珀酰胆碱的作用特点及应用。

辅助药，使患者在较浅麻醉下骨骼肌完全松弛，从而减少全麻药的用量，以提高外科手术的安全性。

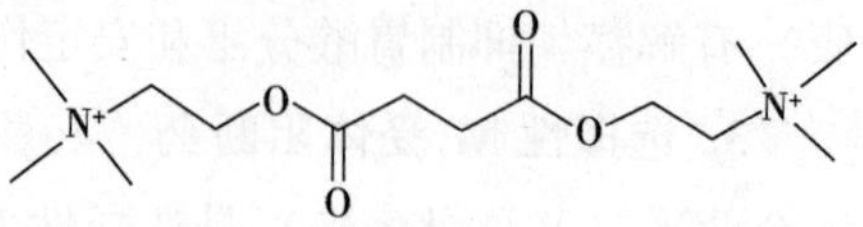

2. 非去极化型肌松药 这类药物与骨骼肌运动终板膜上的 N_2 受体有亲和力，但无内在活性，而竞争性拮抗 Ach 对 N_2 胆碱受体结合，使终板膜不能被去极化，导致骨骼肌松弛。抗胆碱酯酶药如新斯的明能拮抗其骨骼肌肌松作用，所以过量中毒时可用适量的新斯的明解救。大剂量可阻断神经节，引起血压下降。本类药物为天然生物碱及其类似物，按其化学结构可分为两类。①苄基异喹啉类：有筒箭毒碱（D – Tubocurarine）、阿曲库铵（Atracurium）、多库铵（Doxacurium）等。②类固醇铵类：有泮库铵（Pancuronium）、维库溴铵（Vecuronium）、哌库铵（Pipecuronium）、罗库铵（Rocuronium）等。由于其体内过程存在差异，因此在显效时间和作用维持时间上也有异同。

筒箭毒碱（D – Tubocurarine）是从南美洲的防己科和番木科植物筒箭中提取的生物碱，右旋体具有药理活性。筒箭毒碱与 ACh 竞争阻断 N_2 胆碱受体，产生明显的肌松、促组胺释放和神经节阻断作用。临床可作全身麻醉辅助用药，也适用于胸腹部手术和气管插管等。作用多为不可逆，维持时间较长，且不良反应多，现已少用。

三、胆碱酯酶复活药

胆碱酯酶复活药是一类能使已被有机磷酸酯类抑制的胆碱酯酶恢复活性的药物，为肟类化合物。常用的药物有氯解磷定和碘解磷定，氯解磷定作为首选。

氯解磷定

氯解磷定（Pralidoxime Chloride, PAM – Cl）溶解度大，溶液稳定，无刺激性，可以制成注射剂供肌内注射或静脉注射，两种给药途径疗效相当，适用于农村基层紧急情况。因其不良反应少，价格低廉，为本类药物的首选药。

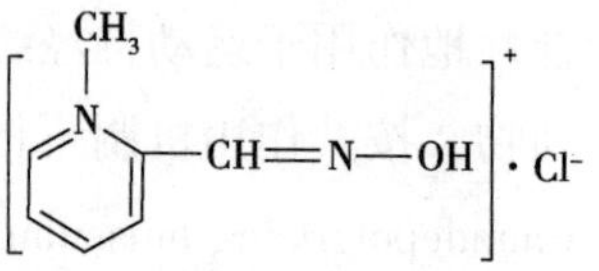

【解毒作用】氯解磷定分子中带正电荷的季铵氮与磷酰化胆碱酯酶的阴离子以静电引力结合，使氯解磷定的肟基（═N—OH）与中毒酶的磷酰基呈共价键结合形成复合物，所形成复合物经裂解产生无毒的磷酰化氯解磷定由尿中排出，同时使胆碱酯酶游离而恢复其活性。氯解磷定还能与体内游离的有机磷酸酯类直接结合，形成无毒的磷酰化氯解磷定由尿排出，阻断游离的有机磷酸酯类再与胆碱酯酶结合，从而阻碍中毒的继续发展（图 6 – 3）。

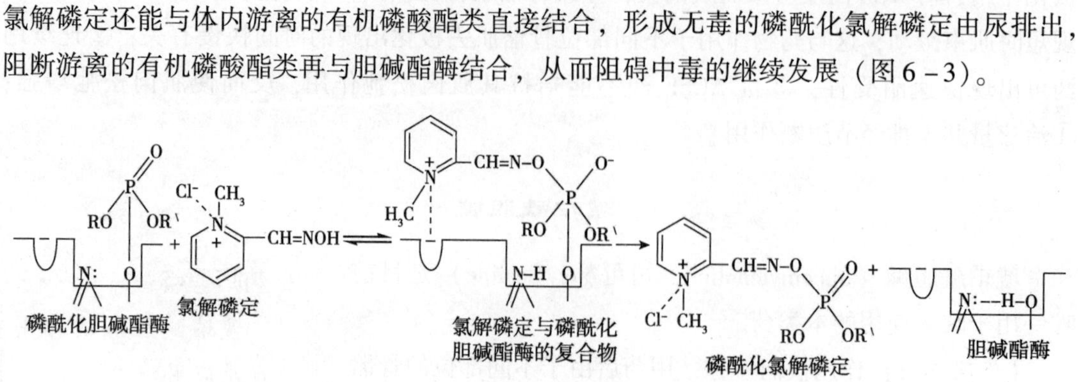

图 6 – 3 氯解磷定解毒机制示意图

图中标注：磷酰化胆碱酯酶　氯解磷定　氯解磷定与磷酰化胆碱酯酶的复合物　磷酰化氯解磷定　胆碱酯酶

【解毒效果】氯解磷定主要用于中度和重度有机磷酸酯类中毒的解救。其对酶复活的效果随不同有机磷酸酯类而异，对内吸磷、马拉硫磷和对硫磷中毒的疗效较好；对敌百虫、敌敌畏中毒的疗效稍差；对乐果中毒则无效，因乐果中毒时所形成的磷酰化胆碱酯酶比较稳定，酶活性不易恢复，加之乐果乳剂还含有苯，可能同时有苯中毒。

　　氯解磷定对骨骼肌作用明显，可使中毒引起的肌束颤动明显减轻或消失。不易透过血脑屏障，对中枢中毒症状疗效不佳；不能直接对抗体内已积聚的乙酰胆碱，故必须与阿托品合用。由于对"老化"的磷酰化胆碱酯酶解毒效果差，故应及早使用。其生物半衰期约1.5h，抢救时需反复用药。

　　【不良反应】　较少，偶见轻度头痛、头晕、恶心、呕吐等。剂量过大，可直接与胆碱酯酶结合而抑制其活性，加剧有机磷酸酯类的中毒程度。

碘解磷定

　　碘解磷定（Pralidoxime Iodide）又称派姆（PAM），为最早临床应用的AChE复活药。水溶性较低，水溶液不稳定，久置可释放出碘，碘对注射部位刺激并可引起口苦、咽痛等。本药由于不良反应较多，作用较弱，又只能静脉注射给药，目前已逐渐被氯解磷定取代。

> **药师考点**
> 　　碘解磷定的作用机制及使用原则。

双复磷

　　双复磷（Obidoxime Chloride）作用与氯磷定相似。其化学结构有两个肟基，作用较强而持久，且较易进入血脑屏障，故能缓解M样和N样以及中枢神经症状，对大多数有机磷酸酯类中毒均有较好疗效。主要不良反应有口唇周围和四肢麻木感、颜面潮红、发热、心率加快等，数小时后可自行消失。过量可出现神经肌肉传导阻滞，偶见中毒性黄疸。

小　结

　　● 毛果芸香碱是直接作用于胆碱受体的拟胆碱药，选择性作用于眼睛和腺体，能缩小瞳孔，降低眼压，是治疗青光眼的重要药物。新斯的明为易逆性抗胆碱酯酶药，能兴奋骨骼肌、胃肠道及膀胱平滑肌，主要用于重症肌无力、手术后腹气胀和尿潴留。

　　● 有机磷酸酯类为难逆性抗胆碱酯酶药，主要用作农业及环境杀虫剂和神经毒剂。中毒时主要用阿托品以及胆碱酯酶复活药氯解磷定等解救。

　　● 阿托品随剂量的递增，依次出现对腺体、眼、平滑肌、心脏、中枢兴奋等作用。临床用于内脏绞痛、麻醉前给药、虹膜睫状体炎、缓慢型心律失常、抗休克及有机磷酸酯类中毒解救等；山莨菪碱对平滑肌的解痉作用选择性较高，临床用于胃肠绞痛和感染中毒性休克；东莨菪碱对腺体、眼、平滑肌的作用较强，兼有镇静和抗晕止吐作用，临床用于麻

扫码"练一练"

醉前给药和晕动病所致的呕吐。常用的半合成衍生物有扩瞳药后马托品，平滑肌解痉药溴丙胺太林、贝那替秦等。

- 去极化型肌松药主要用作全身麻醉辅助药，琥珀酰胆碱较常用。

（代 蓉）

第七章 作用于肾上腺素受体的药物

扫码"学一学"

要点导航

1. 掌握肾上腺素、去甲肾上腺素、异丙肾上腺素、酚妥拉明、普萘洛尔等药物的药理作用、临床应用、不良反应和禁忌证。

2. 熟悉多巴胺、间羟胺、麻黄碱、酚苄明等药物的药理作用与临床作用。

3. 了解其他肾上腺素受体激动药及肾上腺素受体阻断药的药理作用、临床应用与不良反应。

第一节 概 述

一、肾上腺素受体激动药

肾上腺素受体激动药（adrenoceptor agonists）是一类化学结构及药理作用和肾上腺素、去甲肾上腺素相似的药物，与肾上腺素受体结合并激动受体，产生肾上腺素样的作用，又称拟肾上腺素药（adrenomimetic drugs）。它们都是胺类，作用又与兴奋交感神经的效应相似，故又称拟交感胺类（sympathomimetic amines）。

（一）构效关系

肾上腺素受体激动药的基本化学结构是 β–苯乙胺，当苯环 α 位或 β 位碳原子的氢及末端氨基被不同基团取代时，可人工合成多种肾上腺素受体激动药。这些基团既影响药物对 α、β 受体的亲和力及激动受体的能力，也影响药物的体内过程（图 7–1）。

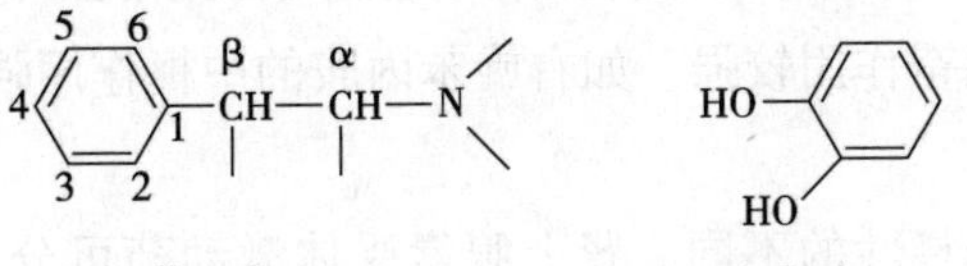

β–苯乙胺　　　　　　　　儿茶酚

图 7–1　β–苯乙胺及儿茶酚的结构

1. 苯环上化学基团的不同　肾上腺素、去甲肾上腺素、异丙肾上腺素和多巴胺等在苯环第 3、4 位碳上都有羟基，形成儿茶酚，故称儿茶酚胺类（catecholamines）。它们的外周作用强而中枢作用弱，易被 COMT 灭活，作用时间短。如果去掉一个羟基，其外周作用将减弱，而作用时间延长，口服生物利用度增加，特别是去掉 3 位羟基。如将两个羟基都去掉，则外周作用减弱，中枢作用加强，如麻黄碱（表 7–1）。

表7-1　肾上腺素受体激动药的化学结构和受体选择性

结构通式：苯环（位置5、6、4、3、2、1）—β CH—α CH—NH

名称	苯环取代	β	α	N取代	受体选择性
1. 非选择性 α 受体激动药					
去甲肾上腺素	3-OH, 4-OH	OH	H	H	α_1, α_2
间羟胺	3-OH	OH	CH_3	H	α_1, α_2
2. α_1 受体激动药					
去氧肾上腺素	3-OH	OH	H	CH_3	α_1
甲氧明	2-OCH_3, 5-OCH_3	OH	CH_3	H	α_1
3. α、β 受体激动药					
肾上腺素	3-OH, 4-OH	OH	H	CH_3	α, β
多巴胺	3-OH, 4-OH	H	H	H	α, β
麻黄碱		OH	CH_3	CH_3	α, β
4. 非选择性 β 受体激动药					
异丙肾上腺素	3-OH, 4-OH	OH	H	$CH(CH_3)_2$	β_1, β_2
5. β_1 受体激动药					
多巴酚丁胺	3-OH, 4-OH	H	H	—（含苯酚OH、CH_3结构）	β_1
6. β_2 受体激动药					
沙丁胺醇	3-CH_2OH, 4-OH	OH	H	$C(CH_3)_3$	β_2

2. 烷胺侧链 α 碳原子上的氢被取代　如被甲基取代，可阻碍 MAO 的氧化，作用时间延长。易被摄取 1 所摄入，在神经元内存在时间长，从而发挥促进递质释放的作用，如间羟胺和麻黄碱。

3. 氨基上氢原子被取代　如氢原子被取代，则药物对 α、β 受体选择性将发生变化。取代基团从甲基到叔丁基，对 α 受体的作用逐渐减弱，β 受体作用却逐渐加强。

4. 光学异构体　碳链上的 α 碳和 β 碳如被其他基团取代，可形成光学异构体。在 α 碳上形成的左旋体，外周作用较强，如左旋去甲肾上腺素比右旋体作用强 10 倍以上。在 α 碳上形成的右旋体，中枢兴奋作用较强，如右旋苯丙胺的中枢作用强于左旋苯丙胺。

（二）分类

按对肾上腺素受体选择性的不同，肾上腺素受体激动药可分为三大类：①α 肾上腺素受体激动药（α-adrenoceptor agonists，α 受体激动药）；②α、β 肾上腺素受体激动药（α、β-adrenoceptor agonists，α、β 受体激动药）；③β 肾上腺素受体激动药（β-adrenoceptor agonists，β 受体激动药）。

二、肾上腺素受体阻断药

肾上腺素受体阻断药（adrenoceptor blocking drugs），能阻断肾上腺素受体从而拮抗去甲肾上腺素能神经递质或肾上腺素受体激动药的作用。对于整体动物，它们的作用强度取决于机体的去甲肾上腺素能神经张力。这类药物按对 α 和 β 肾上腺素受体选择性的不同，分为 α 肾上腺素受体阻断药（简称 α 受体阻断药）、β 肾上腺素受体阻断药（简称 β 受体阻断药）及 α、β 肾上腺素受体阻断药（简称 α、β 受体阻断药）三大类。

第二节　肾上腺素受体激动药

一、α、β 受体激动药

肾上腺素

肾上腺素（Adrenaline，Epinephrine，AD）是肾上腺髓质的主要激素，其生物合成主要是在髓质嗜铬细胞中首先形成去甲肾上腺素（见第五章传出神经系统药理概论），然后进一步经苯乙胺 – N – 甲基转移酶（phenylethanolamine N – methyl transferase，PNMT）的作用，使去甲肾上腺素甲基化形成肾

上腺素。药用肾上腺素可从家畜肾上腺提取，或人工合成。理化性质与去甲肾上腺素相似。

【体内过程】口服后在碱性肠液、肠黏膜及肝内破坏，吸收很少，不能达到有效血药浓度。皮下注射因能收缩血管，故吸收缓慢。肌内注射的吸收远较皮下注射为快。肌内注射作用维持 10~30min，皮下注射作用维持 1h 左右。肾上腺素被吸收后，其摄取与代谢途经与去甲肾上腺素相似。主要以代谢产物和少量原型经肾排泄。

【药理作用】肾上腺素能激动 α 和 β 两类受体，产生较强的 α 型和 β 型作用。

1. 心脏　作用于心肌、传导系统和窦房结的 $β_1$ 受体，加强心肌收缩性，加速传导，加速心率，提高心肌的兴奋性。对离体心肌的 β 型作用特征是加速收缩性发展的速率（正性缩率作用，positive klinotropic effect）。由于心肌收缩性增加，心率加快，故心输出量增加。肾上腺素又能舒张冠状血管，改善心肌的血液供应，且作用迅速，是一个强效的心脏兴奋药。其不利的一面是提高心肌代谢，使心肌氧耗量增加，加上心肌兴奋性提高，如大剂量或静脉注射速度快，可引起心律失常，出现期前收缩，甚至引起心室纤颤。

2. 血管　可激动血管平滑肌上的 α 和 $β_2$ 受体，对血管有收缩和舒张双重作用，激动 α 受体，血管收缩；激动 $β_2$ 受体，血管扩张。体内各部位血管的肾上腺素受体的种类和密度各不相同，所以肾上腺素对血管的作用取决于各器官血管平滑肌上 α 及 $β_2$ 受体的分布密度以及给药剂量的大小。小动脉及毛细血管前括约肌血管壁的肾上腺素受体密度高，血管收缩较明显；皮肤、黏膜、肾及胃肠道等器官的血管平滑肌 α 受体在数量上占优势，其中以皮肤、黏膜血管收缩最为强烈，内脏血管，尤其是肾血管，也显著收缩；对脑和肺血管收缩作用十分微弱，有时由于血压升高而被动地舒张；而静脉和大动脉的肾上腺素受体密度低，故收缩作用较弱。但在骨骼肌和肝脏的血管平滑肌上的 $β_2$ 受体占优势，故小剂量的肾上腺素往往使这些血管舒张；也能舒张冠状血管，除可激动冠脉 $β_2$ 受体外，其他机制同去甲肾上腺素。

3. 血压　在皮下注射治疗量（0.5~1.0mg）或低浓度静脉滴注（每分钟滴入 10μg）时，由于心脏兴奋，心输出量增加，故收缩压升高（图 7 – 2）；由于骨骼肌血管（在全身血管中占相当大比例）舒张作用对血压的影响，抵消或超过了皮肤、黏膜血管收缩作用的影响，故舒张压不变或下降；此时脉压加大，身体各部位血液重新分配，有利于紧急状态

下机体能量供应的需要。较大剂量静脉注射时，由于缩血管作用使收缩压和舒张压均升高。肾上腺素的典型血压改变多为双相反应，即给药后迅速出现明显的升压作用，而后出现微弱的降压反应，后者持续作用时间较长。如预给 α 受体阻断药，肾上腺素的升压作用可被翻转，呈现明显的降压反应，表现出肾上腺素对血管 β₂ 受体的激动作用。此外，肾上腺素尚能作用于肾小球旁器细胞（juxtaglomerular cells）的 β₁ 受体，促进肾素的分泌。

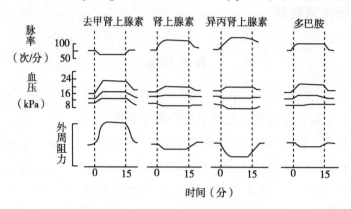

图 7－2　去甲肾上腺素、肾上腺素、异丙肾上腺素及多巴胺作用比较

（静脉滴注，除多巴胺 500μg/min 外，其余均 10μg/min）

4. 平滑肌　肾上腺素对平滑肌的作用主要取决于器官组织上的肾上腺素受体的类型。激动支气管平滑肌的 β₂ 受体，发挥强大的舒张支气管作用。并能抑制肥大细胞释放过敏性物质如组胺等。激动支气管黏膜血管的 α 受体，使其收缩，降低毛细血管的通透性，有利于消除支气管黏膜水肿。使 β₁ 受体占优势的胃肠平滑肌张力降低、自发性收缩频率和幅度减少；对子宫平滑肌的作用与性周期、充盈状态和给药剂量有关，妊娠末期能抑制子宫张力和收缩。肾上腺素的 β 受体激动作用可使膀胱逼尿肌舒张，α 受体激动作用使三角肌和括约肌收缩，由此引起排尿困难和尿潴留。

5. 代谢　能提高机体代谢，治疗剂量下，可使耗氧量升高 20%～30%；在人体，由于 α 受体和 β₂ 受体的激动都可能致肝糖原分解，而肾上腺素兼具 α、β 作用，故其升高血糖作用较去甲肾上腺素显著。此外，肾上腺素降低外周组织对葡萄糖的摄取，部分原因与抑制胰岛素的释放有关。肾上腺素还能激活甘油三酯酶加速脂肪分解，使血液中游离脂肪酸升高，可能与激动 β₁、β₃ 受体有关。

6. 中枢神经系统　肾上腺素不易透过血脑屏障，治疗量时一般无明显中枢兴奋现象，大剂量时出现中枢兴奋症状，如激动、呕吐、肌强直，甚至惊厥等。

【临床应用】

1. 心脏骤停　用于溺水、麻醉和手术过程中的意外、药物中毒、传染病和心脏传导阻滞等所致的心脏骤停。对电击所致的心脏骤停也可用肾上腺素配合心脏除颤器或利多卡因等除颤，一般采用心室内注射，同时必须进行有效的人工呼吸、心脏按压和纠正酸中毒等。

2. 过敏性疾病　对于急性的、严重的过敏反应（变态反应），除糖皮质激素制剂外，肾上腺素也是一个重要药物，可迅速缓解血管神经性水肿、血清病、荨麻疹、枯草热等症状。本品也适用于过敏性休克，通过其收缩支气管黏膜血管、消除黏膜水肿、松弛支气管平滑肌、抑制过敏物质释放及升压等作用，迅速缓解过敏性休克的临床症状，挽救患者生命，是抢救过敏性休克的首选药物。一般采用皮下或肌内注射给药，严重病例亦可用生理盐水稀释10倍后缓慢静脉注射，但必须控制注射速度和用量，以免引起血压骤升及心律失常等不良反应。

3. 支气管哮喘 控制支气管哮喘的急性发作，皮下或肌内注射能于数分钟内奏效，但维持时间较短。本品由于不良反应严重，仅用于急性发作者。

4. 与局麻药配伍及局部止血 肾上腺素加入局麻药注射液中，可延缓局麻药的吸收，减少吸收中毒的可能性，同时又可延长局麻药的麻醉时间。一般局麻药中肾上腺素的浓度为1:250000，一次用量不超过0.3mg。当鼻黏膜和齿龈出血时，可将浸有0.1%盐酸肾上腺素的纱布或棉球填塞局部而止血。

【不良反应】 主要不良反应为心悸、烦躁、头痛和血压升高等，血压剧升有发生脑溢血的危险，故老年人慎用。也能引起心律失常，甚至心室纤颤，故应严格掌握剂量。

高血压、器质性心脏病、糖尿病、脑动脉硬化和甲状腺功能亢进症等患者禁用。

多 巴 胺

多巴胺（Dopamine）是去甲肾上腺素生物合成的前体，药用的是人工合成品。

【体内过程】 口服易在肠和肝中破坏而失效。一般用静脉滴注法给药，在体内迅速经 MAO 和 COMT 的催化而代谢失效，故作用时间短暂。因外源性多巴胺不易透过血脑屏障，故对中枢神经系统无作用。

> **药师考点**
> 多巴胺的药理作用特点及其临床应用。

【药理作用】 激动 α、β 受体和外周的多巴胺受体，其中对 $β_2$ 受体作用较弱。能激动肾、肠系膜和冠状血管的多巴胺受体，使上述血管舒张，也具有促进去甲肾上腺素能神经末梢释放去甲肾上腺素的能力。

1. 心脏 主要激动心脏 $β_1$ 受体，也具释放去甲肾上腺素作用，能使收缩性加强，心输出量增加。一般剂量对心率影响不明显，大剂量可加快心率。与异丙肾上腺素比较，多巴胺增加心输出量的作用较弱，对心率影响较少，并发心律失常者也较少。

2. 血管和血压 能作用于血管的 α 受体和多巴胺受体，而对 $β_2$ 受体的影响十分微弱。多巴胺能增加收缩压和脉压，而对舒张压无作用或稍增加（图7-2），这可能是心输出量增加，而肾和肠系膜动脉阻力下降，其他血管阻力微升使总外周阻力变化不大的结果。多巴胺的血管舒张作用不被 β 受体阻断药、阿托品以及抗组胺药所拮抗，故认为是选择性地作用于血管的多巴胺受体（D_1 受体）之故。大剂量给药则主要表现为血管收缩，引起外周阻力增加，血压上升。这一效应可被 α 受体阻断药所对抗，说明这一作用是激动 α（$α_1$）受体的结果。

3. 肾脏 多巴胺能舒张肾血管，使肾血流量增加，肾小球的滤过率也增加。有排钠利尿作用，可能是多巴胺直接对肾小管多巴胺受体的作用。但大剂量时，也可使肾血管明显收缩。

【临床应用】

1. 休克 用于各种休克，如感染中毒性休克、心源性休克及出血性休克等。对于伴有心收缩性减弱及尿量减少而血容量已补足的休克患者疗效较好。多巴胺作用时间短，需静脉滴注，最初滴注速度为每分钟 2~5μg/kg，可根据需要逐渐增加剂量。滴注给药时必须正确评估血容量，通过输入全血、血浆或其他适宜的液体补充血容量，同时需纠正酸中毒，可取得较好疗效。用药时应监测心功能改变。

2. 急性肾衰竭 与利尿药合用可增强疗效。

3. 其他 可用于急性心功能不全，具有改善血流动力学作用。

【不良反应】一般较轻，偶见恶心、呕吐。如剂量过大或滴注太快可出现心动过速、心律失常和肾血管收缩导致的肾功能下降等，一旦发生，应减慢滴注速度或停药。与单胺氧化酶抑制剂或三环类抗抑郁药合用时，多巴胺剂量应酌减。

嗜铬细胞瘤患者禁用。室性心律失常、闭塞性血管病、心肌梗死、动脉硬化和高血压患者慎用。

麻 黄 碱

麻黄碱（Ephedrine）是从中药麻黄中提取的生物碱。两千年前的《神农本草经》中即有麻黄能"止咳逆上气"的记载，麻黄碱现已人工合成，药用其左旋体或消旋体。

【体内过程】口服易吸收，可通过血–脑屏障。小部分在体内经脱胺氧化而被代谢，大部分以原型经肾排泄，消除缓慢，故作用较肾上腺素持久。一次给药作用可维持 $3 \sim 6h$。

【药理作用】麻黄碱可直接和间接激动肾上腺素受体，它的直接作用在不同组织可表现为激动 α_1、α_2、β_1 和 β_2 受体，另外可促使肾上腺素能神经末梢释放去甲肾上腺素而发挥间接作用。与肾上腺素比较，麻黄碱具有下列特点：①性质稳定，口服有效；②拟肾上腺素作用弱而持久；③中枢兴奋作用较显著；④易产生快速耐受性。麻黄碱的药理作用主要表现为以下几个方面。

1. 心血管 兴奋心脏，使心肌收缩性加强、心输出量增加。在整体情况下由于血压升高，反射性减慢心率，这一作用抵消了它直接加速心率的作用，故心率变化不大。麻黄碱的升高血压作用出现缓慢，但维持时间较长（$3 \sim 6h$）。一般内脏血流量减少，但冠脉、脑血管和骨骼肌血流量增加。

2. 支气管平滑肌 松弛作用较肾上腺素弱，起效慢但持久。

3. 中枢神经系统 具有较肾上腺素为显著的中枢兴奋作用，较大剂量可兴奋大脑和皮层下中枢，引起精神兴奋、不安和失眠等。

4. 快速耐受性 短期内反复使用麻黄碱、间羟胺等药物，作用可逐渐减弱，称为快速耐受性（tachyphylaxis），也称脱敏（desensitization）。停药数小时后，可以恢复。每天用药如不超过 3 次则快速耐受性一般不明显。

麻黄碱的快速耐受性产生的机制，一般认为有受体逐渐饱和与递质逐渐损耗两种因素。放射性配体结合实验证明，离体豚鼠肺组织在连续给予麻黄碱后，其与 β 受体的亲和力显著下降。

【临床应用】

1. 支气管哮喘 用于预防发作和轻症的治疗，对于重症急性发作效果较差。

2. 鼻黏膜充血引起鼻塞 常用 $0.5\% \sim 1\%$ 溶液滴鼻可消除黏膜肿胀。

3. 防治某些低血压状态 如用于防治硬膜外和蛛网膜下腔麻醉所引起的低血压。

4. 某些变态反应疾病 缓解荨麻疹和血管神经性水肿的皮肤黏膜症状。

【不良反应】有时出现中枢兴奋所致的不安、失眠等，晚间服用宜加镇静催眠药以防止失眠。禁忌证同肾上腺素。

伪麻黄碱

伪麻黄碱（Pseudoephedrine）是麻黄碱的立体异构体，作用与麻黄碱相似，但升压作用和中枢作用较弱。口服易吸收，不易被 MAO 代谢，大部分以原型经肾排泄，$t_{1/2}$ 约数小时，主要用于鼻黏膜充血。不良反应参见麻黄碱。

美芬丁胺

美芬丁胺（Mephentermine），为 α、β 受体激动药，药理作用与麻黄碱相似，通过直接作用于肾上腺素受体和间接促进递质释放两种机制发挥作用。该药能加强心肌收缩力，增加心排血量，略增加外周血管阻力，使收缩压和舒张压升高。其兴奋心脏的作用比异丙肾上腺素弱而持久。加快心率的作用不明显，较少引起心律失常。与麻黄碱相似，具有中枢兴奋作用。进入体内的美芬丁胺经甲基化和羟基化后，最后以原型和代谢产物经肾排出，在酸性尿中排泄较快。

主要用于腰麻时预防血压下降；也可用于心源性休克或其他低血压，此外可用 0.5% 溶液滴鼻治疗鼻炎。本药可产生中枢兴奋症状，特别是过量时，可出现焦虑、精神兴奋；也可致血压过高和心律失常等。甲状腺功能亢进患者禁用，失血性休克慎用。

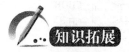

知识拓展

为什么麻黄碱也要限制管理？

麻黄碱是从植物药麻黄中提取的生物碱，又称麻黄素，现在可通过化学合成制得。临床常用其盐酸盐，主要用于舒张呼吸道平滑肌，治疗哮喘；其次是制成滴鼻剂，消除因伤风、鼻炎等使鼻黏膜充血所致的鼻塞症状。此外还有升压作用，用于慢性低血压。

麻黄碱有显著的中枢兴奋作用，长期使用可引起病态嗜好及耐受性，但这尚不足以要限制管理，关键是麻黄碱经过化学反应制成去氧麻黄碱（又称甲基苯丙胺），而苯丙胺类药物有严重的药物依赖性。该类药物已成为国际上滥用最严重的中枢兴奋剂。早在 1957 年，去氧麻黄碱在我国还允许合法生产，当时的商品名叫"抗疲劳素片"，在重庆就出现了成瘾人群；1962 年在山西、内蒙古等地也出现了滥用问题，从此国家禁止去氧麻黄碱的生产、销售与使用。高纯度的甲基苯丙胺就是当今世界上所谓的"冰毒"。

二、α 受体激动药

（一）α₁、α₂ 受体激动药

去甲肾上腺素

【来源及化学】去甲肾上腺素（Noradrenaline，NA；Norepinephrine，NE）是去甲肾上腺素能神经末梢释放的主要递质，也可由肾上腺髓质少量分泌。药用 NA 是人工合成品，化学性质不稳定，见光易分解，在中性尤其在碱性溶液中迅速氧化变为粉红色乃至棕色失效。在酸性溶液中较稳定，常用其重酒石酸盐。

【体内过程】

口服因局部作用使胃黏膜血管收缩而影响其吸收，在肠内易被碱性肠液破坏；皮下注射时，因血管剧烈收缩吸收很少，且易发生局部组织坏死，故去甲肾上腺素一般采用静脉滴注方式给药，以维持血药浓度。外源性去甲肾上腺素不易透过血脑屏障，很少到达脑组织。内源性和外源性去甲肾上腺素大部分被神经末梢摄取后，进入囊泡贮存（摄取-1）；被非神经细胞摄取者大多被 COMT 和 MAO 代谢而失活（摄取-2）。代谢产物为活性很低的间甲去甲肾上腺素，其中一部分再经 MAO 的作用脱胺形成 3-甲氧-4-羟扁桃酸（vanillyl mandelic acid，VMA），后者可与硫酸或葡萄糖醛酸结合，经肾脏排泄（图 7-3）。由于去甲肾上腺素进入机体后迅速被摄取和代谢，故作用短暂。肝脏是外源性去甲肾上腺素的主要代谢器官。

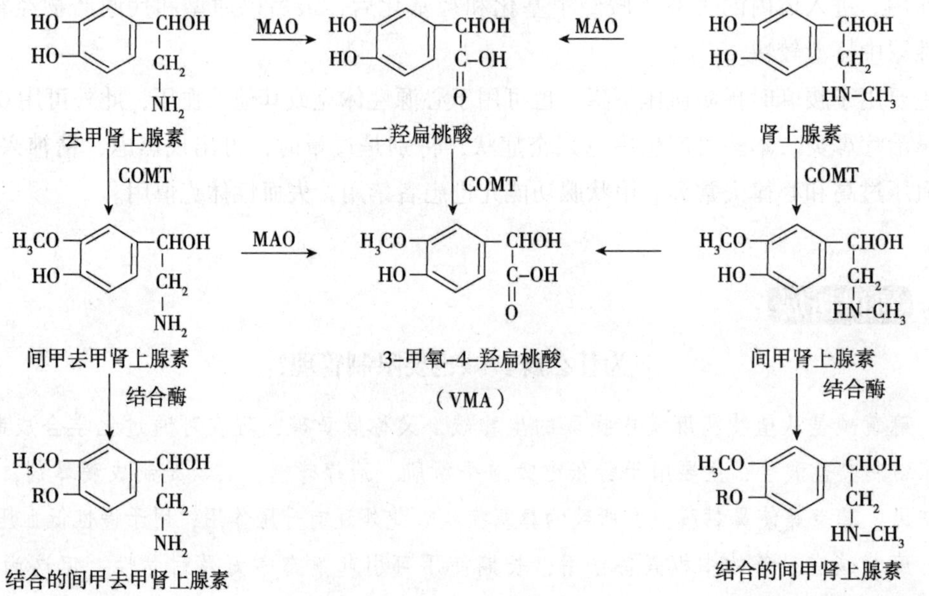

> **药师考点**
>
> 去甲肾上腺素的药理作用特点及其临床应用。

图 7-3　儿茶酚胺的代谢

R：硫酸根或葡萄糖醛酸根

【药理作用】激动 α 受体作用强大，对 α_1 和 α_2 受体无选择性。对心脏 β_1 受体作用较弱，对 β_2 受体几无作用（表 7-2）。

表 7-2　肾上腺素受体激动药基本作用的比较

药物	分类	对不同肾上腺素受体作用的比较			作用方式	
		α 受体	β_1 受体	β_2 受体	直接作用于受体	释放递质
去甲肾上腺素	α	+ + +	+ +	±	+	
间羟胺	α	+ +	+	+	+	+
去氧肾上腺素	α	+ +	±	±	+	±
甲氧明	α	+ +	-	-	+	-
肾上腺素	α，β	+ + +	+ + +	+ + +	+	

续表

药物	分类	对不同肾上腺素受体作用的比较			作用方式	
		α受体	β₁受体	β₂受体	直接作用于受体	释放递质
多巴胺	α，β	+	+ +	±	+	+
异丙肾上腺素	β	－	+ + +	+ + +	+	
麻黄碱	α，β	+ +	+ +	+ +	+	+
多巴酚丁胺	β	+	+ +	+	+	±

注：－表示无作用，±、+、＋＋、＋＋＋分别表示作用不定、弱、中、强。

1. 血管　激动血管的 α_1 受体，使血管收缩，主要是使小动脉和小静脉收缩。皮肤黏膜血管收缩最明显，其次是对肾脏血管的收缩作用。此外，脑、肝、肠系膜甚至骨骼肌的血管也都呈收缩反应。动脉收缩使血流量减少，静脉的显著收缩使总外周阻力增加。冠状血管舒张，主要是由于心脏兴奋，心肌的代谢产物（如腺苷）增加，从而舒张血管所致，同时因血压升高，提高了冠状血管的灌注压力，故冠脉流量增加。在一定情况下，也可激动血管壁的去甲肾上腺素能神经突触前膜 α_2 受体，抑制递质（去甲肾上腺素）的释放。

2. 心脏　作用较肾上腺素为弱，激动心脏 β_1 受体，使心肌收缩性加强，心率加快，传导加速，心排血量增加。整体情况下，心率可因血压升高而反射性减慢；另外，由于药物的强烈收缩血管作用，总外周阻力增高，增加了心脏的射血阻力，使心排血量不变或下降。剂量过大时，心脏自动节律性增加，可能出现心律失常，但较肾上腺素少见。

3. 血压　小剂量滴注时由于心脏兴奋，收缩压升高，此时血管收缩作用尚不十分剧烈，故舒张压升高不多而脉压加大（图 7-2）。较大剂量时，因血管强烈收缩使外周阻力明显增高，故收缩压升高的同时舒张压也明显升高，脉压变小。

4. 其他　对机体代谢的影响较弱，只有在大剂量时才出现血糖升高。对中枢作用也较肾上腺素为弱。可增加孕妇子宫收缩的频率，对其他平滑肌作用较弱。

【临床应用】

1. 休克　目前去甲肾上腺素类血管收缩药在休克治疗中已不占主要地位，仅限于某些休克类型，如早期神经源性休克及药物中毒引起的低血压等，用去甲肾上腺素静脉滴注，使收缩压维持在 12kPa（90mmHg）左右，以保证心、脑等重要器官的血液供应。休克的关键是微循环血液灌注不足和有效血容量下降，故其治疗关键应是改善微循环和补充血容量。去甲肾上腺素的应用仅是暂时措施，如长时间或大剂量应用反而加重微循环障碍。现也主张去甲肾上腺素与 α 受体阻断药酚妥拉明合用以拮抗其缩血管作用，保留其 β 效应。

2. 上消化道出血　取本品 1~3mg，适当稀释后口服，在食道或胃内因局部作用收缩黏膜血管，产生止血效果。

【不良反应】

1. 局部组织缺血坏死　静脉滴注时间过长、浓度过高或药液漏出血管，可引起局部缺血坏死，如发现外漏或注射部位皮肤苍白，应更换注射部位，进行热敷，并用普鲁卡因或 α 受体阻断药如酚妥拉明作局部浸润注射，以扩张血管。

2. 急性肾衰竭　滴注时间过长或剂量过大，可使肾脏血管剧烈收缩，产生少尿、无尿和肾实质损伤，故用药期间尿量至少保持在每小时 25ml 以上。

高血压、动脉硬化症、器质性心脏病及少尿、无尿、严重微循环障碍的患者与孕妇禁用。

【药物相互作用】碱性药物可破坏本品，故忌与碱性药物配伍；不可与三氯甲烷、环丙烷、氟烷、恩氟烷等麻醉药同时使用，以免引起心律失常。

间 羟 胺

间羟胺（Metaraminol）又名阿拉明（Aramine），为人工合成品，性质较稳定。

主要作用于 α 受体，对 β_1 受体作用较弱。可被肾上腺素能神经末梢摄取，进入囊泡，通过置换作用促使囊泡中的去甲肾上腺素释放，间接地发挥作用。本品不易被单胺氧化酶（MAO）破坏，故作用较持久。短时间内连续应用，可因囊泡内去甲肾上腺素减少，使效应逐渐减弱，产生快速耐受性。在产生耐受性时，适当加用小剂量去甲肾上腺素可恢复或增强其升压作用。

间羟胺的收缩血管和升高血压作用较去甲肾上腺素弱而持久，略增强心肌收缩性，使休克患者的心输出量增加。对心率的影响不明显，有时血压升高反射性地使心率减慢，很少引起心律失常；对肾脏血管的收缩作用也较弱，但仍能显著减少肾脏血流量。由于间羟胺升压作用可靠，维持时间较长，比去甲肾上腺素较少引起心悸和少尿等不良反应，本品可静脉滴注也可肌内注射，故临床上作为去甲肾上腺素的代用品，用于各种休克早期，手术后或脊椎麻醉后的休克。

甲状腺功能亢进、高血压、充血性心力衰竭及糖尿病患者慎用。

药物相互作用与去甲肾上腺素相似。

（二）α₁受体激动药

去氧肾上腺素　甲氧明

去氧肾上腺素（Phenylephrine，苯肾上腺素；Neosynephrine，新福林）和甲氧明（Methoxamine，甲氧胺，Methoxamedrine）都是人工合成品。主要激动 α_1 受体，作用与去甲肾上腺素相似而较弱，一般剂量时对 β 受体作用不明显，高浓度的甲氧明具有阻断 β 受体的作用。在产生与去甲肾上腺素相似的收缩血管、升高血压的作用时，使肾血流的减少比去甲肾腺素更为明显。作用维持时间较久，除可静脉滴注外也可肌内注射。用于抗休克，也可用于防治脊椎麻醉或全身麻醉的低血压。

甲氧明与去氧肾上腺素均能收缩血管，升高血压，通过迷走神经反射性地使心率减慢，故也可用于阵发性室上性心动过速。应用时注意控制收缩压不超过 21.3kPa（160mmHg）。去氧肾上腺素还能兴奋瞳孔扩大肌，作用较阿托品弱，持续时间短，一般不引起眼内压升高（老年人前房角狭窄者可能引起眼内压升高）和调节麻痹。用其 1% ~2.5% 溶液滴眼，在眼底检查时作为快速短效的扩瞳药。

（三）α₂受体激动药

羟甲唑啉　阿可乐定

羟甲唑啉（Oxymetazoline，氧甲唑啉）和可乐定的衍生物阿可乐定（Apraclonidine）是外周突触后膜 α_2 受体激动药。羟甲唑啉收缩血管，滴鼻用于治疗鼻黏膜充血和鼻炎，常用浓度为 0.05%，作用在几分钟内发生，可持续数小时。偶见局部刺激症状，小儿用后可致中枢神经系统症状，2 岁以下儿童禁用。阿可乐定主要利用其降低眼压的作用，用于青光眼的短期辅助治疗，特别在激光疗法之后，预防眼压的回升。

美托咪啶（Medetomidine）是新型高选择性 α_2 受体激动药，在极低的浓度（nmol 水平）即产生效应，其有效成分是右旋异构体，目前临床广泛应用的是右美托咪啶（Dexmedetomidine），术前用药可减轻拟交感胺类药，如氯胺酮、地氟醚、异氟醚引起的血流动力学紊乱。另有报道右美托咪啶在减轻氯胺酮引起的术后谵妄方面优于咪达唑仑。

中枢性 α_2 受体激动药包括可乐定（Clonidine）及甲基多巴（Methyldopa），见第十八章抗高血压药。

三、β 受体激动药

（一）β_1、β_2 受体激动药

异丙肾上腺素

异丙肾上腺素（Isoprenaline）是人工合成品，药用其盐酸盐，化学结构是去甲肾上腺素氨基上的一个氢原子被异丙基所取代，是经典的 β_1、β_2 受体激动药。

【体内过程】 口服易在肠黏膜与硫酸结合而失效，气雾剂吸入给药，吸收较快。舌下含药因能舒张局部血管，少量可从黏膜下的舌下静脉丛迅速吸收。吸收后主要在肝及其他组织中被 COMT 所代谢。异丙肾上腺素较少被 MAO 代谢，也较少被去甲肾上腺素能神经所摄取，因此其作用维持时间较肾上腺素略长。

【药理作用】 对 β 受体有很强的激动作用，对 β_1 和 β_2 受体选择性很低。对 α 受体几乎无作用。

1. 心脏 具典型的 β_1 受体激动作用，作用强大，表现为正性肌力和正性频率作用，缩短收缩期和舒张期。与肾上腺素比较，异丙肾上腺素加快心率、加速传导的作用较强，对窦房结有显著兴奋作用，也能引起心律失常，但较少产生心室颤动。

2. 血管和血压 对血管有舒张作用，主要是使骨骼肌血管舒张（激动 β_2 受体），对肾血管和肠系膜血管舒张作用较弱，对冠状血管也有舒张作用，有增加组织血流量的作用。静脉滴注每分钟 $2 \sim 10\mu g$，由于心脏兴奋和外周血管舒张，使收缩压升高而舒张压略下降（图 7-2），此时冠脉流量增加；但如静脉注射给药，则可引起舒张压明显下降，降低了冠状血管的灌注压，冠脉血管有效血流量不增加。

3. 支气管平滑肌 可激动 β_2 受体，舒张支气管平滑肌作用比肾上腺素略强，并具有抑制组胺等过敏性物质释放的作用。但对支气管黏膜的血管无收缩作用，故消除黏膜水肿的作用不如肾上腺素。久用可产生耐受性。

4. 其他 能增加肝糖原、肌糖原分解，增加组织耗氧量。与肾上腺素比较，其升高血中游离脂肪酸作用相似，而升高血糖作用较弱。不易透过血脑屏障，中枢兴奋作用不明显。

【临床应用】

1. 支气管哮喘 用于控制支气管哮喘急性发作，舌下或喷雾给药，疗效快而强。

2. 房室传导阻滞 治疗二、三度房室传导阻滞，采用舌下含药或静脉滴注给药。

3. 心脏骤停 适用于心室自身节律缓慢，高度房室传导阻滞或窦房结功能衰竭而并发的心脏骤停，常与去甲肾上腺素或间羟胺合用作心室内注射。

【不良反应】常见心悸、头晕。用药过程中应注意控制心率。支气管哮喘患者，已具缺氧状态，加以用气雾剂剂量不易掌握，如剂量过大，可致心肌耗氧量增加，易引起心律失常，甚至产生危险的心动过速及心室颤动。

冠心病、心肌炎和甲状腺功能亢进症等患者禁用。

（二）β₁受体激动药

多巴酚丁胺

多巴酚丁胺（Dobutamine）为人工合成品，其化学结构和体内过程与多巴胺相似，口服无效，仅供静脉注射给药。

【药理作用】主要激动 β₁受体。多巴酚丁胺是含有右旋多巴酚丁胺和左旋多巴酚丁胺的消旋体。前者阻断 α₁受体，后者激动 α₁受体，对 α 受体的作用因此而抵消。两者都激动 β 受体，但前者激动 β 受体作用为后者的 10 倍，消旋多巴酚丁胺的作用是两者的综合表现。由于其对 β₁受体激动作用强于 β₂受体，故此药属于 β₁受体激动药。

与异丙肾上腺素比较，本品的正性肌力作用比正性频率作用显著。很少增加心肌耗氧量，也较少引起心动过速；滴注速度过快或浓度过高时，则引起心率加快。这可能由于外周阻力变化不大和心脏 β₁受体激动时正性肌力作用的参与。而外周阻力的稳定又可能是因为 α₁受体介导的血管收缩作用与 β₂受体介导的血管舒张作用相抵消所致。

【临床应用】静脉滴注短期治疗心脏手术后或心肌梗死并发心力衰竭，可增加心肌收缩力，增加心排血量和降低肺毛细血管楔压，并使左室充盈压明显降低，使心功能改善，继发地促进排钠、排水，增加尿量，有利于消除水肿。

【不良反应】用药期间可引起血压升高、心悸、头痛、气短等不良反应。偶致室性心律失常，由于该药可使心肌耗氧量增多，亦可引起心肌梗死患者梗死面积增加，应引起重视。梗阻性肥厚型心肌病者禁用；因其可促进房室传导，心房纤颤患者禁用。

其他 β₁受体激动药有普瑞特罗（Prenalterol）、扎莫特罗（Xamoterol）等，主要用于缓慢型充血性心力衰竭的治疗。

β 受体激动药还包括选择性激动 β₂受体的药物，常用的药物有：沙丁胺醇（Salbutamol，羟甲叔丁肾上腺素）、特布他林（Terbutaline，间羟叔丁肾上腺素）、克仑特罗（Clenbuterol，双氯醇胺）、奥西那林（Orciprenaline，间羟异丙肾上腺素）、沙美特罗（Salmeterol）等，临床上主要用于哮喘的治疗（详见第二十三章呼吸系统药）。

第三节　肾上腺素受体阻断药

一、α受体阻断药

α 受体阻断药（α-receptor blocking drugs，α-receptor antagonists）能选择性地与 α 肾上腺素受体结合，其本身不激动或较少激动肾上腺素受体，却能妨碍去甲肾上腺素能神经递质及肾上腺素受体激动药与 α 受体结合，从而产生抗肾上腺素作用。它们能将肾上腺素的升压作用翻转为降压，这个现象称为"肾上腺素作用的翻转"（adrenaline reversal）。这可解释为 α 受体阻断药选择性地阻断了与血管收缩有关的 α 受体，留下与血管舒张有关的 β 受体；

所以能激动 α 受体和 β 受体的肾上腺素的血管收缩作用被取消，而血管舒张作用得以充分地表现出来。对于主要作用于血管 α 受体的去甲肾上腺素，它们只能取消或减弱其升压效应而无"翻转作用"。对于主要作用于 β 受体的异丙肾上腺素的降压作用则无影响（表 7 – 3）。

表 7 – 3　给肾上腺素受体阻断药前后儿茶酚胺对犬血压的作用

儿茶酚胺	事前处理情况		
	未给阻断药	给 α 受体阻断药	给 β 受体阻断药
肾上腺素			
去甲肾上腺素			
异丙肾上腺素			

mmHg　kPa

α 受体阻断药具有较为广泛的药理作用，根据这类药物对 $α_1$、$α_2$ 受体的选择性不同，可分为三类。

1. 非选择性 α 受体阻断药　短效类：酚妥拉明、妥拉唑林。长效类：酚苄明。

2. 选择性 $α_1$ 受体阻断药　哌唑嗪。

3. 选择性 $α_2$ 受体阻断药　育亨宾。

（一）非选择性 α 受体阻断药

酚妥拉明

酚妥拉明（Phentolamine）又名立其丁（Regitine），属短效类 α 受体阻断药，本类药物为咪唑啉（Imidazoline）的衍生物，以氢键、离子键与范德华引力结合，结合力弱，容易解离；由于阻断突触前膜 $α_2$ 受体，使去甲肾上腺素释放增加，

> **药师考点**
> 酚妥拉明的药理作用特点和主要临床应用。

竞争与 α 受体结合，所以维持时间短。由于能与儿茶酚胺竞争与受体结合，这类药物又称竞争性 α 受体阻断药。

【体内过程】生物利用度低，口服效果仅为注射给药的 20%。口服后 30min 血药浓度达峰值，作用维持约 3～6h；肌内注射作用维持 30～45min。大多以无活性的代谢物从尿中排泄。

【药理作用】选择性地阻断 α 受体，拮抗肾上腺素的 α 型作用，但作用较弱。

1. 血管　静脉注射能使血管舒张，血压下降，肺动脉压和外周血管阻力降低。其机制主要是对血管的直接舒张作用和阻断血管平滑肌 $α_1$ 受体的作用。

2. 心脏　对心脏有兴奋作用，使心收缩力加强，心率加快，输出量增加。这种兴奋作用部分由血管舒张、血压下降、反射地兴奋交感神经引起；部分是阻断神经末梢突触前膜 $α_2$ 受体，从而促进去甲肾上腺素释放，激动心脏 $β_1$ 受体的结果。偶致心律失常。

3. 其他　有拟胆碱作用，使胃肠平滑肌兴奋。有组胺样作用，使胃酸分泌增加、皮肤潮红等。

【临床应用】

1. 外周血管痉挛性疾病 如肢端动脉痉挛性疾病（雷诺病）、血栓闭塞性脉管炎及冻伤后遗症。

2. 去甲肾上腺素滴注外漏 静脉滴注去甲肾上腺素发生外漏时，可致皮肤缺血、苍白和剧烈疼痛，甚至坏死，可用本品 5mg 溶于 10～20ml 生理盐水中，作皮下浸润注射。也用于肾上腺素等拟交感胺过量所致高血压。

3. 肾上腺嗜铬细胞瘤 用于肾上腺嗜铬细胞瘤的诊断和此病骤发高血压危象以及手术前的准备，能使嗜铬细胞瘤所致的高血压下降。做诊断试验时，可引起严重低血压，曾有致死的报告，故应特别慎重。

4. 抗休克 能使心排血量增加，血管舒张，外周阻力降低，从而改善休克状态时的内脏血液灌注，解除微循环障碍。并能降低肺循环阻力，防止肺水肿的发生，但给药前必需补足血容量。有人主张合用去甲肾上腺素，目的是对抗去甲肾上腺素的 α 型收缩血管的作用，保留其 β 型加强心肌收缩力的作用，使心收缩力增加，提高其抗休克疗效，减少毒性反应。一般用酚妥拉明 2～5mg 和去甲肾上腺素 1～2mg，加入 500ml 生理盐水中静脉滴注。

5. 治疗急性心肌梗死和顽固性充血性心力衰竭 有报告用酚妥拉明等血管扩张药治疗其他药物无效的急性心肌梗死及充血性心脏病所致的心力衰竭。心力衰竭时，因心输出量不足，交感张力增加，外周阻力增高，肺充血和肺动脉压力升高，易产生肺水肿。应用酚妥拉明可扩张血管，降低外周阻力，使心脏后负荷明显降低，左室舒张末期压与肺动脉压下降，心排血量增加，心力衰竭得以减轻。

6. 其他 口服或直接阴茎海绵体内注射用于诊断或治疗阳痿。

【不良反应】常见的反应有低血压，胃肠道平滑肌兴奋所致的腹痛、腹泻、呕吐和诱发溃疡病（可能与其胆碱受体激动作用有关）。静脉给药有时可引起严重的心率加快，心律失常和心绞痛，因此须缓慢注射或滴注。胃炎、胃及十二指肠溃疡病、冠心病患者慎用。

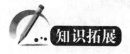

知识拓展

嗜铬细胞瘤与高血压危象

肾上腺髓质及交感神经节中的嗜铬细胞无限制生长即形成嗜铬细胞瘤。该肿瘤细胞可持续性或阵发性向血液及组织释放肾上腺素和去甲肾上腺素，导致患者出现持续性或阵发性高血压、头痛、出汗、心悸及代谢紊乱等一系列临床症状。手术切除肿瘤为本病的根治措施。但术前患者骤发高血压危象（血压急剧升高，剧烈头疼、头昏、视力模糊、气促、心动过速，甚至出现心绞痛、肺水肿、高血压脑病等表现），应立即使用药物抢救。可用酚妥拉明 5mg 加入 5% 葡萄糖溶液 20ml 缓慢静脉推注，同时密切观察血压，当血压降至 160/100mmHg 左右时即停止推注，继之以 10～50mg 酚妥拉明溶于 5% 葡萄糖生理盐水 500ml 中缓慢静脉滴注。一般病例约需 40～60mg 方可控制。

妥拉唑林

妥拉唑林（Tolazoline，苄唑啉）对 α 受体阻断作用与酚妥拉明相似，但较弱，而组胺样作用和拟胆碱作用较强。口服和注射都易吸收，大部分以原型从肾小管排泄。口服吸收较慢，排泄较快，效果远不及注射给药。主要用于血管痉挛性疾病的治疗，局部浸润注射用以处理去甲肾上腺素静脉滴注时药液外漏。不良反应与酚妥拉明相同，但发生率较高。

酚 苄 明

酚苄明（Phenoxybenzamine）又名苯苄胺（Dibenzyline），是人工合成品，属长效类 α 受体阻断药。本类药物的化学结构为氯化烷基胺，分子中的氯乙氨基进行环化形成乙撑亚胺基，与 α 受体以共价键结合。由于结合牢固，所以维持时间长。此类药物又称非竞争性 α 受体阻断药。

【体内过程】口服有 20% ~ 30% 吸收，因刺激性强，不作肌内或皮下注射，仅作静脉注射。静脉注射 1h 后可达最大效应。本品的脂溶性高，大剂量用药可积蓄于脂肪组织中，然后缓慢释放，故作用持久。12h 排泄 50%，24h 排泄 80%，一周后尚有少量存留在体内。

【药理作用】酚苄明阻断 α 受体作用起效慢，但作用强大而持久。一次用药，作用可维持 3 ~ 4 天。能舒张血管，降低外周阻力。对于静卧的正常人，缓慢静脉注射一般剂量（1mg/kg），收缩压改变很少而舒张压下降。但当伴有代偿性交感性血管收缩如血容量减少或直立时，就会引起显著的血压下降。由于血压下降所引起反射作用，加上阻断突触前 α_2 受体作用和对摄取 1、摄取 2 的抑制作用，可使心率加快。酚苄明除能阻断 α 受体外，在高浓度应用时，还具有抗 5 – HT 及抗组胺作用。

【临床应用】

1. 外周血管痉挛性疾病。

2. 抗休克 适用于治疗感染性休克。

3. 嗜铬细胞瘤 对不宜手术或恶性嗜铬细胞瘤的患者，可持续应用；也可用于嗜铬细胞瘤的术前准备。

4. 良性前列腺增生 用于前列腺增生引起的阻塞性排尿困难，可明显改善症状，可能与阻断前列腺和膀胱底部的 α 受体有关，但作用出现缓慢。

【不良反应】常见直立性低血压、反射性心动过速、心悸和鼻塞；口服可致恶心、呕吐、嗜睡及疲乏等。静脉注射或用于休克时给药必须缓慢，充分补液和密切监护。

（二）选择性 α_1 受体阻断药

选择性 α_1 受体阻断药对动脉和静脉的 α_1 受体有较高的选择性阻断作用，对去甲肾上腺素能神经末梢突触前膜 α_2 受体无明显作用，因此在阻断去甲肾上腺素和肾上腺素的升压作用同时，无促进神经末梢释放去甲肾上腺素及明显加快心率的作用。

临床常用哌唑嗪（Prazosin）、特拉唑嗪（Terazosin）、坦洛新（Tamsulosin）及多沙唑嗪（Doxazosin）等。主要用于良性前列腺增生及原发性高血压的治疗。多沙唑嗪控释剂较普通剂型能减少因血药浓度突然升高而使血压骤降引起的昏厥、直立性低血压等不良反应。

哌 唑 嗪

哌唑嗪（Prazosin）选择性地阻断 α_1 受体，能显著扩张小动脉，降低外周阻力；扩张小静脉，减少回心血量，因此可降低立位和卧位血压。对 α_2 受体的阻断极少，因此不促进去甲肾上腺素的释放，一般不引起明显的反射性心动过速，也不增加肾素的分泌。主要用于高血压、慢性充血性心力衰竭。近年合成不少哌唑嗪的衍生物，成为一类新型降压药，详见第十八章抗高血压药。

（三）选择性 α_2 受体阻断药

育亨宾（Yohimbine）能选择性地阻断 α_2 受体， α_2 受体在介导交感神经系统反应中起重要作用，包括外周和中枢。育亨宾易进入中枢神经系统，阻断 α_2 受体，可促进去甲肾上腺素能神经末梢释放去甲肾上腺素，增加交感神经张力，导致血压升高，心率加快。育亨宾也是 5－HT 的拮抗剂。育亨宾主要用作科研的工具药，并可用于治疗男性性功能障碍及糖尿病患者的神经病变。

选择性高的 α_2 受体阻断药如咪唑克生（Idazoxan），适用于抑郁症的治疗。

二、β 受体阻断药

β 受体阻断药（β－receptor blocking drugs，β－receptor antagonists）能与去甲肾上腺素能神经递质或肾上腺素受体激动药竞争 β 受体，从而拮抗其 β 型拟肾上腺素的作用。它们与激动剂呈典型的竞争性拮抗。

在整体情况下，β 受体阻断药的作用也依赖于机体去甲肾上腺素能神经张力。例如，它对正常人休息时心脏的作用较弱，但当心脏交感神经张力增高时（如运动或病理情况），则对心脏的抑制作用明显。

【构效关系】从化学结构看（图 7－4），β 受体阻断药与 β 受体激动药异丙肾上腺素相似，都由带侧链的仲胺和芳香环组成。前者似与 β 受体的亲和力有关，后者可能决定其结合后发挥激动作用还是拮抗作用。其结构与药理作用密切相关。

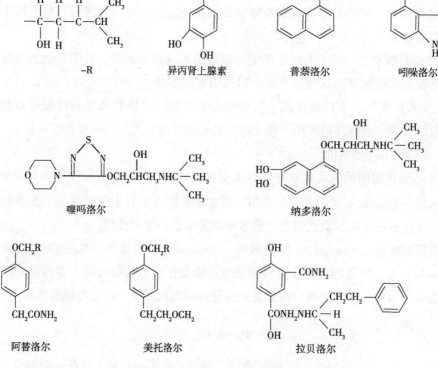

图 7－4 β 受体阻断药的化学结构

1. 芳香环上的基团主要决定药物对 β 受体作用的性质是激动还是阻断。异丙肾上腺素的芳香环是儿茶酚，其乙胺基上有一个异丙基；而 β 受体阻断药的芳香环是苯环、萘环或其他杂环，其乙胺基上不一定是异丙基。

2. α 位碳原子侧链上的仲胺或叔胺与药物和受体亲和力有关。

3. 多数 β 受体阻断药在芳香环与乙胺基链之间有—O—CH$_2$—，这一结构增强了受体的阻断作用。

4. 多数 β 受体阻断药的立体结构有左旋体与右旋体。左旋体的作用为右旋体 50～100 倍，说明构效关系中的立体特异性。

【分类】根据对 β$_1$ 受体的选择性和有无内在拟交感活性（intrinsic sympathomimetic activity，ISA）两种特性，将 β 受体阻断药分为以下 4 类。

Ⅰ A 类：无内在拟交感活性的 β$_1$、β$_2$ 受体阻断药，也称非选择性 β 受体阻断药，是较早应用而目前仍广泛应用的一类 β 受体阻断药，如普萘洛尔。

Ⅰ B 类：有内在拟交感活性的 β$_1$、β$_2$ 受体阻断药，如吲哚洛尔。

Ⅱ A 类：无内在拟交感活性的 β$_1$ 受体阻断药，如阿替洛尔。

Ⅱ B 类：有内在拟交感活性的 β$_1$ 受体阻断药，如醋丁洛尔。

【体内过程】β 受体阻断药口服后自小肠吸收，但由于受脂溶性及首过消除的影响，其生物利用度个体差异较大。如普萘洛尔、美托洛尔等口服容易吸收，而生物利用度低；吲哚洛尔、阿替洛尔生物利用度相对较高。进入血液循环的 β 受体阻断药一般能分布到全身各组织，高脂溶性和低血浆蛋白结合率的 β 受体阻断药，分布容积较大。脂溶性高的药物主要在肝脏代谢，少量以原型随尿排泄。本类药物的半衰期多数在 3～6h，纳多洛尔的半衰期可达 10～20h，属长效 β 受体阻断药。脂溶性小的药物，如阿替洛尔、纳多洛尔主要以原型经肾脏排泄。由于本类药物主要是肝代谢、肾排泄，对肝、肾功能不良者应调整剂量或慎用。临床应用普萘洛尔必须注意剂量个体化，因口服同剂量普萘洛尔的患者，其血药浓度可相差 4～25 倍。因此应从小剂量开始，以选择适当的剂量（表 7-4）。

> **药师考点**
>
> 普萘洛尔等 β 受体阻断药的药理作用、临床应用、不良反应与禁忌证。

表 7-4 β 受体阻断药分类及药理学特性

药物名称	内在拟交感活性	膜稳定作用	脂溶性（lgK_{ow}*）	口服生物利用度（%）	血浆半衰期（h）	首过消除（%）	主要消除器官
非选择性 β 受体阻断药							
普萘洛尔	0	++	3.65	30	3～5	60～70	肝
纳多洛尔	0	0	0.7	35	10～20	0	肾
噻吗洛尔	0	0	2.1	50	3～5	25～30	肝
吲哚洛尔	++	±	1.75	90	3～4	10～13	肝、肾
选择性 β 受体阻断药							
美托洛尔	0	±	2.15	40	3～4	50～60	肝
阿替洛尔	0	0	0.23	50	5～8	0～10	肾
艾司洛尔	0	0	－	－	0.13	－	红细胞中分解
醋丁洛尔	+	+	1.5	40	2～4	30	肝
α、β 受体阻断药							
拉贝洛尔		±	－	20	4～6	60	肝

 * 辛醇/水分配系数。

【药理作用】

1. β受体阻断作用

（1）心血管系统　对心脏的作用是本类药物的重要作用。主要阻断心脏 $β_1$ 受体，可使心率减慢，心收缩力减弱，心排血量减少，心肌耗氧量下降，血压稍降低。β受体阻断药还能延缓心房和房室结的传导，延长 ECG（心电图）的 P-R 间期（房室传导时间）。由于非选择性β受体阻断药如普萘洛尔对血管 $β_2$ 受体也有阻断作用，加上心脏功能受到抑制，反射性地兴奋交感神经，引起血管收缩和外周阻力增加，肝、肾和骨骼肌等血流量减少；在犬和人（包括冠心病患者）都发现普萘洛尔能使冠状血管血流量降低。

（2）支气管平滑肌　支气管的 $β_2$ 受体激动时使支气管平滑肌松弛，β受体阻断药则使之收缩而增加呼吸道阻力。但这种作用较弱，对正常人影响较少，只有对支气管哮喘患者，有时可诱发或加重哮喘的急性发作。选择性 $β_1$ 受体阻断药此作用较弱。

（3）代谢　一般认为人类脂肪的分解主要与 $β_2$ 受体激动有关，而肝糖原的分解与 α 和 $β_2$ 受体有关。因此β受体阻断药可抑制交感神经兴奋所引起的脂肪分解，当β受体阻断药与α受体阻断药合用时则可拮抗肾上腺素的升高血糖的作用。普萘洛尔并不影响正常人的血糖水平，也不影响胰岛素的降低血糖作用，但能延缓用胰岛素后血糖水平的恢复。这可能是其抑制了低血糖引起儿茶酚胺释放所致糖原分解。尚需注意，β受体阻断药往往会掩盖了低血糖症状如心悸等，从而延误低血糖的及时察觉。

甲状腺功能亢进时，β受体阻断药不仅能对抗机体对儿茶酚胺的敏感性增高，而且也可抑制甲状腺素（T_4）转变为三碘甲状腺原氨酸（T_3）的过程，有效控制甲亢的症状。

（4）肾素　β受体阻断药通过阻断邻肾小球细胞的 $β_1$ 受体而抑制肾素的释放，这可能是其降血压作用机制之一。

2. 内在拟交感活性　有些β肾上腺素受体阻断药与β受体结合后，除能阻断受体外，尚对β受体具有部分激动作用（partial agonistic action），也称内在拟交感活性（intrinsic sympathomimetic activity，ISA）。由于这种作用较弱，一般被其β受体阻断作用所掩盖。若对实验动物预先给予利血平以耗竭体内儿茶酚胺，使药物的β受体阻断作用无从发挥，这时再用β受体阻断药，如该药具有 ISA，其激动β受体的作用便可表现出来，可致心率加快，心输出量增加等。ISA 较强的药物在临床应用时，其抑制心收缩力、减慢心率和收缩支气管平滑肌作用，一般较不具 ISA 的药物为弱。

3. 膜稳定作用　实验证明，有些β受体阻断药具有局部麻醉作用和奎尼丁样的作用，这两种作用均因其降低细胞膜对离子的通透性所致，故称为膜稳定作用。对人离体心肌细胞的膜稳定作用仅在高于临床有效血药浓度几十倍时才能发挥。此外，无膜稳定作用的β受体阻断药仍然对心律失常有效。因此认为这一作用在常用量时与其治疗作用的关系不大。

4. 其他　普萘洛尔有抗血小板聚集作用。β受体阻断药尚有降低眼内压作用，这可能是减少房水的形成所致。

不同β受体阻断药的作用差异见表7-5。

表 7 - 5　β 受体阻断药的比较

药物	β 受体阻断作用		效价	内在拟交感活性	膜稳定作用
	β_1	β_2			
吲哚洛尔	+	+	5 ~ 10	+ +	+
醋丁洛尔	+	-	0.5	+	+
普萘洛尔	+	+	1	-	+ +
纳多洛尔	+	+	2 ~ 4	-	-
噻吗洛尔	+	+	5 ~ 10	-	-
美托洛尔	+	-	0.5 ~ 2	-	±
阿替洛尔	+	-	1	-	-

注：-表示无作用，±、+、+ +分别表示作用不定、弱、中。

【临床应用】

1. 心律失常　对多种原因引起的过速型心律失常有效，尤其对运动或情绪紧张、激动所致心律失常或因心肌缺血、强心苷中毒引起的心律失常疗效好。

2. 心绞痛和心肌梗死　对心绞痛有良好的疗效。对心肌梗死，早期应用普萘洛尔、美托洛尔和噻吗洛尔等均可降低心肌梗死患者的复发和猝死率，用量比抗心律失常的剂量要大。

3. 高血压　β 受体阻断药是治疗高血压的基础药物。普萘洛尔、阿替洛尔及美托洛尔等均可有效控制原发性高血压，可单独使用，也可与利尿药、钙通道阻滞药、血管紧张素 I 转化酶抑制药配伍使用，以提高疗效，并能减轻其他药物引起的心率加快、心排血量增加及水钠潴留等不良反应。

4. 充血性心力衰竭　β 受体阻断药对扩张型心肌病的心衰治疗作用明显，现认为与以下几方面因素有关：①改善心脏舒张功能；②缓解由儿茶酚胺引起的心脏损害；③抑制前列腺素或肾素所致的缩血管作用；④使 β 受体上调，恢复心肌对内源性儿茶酚胺的敏感性。

5. 其他　用于焦虑状态，辅助治疗甲状腺功能亢进及甲状腺中毒危象，对控制激动不安、心动过速和心律失常等症状有效，并能降低基础代谢率。也用于嗜铬细胞瘤和肥厚型心肌病。普萘洛尔试用于偏头痛、肌震颤、肝硬化的上消化道出血等。噻吗洛尔常局部用药治疗青光眼，降低眼内压。新开发的治疗青光眼的 β 受体阻断药有左布诺洛尔、美替洛尔等。

【不良反应】一般的不良反应有恶心、呕吐、轻度腹泻等消化道症状，停药后迅速消失。偶见过敏反应如皮疹、血小板减少等。严重不良反应常与应用不当有关，可导致严重后果，主要包括以下方面：

1. 心血管反应　由于对心脏 β_1 受体的阻断作用，出现心脏功能抑制，特别是心功能不全、窦性心动过缓和房室传导阻滞的患者，因其心脏活动中交感神经占优势，故对本类药物敏感度提高，加重病情，甚至引起重度心功能不全、肺水肿、房室传导完全阻滞以致心脏骤停等严重后果。具有 ISA 的 β 受体阻断药较少出现心动过缓、负性肌力等心功能抑制现象。同时服用维拉帕米或用于抗心律失常时应特别注意缓慢性心律失常。对血管平滑肌 β_2 受体的阻断作用，可使外周血管收缩甚至痉挛，导致四肢发冷、皮肤苍白或发绀，出现雷诺症状或间歇跛行，甚至可引起脚趾溃烂和坏死。

2. 诱发或加重支气管哮喘　由于对支气管平滑肌 β_2 受体的阻断作用，非选择性 β 受体阻断药可使呼吸道阻力增加，诱发或加剧哮喘，选择性 β_1 受体阻断药及具有 ISA 的药物，一般不引起上述的不良反应，但这类药物的选择性往往是相对的，故对哮喘患者仍应慎重。

3. 反跳现象　长期应用 β 受体阻断药时如突然停药，可引起原来病情加重，如血压上升、严重心律失常或心绞痛发作次数增加，甚至产生急性心肌梗死或猝死，此种现象称为反跳现象（rebound）。其机制与受体向上调节有关。因此在病情控制后应逐渐减量直至停药。

4. 其他 偶见眼 – 皮肤黏膜综合征，个别患者有幻觉、失眠和抑郁症状。少数人可出现低血糖及加强降血糖药的降血糖作用，掩盖低血糖时出汗和心悸的症状而出现严重后果，此时，可慎重选用具有是 β_1 受体选择性的药物。

【禁忌证】严重左室心功能不全、窦性心动过缓、重度房室传导阻滞和支气管哮喘的患者。心肌梗死患者及肝功能不良者应慎用。即使是 β_1 受体选择性阻断药，仍应慎用于支气管哮喘患者。主要由肝脏消除的 β 受体阻断药，当肝功能不良时应慎用。

（一）无内在拟交感活性的 β_1、β_2 受体阻断药

也称非选择性 β 受体阻断药，是较早应用而目前仍广泛应用的一类 β 受体阻断药。

普萘洛尔

普萘洛尔（Propranolol，心得安）是等量的左旋和右旋异构体混合得到的消旋品，仅左旋体有阻断 β 受体的活性。

【体内过程】口服吸收率大于 90%，主要在肝脏代谢，其代谢产物为 4 – 羟普萘洛尔，仍具有 β 受体阻断药的活性。首过消除率 60%～70%，生物利用度仅为 30%。口服后血浆高峰时间为 1～3h，$t_{1/2}$ 为 2～5h。老年人肝功能减退，$t_{1/2}$ 可延长。当长期给药或大剂量时，肝的消除能力饱和，其生物利用度可提高。血浆蛋白结合率大于 90%。易通过血脑屏障和胎盘，也可分泌于乳汁中。其代谢产物 90% 以上经肾排泄。不同个体口服相同剂量的普萘洛尔，血浆高峰浓度相差可达 20 倍之多，这可能由于肝消除功能不同所致。因此临床用药需从小剂量开始，逐渐增加到适当剂量。

【药理作用】普萘洛尔具较强的 β 受体阻断作用，对 β_1 和 β_2 受体的选择性很低，没有内在拟交感活性。用药后使心率减慢，心收缩力和心排血量降低，冠脉血流量下降，心肌耗氧量明显减少，对高血压患者可使血压下降，支气管阻力有一定程度的增高。

【临床应用】用于治疗心律失常、心绞痛、高血压、甲状腺功能亢进等。

【不良反应】应用本品可出现眩晕、神志模糊（尤见于老年人）、精神抑郁、反应迟钝等中枢神经系统不良反应；较少见的有支气管痉挛及呼吸困难、充血性心力衰竭；更少见的有发热和咽痛（粒细胞缺乏）、皮疹（过敏反应）、出血倾向（血小板减少）。

不良反应持续存在时，须格外警惕雷诺征：四肢冰冷，腹泻，倦怠，眼、口或皮肤干燥，恶心，指趾麻木，异常疲乏等。

禁用于支气管哮喘、心源性休克、心脏传导阻滞（Ⅱ度和Ⅲ度房室传导阻滞）、重度或急性心力衰竭、窦性心动过缓。

【药物相互作用】本品与利血平合用，可致直立性低血压、心动过缓、头晕甚至晕厥；与 MAO 抑制剂合用，可致极度低血压。本品与洋地黄合用，可发生房室传导阻滞而使心率减慢，须严密观察；与钙离子通道阻滞药合用，尤其是静脉注射维拉帕米，要十分警惕本品对心肌和传导系统的抑制。与肾上腺素、苯福林或拟交感胺类合用，可引起显著高血压、心率过慢，也可出现房室传导阻滞。本品与氟哌啶醇合用，可致低血压及心脏停搏。本品与异丙肾上腺素或黄嘌呤合用，可使后者疗效减弱。与氢氧化铝凝胶合用，可降低本品的肠道吸收，酒精亦可减缓本品的吸收速率。与苯妥英钠、苯巴比妥和利福平合用，会加速本品清除。

噻吗洛尔

噻吗洛尔（Timolol，噻吗心安）是已知作用最强的 β 受体阻断药。既无内在拟交感活性，也无膜稳定作用，有中等程度的首过消除。常用其滴眼剂，降低眼内压治疗青光眼，作用机制主要在于减少房水的生成。本品 0.1% ~ 0.5% 疗效与毛果芸香碱 1% ~ 4% 相近或较优，每日滴眼两次即可，无缩瞳和调节痉挛等不良反应。局部应用对心率及血压无明显影响。治疗青光眼时可被吸收；其副作用发生于易感的患者，如哮喘或心功能不全者。孕妇、儿童不宜用。使用时不宜突然停药。

（二）有内在拟交感活性的 $β_1$、$β_2$ 受体阻断药

吲哚洛尔

吲哚洛尔（Pindolol，心得静）口服后易于吸收，生物利用度为 90%，0.5 ~ 3h 后血药浓度达峰值，与血浆蛋白结合率为 50%，约 50% 在肝中被代谢。$t_{1/2}$ 为 2 ~ 5h，V_d 为 1.2 ~ 2.0L/kg。

吲哚洛尔作用类似普萘洛尔，其强度为普萘洛尔的 6 ~ 15 倍，且内在拟交感活性较强，主要表现在激动 $β_2$ 受体方面。激动血管平滑肌 $β_2$ 受体所致的舒张血管作用有利于高血压的治疗。对于心肌所含少量 $β_2$ 受体（人类心室肌 $β_1$ 与 $β_2$ 受体比率为 74:26，心房为 86:14）的激动，又可减少心肌抑制作用。

临床上用于治疗高血压、心绞痛、心律失常、心肌梗死、甲状腺功能亢进等。不良反应有乏力、嗜睡、头晕、失眠、恶心、腹胀、皮疹、晕厥、低血压、心动过缓等。

（三）无内在拟交感活性的 $β_1$ 受体阻断药

阿替洛尔　美托洛尔

阿替洛尔（Atenolol，氨酰心安）和美托洛尔（美多心安，Metoprolol）对 $β_1$ 受体有选择性阻断作用，对 $β_2$ 受体作用较弱，故增加呼吸道阻力作用较轻，但对哮喘患者仍需慎用。临床试验证明，阿替洛尔每日 75 ~ 600mg 降压效果比心得安每日 60 ~ 480mg 为佳。阿替洛尔的 $t_{1/2}$ 和作用维持时间均较普萘洛尔和美托洛尔长，临床应用时每天口服 1 次即可，普萘洛尔和美托洛尔则需每天 2 ~ 3 次。

（四）有内在拟交感活性的 $β_1$ 受体阻断药

醋丁洛尔

醋丁洛尔（Acebutolol，醋丁酰心安）可选择性地阻断 $β_1$ 受体，既具有心脏选择作用，也具有一定的内在拟交感活性和膜稳定性。作用与普萘洛尔相似但弱。可用于高血压、心绞痛、心律失常等治疗。不良反应和普萘洛尔相似。

三、α、β 受体阻断药

拉贝洛尔

【体内过程】拉贝洛尔（Labetalol，柳胺苄心定）口服可吸收，部分可被首过消除，生

物利用度 20% ~40% ，口服个体差异大，易受胃肠道内容物的影响。拉贝洛尔的 $t_{1/2}$ 为 4 ~6h，血浆蛋白结合率为 50% 。本品约有 99% 在肝脏内迅速代谢，只有少量以原型经肾脏排出。

【药理作用】拉贝洛尔是相对较新的 α、β 受体竞争性阻断药的代表。β 受体阻断作用约为普萘洛尔的 1/2.5，但无心肌抑制作用，α 受体阻断作用为酚妥拉明的 1/10 ~1/6，对 β 受体的阻断作用为 α 受体阻断作用的 5 ~10 倍。它与单纯 β 受体阻断药不同，能降低卧位血压和周围血管阻力，一般不降低心排血量或每次心搏量。对卧位患者心率无明显影响，立位或运动时心率则减慢。对高血压的疗效比单纯 β 受体阻断药为优。本品亦可引起直立性低血压。

【临床应用】本品多用于中度和重度的高血压、心绞痛，静注可用于高血压危象。

【不良反应】常见不良反应有眩晕、乏力、恶心等。本品对支气管平滑肌收缩的作用虽不强，但对哮喘患者仍可致支气管痉挛，故禁用；心功能不全者禁用。儿童、孕妇及脑溢血患者忌用静滴，注射液不能加入葡萄糖盐水中作静脉注射或静脉滴注。

阿罗洛尔

阿罗洛尔（Arotinolol）为非选择性 α、β 受体阻断药，与拉贝洛尔相比，α 受体阻断作用强于 β 受体阻断作用。临床观察表明，可降低心肌收缩力，减慢心率，减少心肌耗氧量，减少心排血量。适宜的 α 受体阻断作用，在不使末梢血管阻力升高的情况下，呈现 β 受体阻断作用而降压。可用于高血压、心绞痛及室上性心动过速的治疗，对高血压合并冠心病者疗效佳，可提高生存率。对于高血压等疾病的治疗，通常每天 20mg，分两次口服。老年人从小剂量（5mg）开始，注意调整剂量。本品亦可用于原发性震颤的治疗，一般从每天10mg 开始，最多不超过 30mg。长期用药应定期检测心、肝、肾功能。如有心动过缓或低血压应减量或停药。

本品与利血平或交感神经抑制药、降糖药及钙通道阻滞药合用可产生协同作用，应注意调整剂量。孕妇及哺乳期妇女禁用。

卡维地洛

卡维地洛（Carvedilol）是一个新型的同时具有 $α_1$、$β_1$ 和 $β_2$ 受体阻断活性的药物，还具有抗氧化作用。卡维地洛 1995 年被美国 FDA 批准用于治疗原发性高血压，1997 年批准用于治疗充血性心力衰竭，是此类药物中第一个被正式批准用于治疗心衰的 β 受体阻断药。本药用于治疗充血性心力衰竭，可明显改善症状，提高生活质量，降低病死率。治疗轻、中度高血压疗效和其他 β 受体阻断药、硝苯地平等类似。用药量主张从小剂量开始（首次3.125 ~6.25mg，2 次/天），根据病情需要每 2 周增量 1 次，最大剂量可用到每次 50mg，每天 2 次。

小 结

● 作用于肾上腺素受体的药物分为肾上腺素受体激动药和肾上腺素受体阻断药两大类。肾上腺素受体激动药作用的表现与交感神经兴奋的效应相似，又称为拟交感药。肾上腺素受体阻断药则减弱或取消肾上腺素受体兴奋的效应。

● 肾上腺素受体激动药依据对受体的选择性，分为：①作用于 α、β 受体的激动药物，代表药物肾上腺素，作用为兴奋心脏；收缩皮肤、黏膜、腹腔内脏血管，舒张骨骼肌和冠脉血管；升高血压；舒张支气管；增强机体代谢，增加耗氧量。临床主要用于心脏骤停，抗休克，支气管哮喘，与局麻药配伍和局部止血。②作用于 α 受体的激动药物，代表药物去甲肾上腺素，作用为增加心收缩力，收缩血管，升高血压。临床主要用于休克和低血压，上消化道出血（口服）。③作用于 β 受体的激动药物，代表药物异丙肾上腺素，作用为兴奋心脏；舒张冠状血管、骨骼肌和腹腔内脏血管；舒张支气管平滑肌；增加组织耗氧量。临床主要用于心脏骤停，二、三度房室传导阻滞，支气管哮喘。

● 肾上腺素受体阻断药分为 α 受体阻断药和 β 受体阻断药。前者代表药物为酚妥拉明（短效）、酚苄明（长效），能舒张血管，降低血压，反射性兴奋心脏。主要用于外周血管痉挛性疾病，不良反应主要是直立性低血压。后者代表药物有普萘洛尔、吲哚洛尔等，其 β 受体阻断作用主要表现为抑制心脏，降低血压，减少肾素释放，收缩支气管平滑肌，抑制糖原和脂肪分解。部分药物还具有内在拟交感活性和膜稳定作用。β 受体阻断药临床用于心律失常、高血压、心绞痛、心肌梗死、甲亢和甲亢危象的辅助治疗及甲亢的术前准备、青光眼、偏头痛等。不良反应注意诱发或加剧支气管哮喘、心脏抑制、外周血管痉挛和反跳现象。

（张忠泉）

扫码"练一练"

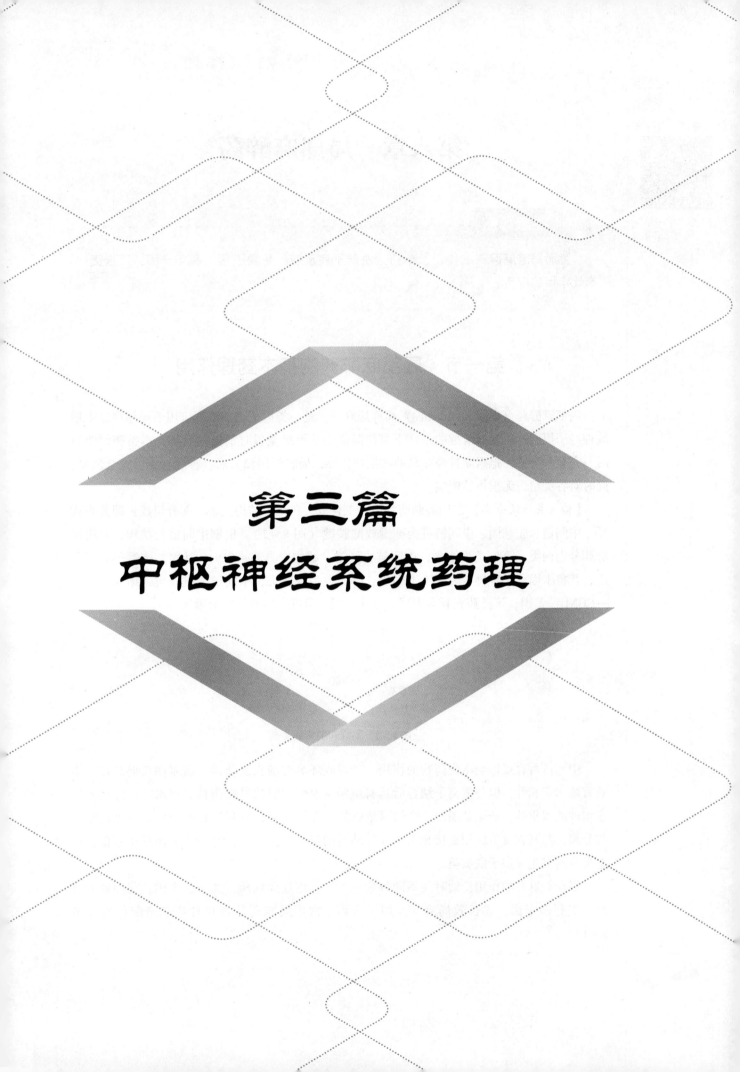

第三篇
中枢神经系统药理

第八章　局部麻醉药

要点导航

熟悉局部麻醉药的作用、给药方法及不良反应；普鲁卡因、利多卡因、丁卡因、布比卡因的应用。

第一节　局部麻醉药的基本药理作用

局部麻醉药（local anesthetics）简称局麻药，是一类以适当的浓度应用于局部神经末梢或神经干周围，在意识清醒的条件下可使局部痛觉等感觉暂时消失的药物。本类药物能暂时、完全和可逆性地阻断神经冲动的产生和传导，局麻作用消失后，神经功能可完全恢复，同时对各类组织无损伤性影响。

【构效关系及分类】常用局麻药均由人工合成，在化学结构上由三部分组成，即芳香族环、中间链和胺基团，中间链可为酯键或酰胺键（图 8 - 1）。根据中间链的结构，常用局麻药分为两类：第一类为酯类，中间链为酯键，结构中具有—COO—基团，该类药有可卡因、普鲁卡因、氯普鲁卡因和丁卡因等；第二类为酰胺类，中间链为酰胺键，结构中具有—CONH—基团，该类药有利多卡因、布比卡因、辛可卡因和甲哌卡因等。

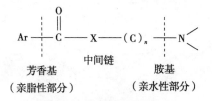

图 8 - 1　局麻药的构效关系

中间链可直接影响本类药物的作用。芳香族环具有疏水亲脂性，胺基团属弱碱性，也具有疏水亲脂性，但与氢离子结合后具有疏脂亲水性，因此局麻药具有疏水亲脂性和疏脂亲水性的双重性。亲脂基团或亲脂性可增强局麻作用效果，有利于药物与相应位点的结合与分离，与药物发生作用直接相关。属于酯类的局麻药，相对毒性较大，治疗指数低，变态反应的发生率多于酰胺类。

根据局麻药的作用持续时间不同分为三类：①短效局麻药，如普鲁卡因；②中效局麻药，如利多卡因；③长效局麻药，如丁卡因。常用局麻药的理化性质和麻醉作用（表 8 - 1）。

表 8 - 1　常用局麻药的理化性质和麻醉作用

药品	化学结构			pK_a	相对作用强度（比值）	相对毒性强度（比值）	作用维持时间（h）	一次极量（mg）	穿透力
	亲脂基团	中间链	亲水基团						
酯类									
普鲁卡因				8.9	1	1	1	1000	弱
丁卡因				8.2	10	10~12	2~3	100	强
酰胺类									
利多卡因				7.9	2	2	1~2	500	强
布比卡因				8.2	10~18	6.5	5~10	200	弱

【体内过程】局麻药可从用药部位吸收，当用药部位血管丰富、药物扩血管作用强、剂量大或未加血管收缩药时吸收速度快，反之吸收速度慢。各部位吸收速度由快到慢依次为：肋间＞骶管＞硬膜外间隙＞臂丛＞蛛网膜下隙＞皮下浸润。酯类局麻药一般由假性胆碱酯酶水解，酰胺类局麻药则由肝微粒体酶、酰胺酶降解。

【药理作用】

1. 局部麻醉　局麻药可作用于神经，提高产生神经冲动所需的阈电位，抑制动作电位去极化上升的速度，延长动作电位的不应期，甚至使神经细胞丧失兴奋性及传导性。局麻药对任何神经都有阻断作用，其阻滞程度与神经纤维的类别有关。一般规律是神经纤维末梢、神经节及中枢神经系统的突触部位对局麻药最为敏感，细神经纤维比粗神经纤维更易被阻断。对无髓鞘的交感、副交感神经节后纤维在低浓度时可显效。对有髓鞘的感觉和运动神经纤维则需高浓度才能产生作用。对混合神经产生作用时，药物浓度由低到高，首先消失的是持续性钝痛（如压痛），其次是短暂性锐痛，继之依次为冷热、触觉和深部感觉消失，最后发生运动麻痹。进行蛛网膜下腔麻醉时，首先阻断自主神经，继而按上述顺序产生麻醉作用。神经冲动传导的恢复则按相反的顺序进行。

2. 抗心律失常　部分局麻药具有抗心律失常作用，如利多卡因可用于治疗强心苷引起的严重室性心动过速和心室纤颤，为临床常用抗心律失常药。

【作用机制】神经动作电位的产生是由于神经受刺激时引起膜通透性的改变，产生 Na^+ 内流和 K^+ 外流。局麻药的作用是阻止这种通透性的改变，使 Na^+ 在其作用期间内不能进入细胞。局麻药作用机制的学说较多，目前公认的是局麻药主要从膜内侧可逆性地阻断神经细胞膜上的电压门控性 Na^+ 通道（voltage - gated Na^+ channels），抑制动作电位的发生和传导，使传导阻滞产生局麻作用。生理 pH 条件下，局麻药的解离型（阳离子型）和非解离型（碱基）处于平衡状态，只有脂溶性的非解离型能跨膜进入细胞内，进入后在较低的 pH

(7.08) 条件下又部分转变为解离型，与膜内侧 Na^+ 通道上的带负电荷的一种或多种特异性结合位点结合，阻断 Na^+ 通道，抑制 Na^+ 内流，产生神经阻断作用。因此，目前认为局麻药具有亲脂性、非解离型是透入神经的必要条件，而透入神经后则须转变为解离型带电的阳离子才能发挥作用。局麻药的脂溶性、解离速率、解离常数（pK_a）及体液 pH 与局麻时效密切相关。

除阻断 Na^+ 通道外，局麻药还能与细胞膜蛋白结合阻断 K^+ 通道，产生这种作用常需高浓度，对静息膜电位无明显和持续性的影响。

【临床应用】局麻药主要用于各种手术的局部麻醉，局麻方法不同，临床用途也不同。有些局麻药如普鲁卡因可用于封闭疗法和静脉复合麻醉，利多卡因还可用于抗心律失常等。

1. 表面麻醉（surface anesthesia） 是将穿透性强的局麻药根据需要涂于黏膜表面，使黏膜下神经末梢麻醉。用于眼、鼻、口腔、咽喉、气管、食管和泌尿生殖道黏膜的浅表手术，如耳鼻喉科手术前咽喉喷雾法麻醉。常选用穿透力强的丁卡因。

2. 浸润麻醉（infiltration anesthesia） 是将局麻药溶液注入沿手术切口的皮内、皮下、肌肉等组织，使进入手术视野的神经末梢麻醉。用于静脉切开、皮下肿瘤切除等小手术。根据需要可在溶液中加入少量肾上腺素，可减缓局麻药的吸收，延长作用时间。常选用穿透力小、毒性低的普鲁卡因或利多卡因。

3. 传导麻醉（conduction anesthesia） 是将局麻药注射到外周神经干附近，阻断神经冲动传导，使该神经所分布的区域麻醉。阻断神经干所需的局麻药浓度较麻醉神经末梢所需的浓度高，但用量较小，麻醉区域较大。用于四肢及口腔手术。常选用利多卡因、普鲁卡因和布比卡因。为延长麻醉时间，也可将布比卡因和利多卡因合用。

4. 蛛网膜下腔麻醉（subarachnoidal anesthesia） 又称脊髓麻醉或腰麻（spinal anesthesia），是将麻醉药注入腰椎蛛网膜下腔，麻醉该部位的脊神经根。首先被阻断的是交感神经纤维，其次是感觉纤维，最后是运动纤维。用于下腹部和下肢手术。常用药物为利多卡因、丁卡因和普鲁卡因。

药物在脊髓管内的扩散受患者体位、姿势、药量、注射力量和溶液比重的影响。为控制药物扩散，通常将其配成高比重或低比重溶液。如用放出的脑脊液溶解或在局麻药中加10% 葡萄糖溶液，其比重高于脑脊液，用蒸馏水配制的药液比重可低于脑脊液。患者取坐位或头高位时，高比重溶液可扩散到硬脊膜腔的最低部位，如采用低比重溶液有扩散入颅腔的危险。

脊髓麻醉的主要危险是呼吸麻痹和血压下降，血压下降是由于静脉和小静脉失去神经支配后显著扩张所致，其扩张程度由管腔的静脉压决定。静脉血容量增大时会引起心输出量和血压的显著下降，因此维持足够的静脉血回流心脏至关重要。可采取轻度的头低位（10°~15°）或预先应用麻黄碱预防。

5. 硬膜外麻醉（epidural anesthesia） 是将药液注入硬膜外腔，麻醉药沿着神经鞘扩散，穿过椎间孔阻断神经根冲动传导，使其所支配区域产生麻醉作用。由于硬膜外腔不与颅腔相通，药液不扩散至脑组织，无腰麻时头痛或脑脊膜刺激现象。可用于从颈部至下肢的手术，特别适用于上腹部手术。但硬膜外麻醉用药量较腰麻大5~10倍，如误入蛛网膜下腔，可引起严重的毒性反应。硬膜外麻醉也可引起外周血管扩张、血压下降及心脏抑制，可应用麻黄碱防治。常选用利多卡因、布比卡因及罗哌卡因等。

6. 区域镇痛（regional analgesia） 近年来，外周神经阻滞技术及局麻药的发展为患者提供了更理想的围术期镇痛的有效方法，通常与阿片类药物联合应用，可减少阿片类药物的用量。酰胺类局麻药如布比卡因、左旋布比卡因及罗哌卡因在区域镇痛中运用较为广泛，尤其是罗哌卡因，具有感觉和运动阻滞分离的特点，成为区域镇痛的首选药。

【不良反应】

1. 毒性反应 局麻药的剂量或浓度过高或误将药物注入血管时引起的全身作用，主要表现为中枢神经和心血管系统的毒性。

（1）中枢神经系统 局麻药对中枢神经系统的作用是先兴奋后抑制。初期表现为眩晕、惊恐不安、多言、震颤和焦虑，甚至发生神志错乱和阵挛性惊厥。中枢过度兴奋可转为抑制，之后患者可进入昏迷、心脏骤停和呼吸衰竭状态。中枢抑制性神经元对局麻药比较敏感，由于中枢神经系统的兴奋与抑制的不平衡，中枢神经系统脱抑制而出现兴奋症状。局麻药引起的中毒性惊厥是边缘系统兴奋灶向外周扩散所致，静脉注射地西泮可加强边缘系统 $GABA_A$ 能神经元的抑制作用，可防止惊厥发作。普鲁卡因易影响中枢神经系统，因此常被利多卡因取代。可卡因可引起欣快感和一定程度的情绪及行为影响。局麻药中毒晚期应着重维持呼吸、循环功能。

（2）心血管系统 局麻药对心肌细胞膜具有膜稳定作用，吸收后可降低心肌兴奋性，减弱心肌收缩力，减慢传导，延长不应期。多数局麻药会使小动脉扩张，血压下降，血药浓度过高时导致血压骤降，甚至休克，特别是药物误入血管内更易发生。一般而言，高浓度局麻药对心血管的毒性作用常发生在中枢神经系统毒性之后，但布比卡因与此相反，较易发生室性心动过速和心室纤颤。利多卡因则具有抗室性心律失常作用。

2. 变态反应 较为少见，在少量用药后立即发生类似过量中毒的症状，出现荨麻疹、支气管痉挛及喉头水肿等症状。一般认为酯类局麻药比酰胺类多见。

第二节 常用局部麻醉药

一、酯类局部麻醉药

普鲁卡因

普鲁卡因（Procaine），又名奴佛卡因（Novocaine）。毒性较小，是最常用的局麻药之一。本药属短效酯类局麻药，亲脂性低，对皮肤、黏膜的穿透力弱。一般不用于表面麻醉，常局部注射用于浸润麻醉、传导麻醉、蛛网膜下腔麻醉和硬膜外麻醉。注射给药后 $1 \sim 3min$ 起效，可维持 $30 \sim 45min$，加用肾上腺素后维持时间可延长 20%。普鲁卡因在血浆中能被酯酶水解，转变为对氨苯甲酸（PABA）和二乙氨基乙醇，前者能对抗磺胺类药物的抗菌作用，故应避免与磺胺类药物同时应用。普鲁卡因可用于损伤部位的局部封闭。过量应用可引起中枢神经系统和心血管反应。有时可引起过敏反应，故用药前应做皮肤过敏试验，但结合率不高，皮肤阴性者仍可发生过敏反应。对本药过敏者可用氯普鲁卡因和利多卡因代替。

丁 卡 因

丁卡因（Tetracaine），又名地卡因（Dicaine）。麻醉强度比普鲁卡因强 10 倍，毒性大 10～12 倍。本药属长效类局麻药，对皮肤、黏膜的穿透力强，常用于表面麻醉。以 0.5%～1% 溶液滴眼，无角膜损伤等不良反应。作用迅速，1～3min 起效，作用持续 2～3h。本药也可用于传导麻醉、腰麻和硬膜外麻醉，因毒性大，一般不用于浸润麻醉。本药主要在肝脏代谢，但转化、降解速度缓慢，加之吸收迅速，易发生毒性反应。

二、酰胺类局部麻醉药

利多卡因

利多卡因（Lidocaine），又名赛罗卡因（Xylocaine），是目前应用最多的局麻药。本药属中效类局麻药，相同浓度下与普鲁卡因相比，利多卡因具有起效快、作用强而持久、穿透力强及安全范围大等特点，同时无扩张血管作用，对组织几乎没有刺激性。可用于多种形式的局部麻醉，有全能麻醉药之称，主要用于传导麻醉和硬膜外麻醉。本药因属酰胺类，在肝脏被肝微粒体酶水解失活，但代谢较慢，$t_{1/2}$ 为 90min，作用持续 1～2h。本药反复应用后可产生快速耐受性。利多卡因的毒性大小与所用药液的浓度有关，增加浓度可相应增加毒性反应。本药也是治疗室性心律失常的常用药物。利多卡因的过敏反应极为罕见，对普鲁卡因过敏者可选用此药；但利多卡因毒性反应发生率较普鲁卡因高，临床应用控制较后者严格。

布比卡因

布比卡因（Bupivacaine），又名麻卡因（Marcaine），本药属长效、强效类局麻药，局麻作用较利多卡因强 45 倍，作用持续时间可达 5～10h。本药主要用于浸润麻醉、传导麻醉和硬膜外麻醉。与等效剂量利多卡因相比，可产生严重的心脏毒性，并难以治疗，特别在酸中毒、低氧血症时尤为严重。

左旋布比卡因（Levobupivacaine）为新型长效局麻药，作为布比卡因的左旋对映异构体，具有相对较低的毒性，麻醉效能与布比卡因相似。目前临床小剂量应用局麻药的观点，在很大程度上已减少了局麻药毒性反应的发生率，但因患者对药物的个体差异或临床需要较大剂量局麻药及局麻药持续应用时，该药的优越性显得较重要。

罗哌卡因

罗哌卡因（Ropivacaine）阻断痛觉的作用较强，但对运动的作用较弱，作用时间短，使患者能够尽早离床活动并缩短住院时间，对心肌的毒性比布比卡因小，其收缩血管作用明显，使用时无需加入肾上腺素。适用于硬膜外、臂丛阻滞和局部浸润麻醉。本药对子宫和胎盘血流几乎无影响，故适用于产科手术麻醉。

利多卡因与布比卡因广泛应用于临床，罗哌卡因和左旋布比卡因作为新型的长效局麻药，大量临床与基础研究资料均证实其临床作用的安全性和有效性。从麻醉效能看，布比卡因＞左旋布比卡因＞罗哌卡因，但后两者具有毒性低、时效长、良好耐受性等特点，使其成为目前麻醉用药的重要选择，也是布比卡因较为理想的替代药物。常用局部麻醉药的比较（表8-2）。

表8-2 常用局部麻醉药的比较

药物	局麻作用	稳定性	穿透性	毒性	过敏反应	主要用途
普鲁卡因	快、弱、短	较差	差	小	稍多	除表面麻醉外的各种局麻
丁卡因	慢、强、长	较差	强	大	少见	除浸润麻醉外的各种局麻
利多卡因	快、中效	好	强	中	罕见	各种局麻
布比卡因	快、强、长	好	较强	大	罕见	浸润、传导和硬膜外麻醉

小 结

局麻药分为酯类和酰胺类，常用的有普鲁卡因、丁卡因、利多卡因和布比卡因，各有其特点。局麻药可与神经细胞膜内面钠通道内口的靶体结合，阻滞钠通道，妨碍钠离子内流，阻断神经冲动的产生和传导。给药部位 pH 越高，非解离型局麻药越多，进入细胞内越多，局麻作用越强。局麻药可用于表面麻醉、浸润麻醉、传导麻醉、蛛网膜下腔麻醉、硬膜外麻醉和区域镇痛。毒性反应是局麻药最重要的不良反应，系局麻药血药浓度过高所致。由于中枢抑制性神经元对局麻药更敏感，患者多表现为先兴奋后抑制。严格控制剂量、合用肾上腺素、避免注入血管可预防。停药、吸氧、人工通气、抗惊厥、维持循环功能是主要抢救措施。普鲁卡因易发生过敏反应，使用前应做过敏试验，对其过敏者可改用利多卡因。

扫码"练一练"

（张忠泉）

扫码"学一学"

第九章 全身麻醉药

要点导航

1. 熟悉异氟烷、恩氟烷等吸入麻醉药在临床应用和不良反应方面的特点；丙泊酚、硫喷妥钠、氯胺酮等静脉麻醉药的临床应用、主要不良反应；复合麻醉的有关概念。
2. 了解吸入性麻醉药及静脉麻醉药的概念，吸入性麻醉药的药理作用和吸入麻醉分期。

全身麻醉药（general anaesthetics）简称全麻药，是一类对中枢神经系统功能具有广泛抑制作用，导致意识、感觉尤其是痛觉暂时消失的药物，主要用于手术麻醉。理想的全麻药还应当能松弛骨骼肌，抑制或消除各种不利的反射活动，而对心、肺、肝、肾等重要器官无明显影响，且便于调整麻醉深度。

早在我国东汉末年，名医华佗（141—208）便成功地用口服全身麻醉药麻沸散进行了麻醉并实施手术。我国著名骨伤科医学家危亦林（1277—1347）亦详细地记述过曼陀罗和草乌用酒调服，少量多次给药的全身麻醉方法。19世纪中叶，随着氧化亚氮、乙醚和三氧甲烷等麻醉药的出现，全麻药进入了化学药时期。英国化学家戴维（Humphry Davy，1778～1829）在1800年就已经知道氧化亚氮具有止痛作用。戴维在给朋友的一封信中叙述到他吸入氧化亚氮以后欢乐、快慰的感觉，因此氧化亚氮也称作"笑气"。牙科医生莫顿（Morton）于1844年将乙醚（ether）用于拔牙手术麻醉，引起很大轰动。麻醉药开始得到越来越多医生的承认和应用。另一位妇产科大夫辛普森（James Simpson，1811～1870）把乙醚用在产科手术中，但是后来他发现三氧甲烷（Chloroform）比乙醚的麻醉效果更好，三氧甲烷就此成了第3种麻醉药。氟烷（Halothane）是一种非燃烧性麻醉药，1956年用于临床获得成功，从此它就成为应用最广，效力最强的全身麻醉药，以后发现的新药，都以氟烷为模式，是碳氢化物或醚类的卤化物。至今，麻醉药及其辅助药由原来的几种已发展到百余种。

全身麻醉药根据给药途径的不同又分为吸入性麻醉药（inhalation anaesthetics）和静脉麻醉药（intravenous anesthetics）。

第一节 吸入性麻醉药

吸入性麻醉药（inhalation anaesthetics）是一类经呼吸道吸入、通过肺泡毛细血管膜弥散入血而产生全身麻醉作用的药物。常用的吸入性麻醉药多数是化学性质稳定的挥发性液体或气体。

目前临床上常用的吸入性麻醉药有异氟烷（Isoflurane）、恩氟烷（Enflurane）、地氟烷

（Desflurane）、七氟烷（Sevoflurane）及氧化亚氮（Nitrous Oxide）等。

【体内过程】吸入性麻醉药须经肺泡吸收入血而到达脑组织。影响吸入性麻醉药吸收和分布的主要因素有药物的脂溶性、吸入气体内药物浓度、肺通气量、血/气分配系数、脑/血分配系数等。药物脂溶性越高、肺通气量越大、吸入气体内药物浓度越高、血/气分配系数越高时，药物的吸收速率就越快。通常以最小肺泡浓度（minimal alveolar concentration, MAC）来反映吸入性麻醉药的作用强度。MAC 是指在一个大气压下，引起 50% 患者痛觉消失时的肺泡中麻醉药的浓度（v/v%），MAC 数值越小，表示该药麻醉作用越强。

吸入性麻醉药在体内的分布首先与局部组织血流量有关。如脑、心、肺等组织血流量大，药物分布就快。最终分布则取决于药物与局部组织的亲和力。脑/血分配系数可反映吸入性麻醉药与脑组织的亲和力，该系数是指脑中药物浓度与血中药物浓度达到平衡时的比值。该系数越大时，则药物愈易进入脑组织，麻醉作用也愈强。

吸入性麻醉药主要通过气体交换以原型从肺泡排出而被消除。也有一部分经肝脏的代谢而消除。血/气分配系数、脑/血分配系数对药物消除的影响与吸收和分布过程刚好相反，这些系数数值越小的药物，消除越快。吸入性麻醉药的某些特性见表 9-1。

表 9-1 吸入性麻醉药的某些特性比较

	乙醚	氟烷	恩氟烷	异氟烷	地氟烷	七氟烷	氧化亚氮
血/气分配系数	12.10	2.30	1.80	1.40	0.42	0.63	0.47
脑/血分配系数	1.14	2.00	1.45	4.00	1.30	1.70	1.06
最小肺泡浓度（%）	1.92	0.75	1.68	1.15	7.25	1.71	100.00
诱导期	很长	短	短	短	短	短	短
恢复期苏醒	慢	迅速	非常迅速	非常迅速	迅速	迅速	迅速
骨骼肌松弛	很好	差	好	好	好	好	很差

【药理作用】

1. 中枢神经系统

（1）吸入麻醉分期 吸入性麻醉药对中枢神经系统的抑制作用从大脑皮质开始，最后是延脑。随着麻醉逐渐加深，依次出现各种神经功能受抑制的症状。临床上常以乙醚麻醉为代表，将麻醉过程分成以下四期。

一期（镇痛期）：从麻醉开始到意识消失。此时大脑皮质网状结构上行激活系统受到抑制。

二期（兴奋期）：兴奋挣扎，呼吸不规则，血压、心率不稳定，呈现出一种皮质下中枢脱抑制现象。此期不宜进行任何手术。

一、二期合称诱导期，易致心脏停搏等意外。

三期（外科麻醉期）：以兴奋转为安静，呼吸、血压平稳标志着本期开始。皮质下中枢（间脑、中脑、脑桥）和脊髓自上而下逐渐受到抑制。此期又分为四级。一般手术都在二、三级进行，第四级时呼吸严重抑制，脉搏快而弱，血压降低，表明延髓生命中枢开始受抑制，应立即减量或停药，以免进入以呼吸停止为特征的第四期。

四期（延髓麻痹期）：延髓生命中枢，特别是呼吸中枢被抑制，血压下降，瞳孔散大，最后呼吸停止。

现临床上多采用复合麻醉，按上述分期掌握麻醉已不适宜。临床一般根据患者呼吸形式、血压变化、痛觉反应、瞳孔变化、各种反射及肌张力变化等指征掌握麻醉深度。

神经组织对吸入性麻醉药敏感性有较大差异，可出现抑制或兴奋等多种反应。延髓呼吸中枢和血管运动中枢对吸入性麻醉药最不敏感，高浓度才出现呼吸和循环衰竭。除氧化亚氮外，各药可不同程度地降低脑代谢，扩张脑血管，增加脑血流和升高颅内压。

（2）作用机制 吸入性麻醉药的作用机制目前尚无定论。早期的脂溶性假说认为，吸入性麻醉药的麻醉强度与脂溶性高低呈正相关。吸入性麻醉药进入中枢神经系统神经细胞膜的脂质层内，药物分子与蛋白质分子的疏水部分相结合，扰乱了双层脂质分子排列，使膜蛋白变构，阻断了神经冲动的传递，造成中枢神经系统广泛抑制，导致全身麻醉。近年的脂蛋白质假说认为，绝大多数吸入性麻醉药可干扰神经细胞膜配体门控离子通道的功能，如 $GABA_A$ 受体和甘氨酸受体等，增强抑制性突触传递功能和（或）抑制兴奋性突触传递功能，使神经细胞膜超极化而产生中枢神经系统的广泛抑制作用，导致全身麻醉。

2. 心血管系统 含氟麻醉药均不同程度地抑制心肌收缩力、扩张外周血管、降低血压和心肌耗氧量。异氟烷、七氟烷和地氟烷的心血管抑制效应相对较小。

3. 呼吸系统 均能扩张支气管和降低呼吸中枢对 CO_2 的敏感性。除氧化亚氮外，各药可降低潮气量、增加呼吸频率，使每分通气量降低和抑制缺氧所致代偿性换气增加。对支气管黏膜纤毛功能也有抑制作用，可致黏液蓄积、引起肺不张和术后呼吸感染。含氟麻醉药在诱导期可引起咳嗽、屏气甚至气道平滑肌痉挛。

4. 骨骼肌 除氧化亚氮外，含氟麻醉药均有不同程度的骨骼肌松弛作用。

5. 子宫 除氧化亚氮外，各药均可松弛子宫平滑肌，延长产程和导致产后出血过多。

异氟烷　恩氟烷

异氟烷（Isoflurane）和恩氟烷（Enflurane）互为同分异构体。和氟烷相比，其麻醉效价强度虽稍低，但理化性质稳定、血气分配系数低，麻醉诱导期平稳快速，麻醉深度易于调整；不增加心肌对儿茶酚胺的敏感性；肌肉松弛作用明显。两药体内代谢量远低于氟烷，肝肾毒性小。异氟烷的心血管不良反应小，但刺激性较强，可致咳嗽、分泌物增加和喉头痉挛等。恩氟烷浓度过高或过度通气时可致惊厥，有癫痫病史者禁用。两药是目前广泛使用的吸入麻醉剂，用于麻醉诱导和维持。

地氟烷

地氟烷（Desflurane）化学结构与异氟烷相似。其脂溶性低和代谢性低，麻醉效价强度低于异氟烷，但麻醉诱导期极短而患者苏醒快（停药后 5min，患者即可苏醒）。其刺激性较强，麻醉诱导期浓度过大可引起咳嗽、呼吸停顿和喉头痉挛等，故不宜用于儿童的诱导期。

七氟烷

七氟烷（Sevoflurane）麻醉效价强度高于地氟烷，血气分配系数略大于地氟烷，其他与异氟烷相似，其优点是无明显刺激性，麻醉诱导期短、平稳、舒适，麻醉深度易于控制，患者苏醒快，对心脏功能影响小。七氟烷目前广泛用于麻醉诱导和维持。

氧化亚氮

氧化亚氮（Nitrous Oxide），又称笑气。为液体吸入麻醉剂，性质稳定、不易燃易爆，体内几乎不代谢；麻醉效价强度低，但镇痛作用较强，20% 吸入即有镇痛作用。其安全性高，如无缺氧，吸入数小时几乎没有毒性。作为麻醉辅助药与其他吸入麻醉剂合用可减少后者用量，从而减轻后者不良反应。还用于牙科和产科镇痛。

第二节　静脉麻醉药

静脉麻醉药（intravenous anesthetics）是将麻醉药直接输入血液循环而产生全身麻醉作用的药物。由于本类药物直接进入血液循环，因此麻醉速度比吸入性麻醉药快，药物从注射部位到达脑内即产生麻醉。

静脉麻醉药与吸入性麻醉药相比，主要优点为：使用方便；不刺激呼吸道且麻醉诱导迅速。但本类药物主要缺点是：麻醉作用不完善，除氯胺酮外，其他药物无镇痛作用；长时间应用有一定蓄积作用；全麻分期不明显，不易调节麻醉深度。临床主要作为其他麻醉药的辅助用药，用于麻醉诱导和维持。可单独用于短时小手术及某些外科处置，如处理烧伤和清创等。

目前临床常用的静脉麻醉药主要有丙泊酚（Propofol）、硫喷妥钠（Thiopental Sodium）、氯胺酮（Ketamine）、依托咪酯（Etomidate）、咪达唑仑（Midazolam）等。

丙泊酚

丙泊酚（Propofol，异丙酚）是最常用的短效静脉麻醉药之一。主要通过增强 $GABA_A$ 受体诱导的氯离子内流而产生麻醉作用，起效快、作用时间短，苏醒迅速、完全，无明显蓄积作用，能抑制咽喉反射，有利于插管，能降低颅内压及眼压，减少脑耗氧量及脑血流量，镇痛、肌松作用均很微弱。对循环系统有明显抑制作用，表现为血压下降，心肌血液灌注及耗氧量下降，外周血管阻力降低。可抑制呼吸，有些患者可出现呼吸暂停，故麻醉时应监测。目前普遍用于麻醉诱导、麻醉镇静及麻醉维持。特别适用于门诊手术、胃、肠镜诊断性检查、人流手术等短小手术的麻醉。也常用于手术后 ICU 病房患者的镇静。

硫喷妥钠

硫喷妥钠（Thiopental Sodium）为超短效作用的巴比妥类，脂溶性高，极易透过血脑屏障而进入脑组织，由于药物重新分布并储存于脂肪和肌肉等组织，脑内药物浓度迅速下降，故麻醉作用迅速，无兴奋期，作用维持时间短。硫喷妥钠刺激性强，肌肉松弛不完全，对呼吸、循环抑制强，故主要用于诱导麻醉和基础麻醉，单独应用仅适用于小手术或控制惊厥。不良反应有血压骤降、呼吸抑制、喉痉挛和支气管痉挛等。禁用于新生儿、婴幼儿、支气管哮喘患者。

氯胺酮

氯胺酮（Ketamine）是 N – 甲基 – D – 天门冬氨酸（NMDA）受体非竞争性拮抗药，该药可阻断脊髓网状结构束对痛觉冲动向丘脑和皮质区的传导，产生镇痛作用，同时还激活边缘系统，导致患者在苏醒期情绪方面的过度活动，患者痛觉消失而意识部分存在，睁开眼睛呈木僵状，对环境变化无反应，同时肌张力增强，眼球震颤，肢体无目的活动，有梦幻般的感觉和烦躁不安等浅麻醉状态，称之为"分离麻醉"（dissociative anaesthesia）。氯胺酮麻醉起效快，作用维持时间短，镇痛力强，是静脉麻醉药中唯一有显著镇痛作用者，对体表的镇痛作用明显，对内脏的镇痛作用差，无肌松作用，对呼吸抑制轻微。可使心率加快，血压明显升高。临床适用于小手术、低血压患者的诱导麻醉及复合麻醉。主要不良反应是在苏醒期产生的精神激动和梦幻现象，如谵妄、狂躁、肢体乱动等，成人较儿童更易发生。引起血压升高及心率加快。给药速度过快或用药量较大时可抑制呼吸功能。禁用于高血压、肺心病、肺动脉高压、颅内压升高、心功能不全、甲状腺功能亢进、精神病等患者。

依托咪酯

依托咪酯（Etomidate）为强效超短时催眠性静脉麻醉药。尚可增强 $GABA_A$ 受体功能而产生麻醉作用，无明显镇痛、肌松作用。成人静脉给予几秒钟内意识丧失，诱导睡眠达 5min。对心率无明显影响，对冠状血管有轻微扩张作用，适用于冠心病、瓣膜病和其他心脏储备功能差的患者。恢复期易出现恶心、呕吐症状。

咪达唑仑

咪达唑仑（Midazolam，咪唑安定）为苯二氮䓬类镇静催眠药，具有较强的抗焦虑、催眠、抗惊厥、肌松和顺行性遗忘作用，但无镇痛作用，其水溶性强，半衰期短，无论口服、肌注、静注、小儿鼻腔滴入或直肠灌注均吸收完全，起效迅速，消除快，作用时间短，适用于麻醉前用药、全麻诱导和维持、ICU 患者镇静以及电转复及心血管造影等。

第三节　复合麻醉

复合麻醉是指同时或先后应用两种以上麻醉药物或其他辅助药物，以达到完善的手术中和术后镇痛效果及满意的外科手术条件，同时减少麻醉药的用量而减少不良反应（表9-2）。

表9-2　常见复合麻醉用药

用药目的	常用药物
镇静、消除精神紧张	巴比妥类、地西泮
短暂记忆缺失	苯二氮䓬类、氯胺酮、东莨菪碱
抑制迷走神经反射	阿托品类
基础麻醉	巴比妥类、水合氯醛
诱导麻醉	硫喷妥钠、氧化亚氮
镇痛	阿片类
骨骼肌松弛	琥珀胆碱、筒箭毒碱类
降温	氯丙嗪
控制性降压	硝普钠、钙通道阻滞剂

1. 麻醉前给药（premedication） 指患者手术麻醉前应用的药物。如手术前夜常用苯巴比妥或地西泮（安定）消除患者紧张情绪。次晨再服地西泮使记忆短暂缺失。注射阿片类镇痛药，以增强麻醉效果，注射阿托品预防唾液及支气管分泌所致的吸入性肺炎，并预防反射性心律失常。

2. 基础麻醉（basal anesthesia） 给予患者大剂量催眠药，如巴比妥类等，使达深睡状态，在此基础上进行麻醉，可使药量减少，麻醉平稳。常用于小儿或极度紧张不能自控者。

3. 诱导麻醉（induction of anesthesia） 应用诱导期短的硫喷妥钠或氧化亚氮，使迅速进入外科麻醉期，以避免诱导期的不良反应，然后改用他药维持麻醉。

4. 合用肌松药 在麻醉同时注射琥珀胆碱或筒箭毒碱类，以满足手术时肌肉松弛的要求。

5. 低温麻醉（hypothermal anesthesia） 在物理降温基础上使用氯丙嗪使体温下降至较低水平（28～30℃），降低心、脑等生命器官的耗氧量，便于进行心脑血管手术。

6. 控制性降压（controlled hypotension） 应用短效的血管扩张药硝普钠或钙通道阻滞药使血压适度适时下降，并抬高手术部位，以减少出血。

7. 神经安定镇痛术（neuroleptanalgesia） 是一种复合镇痛方法，常用氟哌利多及芬太尼按 50∶1 组成的合剂作静脉注射，使患者处于意识朦胧，自主动作停止，痛觉消失状态，适用于外科小手术。如同时加用氧化亚氮及肌松药则可达满意的外科麻醉，称为神经安定麻醉。氟哌利多作用时间较长，芬太尼作用时间短，后者需反复追加，现已不主张制成合剂使用，而采取分别应用的方法。

小 结

• 全身麻醉药简称全麻药，是能可逆性地引起不同程度的感觉和意识丧失，从而可实施手术的药物。全身麻醉药分为吸入性麻醉药和静脉麻醉药两类。吸入性麻醉药是通过肺部吸入而达到麻醉效果的药物，包括异氟烷和恩氟烷、地氟烷、七氟烷、氧化亚氮等。凡经静脉途径给予的全身麻醉药统称为静脉麻醉药，主要包括丙泊酚、硫喷妥钠、氯胺酮、依托咪酯、咪达唑仑等。

• 全身麻醉常根据患者情况和手术要求，加入一些麻醉辅助药，如阿片类镇静药、M胆碱受体阻断药、镇静催眠药，骨骼肌松弛药等，以达到完善的手术中和术后镇痛效果及满意的外科手术条件，同时减少麻醉药的用量而减少不良反应，此称为复合麻醉。

（杨德森）

扫码"练一练"

扫码"学一学"

第十章　镇静催眠药

要点导航

1. 掌握常用的苯二氮䓬类药物的基本作用、作用机制、临床应用和不良反应。
2. 熟悉巴比妥类药物的基本作用、作用机制、临床应用及其不良反应。
3. 了解其他镇静催眠药的作用特点。

镇静催眠药（sedative - hypnotics）是一类对中枢神经系统具有抑制作用，能引起镇静和近似生理性睡眠的药物。该类药物小剂量服用时可产生镇静作用，缓解或消除兴奋不安，较大剂量则产生睡眠作用。部分镇静催眠药随着剂量的增加还会产生抗惊厥和抗癫痫作用，过量的镇静催眠药会导致呼吸麻痹，甚至引起死亡。

该类药物按化学结构分为苯二氮䓬类、巴比妥类及其他类镇静催眠药。其中苯二氮䓬类临床疗效较好、成瘾性小，且安全范围较大，是目前临床最常用的镇静催眠药。

第一节　睡眠与睡眠障碍

觉醒与睡眠是人类维持中枢神经系统功能正常的一种生理现象。根据睡眠时脑电图（electroencephalogram，ECG）的变化以及眼球活动情况等特点，一般可以将睡眠分为两个时相：非快动眼睡眠（non - rapid - eye movement sleep，NREMS）和快动眼睡眠（rapid - eye movement sleep，REMS）。NEMS 与智力的发育、学习记忆和机体疲劳的缓解等有关。NREMS 又可分为浅睡期和深睡期，深睡期也称慢波睡眠（slow wave sleep，SWS）。在 SWS 期间，大脑皮层高度抑制，分泌大量的生长激素，有利于大脑皮层的休息，生长发育和生命物质的补充。REMS 的主要特点是眼球快速运动，脑电波呈现去同步化快波，故又称为快波睡眠（fast wave sleep，FWS）。睡眠时 NREMS 和 REMS 两个时相交替出现。入睡后首先进入 NREMS，约经 60～90min 后进入 REMS，REMS 一般持续大约 25min，再次进入 NREMS。成人一夜中两个时相约交替 4～6 次。

睡眠障碍可分为 4 类：①入眠及睡眠困难，是最常见的睡眠障碍，又称为失眠，包括入睡障碍、中途觉醒、过早觉醒和缺乏睡眠满足感等；②睡眠过剩；③睡眠觉醒障碍；④阶段性睡眠或与部分性觉醒有关的功能障碍。

理想的镇静催眠药在催眠剂量服用后可引起催眠，诱导入睡，延长睡眠时间，并可减少觉醒次数。但是现有的镇静催眠药所引起的药物性睡眠与生理性睡眠有所不同。如巴比妥类主要缩短 REMS 时相；苯二氮䓬类则主要缩短 NREMS，对 REMS 的影响较小，因此长期用药骤停后会引起 REMS 反跳延长，出现多梦、焦虑不安和失眠等症状，造成停药困难。理想的镇静催眠药应能导致近似生理性的睡眠。

第二节　苯二氮䓬类

苯二氮䓬类（benzodiazepines，BDZ）药物均具有 1，4 - 苯并二氮䓬环的基本结构（图 10 - 1），不同基团取代 R_1、R_2、R_3、R_4、R_7、R'_2 位后则形成一系列衍生物。目前在临床常用的有 20 多种，其药理学特性基本相似。一般根据药物作用时间的长短可将该类药物分为长效（地西泮等）、中效（劳拉西泮等）和短效（三唑仑）类（表 10 - 1）。

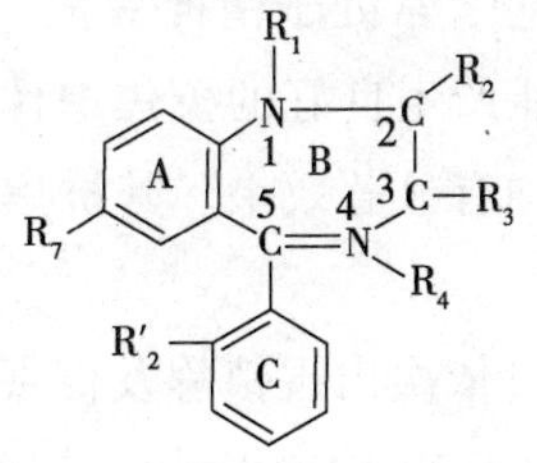

> **药师考点**
>
> 苯二氮䓬类药物的药理作用与机制、临床应用和不良反应。

图 10 - 1　苯二氮䓬类药物的基本结构

【体内过程】多数苯二氮䓬类药物口服吸收迅速而完全，0.5 ~ 1.5h 达血药浓度峰值。该类药物血浆蛋白结合率较高，但由于高度的脂溶性，多数药物容易在体内脂肪和肌肉组织中聚集，易透过血脑屏障，向脑组织分布。本类药物主要经肝药酶代谢，多数代谢物仍具有与原型药物相似的药理活性，在肝脏与葡萄糖醛酸结合后经肾脏排泄。苯二氮䓬类药物作用持续时间差异很大，肝功能下降、老年及饮酒可使本类药物在体内的氧化代谢受到抑制，半衰期延长。

> **药师考点**
>
> 地西泮（安定）、氟硝西泮、劳拉西泮、奥沙西泮、艾司唑仑、三唑仑的药理作用、临床应用与不良反应。

表 10 - 1　常用苯二氮䓬类药物的作用特点

	药物	作用特点
长效类	地西泮（Diazepam）	口服 0.5 ~ 1.5h，肌注 0.5 ~ 1.5h 达到血药浓度峰值，4 ~ 10 日达到稳态血药浓度，半衰期为 70h；抗焦虑作用选择性强。可用于焦虑、惊厥、失眠、癫痫、恐惧症、麻醉前给药等
	夸西泮（Quazepam）	口服 2h 血药浓度达到峰值，7 ~ 13 日达稳态血药浓度，半衰期为 39h。主要用于镇静催眠
	氟西泮（Flurazepam）	口服 0.5 ~ 1h 血药浓度达到峰值，7 ~ 10 日达到稳态血药浓度，半衰期为 47 ~ 100h。用于各种类型失眠，如入睡困难、夜间多醒和早醒等
中效类	氟硝西泮（Flunitrazepam）	口服 1 ~ 2h，肌注 30 ~ 45min 达血药浓度峰值，半衰期为 16 ~ 35h，用于手术前镇静及各种失眠症。催眠作用开始快，可持续 5 ~ 7h。亦可用作静脉麻醉药（单用或诱导麻醉），与肌松药箭毒合用，可达稳定麻醉 1 ~ 2h
	艾司唑仑（Estazolam）	口服 3h 血药浓度达峰值，半衰期为 10 ~ 20h。主要用于失眠，还可用于焦虑、紧张、恐惧；又能用于抗惊厥和抗癫痫
	阿普唑仑（Alprazolam）	口服 1 ~ 2h 血药浓度达峰值，2 ~ 3 日达稳态血药浓度，半衰期为 12 ~ 15h。主要用于抗焦虑，也可用于恐惧症，也可做催眠用
	劳拉西泮（Lorazepam）	口服 1 ~ 6h，肌注 1 ~ 1.5h 达血药浓度峰值，半衰期为 10 ~ 20h，用于抗焦虑、镇静催眠、抗惊厥、癫痫；注射可用于化疗呕吐以及紧张性头痛、麻醉前给药
	氯硝西泮（Clonazepam）	口服 4h 血药浓度达峰值，半衰期为 20 ~ 40h。主要用于治疗癫痫和惊厥
	硝西泮（Nitrazepam）	口服 2h 血药浓度达峰值，2 ~ 3 日达稳态血药浓度，半衰期为 8 ~ 36h。主要用于失眠以及抗惊厥、婴儿痉挛、肌阵挛性癫痫等

续表

	药物	作用特点
短效类	奥沙西泮（Oxazepam）	口服 2~4h 血药浓度达峰值，数天达稳态血药浓度，半衰期 5~12h。用于焦虑、紧张、激动等症，也可用于催眠、焦虑伴有精神抑郁的辅助治疗，能缓解急性酒精戒断症状
	三唑仑（Triazolam）	口服 2h 血药浓度达峰值，半衰期为 1.5~5.5h，可迅速诱导入睡。用于镇静、催眠。该药药物依赖性较强

【药理作用】

1. 抗焦虑　焦虑是多种精神失常的常见症状，患者常处于精神紧张、焦虑、恐惧、忧虑、失眠等状态。苯二氮䓬类在小于镇静剂量时就能产生良好的抗焦虑作用，不会或较少影响意识和高级精神活动，对各种原因引起的焦虑均有显著效果。其抗焦虑作用可能是通过选择性抑制大脑边缘系统而实现的。

2. 镇静催眠　苯二氮䓬类药物随着剂量增加，可依次出现镇静及催眠作用，能缩短患者入睡时间，延长睡眠持续时间，减少觉醒次数。由于 NREMS 时相的缩短，故可减少发生于此期的夜惊和夜游症，对 REMS 时相则影响不明显，停药后反跳现象较轻。

3. 抗惊厥和抗癫痫　较大剂量苯二氮䓬类药物具有抗惊厥作用，能抑制癫痫病灶异常放电的扩散，但对病灶本身的异常放电没有影响。本类药物的抗惊厥、抗癫痫作用可能是通过促进中枢抑制性递质 GABA 的突触传递而实现的。

4. 中枢性肌肉松弛　苯二氮䓬类药可通过中枢作用降低肌紧张，这一作用与其镇静作用无关。动物实验结果发现苯二氮䓬类药对切除大脑所致僵直有明显的肌肉松弛作用，对人类大脑损伤所致肌肉僵直也有明显缓解作用。该作用可能与其抑制脊髓多突触反射有关。

5. 其他　较大剂量会导致暂时性记忆缺失。一般剂量不会影响正常人的呼吸功能，较大剂量可抑制肺泡换气功能，还可能导致呼吸性的酸中毒，对慢性阻塞性肺部疾病患者尤为严重。该药在临床经常用作心脏电击复律及各种内窥镜检查前用药。

【作用机制】目前认为，苯二氮䓬类药物对大脑中枢的抑制作用主要与药物影响脑内中枢抑制性神经递质 γ-氨基丁酸（GABA）功能及其脑内不同部位的 GABA 亚型 GABA$_A$ 受体密切相关（图 10-2）。GABA$_A$ 受体是由不同亚基构成的环状五聚体，为神经元上的配体-门控型 Cl$^-$ 通道。在 Cl$^-$ 通道周围有 GABA、苯二氮䓬类、巴比妥类、印防己毒素和乙醇等 5 个结合位点。GABA$_A$ 受体有 18 种不同的亚单位，按其氨基酸排列次序可分为 7 族（α、β、γ、δ、ε、θ 和 ρ），不同类型的亚单位间组合可形成不同的 GABA$_A$ 受体亚型。苯二氮䓬类药物结合点位于 α 亚单位，而 α、β 和 γ 亚单位的集合是苯二氮䓬类药物结合位点的基本要求。当苯二氮䓬类药物与其相应位点结合，就会促进 GABA 与 GABA$_A$ 受体的结合，导致 Cl$^-$ 通道开放的频率增加，大量 Cl$^-$ 内流引起细胞膜超极化，神经兴奋性降低。含有 α$_2$ 亚基的 GABA$_A$ 受体可介导苯二氮䓬类药物的抗焦虑作用，而镇静催眠作用是通过含有 α$_1$ 亚基的 GABA$_A$ 受体介导的。

【临床应用】

1. 焦虑症　对于持续性焦虑的患者，一般选用长效类如氟西泮或地西泮等；中、短效类药物，如硝西泮、氯氮䓬或奥沙西泮等一般用于治疗间断性严重焦虑患者。近年来，随着抗抑郁药越来越受到重视以及行为疗法的联合使用，苯二氮䓬类药常用来治疗急性焦虑状态，临床上已较少用此类药物来治疗比较严重的病例。

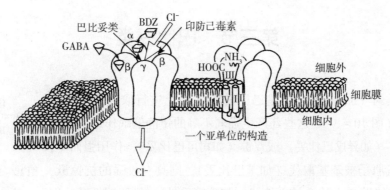

图 10 - 2 苯二氮䓬类药对 GABA 受体的作用

2. 失眠症 一般根据失眠的具体状态来选择服用药物。入眠困难者一般选择短效类，对于睡眠持续障碍者则宜选用中、长效类药物。与巴比妥类药物相比，苯二氮䓬类药物的治疗指数高，安全范围大，是临床上治疗失眠的首选药物。但连续使用后会产生耐受性和依赖性，故不可长期服用。

3. 惊厥和癫痫 辅助治疗小儿高热、破伤风、子痫和药物中毒所致的惊厥，以地西泮和三唑仑作用比较明显。地西泮静脉注射，对癫痫大发作持续状态有显著效果，安全性大；氯硝西泮用于失神发作、肌阵挛发作；硝西泮则对癫痫肌阵挛发作具有良好疗效。

4. 麻醉前给药 多选用地西泮。可减轻患者对手术恐惧导致的焦虑和紧张情绪，并加强麻醉药的作用。较大剂量服用时会产生暂时性记忆缺失，手术前用药可使患者对术中的不良刺激不复记忆。

5. 缓解肌紧张 可缓解中枢神经系统病变引起的肌张力增强、局部病变如腰肌劳损及内窥镜检查所致的肌肉痉挛，且不影响其协调性。

【不良反应】苯二氮䓬类药物毒性较小，安全范围大。常见不良反应有嗜睡、头昏、乏力和记忆力下降，尤以长效类较明显；部分药物有口干、便秘等副作用。大剂量时偶致共济失调。静脉注射速度过快可导致呼吸和循环抑制，严重者可致呼吸和心跳停止，可用苯二氮䓬受体阻断剂氟马西尼抢救。

长期使用苯二氮䓬类药物会产生耐受性，导致依赖和成瘾，突然停用可出现反跳现象和戒断症状，表现为失眠、头晕、焦虑和震颤等。与其他中枢抑制药、乙醇合用时，可能会引起严重的呼吸抑制，严重者可致死。

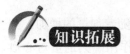知识拓展

苯二氮䓬受体阻断药

氟马西尼（Flumazenil）为咪唑并苯二氮䓬化合物，能与苯二氮䓬特异位点结合，竞争性拮抗苯二氮䓬类药的中枢效应。主要用于苯二氮䓬类药过量的治疗，能有效地催醒患者和改善中毒所致的呼吸和循环抑制。用于苯二氮䓬类过量中毒，开始以 0.1 ~ 0.2mg 静脉注射，每 60s 重复一次，直至患者清醒，再以静脉滴注维持，维持量为 0.1 ~ 0.4mg/h，总量不超过 2mg。常见不良反应有恶心、呕吐、烦躁、焦虑不安等。

第三节　巴比妥类

巴比妥类药（barbiturates）是巴比妥酸在 C_5 上进行取代而得到的中枢抑制药（图 10-3）。这些药产生强弱不等的镇静催眠作用。取代基长而有分支（如异戊巴比妥）或双键（如司可巴比妥），作用强而短；若其中一个氢原子被苯基取代（如苯巴比妥），则具有较强的抗惊厥、抗癫痫作用；如果 C_2 上的 O 被 S 取代（如硫喷妥钠），则脂溶性高，作用迅速，但维持时间短（表 10-2）。

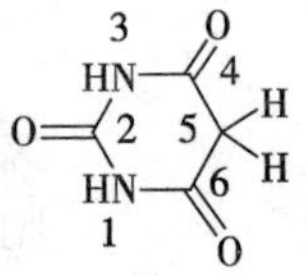

图 10-3　巴比妥酸基本化学架构

表 10-2　巴比妥类药物主要药动学特点

分类	药物	口服显效时间（min）	$t_{1/2}$（h）	油/水分配系数	消除方式
长效	苯巴比妥（Phenobarbital）	30~60	50~144	3	肝代谢和肾排泄
中效	异戊巴比妥（Amobarbital）	15~30	14~40	42	主要肝脏代谢
	戊巴比妥（Pentobarbital）	15~50	15~48	39	主要肝脏代谢
短效	司可巴比妥（Secobarbital）	15~20	20~28	52	主要肝脏代谢

【体内过程】巴比妥类药物口服或肌内注射均易吸收，并迅速分布于全身组织、体液，也易通过胎盘进入胎儿循环。各药入脑组织的速度与药物脂溶性成正比。如硫喷妥钠脂溶性最高，容易通过血脑屏障，静脉注射后可立即奏效，而因其迅速自脑组织转移到外周脂肪组织（再分布），故作用短暂；苯巴比妥脂溶性较小，静脉注射需 30min 才起效。脂溶性高的药物如司可巴比妥等主要在肝脏代谢而失效，作用持续时间较短；脂溶性小的药物如苯巴比妥主要以原型自肾脏排泄而消除，故作用持续时间较长。巴比妥类药物的血浆蛋白结合率各不相同，与其脂溶性密切相关，脂溶性高者结合率高，反之则低。尿液 pH 对苯巴比妥的排泄影响较大，碱化尿液时，该药解离增多，肾小管再吸收减少，可加速从尿中的排泄。

> **药师考点**
> 巴比妥类药物的药理作用特点、临床应用与不良反应。

【药理作用】巴比妥类药物对中枢神经系统具有普遍抑制作用。其随着剂量的增加，抑制作用由弱变强，相应表现为镇静、催眠、抗惊厥和抗癫痫、麻醉等作用。大剂量对心血管系统有抑制作用，10 倍催眠量可引起呼吸中枢麻痹而致死。由于安全性差，易产生依赖性，其应用日渐减少。

巴比妥类药物的中枢抑制作用是通过与 $GABA_A$ 受体上相应位点（巴比妥酸结合位点）的 γ 亚单位结合，促进 GABA 与 $GABA_A$ 受体的结合，导致 Cl^- 通道的开放时间延长，从而增加 Cl^- 内流，引起膜超极化，产生中枢抑制作用。

【临床应用】

1. 镇静催眠　小剂量的巴比妥类药物具有镇静作用，可缓解焦虑、烦躁不安状态。中等剂量可催眠，即缩短入睡时间，减少觉醒次数，延长睡眠时间。巴比妥类药物可改变正常睡眠模式，缩短 REMS 睡眠，引起非生理性睡眠。久用停药后，会"反跳性"地延长 REMS 睡眠时相，出现多梦，引起睡眠障碍。

2. 抗惊厥 苯巴比妥有较强的抗惊厥作用及抗癫痫作用。临床用于癫痫大发作和癫痫持续状态的治疗。同时，还用于小儿高热、破伤风、子痫、脑炎及中枢兴奋药引起的惊厥。

3. 麻醉 司可巴比妥亦可用于基础麻醉或麻醉前给药，缓解患者紧张情绪，减少麻醉药用量。硫喷妥钠主要用于诱导麻醉及基础麻醉。

【不良反应】巴比妥类在催眠剂量可引起眩晕、困倦、嗜睡和精神不振等后遗效应（亦称宿醉）。较大剂量或静脉注射较快时，会抑制呼吸中枢，致呼吸困难；大剂量会明显抑制呼吸中枢，抑制的程度与剂量成正比。支气管哮喘、严重肺功能不全及颅脑损伤致呼吸中枢抑制者禁用。误服或吞服大量巴比妥类药物可引起急性中毒，表现为深度昏迷、呼吸高度抑制、血压下降、体温降低、休克及肾功能衰竭等。

长期使用巴比妥类药物能使患者产生躯体和精神依赖，迫使患者继续用药，如突然停药可出现戒断症状，表现为激动、失眠、焦虑，甚至惊厥。

第四节 其他镇静催眠药

水合氯醛

水合氯醛（Chloral Hydrate）是三氯乙醛的水合物，脂溶性高，口服或灌肠均易吸收，易透过血脑屏障，可迅速分布至脑及其他组织，约 0.5h 起效。水合氯醛大部分在肝脏代谢为更强的三氯乙醇，后者与葡萄糖醛酸结合而失活，主要以代谢物形式通过肾脏排泄，小部分可经胆汁排泄。作用持续 6~8h，$t_{1/2}$ 为 5~10h。

> **药师考点**
> 佐匹克隆、唑吡坦、水合氯醛、扎来普隆和甲喹酮的临床应用。

水合氯醛大剂量具有抗惊厥作用，用于小儿高热、子痫以及破伤风等惊厥，安全范围小。该药对胃肠有刺激性，可用水稀释后服用或采用直肠给药。

对胃黏膜有刺激作用，口服可引起上腹部不适、恶心、呕吐。大剂量抑制心肌收缩，缩短心肌不应期，过量则对心、肾、肝实质性脏器有损伤，因此对心、肾、肝疾病严重患者禁用。长期使用也可产生耐受性和成瘾性，戒断症状较严重，应防止滥用。

佐匹克隆

佐匹克隆（Zopiclone）又称为忆梦返（Imovane），是一新型快速催眠药，属于环吡咯酮类。口服吸收迅速，1.5~2h 血药浓度达峰值，可迅速分布到全身各组织。$t_{1/2}$ 约为 5h，主要在肝脏代谢，大部分经肾脏排泄，小部分从粪便排出，也可经唾液和乳汁分泌。临床上主要用于各种因素引起的失眠症。它可缩短睡眠潜伏期，减少觉醒次数，提高睡眠质量。本品不良反应较少，偶见嗜睡、口苦、口干、肌无力、遗忘、醉态等。长期使用后如突然停药可出现焦虑、震颤、失眠、神志模糊等戒断症状。

唑 吡 坦

唑吡坦（Zolpidem）又称为思诺思（Stilnox），为新型非苯二氮䓬类镇静催眠药。口服易吸收，生物利用度约为 70%，0.5~3h 血药浓度达峰值，血浆蛋白结合率为 92%。$t_{1/2}$ 为

1.4～3.8h，主要在肝脏代谢，多从肾脏排泄，少部分从粪便排出。临床上仅用于镇静和催眠。唑吡坦对正常的睡眠时相干扰少，缩短睡眠潜伏期，减少觉醒次数，延长总睡眠时间。本品后遗效应、药物依赖性、耐受性和停药戒断症状轻微，安全范围大，但与其他中枢抑制药合用可引起呼吸抑制。常见不良反应有片断的意识障碍、记忆减退、睡前幻觉、眩晕、步履不稳、夜间躁动、头痛等。

扎来普隆

扎来普隆（Zaleplon）口服吸收迅速，1h 血药浓度达峰值，$t_{1/2}$ 约 1h。主要在肝脏代谢，由肾脏排泄。该药可通过作用于 γ-氨基丁酸-苯二氮䓬（GABA-BDZ）受体复合物发挥药理作用。适用于入睡困难的失眠症的短期治疗，提高睡眠效率。本品起效快且作用时间短，几乎没有"宿醉"现象，镇静催眠作用没有快速耐受性，几乎不影响正常生理睡眠结构。不良反应可见较轻的头痛、嗜睡、眩晕、乏力、口干、恶心呕吐等。

甲喹酮

甲喹酮（Methapualone）口服易吸收，催眠作用出现快而持续时间长，一般用药后10～30min 内起效，可持续6～8h。本品除镇静催眠作用外，尚有抗惊厥、局部麻醉、止咳及抗组胺作用。临床主要用于神经衰弱、失眠、麻醉前给药。偶有头晕、嗜睡等轻度不良反应。连续应用较大剂量数周，可产生耐受性和依赖性。

丁螺环酮

丁螺环酮（Buspirone）是一种新的非苯二氮䓬类药物。它在服用后 1～2 周才会显效，4 周达到最大效应。口服吸收好，首关效应明显，在肝中代谢，$t_{1/2}$ 为 2～4h。临床上适用于焦虑性激动、内心不安和紧张等急、慢性焦虑状态。本品具有与地西泮相似的抗焦虑作用，但无镇静、肌肉松弛和抗惊厥作用。丁螺环酮为 5-HT$_{1A}$ 受体的部分激动剂，激动突触前 5-HT$_{1A}$ 受体，反馈抑制 5-HT 的释放，发挥抗焦虑作用。该药不良反应有头晕、头痛及胃肠功能紊乱表现，无明显的生理依赖性和成瘾性。

小 结

● 镇静催眠药是一类通过抑制中枢神经系统而达到缓解过度兴奋和引起近似生理睡眠的药物。常用的镇静催眠药可分为巴比妥类、苯二氮䓬类和其他镇静催眠药。

● 巴比妥类为传统的镇静催眠药，较大剂量时可深度抑制中枢，引起麻醉，严重时还会出现昏迷，呼吸衰竭导致患者死亡。苯二氮䓬类具有抗焦虑、镇静催眠、抗惊厥和抗癫痫作用，其安全范围大，不良反应少，已成为目前最常用的镇静催眠药。

● 水合氯醛、甲喹酮、格鲁米特等大都较少应用。一些新型镇静催眠药，如佐匹克隆、唑吡坦等作用机制明确，副作用少，具有较好的发展前途。

扫码"练一练"

（郑仕中）

第十一章　抗癫痫药与抗惊厥药

扫码"学一学"

> **要点导航**
>
> 1. 掌握苯妥英钠药理作用、作用机制、临床应用和不良反应；苯巴比妥、卡马西平、乙琥胺、丙戊酸钠治疗不同类型癫痫的作用特点及应用。
> 2. 熟悉硫酸镁的抗惊厥作用和应用。
> 3. 了解扑米酮、地西泮、氯硝西泮、氨己烯酸和托吡酯的临床应用。

第一节　抗癫痫药

一、概述

癫痫（epilepsy）是一类慢性、反复性、突然发作性的中枢神经系统疾病。发作时出现脑局部病灶的神经元兴奋性过高，产生阵发性的异常高频放电，并向周围扩散而出现大脑功能短暂失调。由于病灶部位和放电扩散范围的不同，临床表现也不尽相同，表现为运动、感觉、意识、行为和自主神经等各种功能紊乱的症状，发作时多伴有异常的脑电图（EEG）。根据发作时的临床表现，癫痫分为部分性发作和全身性发作（表 11 - 1）。

表 11 - 1　癫痫分类、发作特点及有效治疗药物

	类型	发作特点	治疗药物
部分性发作	1. 单纯部分性发作	仅局部肢体感觉或运动异常，不影响意识，可持续 20 ~ 60s	卡马西平、苯妥英钠、苯巴比妥、丙戊酸钠、托吡酯
	2. 复杂部分性发作	主要特征是有意识障碍，发作时对外界刺激无反应，常伴有摇头、唇抽动等动作。可持续 30s ~ 2min	卡马西平、苯妥英钠、苯巴比妥、丙戊酸钠、非氨酯
	3. 部分性发作继发全身强直 - 阵挛性发作	先出现上述部分性发作，随之出现全身性发作。可持续 1 ~ 2min	同上
全身性发作	1. 强直 - 阵挛性发作（大发作）	发作时突然意识丧失，伴有剧烈的强直性痉挛，后转为阵挛性抽搐，持续数分钟	卡马西平、苯妥英钠、苯巴比妥、丙戊酸钠、氯硝西泮
	2. 失神性发作（小发作）	多见于儿童，表现为短暂的意识突然丧失，静止、无语、凝视，持续 5 ~ 30s，EEG 有特征性 3Hz 棘慢波	乙琥胺、丙戊酸钠、氯硝西泮
	3. 肌阵挛性发作	突然短暂而快速的肌肉收缩，可发生于局部或全身肌群	丙戊酸钠、氯硝西泮
	4. 癫痫持续状态	癫痫大发作的持续状态，发作频繁，持续昏迷，可持续昏迷 30min 以上，须立即抢救	地西泮、苯妥英钠、苯巴比妥（均静脉注射）

目前我国癫痫的患病率约为 0.7%，仅次于脑卒中。癫痫发作的病因很多，除原发性遗传性疾病外，继发性癫痫中最常见的是颅脑外伤、颅内感染、脑血管病、脑肿瘤和脑寄生

虫等。癫痫的发病机制至今尚未阐明，因此尚不能根治。癫痫的治疗仍以药物为主，患者往往需要长期用药，以减少或防止发作。

抗癫痫药（antiepileptic drugs）的作用方式主要是抑制癫痫病灶区神经元的异常放电或遏制异常放电向周围正常脑组织扩散，从而控制癫痫的发作。其作用机制主要通过三个方面：①增强抑制性 γ - 氨基丁酸（GABA）能神经的传导；②干扰神经细胞膜 Na^+、Ca^{2+} 等离子通道的功能，从而降低神经细胞膜的兴奋性；③减弱兴奋性谷氨酸能神经的传导。常用的传统抗癫痫药有苯妥英钠、卡马西平、乙琥胺和苯二氮䓬类等，近年来许多新型抗癫痫药如拉莫三嗪、托吡酯、奥卡西平、加巴喷丁等已在国内上市。

二、临床常用抗癫痫药

苯妥英钠

苯妥英钠（Phenytoin Sodium，PHT），又名大仑丁（Dilantin），为二苯乙内酰脲的钠盐。

【体内过程】苯妥英钠呈碱性，刺激性大，不宜作肌内注射，宜静脉注射。口服吸收慢而不规则，其剂型、颗粒大小及添加剂均可影响其吸收，连续服药（0.3 ~ 0.6g/d）须经 6 ~ 10 天达到有效血药浓度（10 ~ 20μg/ml），血浆蛋白结合

> **药师考点**
>
> 苯妥英钠、卡马西平、乙琥胺、丙戊酸钠的药理作用、临床应用及其不良反应。

率为 85% ~ 90%，主要由肝药酶代谢，经肾排出。消除速度与血药浓度有关，血药浓度低于 10μg/ml 时，按一级动力学方式消除，$t_{1/2}$ 约 20h；高于此浓度时，则按零级动力学方式消除，$t_{1/2}$ 可延至 60h，易发生蓄积中毒。常用量时血浆浓度的个体差异较大，临床应注意剂量个体化。当血药浓度为 10μg/ml 时可控制癫痫发作，超过 20μg/ml 则可出现毒性反应，故宜在临床血药浓度监测下给药。

【药理作用】治疗剂量的苯妥英钠可对抗实验动物的电休克惊厥，但不能对抗戊四唑引起的阵挛性惊厥。研究证实，苯妥英钠不能抑制癫痫病灶的高频放电，但可阻止高频放电向病灶周围的正常脑组织扩散。

苯妥英钠具有膜稳定作用，可降低细胞膜的兴奋性，使动作电位不易产生。这种作用除与其抗癫痫作用有关外，也是其治疗外周神经痛和抗心律失常的药理作用基础。膜稳定作用机制可概括如下。

1. 阻断电压依赖性钠通道 阻止 Na^+ 内流，使 Na^+ 依赖性动作电位不能形成。

2. 阻断电压依赖性钙通道 苯妥英钠能选择性阻断 L 型和 N 型钙通道，阻止 Ca^{2+} 的内流，从而降低神经细胞膜的兴奋性。但对哺乳动物丘脑神经元的 T 型 Ca^{2+} 通道无阻断作用，这可能是其治疗失神性发作无效的原因。

3. 对钙调素激酶系统的影响 苯妥英钠能明显抑制钙调素激酶的活性，影响突触传递功能，产生稳定细胞膜的作用。

4. 对突触传递的强直后增强（post tetanic potentiation，PTP）的影响 PTP 是指反复高频电刺激突触前神经纤维，引起突触传递易化，使突触后功能的增强，是突触传导中的一种正常现象。PTP 在癫痫病灶异常放电的扩散过程中起易化作用。治疗浓度的苯妥英钠能够选择性地阻断 PTP 的形成，阻止病灶高频放电的扩散。

【临床应用】

1. 癫痫　苯妥英钠是治疗癫痫大发作和局限性发作的首选药。静脉注射治疗癫痫持续状态，对精神运动性发作亦有效，但对小发作（失神性发作）无效，甚至使病情恶化。

2. 中枢疼痛综合征　如三叉神经痛、舌咽神经痛和坐骨神经痛等。其发病机制与癫痫相似，此药能使发作次数减少，疼痛减轻。

3. 心律失常　主要治疗室性心律失常，特别是强心苷中毒引起的室性心律失常。

【不良反应】除胃肠道刺激外，其他不良反应与血药浓度相关，也与患者特异质有关。

1. 局部刺激　本品对胃黏膜有刺激性，口服易引起食欲减退、恶心、呕吐、腹痛等症状，饭后服用可减轻。静脉注射可发生静脉炎。

2. 齿龈增生　长期应用能使齿龈增生，发生率约20%，多见于儿童及青少年，为药物从唾液排出刺激胶原组织增生的结果。应注意口腔卫生，并经常按摩齿龈。一般停药3~6个月后可自行消退。

3. 神经系统反应　过量会引起急性中毒，表现为眼球震颤、复视、共济失调等；严重者可出现语言障碍、精神错乱，甚至昏睡、昏迷等。

4. 造血系统　本药抑制二氢叶酸还原酶，长期应用可致叶酸吸收和代谢障碍，发生巨幼细胞贫血，可用甲酰四氢叶酸治疗。

5. 过敏反应　可见皮肤瘙痒、皮疹、粒细胞缺乏、血小板减少、再生障碍性贫血和肝损害。长期用药者应定期检查血常规和肝功能，如有异常应及早停药。

6. 骨骼系统　本药能诱导肝药酶，可加速维生素 D 的代谢，长期应用可致低钙血症，儿童可发生佝偻病样改变。少数成年患者可出现骨软化症。可应用维生素 D 预防。

7. 致畸反应　妊娠早期用药后偶致畸胎，如小头症、智能障碍、斜视、眼距过宽、腭裂等，称为"胎儿妥因综合征"（fetal hydantion syndrome），故孕妇禁用。

8. 其他反应　静脉注射过快可引起心律失常，血压下降。偶见男性乳房增大、女性多毛症、淋巴结肿大等。久服骤停可使癫痫发作加剧，甚至诱发癫痫持续状态。

【药物相互作用】苯妥英钠可被肝药酶代谢，而其本身又是肝药酶诱导剂，故能加速多种药物（如皮质激素、避孕药、口服抗凝药、左旋多巴和奎尼丁等）的代谢而降低药效；保泰松、磺胺类、水杨酸类、苯二氮䓬和口服抗凝血药等可与苯妥英钠竞争血浆蛋白结合部位，使后者游离型血药浓度增加；氯霉素、异烟肼等通过抑制肝药酶可提高苯妥英钠的血药浓度；苯巴比妥和卡马西平等通过肝药酶诱导作用可加速苯妥英钠的代谢，从而降低其血药浓度。

卡马西平

卡马西平（Carbamazepine）又名酰胺咪嗪。

【体内过程】口服吸收缓慢且不规则，2~4h 达血药浓度峰值。有效血药浓度为4~10μg/ml，血浆蛋白结合率为75%~80%，单次给药 $t_{1/2}$ 约36h。在肝内主要代谢为 10,11-环氧化卡马西平，其仍有抗癫痫作用，效果与母药相似。其代谢物进一步代谢为无活性的 10,11-双羟衍生物，最后以葡萄糖醛酸形式随尿排出。此外，3%以原型或环氧化物由尿排出。

【药理作用】抗癫痫作用与苯妥英钠相似，其机制可能与其降低神经细胞膜对 Na^+ 的通透性，抑制癫痫病灶及其神经元高频放电，同时增强 GABA 神经元的突触传递功能有关。也可阻断 Ca^{2+} 内流，与其抗外周神经痛作用有关。

【临床应用】本品是一种有效的广谱抗癫痫药，对于各类型癫痫均有治疗作用，是治疗单纯性局限性发作和大发作的首选药之一，同时对复合性局限性发作也有效。对小发作（失神性发作）疗效较差。对三叉神经痛和舌咽神经痛疗效优于苯妥英钠。还有抗躁狂作用，可用于锂盐无效的躁狂症或双相性躁狂抑郁症患者。

【不良反应】常见的不良反应有眩晕、视力模糊或复视、恶心、呕吐、皮疹、心血管反应、共济失调等。少数患者可出现骨髓抑制（再生障碍性贫血、粒细胞减少和血小板减少）、肝损害。

奥卡西平

奥卡西平（Oxcarbazepine），为卡马西平的衍生物，口服后易自消化道吸收，迅速在体内转化为 10 - 羟基代谢产物，此代谢产物具有抗癫痫作用，其 $t_{1/2}$ 为 8 ~ 12 小时。作用机制为阻断电压依赖性 Na^+ 通道，稳定细胞膜抑制放电，降低突触传递的兴奋性，还可使 K^+ 内流增加。抗癫痫作用弱于卡马西平。临床单独或与其他抗癫痫药合用于治疗癫痫部分性及全身强直 - 阵挛性发作，顽固性三叉神经痛等。

不良反应较卡马西平少。常见嗜睡、头痛、头晕、复视、恶心、呕吐和疲劳等，继续用药后这些不良反应可消失。偶见胃肠功能障碍、皮肤潮红、血细胞计数下降等不良反应。

乙 琥 胺

乙琥胺（Ethosuximide）属琥珀酰亚胺类。自 1958 年用于癫痫小发作以来，迄今为止仍是癫痫小发作的首选药。

【体内过程】口服吸收迅速，3h 后血药浓度达峰值。血浆蛋白结合率低，很快分布到各组织。控制小发作的有效血药浓度约为 40 ~ 100μg/ml。大约 25% 以原型随尿排出，其余经肝代谢，主要代谢产物羟乙基衍生物随尿排出。成人 $t_{1/2}$ 为 60h，儿童 $t_{1/2}$ 为 30h。

【药理作用】可对抗戊四唑引起的阵挛性惊厥。作用机制与选择性抑制丘脑神经元 T 型 Ca^{2+} 通道有关。

【临床应用】是治疗小发作（失神性发作）首选药；也用于肌阵挛和幼儿肌阵挛发作，对其他类型癫痫无效。

【不良反应】副作用少。常见厌食、恶心和呕吐等胃肠道反应，其次如头痛、头晕、困倦、嗜睡及欣快等中枢神经系统反应，偶见粒细胞减少。严重者可发生再生障碍性贫血，故应定期查血象。

丙戊酸钠

丙戊酸钠（Sodium Valproate）为广谱抗癫痫药，其化学名为二丙基醋酸钠。1963 年发现其有抗惊厥活性，1967 年开始在欧美各国广泛用作抗癫痫药。目前已成为治疗癫痫的常用药物之一。

【体内过程】口服吸收迅速而完全，生物利用度在 80% 以上，1 ~ 4h 血药浓度达峰值，有效血药浓度为 30～100μg/ml，血浆蛋白结合率为 90%，$t_{1/2}$ 约为 8～15h。主要在肝代谢，代谢产物经肾排泄。

【药理作用】丙戊酸钠不抑制癫痫病灶放电，但能阻止病灶异常放电的扩散。其抗癫痫作用机制：①增强 GABA 能神经系统的抑制功能：抑制脑内 GABA 转氨酶和琥珀酸半醛脱氢酶，减慢 GABA 的代谢，使脑内 GABA 含量增高；还能提高谷氨酸脱羧酶活性，使 GABA 生成增多，提高突触后膜对 GABA 的反应性。②阻断电压敏感性 Na^+ 通道和减弱 T 型 Ca^{2+} 电流。

【临床应用】对各种类型癫痫都有一定疗效，对大发作的疗效不及苯妥英钠、苯巴比妥。但当后两药无效时，用本药仍有效。对小发作疗效优于乙琥胺，但因其肝脏毒性大，一般不作首选。对复杂部分性发作疗效与卡马西平相似。

【不良反应】常见胃肠道刺激症状如恶心、呕吐以及胃部不适。中枢神经系统症状少，主要有乏力、嗜睡、共济失调和震颤等。严重毒性反应为肝功能损害，约有 25% 的患者服药数日后出现转氨酶升高，少数可因肝功能衰竭而死亡。12 岁以下儿童，多药合用时特别容易发生致死性肝损害，故在用药期间应定期检查肝功能。对胎儿有致畸作用，孕妇慎用。

扑 米 酮

扑米酮（Primidone）又称去氧苯比妥或扑痫酮，化学结构类似苯巴比妥。口服易吸收，2～4h 血药浓度达峰值，$t_{1/2}$ 为 7～14h。吸收后在肝内代谢为苯巴比妥和苯乙基丙二酰胺，两种代谢物都有抗癫痫作用。临床用于治疗癫痫大发作及局限性发作，对精神运动性发作也有效。因本品与苯巴比妥相比无特殊优点，且价格较贵，仅用于其他药物无效的患者。常见不良反应有镇静、嗜睡、眩晕、复视和共济失调等中枢神经系统症状。偶见血液系统毒性反应如白细胞减少、血小板减少、贫血等。用药期间应注意定期检查血象，严重肝、肾功能不全者慎用。

> **药师考点**
>
> 扑米酮的临床应用。

苯巴比妥

苯巴比妥（Phenobarbital），又名鲁米那（Luminal），于 1912 年发现并用于治疗癫痫，是巴比妥类中最有效的一种抗癫痫药。

【药理作用】苯巴比妥既能抑制病灶的异常放电，又能阻止异常高频放电的扩散。抗癫痫作用机制可能与以下作用有关：①作用于突触后膜上的 γ–氨基丁酸（GABA）受体，增加 Cl^- 内流，使膜超极化，降低膜兴奋性。②抑制突触前膜对 Ca^{2+} 的摄取，减少 Ca^{2+} 依赖性的神经递质（如 NA、ACh 和谷氨酸等）的释放。③较高浓度也抑制 Na^+ 内流和 K^+ 外流。

【临床应用】主要用于防治癫痫大发作及治疗癫痫持续状态。对单纯部分性发作及精神运动性发作亦有效，但对小发作、婴儿痉挛效果差。

【不良反应】常见副作用有嗜睡、精神萎靡、共济失调等，长期使用则产生耐受性。偶可发生巨幼细胞贫血、白细胞减少和血小板减少。

> **药师考点**
>
> 苯巴比妥、地西泮、氯硝西泮、氨己烯酸、托吡酯的临床应用。

苯二氮䓬类

苯二氮䓬类（benzodiazepines，BDZ）除有镇静催眠作用外，还有抗癫痫及抗惊厥作用。临床常用于癫痫治疗的药物有地西泮、氯硝西泮和氯巴占。

1. 地西泮（Diazepam，安定） 是治疗癫痫持续状态的首选药，静脉注射显效快，且较其他药物安全。

2. 硝西泮（Nitrazepam，硝基安定） 主要用于失神性发作，特别是肌阵挛发作和幼儿阵挛等。

3. 氯硝西泮（Clonazepam，氯硝安定） 可用于各型癫痫发作，对失神发作、肌阵挛性发作、婴儿肌痉挛发作疗效较好。

4. 氯巴占（Clobazam，氧异西泮） 广谱抗癫痫药物，不良反应少，可用于治疗其他药物无效的各型癫痫，尤其对失神发作和肌阵挛疗效好。

苯二氮䓬类药物长期服用可产生耐受性，应注意久服突然停药可加剧癫痫发作，甚至诱发癫痫持续状态，因此应逐渐减药至停药。

氨己烯酸

氨己烯酸（Vigabatrin）1997 年美国 FDA 批准上市，属 GABA 转氨酶的抑制剂。该药口服后迅速吸收，约 2h 血药浓度达到峰值，$t_{1/2}$ 为 5~7h，主要以药物原型从尿中排泄。作用机制为本品与脑内 GABA 转氨酶以共价键不可逆性结合，抑制该酶活性，从而提高脑内 GABA 浓度，产生抗癫痫作用。临床用于复杂部分发作和大发作，也用于婴儿阵挛性癫痫。在用其他药物治疗无效时使用本品亦能取得良好疗效。氨己烯酸毒性小，常见不良反应为嗜睡、头痛、头晕和抑郁等。

托吡酯

托吡酯（Topiramate）为广谱抗癫痫药。口服后迅速吸收，2~4h 血药浓度达高峰，$t_{1/2}$ 为 9~12h，主要以药物原型从尿中排泄。抗癫痫作用机制为：阻断电压依赖性 Na^+ 通道；加强 GABA 的抑制效应；阻断兴奋性氨基酸的 AMPA 亚型受体，抑制谷氨酸介导的兴奋作用。抗癫痫作用与苯妥英钠类似，临床用于局限性发作和大发作，尤其是难治性癫痫的辅助治疗。常见不良反应为中枢神经系统相关症状如乏力、困倦、头晕、嗜睡、共济失调等。可通过胎盘屏障，自乳汁分泌，妊娠及哺乳期妇女慎用。

氟桂利嗪

氟桂利嗪（Flunarizine）为双氟化哌啶衍化物，是强效钙通道阻断药。口服易吸收，99% 与血浆蛋白结合，2~4h 血药浓度达峰值，$t_{1/2}$ 为 19~22 日。其作用机制除选择性阻断 T 型和 L 型 Ca^{2+} 通道外，还能阻断电压依赖性 Na^+ 通道。该药具有较强的抗惊厥作用，对多种癫痫均有不同程度的疗效。临床适用于各类型癫痫，尤其对局限性发作、大发作疗效好。氟桂利嗪毒性小，常见不良反应为困倦，其次为镇静和体重增加。

拉莫三嗪

拉莫三嗪（Lamotrigine）属苯三嗪类化合物，是一种新型的抗癫痫药。本品口服吸收迅速而完全，1~3h 血药浓度达峰值，口服生物利用度达 98%，$t_{1/2}$ 约为 29h。作用机制与阻断电压依赖性 Na^+ 通道，从而稳定神经细胞膜和抑制脑内谷氨酸释放有关。临床适用于各种类型癫痫，尤适合其他抗癫痫药不能控制的局限性发作和大发作的辅助治疗。常见不良反应为恶心、呕吐、共济失调、复视、视力模糊、头晕等。极少数患者可发生重症皮疹如血管神经性水肿等。

加巴喷丁

加巴喷丁（Gabapentin）是一种新型的抗癫痫药，它是 γ - 氨基丁酸（GABA）的衍生物。口服吸收迅速，2~3h 血药浓度达峰值，能通过血脑屏障，在脑组织和脑脊液中浓度较高，$t_{1/2}$ 为 6~9h，80% 以原型由尿排出。其作用机制未阐明，目前认为加巴喷丁通过血脑屏障进入脑内，与大脑皮质和海马的高亲和力膜蛋白结合，降低脑内兴奋性氨基酸（谷氨酸和天门冬氨酸）的含量而发挥抗惊厥作用。

临床适用于常规抗癫痫药不能控制或产生耐受的局限性发作患者，以及部分性发作继发全身性发作患者的治疗。不良反应少，常见有嗜睡、眩晕、共济失调、疲劳等，继续用药可减轻。

非 氨 酯

非氨酯（Felbamate）是安全有效的抗癫痫药物。该药口服吸收迅速，1~4h 血药浓度达到峰值，在肝脏被代谢为无活性的代谢产物，$t_{1/2}$ 为 20~23h，80% 以上的药物以原型经肾脏由尿排出。非氨酯是广谱抗癫痫药，对多种动物癫痫模型均有效。作用机制未完全阐明，可能与阻断 N - 甲基 - D - 天门冬氨酸（NMDA）受体上的甘氨酸受点，从而减弱 NMDA 受体的兴奋效应有关；同时增强 GABA 的作用，以达到抗癫痫效应。本品主要用于对其他药物无效的局限性发作患者。常见不良反应有厌食、恶心、呕吐等胃肠道反应和头痛、困倦等，严重不良反应为再生障碍性贫血和肝衰竭。

第二节　抗惊厥药

惊厥是由各种原因引起的中枢神经系统过度兴奋的一种症状，表现为全身骨骼肌不自主的强烈收缩，症状呈现强制性或痉挛性抽搐。常见于小儿高热、破伤风、癫痫强直 - 阵挛性发作、子痫和中枢兴奋药中毒等。常用抗惊厥药有苯二氮䓬类、巴比妥类和水合氯醛等，已于前面章节中讨论。本节主要介绍硫酸镁的药理学特性。

硫 酸 镁

硫酸镁（Magnesium Sulfate）是典型的给药途径不同产生不同药理作用的药物。口服吸收很少，有导泻及利胆作用，外用热敷可消炎去肿，注射给药可产生全身作用。

【药理作用】Mg^{2+}参与多种酶活性的调节，影响神经冲动传递和肌肉应激性维持。注射给药能抑制中枢神经系统，使骨骼肌松弛，还可抑制心肌以及舒张外周血管平滑肌，从而发挥抗惊厥作用和降压作用。

作用机制可能是由于Mg^{2+}和Ca^{2+}化学性质相似，可以特异地竞争Ca^{2+}受体，拮抗Ca^{2+}的作用。如运动神经末梢ACh的释放过程需要Ca^{2+}参与。而Mg^{2+}竞争拮抗Ca^{2+}的这种作用，干扰ACh的释放，使神经肌肉接头处ACh减少，导致骨骼肌松弛。同时Mg^{2+}也作用于中枢神经系统，引起感觉及意识丧失。

> **药师考点**
>
> 硫酸镁的药理作用及临床应用。

【临床应用】

1. 惊厥　注射给药可用于各种原因所致的惊厥，尤其对子痫、破伤风所致惊厥有良好的疗效。

2. 高血压危象和高血压脑病　肌内或静脉注射可迅速降低血压。

【不良反应】硫酸镁注射过量可引起呼吸抑制、血压骤降和心脏抑制。肌腱反射消失是呼吸抑制的先兆，连续注射给药过程中应经常检查肌腱反射。若出现中毒反应需立即进行人工呼吸，并缓慢注射氯化钙或葡萄糖酸钙加以对抗。

小 结

● 癫痫是一种常见的中枢神经系统疾病，是由脑神经元突发性异常高频放电而引起的，其发病机制多是兴奋性神经元功能过高或是抑制性神经元功能过低造成的，抗癫痫药通过抑制神经元异常放电的产生和扩散而达到治疗效果。

● 苯妥英钠通过稳定细胞膜抑制异常放电的扩散，是治疗癫痫大发作和局限性发作时的首选药，对小发作无效。苯巴比妥既能提高病灶周围正常组织的兴奋阈值、限制异常放电扩散，又能降低病灶内细胞的兴奋性，从而抑制病灶的异常放电。主要用于防治癫痫大发作及治疗癫痫持续状态。乙琥胺对小发作有较好疗效，是治疗小发作的首选药。静脉注射地西泮是治疗癫痫持续状态的首选药。

● 惊厥是中枢神经系统过度兴奋的一种症状，常用的抗惊厥药有苯二氮䓬类、巴比妥类、水合氯醛和硫酸镁等。

（崔广智）

扫码"练一练"

第十二章　抗精神失常药

要点导航

1. 掌握氯丙嗪、三环类抗抑郁药和选择性 5 - HT 再摄取抑制剂的体内过程、药理作用、临床应用和不良反应。

2. 熟悉抗抑郁症药的分类和代表药。

3. 了解各类抗精神病药代表药的作用特点和临床应用；抗躁狂药碳酸锂的作用特点和临床应用。

精神失常（psychiatric disorder）是由多种原因引起的在情感、思维、意识及行为等精神活动方面出现异常表现的一类疾病，包括精神分裂症、躁狂症、抑郁症和焦虑症等。用于治疗这些疾病的药物统称为抗精神失常药。一般根据临床用途将抗精神失常药分为抗精神分裂症药（antipsychotic drugs）、抗抑郁症药（antidepressive drugs）、抗躁狂症药（antimanic drugs）和抗焦虑症药（antianxiety drugs）。

第一节　抗精神分裂症药

精神分裂症（schizophrenia）是一类以思维、情感、行为之间不协调，精神活动与现实脱离为主要特征的临床常见精神疾病，根据临床症状可将其分为Ⅰ型和Ⅱ型，Ⅰ型以阳性症状（妄想、幻觉、行为异常）为主，Ⅱ型以阴性症状（情感淡漠、主动性缺乏等）为主。按照化学结构可将抗精神病药分为四类：吩噻嗪类（phenothiazines）、硫杂蒽类（thioxanthenes）、丁酰苯类（butyrophenones）及其他药物。

关于精神分裂症的病因已提出过许多假说，其中中脑 - 边缘通路和中脑 - 皮质通路中 DA 系统功能亢进学说得到了大多数学者的认同。许多研究资料也支持该学说，如：精神分裂症患者使用 DA 的前体药物左旋多巴引起病情恶化；促进 DA 释放的苯丙胺可引起精神分裂症和加重精神分裂症的症状；未经治疗的Ⅰ型患者，死后病理检查可见其壳核和伏隔核 DA 受体（尤其是 D_2 样受体）数目显著增加；多巴胺受体激动药溴隐亭能加剧精神分裂症患者症状等。

目前治疗精神分裂症的药物大多数是多巴胺受体阻断药，该类药物的药理作用与影响中枢多巴胺通路的多巴胺功能密切相关。脑内主要有四条多巴胺能神经通路：中脑 - 边缘通路与情绪和行为功能有关，中脑 - 皮质通路与认知、思想和推理能力有关，这两条通路 DA 功能紊乱可导致严重的精神疾病。此外，结节 - 漏斗通路与内分泌功能有关，黑质 - 纹状体通路与锥体外系功能有关。根据脑内 DA 受体功能不同，可将其分为两类：D_1 样受体和 D_2 样受体。其中，D_1 样受体包括 D_1 和 D_5 两个亚型，D_2 样受体包括 D_2、D_3、D_4 三个亚型。

一、经典抗精神分裂症药

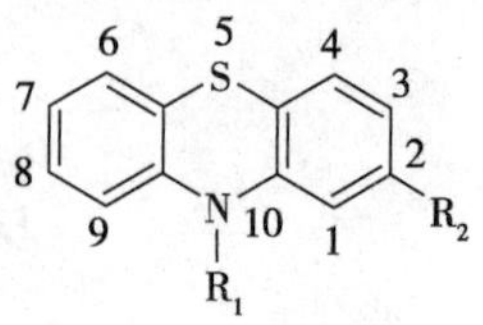

经典抗精神分裂症药又称为第一代抗精神病药物。化学结构不同，但主要作用机制基本相同。

图 12 - 1　吩噻嗪类的化学结构

（一）吩噻嗪类

吩噻嗪是由硫、氮连接两个苯环形成的具有三环结构的化合物，其 2、10 位被不同基团取代后可获得一系列具有抗精神分裂症作用的衍生物（图 12 - 1）。根据侧链取代基团的不同，又将这类药物分为二甲胺类、哌嗪类和哌啶类。

氯　丙　嗪

氯丙嗪（Chlorpromazine），又名冬眠灵（Wintermine），吩噻嗪类药物的典型代表，也是目前应用最广泛的抗精神病药。

【体内过程】氯丙嗪口服吸收较慢且不规则，2 ~ 4h 血药浓度达峰值，胃中食物或同服抗胆碱药能延缓其吸收。肌内注射吸收迅速，血浆蛋白结合率约 90%。该药脂溶性高，可分布于全身组织，易透过血脑屏障，脑内浓度可达血浆浓度

> **药师考点**
> 氯丙嗪的药理作用、作用机制及临床应用。

的数倍以上。该药主要在肝脏经 P450 酶系代谢和与葡萄糖醛酸结合，首过消除明显。大部分以代谢物形式经肾脏缓慢排泄，$t_{1/2}$ 为 30h，长期用药停药数周乃至半年后，仍可从尿中检出其代谢物。不同个体口服相同剂量，血药浓度相差可达 10 倍以上，故给药剂量应个体化。

【药理作用】

1. 对中枢神经系统的影响

（1）镇静和抗精神病　氯丙嗪对中枢神经系统有较强的抑制作用，正常人口服氯丙嗪 100mg 后出现安定、镇静作用，注意力下降、感情淡漠，对周围事物不感兴趣，在安静环境中易诱导入睡，但易唤醒，醒后神志清醒。以上为氯丙嗪的镇静安定作用，此作用有耐受性，反复用药其作用逐渐减弱。精神分裂症患者服药后则产生良好的抗精神病作用，能迅速控制兴奋躁动症状，连续服药后幻觉和妄想等症状也逐渐消失，理智恢复，情绪安定，生活能自理。但其作用一般需连续用药 6 周至 6 个月才能充分显效，但无耐受性，用药时间越长，效果越好。

作用机制与阻断中脑 – 边缘系统和中脑 – 皮质系统通路的 D_2 样受体有关。但目前大多数药物对脑内各 DA 通路的选择性不高，在发挥抗精神病疗效同时，会阻断其他 DA 通路而产生不同程度的锥体外系不良反应。

（2）镇吐作用　氯丙嗪镇吐作用较强。小剂量时即可阻断延脑第四脑室底部的催吐化学感受区（chemoreceptor trigger zone，CTZ）的 D_2 样受体。大剂量氯丙嗪直接抑制呕吐中枢。

（3）对体温调节的影响　氯丙嗪对下丘脑体温调节中枢有很强的抑制作用，使体温调节失灵，因而机体体温随环境温度变化而升降。氯丙嗪不仅能降低发热机体的体温，而且能降低正常人体温。在物理降温的配合下，可使体温降至正常以下。

（4）加强中枢抑制药的作用　氯丙嗪与全身麻醉药、镇静催眠药、镇痛药等中枢抑制药物合用有协同作用，故上述药物与氯丙嗪合用时应减少用量，以避免对中枢神经系统的过度抑制。

2. 对自主神经系统的作用

（1）阻断 α 肾上腺素受体　氯丙嗪可阻断 α 受体，使血管扩张，血压下降；可使肾上腺素的升压作用翻转为降压，因此氯丙嗪引起的低血压不可使用肾上腺素治疗。

（2）阻断 M 胆碱受体　大剂量氯丙嗪可阻断 M 受体，呈现阿托品样作用，出现口干、视物模糊、尿潴留及便秘等。

3. 对内分泌系统的影响　结节 – 漏斗处 DA 通路的主要功能是调控下丘脑某些激素的分泌。氯丙嗪可阻断该通路的 D_2 受体，减少下丘脑释放催乳素抑制因子，因而使催乳素分泌增加。此外能抑制促性腺释放激素的分泌，使卵泡刺激素和黄体生成素释放减少，引起排卵延迟；以及抑制促皮质激素和生长激素的分泌。

【临床应用】

1. 精神分裂症　氯丙嗪主要用于 I 型精神分裂症（精神运动性兴奋和幻觉妄想为主）的治疗，尤其对急性患者疗效好，但不能根治，需长期用药，甚至终生用药；对慢性精神分裂症患者疗效较差。对 II 型精神分裂症患者无效甚至加重病情。氯丙嗪对其他精神病伴有的兴奋、躁动、紧张、幻觉和妄想等症状也有显著疗效；对各种器质性精神病（如脑动脉硬化性精神病、感染中毒性精神病等）和症状性精神病的兴奋、幻觉和妄想症状也有效，但剂量要小，症状控制后须立即停药。

2. 呕吐和顽固性呃逆　氯丙嗪对多种疾病（如癌症和放射病等）及药物（四环素和洋地黄等）所引起的呕吐具有显著的镇吐作用。对顽固性呃逆也有明显疗效。但对晕动症无效。

3. 低温麻醉及人工冬眠　氯丙嗪配合物理降温（如冰袋、冰浴等），可降低患者体温，用于低温麻醉。氯丙嗪与某些中枢抑制药如异丙嗪、哌替啶合用，组成冬眠合剂，用于人工冬眠疗法，使患者体温、代谢及组织耗氧量均降低，进入深睡状态，此时患者对缺氧的耐受力增强，机体对病理性伤害的刺激反应也减弱，有利于患者渡过危险阶段。人工冬眠主要用于严重创伤、高热惊厥、甲状腺危象、妊娠高血压综合征、中枢性高热及感染性休克等疾病的辅助治疗。

【不良反应】由于氯丙嗪的药理作用广泛，用药时间长，所以不良反应也较多。

1. 一般不良反应　常见的有嗜睡、淡漠、困倦、乏力等中枢抑制症状；也可见视物模糊、鼻塞、口干、便秘及尿潴留等 M 受体阻断症状；可出现血压下降、直立性低血压、心悸等 α 受体阻断症状。氯丙嗪刺激性强，不应皮下注射，静脉注射给药易产生血栓性静脉炎。

2. 锥体外系反应　是长期大量应用时出现的最常见的不良反应。主要表现为：①药源性帕金森综合征（parkinsonism），临床表现为肌张力增高、面容呆板、动作迟缓、肌肉震颤、流涎等。一般在用药数周至数月发生。②急性肌张力障碍（acute dystonia），多出现于用药后第 1~5 天，由于舌、面、颈及背部肌肉痉挛，患者出现强迫性张口、伸舌、斜颈、呼吸运动障碍及吞咽困难等。③静坐不能（akathisia），患者表现为坐立不安、反复徘徊等。以上三种反应主要是由于氯丙嗪阻断了黑质 – 纹状体通路的 D_2 样受体，使纹状体中的多巴胺功能减弱、胆碱能神经功能相对亢进而产生的，发生率与药物的剂量、疗程及个体因素有关。可通过减少药量、停药来减轻或消除，也可用中枢抗胆碱药苯海索治疗。④迟发性运动障碍（tardive dyskinesia, TD），是长期服用氯丙嗪（通常一年以上）引起的一种少见的锥体外系反应症状，表现为口面部不自主的吸吮、舔舌、咀嚼等刻板运动以及广泛性舞蹈样手足徐动症，停药后仍长期不消失，其机制可能为氯丙嗪长期阻断 DA 受体后，受体上调作用导致的多巴胺受体数目增多，从而使黑质-纹状体多巴胺功能相对增强。常在减量或停用氯丙嗪时暴露出来，此种情况中枢抗胆碱药不仅无效反而会加重症状，抗多巴胺药可使此反应减轻。迟发性运动障碍在中老年患者、有器质性脑病患者中发生率较高，故老年患者应尽量避免使用这类药物。

3. 内分泌系统反应　长期用药阻断结节-漏斗通路中多巴胺受体后，可导致内分泌紊乱，女性患者出现乳房肿大及泌乳、排卵延迟、闭经，儿童出现生长缓慢等。

4. 过敏反应　常见症状有皮疹、接触性皮炎等，少数患者可致肝损害，也可见急性粒细胞减少、溶血性贫血和再生障碍性贫血，一旦出现应立即停药。

5. 心血管系统反应　老年人伴有高血压、动脉粥样硬化者可出现直立性低血压，甚至持续性低血压休克，冠心病患者服用易致死。

6. 惊厥与癫痫　少数患者在用药过程中发生局限性或全身性抽搐，有时可引起脑电图癫痫样放电，有癫痫史者发生率较高。有惊厥、癫痫病史及脑器质性病变患者用药应谨慎。

7. 急性中毒　一次吞服大剂量氯丙嗪（1~2g）后，可致急性中毒，患者出现昏睡、血压下降至休克水平，并出现心肌损害，如心动过速、心电图异常（P-R 间期或 Q-T 间期延长，T 波低平或倒置），此时应立即对症治疗。

【**药物相互作用**】氯丙嗪可增强其他中枢抑制药的作用，如镇静催眠药、镇痛药、抗组胺药、乙醇等。与其他中枢抑制药合用时，应适当减少中枢抑制药的剂量。氯丙嗪可抑制左旋多巴等多巴胺前体药的作用。

奋 乃 静

> **药师考点**
> 奋乃静的临床应用和不良反应。

奋乃静（Perphenazine）药理作用与氯丙嗪相似，而作用较其温和，镇静作用较弱，镇吐作用较强，对心血管系统、造血系统及内脏的副作用较氯丙嗪轻。该药对慢性精神分裂症的疗效则优于氯丙嗪。

氟奋乃静　三氟拉嗪

氟奋乃静（Fluphenazine）和三氟拉嗪（Trifluoperazine）抗精神分裂症作用强于氯丙嗪，中枢镇静作用较弱，锥体外系的副作用也较显著。除有明显的抗幻觉和妄想作用外，此两药对行为退缩、情感淡漠等症状有较好疗效，适用于精神分裂症偏执型和慢性精神分裂症的治疗。

硫利达嗪

硫利达嗪（Thioridazine）具有明显的镇静作用，抗幻觉妄想作用不如氯丙嗪，锥体外系副作用小，优点是老年人易耐受，作用温和。但该药可致心电图 Q-T 间期延长，而引起心律失常及猝死，故有些国家已经停止使用。

（二）硫杂蒽类

硫杂蒽类（thioxanthenes）的基本化学结构与吩噻嗪类相似，为吩噻嗪环第10位上氮原子被碳原子所取代的一系列衍生物，此类药物主要有氯普噻吨、氟哌噻吨和替沃噻吨。

氯普噻吨

氯普噻吨（Chlorprothixene，泰尔登，Tardan），是本类药物的代表，药理作用与氯丙嗪相似，但其抗精神分裂症作用较弱，镇静作用较强。其结构与三环类抗抑郁药相似，故有较弱的抗抑郁作用。其调整情绪、控制焦虑抑郁的作用较氯丙嗪强，但抗幻觉妄想作用不及氯丙嗪。氯普噻吨适用于带有强迫状态或焦虑抑郁情绪的精神分裂症、焦虑性神经官能症以及更年期抑郁症等。常见直立性低血压（甚至晕倒）、肌肉僵直（以颈背部明显）、双手或手指震颤或抽动，面、口或颈部的肌肉抽搐。大剂量可引起癫痫发作。

氟哌噻吨

氟哌噻吨（Flupenthixol）又称三氟噻吨，抗精神分裂症作用与氯丙嗪相似，但具有特殊的激动效应，故禁用于躁狂症患者。氟哌噻吨也用于治疗抑郁症或伴焦虑的抑郁症。氟哌噻吨镇静作用弱，但锥体外系反应常见，可用苯海索对抗。偶有猝死报道。

替沃噻吨

替沃噻吨（Thiothixene）抗精神分裂症作用较强，适用于急、慢性精神分裂症的淡漠、孤独、主动性减退等症状，锥体外系反应少见。

（三）丁酰苯类

本类药物化学结构与吩噻嗪类有较大差别，但药理作用及临床用途与吩噻嗪类相似。其代表药物有氟哌啶醇、氟哌利多等。

氟哌啶醇

氟哌啶醇（Haloperidol）是第一个合成的丁酰苯类药物，是这类药物的典型代表。口服后 $2\sim6h$ 血药浓度达高峰，作用可持续4天。该药作用及机制类似氯丙嗪，能选择性阻断 D_2 样受体，抗精神分裂症作用和镇吐作用较强，锥体外系反应也强；而镇静作用、M胆碱受体和 α 受体阻断作用较弱。临床用于控制兴奋躁动、幻觉、妄想为主要症状的精神分裂症效果最好。也可用于焦虑性障碍、呕吐和顽固性呃逆；其长效制剂氟哌啶醇癸酸酯可用于慢性精神分裂症及维持治疗。

> **药师考点**
> 氟哌啶醇的临床应用和不良反应。

氟哌啶醇主要不良反应为锥体外系症状；对自主神经及心脏、肝功能影响较少；也可引起头晕、乏力、口干、便秘、皮疹及抑郁等。有致畸报道，孕妇忌用。

氟哌利多

氟哌利多（Droperidol）也称氟哌啶。作用与氟哌啶醇基本相似。在体内代谢快，作用维持时间6h左右，知觉的改变约12h。该药具有镇痛、安定、镇吐、抗休克作用。临床上利用其安定作用及增强镇痛药作用之特点，将其与强镇痛药芬太尼一起静脉注射，可使患者产生一种特殊麻醉状态（对环境淡漠、精神恍惚、活动减少、痛觉消失），称为"神经安定镇痛术"（neuroleptanalgesia），可以进行小的手术如烧伤清创、窥镜检查、造影等，其特点是集镇痛、安定、镇吐、抗休克作用于一体。也用于麻醉前给药、镇吐、控制精神病患者的攻击行为。

（四）苯酰胺类

苯酰胺类（benzamides）常用药物有舒必利、硫必利和舒托必利等。

舒必利

舒必利（Sulpiride）能选择性地阻断中脑 – 边缘系统 D_2 受体。对急、慢性精神分裂症均有较好的疗效，尤其对阴性症状疗效更佳，能有效消除或缓解幻觉、妄想、淡漠、抑郁和焦虑紧张等症状；对用其他药物无效的难治性病例也有一定疗效。此药止吐作用强大，为中枢性止吐药。临床上也用于治疗抑郁症和消化性溃疡等。

> **药师考点**
> 舒必利的临床应用和不良反应。

舒必利对纹状体中多巴胺受体的亲和力较低，因此其锥体外系不良反应较少。常见失眠、焦躁不安、兴奋、困倦、胃肠道反应和直立性低血压，个别患者出现月经失调、泌乳、阳痿等不良反应。

硫必利

硫必利（Tiapride）对中脑边缘系统 D_2 样受体有阻断作用。特点为对感觉运动方面神经系统疾病及精神运动行为障碍具有良效。对舞蹈病、抽动 – 秽语综合征和老年性精神病有明显疗效。有镇痛作用，可用于各种疼痛如头痛、痛性痉挛、神经肌肉痛等。

二、新型抗精神分裂症药

新型抗精神分裂症药又称为第二代或非典型抗精神病药物。此类药物作用机制与经典药物有很大区别。

（一）苯二氮䓬类

氯氮平

氯氮平（Clozapine）属于苯二氮䓬类，为新型抗精神病药。20 世纪 70 年代初在北欧用于治疗精神分裂症取得较好效果。目前在我国许多地区已将其作为治疗精神分裂症的首选药。

> **药师考点**
> 氯氮平、利培酮、奥氮平、喹硫平、阿立哌唑、齐拉西酮的临床应用和不良反应。

氯氮平为一广谱神经安定药，作用强，起效迅速，多在一周内见效。对精神分裂症的阳性症状和阴性症状都有治疗作用，对其他药物无效的病例仍有效，也适用于慢性患者。此外，氯氮平也可用于长期给予氯丙嗪等抗精神病药物引起的迟发性运动障碍，可获明显改善，原有精神疾病也得到控制。氯氮平对情感淡漠和逻辑思维障碍的改善较差。

氯氮平是选择性 D_4 亚型受体阻断药，其优点是几无锥体外系反应，这与其特异性阻断中脑边缘系统和中脑皮质通路中的 D_4 亚型受体、对黑质 – 纹状体系统的 D_2 和 D_3 亚型受体无亲和力有关。新近也有报道氯氮平抗精神病的作用机制涉及阻断 5 - HT$_{2A}$ 受体，协调 5 - HT 与 DA 系统的相互作用和平衡，并由此提出了精神分裂症的 DA 与 5 - HT 平衡障碍的病因学说。

常见不良反应有头晕、乏力、嗜睡、多汗、流涎、恶心、呕吐、口干、便秘、直立性低血压、心动过速、体重增加等。锥体外系反应少，内分泌紊乱轻微。严重不良反应为粒细胞缺乏症，用药期间须做白细胞计数检查。亦有引起染色体畸变的报道。

奥 氮 平

奥氮平（Olanzapine）化学结构与氯氮平相似。口服吸收良好，吸收不受进食影响。该药既能阻断多巴胺受体，又可阻断 5 - HT 受体。奥氮平选择性地减少中脑 - 边缘系统多巴胺能神经元的放电，而对黑质 - 纹状体多巴胺能神经通路影响很小，故锥体外系反应轻。此外，其还有抗焦虑作用。适用于精神分裂症及其他有严重阳性症状（如幻觉、妄想等）和（或）阴性症状（如情感淡漠、少语等）的精神病的急性期和维持期的治疗，也可缓解精神分裂症及相关疾病的继发性情感症状。最严重的副作用是嗜睡和体重增加，其他常见的有头晕、心动过速、口干和便秘等。

喹 硫 平

喹硫平（Quetiapine）是 5 - HT/D$_2$ 样受体阻断药。口服后吸收良好，不受食物影响，血药浓度达峰时间为 1 ~ 2h，消除半衰期为 6h，达稳态血药浓度时间为 48h。血浆蛋白结合率为 83%，主要在肝脏代谢为无活性的产物，大部分经肾排泄，少数从粪便排出。

该药选择性作用于边缘系统，对 5 - HT 受体亲和力大于 D$_2$ 受体。对精神分裂症阳性症状和阴性症状均有效。临床主要用于治疗精神分裂症患者或有精神异常的老年患者。

最常见的不良反应是口干、困倦、头晕、便秘和直立性低血压等。

（二）苯并异噁唑类

利 培 酮

利培酮（Risperidone）属苯并异噁唑衍生物，为第二代非典型性抗精神病药物。口服后吸收完全，1 ~ 2h 内达到血药浓度峰值，其吸收不受食物影响。在体内，利培酮部分代谢成 9 - 羟基利培酮，后者与利培酮有相似的药理作用。该品在体内可迅速分布，利培酮的血浆蛋白结合率为 88%，平均血浆 $t_{1/2}$ 为 24h，主要经肾排泄。老年人和肾功能不全患者的血浆浓度较高，清除速度较慢。该药对 5 - HT$_2$ 受体和 D$_2$ 亚型受体均有阻断作用，且对前者的作用显著强于后者。

临床用于治疗急性和慢性精神分裂症，对精神分裂症阳性症状如幻觉、妄想、思维障碍等以及阴性症状均有疗效；也可减轻精神分裂症伴发的情感症状。此药治疗剂量小，见效快，锥体外系反应轻，且抗胆碱样作用及镇静作用弱，易被患者接受。自 20 世纪 90 年代应用于临床以来，已成为治疗精神分裂症的一线药物。

齐拉西酮

齐拉西酮（Ziprasidone）属苯并异噻唑基取代的哌嗪类化合物。其通过对 D$_2$ 受体和 5 -

HT_{2A}、5 - HT_{2C}、5 - HT_{1A}及 5 - $HT_{1B/1D}$受体等的联合阻断作用而发挥作用。适用于治疗急性及慢性精神分裂症以及其他各种精神疾病所引起的明显阳性症状和阴性症状，并能改善患者认知功能，还能减轻精神分裂症伴随的情感障碍（如抑郁、负罪感、焦虑等）。常见的不良反应为头痛、嗜睡、头昏、恶心、失眠、消化不良和便秘等。

（三）二苯丁酰哌啶类

五氟利多

五氟利多（Penfluridol）作用机制同吩噻嗪类。为长效抗精神分裂症药，一次用药疗效可维持 1 周。原因可能为五氟利多吸收后首先贮存于脂肪组织，然后缓慢释放入血有关。镇静作用较弱，锥体外系反应较常见。临床适用于急、慢性精神分裂症，尤适用于慢性患者，对幻觉、妄想均有较好疗效。

（四）其他

阿立哌唑

阿立哌唑（Aripiprazole）为喹啉酮衍生物，美国 FDA 于 2002 年批准上市，属第二代非典型抗精神病药物。口服后吸收迅速，血药浓度达峰时间为 3~5h，达稳态血药浓度时间为 14 天。血浆蛋白结合率为 87%，消除半衰期为 75h，主要在肝脏代谢，肾脏排泄原型不足 1%，粪便排泄 18%。

阿立哌唑是一种多巴胺系统稳定剂，与多巴胺受体 D_2、D_3，5 - HT_{1A} 和 5 - HT_{2A} 受体有很高的亲和力。通过对 D_2 和 5 - HT_{1A} 受体的部分激动作用及对 5 - HT_{2A} 受体的拮抗作用来产生抗精神分裂症作用。对精神分裂症阳性和阴性症状均有显著疗效，并能改善患者的认知功能障碍。临床用于精神分裂症及急性躁狂抑郁症的治疗。

最常见的不良反应是头痛、焦虑和失眠，锥体外系反应极少。

第二节 抗躁狂症药

抗躁狂症药（antimanic drugs）是指用于治疗和预防躁狂症的一类药物。躁狂症的特征是情绪高涨、烦躁不安、活动过度和思维、言语不能自制。其病因可能与脑内单胺类递质功能失调有关，抗精神病药中如氯丙嗪、氯氮平及氟哌啶醇等对躁狂症也有一定疗效，但目前临床治疗躁狂症仍以锂盐为主。

碳 酸 锂

【体内过程】碳酸锂（Lithium Carbonate）口服吸收迅速而完全，给药后 2~4h 血药浓度达峰值。$t_{1/2}$ 为 18~36h。碳酸锂在体内不被代谢，也不与血浆蛋白结合，绝大部分以原型从肾脏排出，约 80% 由肾小球滤过的锂离子在近曲小管与 Na^+ 竞争重吸收，增加钠的摄入可促进其排泄，体内缺钠则可能导致其在体内蓄积。该药安全范围较窄，治疗躁狂症最适宜的血药浓度为 0.8~1.5mmol/L，超过 2mmol/L 即可导致中毒，使用时应监测血药浓度。

> **药师考点**
>
> 碳酸锂药理作用及临床应用。

【药理作用】治疗量碳酸锂对正常人的精神活动几乎无任何影响，但对躁狂症有明显疗效。作用机制尚未明确，目前认为可能有以下几方面的因素：①在治疗浓度抑制神经元去极化和 Ca^{2+} 依赖的 NA 和 DA 从神经末梢释放，而不影响或促进 5 – HT 的释放；②摄取突触间隙中儿茶酚胺，并增加其灭活；③抑制腺苷酸环化酶和磷脂酶 C 所介导的反应；④影响 Na^+、Ca^2、Mg^{2+} 的分布，影响葡萄糖的代谢。

【临床应用】碳酸锂主要治疗躁狂症。还对躁狂抑郁症有较好的治疗和预防复发作用。对精神分裂症的兴奋躁动也有效。

【不良反应】不良反应较多，早期有厌食、恶心、呕吐、腹泻、多尿烦渴、疲乏、记忆力下降、注意力不集中、肌无力、肢体震颤等，继续治疗这些症状多逐渐减轻或消失。较严重的毒性反应涉及神经系统，包括精神紊乱、反射亢进、明显震颤、发音困难、惊厥，直至昏迷与死亡。碳酸锂安全范围窄，治疗剂量与中毒剂量较接近，使用中需监测血药浓度。

第三节　抗抑郁症药

抑郁症（depression）是一种常见的情感障碍性疾病，其临床主要表现为心境异常（情感淡漠、悲观、自卑等）和行动的异常（少动、少语、对周围事物缺乏反应等），另外还往往伴有食欲低下、失眠及自主神经系统症状，是世界上最易

> **药师考点**
>
> 抗抑郁症药物的分类。

致残的疾病之一。抑郁症的发病机制可能与遗传、应激性生活事件、内分泌等诸多因素有关，脑内单胺能神经（5 – 羟色胺能神经和去甲肾上腺素能神经）功能低下可能是导致抑郁的原因之一，增加脑内神经末梢突触间隙的 5 – HT 和 NA 水平可产生明显的抗抑郁效果。

目前临床应用的抗抑郁症药主要有非选择性 NA/5 – HT 再摄取抑制药、选择性 NA 再摄取抑制药（SNRI）、选择性 5 – HT 再摄取抑制药（SSRI）及单胺氧化酶抑制药（MAOI）等。这些药物大多以单胺学说作为抑郁症发病机制并在此基础上建立动物模型研发获得的，所以在药理作用、临床应用和不良反应等方面具有许多相似之处。

一、非选择性 NA 和 5 – HT 再摄取抑制药

本类药物结构中都有 2 个苯环和 1 个杂环，故又称为三环类抗抑郁症药。常用的有丙米嗪（Imipramine）、阿米替林（Amitriptyline）、多塞平（多虑平，Doxepin）等。

丙 米 嗪

丙米嗪（Imipramine，米帕明）是最早人工合成的抗抑郁症药。

【体内过程】口服吸收良好，生物利用度为 29% ~ 77%，口服后 2 ~ 8h 血药浓度可达峰值，血浆蛋白结合率为 76% ~ 95%，$t_{1/2}$ 为 10 ~ 20h。丙米嗪在体内分布较广，心脏、脑、肝和肾分布浓度较高。丙米嗪主要在肝脏代谢，经氧化后生成 2 – 羟基代谢物，并与葡萄糖醛酸结合后经尿排出。

> **药师考点**
>
> 丙米嗪的药理作用、临床应用与不良反应。

【药理作用】

1. 对中枢神经系统的作用　正常人服药后出现安静、嗜睡、血压微降、头晕、目眩，

连用数天后这些症状可能加重，甚至出现注意力不集中和思维能力下降。但抑郁症患者服药后，出现精神振奋现象，连续用药 2~3 周后疗效才显著，使情绪高涨，症状减轻。

目前认为，丙米嗪作用的主要机制是阻断 NA、5-HT 在神经末梢的再摄取，从而使突触间隙的递质浓度增加，促进突触传递功能。

2. 对自主神经系统的作用 治疗剂量丙米嗪有显著阻断 M 胆碱受体的作用，表现为视力模糊、口干、便秘和尿潴留等。本品还有抗肾上腺素 α_1 受体及抗组胺 H_1 受体作用，但对多巴胺受体影响甚小。

3. 对心血管系统的作用 治疗剂量丙米嗪可引起血压下降，致心律失常，其中心动过速较常见。心电图可出现 T 波倒置或低平。这些不良反应可能与该药阻断单胺类再摄取从而引起心肌中 NA 浓度增高有关。另外，丙米嗪对心肌有奎尼丁样直接抑制效应，故心血管病患者慎用。

【临床应用】

1. 抑郁症 对内源性抑郁症、更年期抑郁症效果较好。对反应性抑郁症次之，对精神分裂症的抑郁症状效果较差。

2. 焦虑和恐惧症 对伴有焦虑的抑郁症或恐惧症也有一定疗效。

3. 遗尿症 对儿童遗尿症可试用丙米嗪治疗。

【不良反应】常见不良反应有口干、便秘、排尿困难、视物模糊、心动过速等抗胆碱作用，也可见嗜睡、乏力、头晕、直立性低血压及肌肉震颤等。大剂量可致心脏传导阻滞、心律失常。偶见癫痫发作、粒细胞减少及中毒性肝损伤等。前列腺肥大、青光眼患者禁用。

氯米帕明

氯米帕明（Clomipramine）又名氯丙米嗪，药理作用和应用类似于丙米嗪，但对 5-HT 再摄取有较强的抑制作用，而其体内活性代谢物去甲氯丙米嗪对 NA 再摄取有相对强的抑制作用。临床上用于抑郁症、强迫症、恐惧症和发作性睡眠引起的肌肉松弛。不良反应及注意事项与丙米嗪相同。

阿米替林

阿米替林（Amitriptyline）又名依拉维，是临床上常用的三环类抗抑郁药。口服吸收完全，8~12h 血药浓度达高峰。在血中 90% 与血浆蛋白结合。部分经肝脏代谢为去甲替林仍有抗抑郁作用，最终代谢物以游离型或结合型从尿中排除，$t_{1/2}$ 为 9~36h。

阿米替林的抗抑郁作用及临床应用与丙米嗪极为相似，与后者相比，阿米替林对 5-HT 再摄取的抑制作用明显强于对 NA 再摄取的抑制，可使抑郁症患者情绪提高，对思维缓慢、行为迟缓及食欲不振等症状能有所改善。镇静作用和抗胆碱作用也较强。阿米替林的不良反应与丙米嗪相似，但更严重，偶有加重糖尿病症状的报道。禁忌证同丙米嗪。

文拉法辛

文拉法辛（Venlafaxine）是第二代三环类抗抑郁药，于 1994 年上市。该药及其主要代谢产物 O-去甲基文拉法辛是 5-HT 和 NA 再摄取的强抑制剂，对 DA 的摄取亦有轻微抑制作用。对胆碱受体、肾上腺素受体、组胺受

> **药师考点**
> 文拉法辛的药理作用、临床应用与不良反应。

体影响则较小。口服吸收完全，4~8h 血药浓度达高峰。文拉法辛在肝内代谢，代谢物 O - 去甲基文拉法辛也有抗抑郁作用，最后经肾脏排泄。该药对各种抑郁症包括单相抑郁、伴焦虑的抑郁、双相抑郁、难治性抑郁均有较好疗效。常见的不良反应为：恶心、失眠、口干、嗜睡、头晕、便秘、出汗、紧张不安、乏力、射精异常或性欲增高。使用高剂量文拉法辛的患者可发生血压升高，建议使用此药的患者监测血压。

多 塞 平

多塞平（Doxepin）又名多虑平，作用与丙米嗪类似，抗抑郁作用比后者弱，抗焦虑作用强，镇静作用和对血压影响也比丙米嗪强，但对心脏影响较小。

多塞平对伴有焦虑症状的抑郁症疗效最佳，焦虑、紧张、情绪低落、行动迟缓等症状数日后即可缓解。也可用于治疗神经官能症。

不良反应和注意事项与丙米嗪类似。慎用于儿童和孕妇，老年患者应适当减量。

曲 唑 酮

曲唑酮（Trazodone）的化学结构为三唑吡啶类，是一种广谱抗抑郁药。可选择性抑制 5 - HT 的摄取，对 NA 再摄取抑制作用较弱，不抑制脑内单胺氧化酶（MAO）的活性。曲唑酮有镇静作用，可抑制 REM 睡眠。

> **药师考点**
>
> 曲唑酮的药理作用、临床应用与不良反应。

临床应用与三环类相似，用于治疗各种类型的抑郁症和伴有抑郁症状的焦虑症。本品对心血管系统毒性小，较适用于老年或伴有心血管疾病的患者。不良反应较少，偶有恶心、呕吐、体重下降、心悸、直立性低血压等，过量中毒会出现惊厥、呼吸停止等。

二、选择性 NA 再摄取抑制药

地 昔 帕 明

地昔帕明（Desipramine）又名去甲丙咪嗪。

【体内过程】口服快速吸收，2~6h 达药峰浓度，血浆蛋白结合率为 90%，在肝脏代谢生成具有活性的去甲丙咪嗪，主要经尿排泄，少量经胆汁排泄，其中原型占 5%。

> **药师考点**
>
> 地昔帕明、马普替林的药理作用、临床应用与不良反应。

【药理作用】地昔帕明是强效选择性 NA 再摄取抑制剂（比抑制 5 - HT 摄取能力高 100 倍以上）。对 DA 的摄取亦有一定的抑制作用。对轻、中度的抑郁症疗效好。

对 H_1 受体有强阻断作用。对 α 受体和 M 受体阻断作用较弱。有轻度镇静作用，缩短 REM 睡眠，但延长深睡眠。血压和心率轻度增加，有时也会出现直立性低血压。

【临床应用】适用于治疗内源性、更年期、反应性及神经性抑郁症。

【不良反应】不良反应较少，但对心脏影响与丙米嗪相似。过量则导致血压降低、心律失常、震颤、惊厥、口干、便秘等。

【药物相互作用】不能与拟交感胺类药物合用，因会明显增强后者的作用；同样，与 MAO 抑制剂合用也要慎重；与胍乙啶及作用于肾上腺素能神经末梢的降压药合用会明显降低降压效果。

马普替林

马普替林（Maprotiline）为第二代抗抑郁药，化学结构属四环类。口服后吸收缓慢但吸收完全，9~16h 达血浆药物峰浓度，广泛分布于全身组织，肺、肾、心、脑和肾上腺的药物浓度均高于血液，血浆蛋白结合率约 90%。

马普替林为选择性 NA 再摄取抑制剂，对 5-HT 摄取几乎无影响。其抗胆碱作用、镇静作用和对血压的影响与丙米嗪类似。与其他三环类抗抑郁药一样，用药 2~3 周后才充分发挥疗效。对睡眠的影响与丙米嗪不同，延长 REM 睡眠时间。对心脏的影响也与三环类抗抑郁药一样，延长 Q-T 间期，增加心率。常见不良反应有口干、便秘、眩晕、头痛、心悸等，偶见皮肤光敏反应和粒细胞缺乏。

三、选择性 5-HT 再摄取抑制药

氟 西 汀

氟西汀（Fluoxetine）又名百忧解，是目前临床使用较广泛的抗抑郁症药之一。

药师考点

氟西汀、帕罗西汀、舍曲林的药理作用、临床应用与不良反应。

【体内过程】口服吸收良好，6~8h 血药浓度达峰值，食物可延缓其吸收，但不影响生物利用度；血浆蛋白结合率为 80%~95%；主要在肝脏中代谢成活性产物去甲氟西汀及其他代谢物，主要经肾脏排出。氟西汀单次给药 $t_{1/2}$ 为 1~3 天，去甲氟西汀的 $t_{1/2}$ 为 4~16 天。

【药理作用】氟西汀为强效选择性 5-HT 再摄取抑制药，通过选择性抑制中枢神经元对 5-HT 的再摄取，提高突触间隙 5-HT 的浓度而发挥抗抑郁作用。该药对去甲肾上腺素的再摄取抑制作用较弱。对组胺受体、M 受体及肾上腺素受体影响很小，因此相关的镇静作用、抗胆碱样作用及对心血管的作用均不明显。

【临床应用】用于各型抑郁症的治疗，疗效与三环类相当，耐受性与安全性优于三环类。此外，该药对强迫症、神经性贪食症亦有效。

【不良反应】偶见恶心、头痛、口干、出汗、视物模糊等；皮疹发生率为 3%；大剂量可诱发癫痫。本品禁与单胺氧化酶抑制剂同时服用，否则可能导致"5-HT 综合征"的发生，初期主要表现为不安、激越、恶心、呕吐或腹泻，随后高热、强直、肌阵挛或震颤、自主神经功能紊乱、心动过速、高血压、意识障碍，最后可引起痉挛和昏迷，严重者可致死。心血管疾病、糖尿病者应慎用。若服用过单胺氧化酶抑制剂，必须停药 14 天后才能使用本品。多次服用本品后，则需至少停药 5 周后才能服用单胺氧化酶抑制剂。

帕罗西汀

帕罗西汀（Paroxetine）又名赛乐特。

【体内过程】口服吸收良好，约 6h 血药浓度达峰值，血浆蛋白结合率为 95%。帕罗西汀可广泛分布于全身各组织器官，亦可通过乳腺分泌。主要经肝脏代谢，生成尿苷酸化合物，最后经肾脏排出体外，小部分经胆汁分泌从粪便排出。$t_{1/2}$ 约为 21h。

【药理作用】帕罗西汀是高度选择性 5 – HT 再摄取抑制剂，对 5 – HT 再摄取的抑制作用比氟西汀强。该药对 NA、DA 再摄取的影响极小，对胆碱受体、组胺受体、多巴胺受体、5 – HT 受体及肾上腺素受体的亲和力低。其抗抑郁作用强度与三环类抗抑郁药相似，但副作用相对较少。

【临床应用】治疗各种类型的抑郁症，包括伴有焦虑的抑郁症及反应性抑郁症。对严重抑郁症以及其他抗抑郁药治疗无明显疗效的患者，帕罗西汀仍有效。亦可用于惊恐障碍和强迫性神经官能症。

【不良反应】常见不良反应有恶心、嗜睡、出汗、震颤、乏力、失眠、口干、性功能障碍、头晕、便秘、食欲下降。突然停药时可产生停药综合征，表现为头晕、感觉障碍、睡眠障碍、激惹、震颤、恶心、出汗、意识模糊等。该药禁止与 MAO 抑制剂合用。

舍 曲 林

舍曲林（Sertraline），是选择性 5 – HT 再摄取抑制剂。对胆碱受体、组胺受体和肾上腺素受体无直接作用，所以副作用较三环类少。用于治疗各型抑郁症，对强迫症也有效。主要不良反应为口干、恶心、腹泻、男性射精延迟、震颤、出汗等。禁与 MAO 抑制剂合用。

西 肽 普 兰

西肽普兰（Citalopram）属强效 5 – HT 再摄取抑制剂，对多巴胺和去甲肾上腺素的再摄取作用很小，对胆碱受体、肾上腺素受体、组胺受体影响较小。用于各种类型的抑郁症，特别适用于长期治疗。

常见不良反应有恶心、口干、嗜睡、出汗增多、头痛和睡眠时间偏短，通常在治疗开始的第 1~2 周时比较明显，随着抑郁症状的改善，不良反应会逐渐消失。亦有报道出现癫痫发作、激素分泌紊乱、躁狂及引起性功能障碍等副作用。

四、α 受体阻断药

米 氮 平

米氮平（Mirtazapine）通过阻断突触前 α_2 肾上腺素受体，反馈性增加 NA 和 5 – HT 的释放而发挥抗抑郁作用。抗抑郁效果与阿米替林相似。米氮平还阻断 5 – HT_2、5 – HT_3 受体，这与其改善睡眠、抗焦虑作用有关。该药有较好的耐受性，几乎无抗胆碱样作用，其治疗剂量对心血管系统无影响。用于各种类型的抑郁症。

米氮平常见的副作用有嗜睡、镇静、口干、体重增加、食欲增加、眩晕和疲乏。少见的副作用有直立性低血压、躁狂症、惊厥发作、震颤、肌痉挛、骨髓抑制、血清转氨酶水平增高、药疹等。

米 安 色 林

米安色林（Mianserin）属于四环类抗抑郁药。对中枢突触前 α_2 肾上腺素受体有阻断作用，亦可促进 NA 和 5 – HT 释放增加。没有明显的抗胆碱作用，对心率影响不大，心脏毒性低于三环类药物。临床用于治疗各种类型的抑郁症，尤适合患有心血管疾病及老年患者。

常见不良反应为头晕、嗜睡等。偶可出现轻度黄疸、肝功能异常、抽搐。可能出现白细胞减少和粒细胞缺乏症，需进行血常规监测。

五、单胺氧化酶抑制药

单胺氧化酶抑制药（MAOI）是第一个被发现的抗抑郁药，主要机制为抑制单胺氧化酶（MAO），阻断单胺类递质的降解，使突触间隙 NA、5 – HT 和 DA 等递质含量增高，达到抗抑郁作用。MAO 可分为 MAO – A 和 MAO – B 型，其中 MAO – A 选择性使 NA 和 5 – HT 脱胺，MAO – B 可使苯乙胺脱胺。非选择性 MAOI 毒副作用较大，尤其是对心脑血管疾病及老年患者。目前临床多使用选择性 MAOI。

吗氯贝胺　托洛沙酮

吗氯贝胺（Moclobemide）和托洛沙酮（Toloxatone）均属单胺氧化酶抑制剂。作用机制为可逆性抑制脑内 MAO – A 活性，从而提高脑内去甲肾上腺素、多巴胺和 5 – 羟色胺的水平，发挥抗抑郁作用。用于各种类型的抑郁症。

> **药师考点**
>
> 托洛沙酮的药理作用、临床应用与不良反应。

常见不良反应有轻度恶心、口干、头痛、头晕、出汗、心悸、失眠、直立性低血压等。偶见过敏性皮疹、意识障碍及肝功能损害。大剂量时可能诱发癫痫。

六、其他

噻奈普汀

噻奈普汀（Tianeptine）为 5 – HT 再摄取促进剂，加强了突触前膜对 5 – HT 的再摄取，减少了 5 – HT 在突触间隙的水平。其抗抑郁作用机制可能与以下功能有关：①扭转抑郁症患者下丘脑 – 垂体 – 肾上腺皮质轴的功能活动过度；②预防应激引起的海马神经元树突的萎缩，对海马神经元具有保护作用；③调节 5 – HT 功能的不稳定性。噻奈普汀治疗抑郁症具有良好的疗效，对抑郁性神经症、慢性酒精中毒和戒酒后出现的抑郁也有效。长期使用可预防复发。

不良反应少而轻，主要为恶心、厌食、口干、失眠。对心血管系统、血液、肝肾功能影响较小，具有较好的依从性，特别是对老年抑郁症患者，长期应用安全性较高。

小　结

• 氯丙嗪是 20 世纪 50 年代出现的经典抗精神分裂症药物，是治疗史上重大突破。其作用机制为阻断中脑 – 边缘系统和中脑 – 皮质系统通路中的 D_2 样受体发挥其抗精神分裂症作用。随后又出现了奋乃静、氟奋乃静、三氟拉嗪、氟哌啶醇等一系列衍生物，此类药物仅对阳性症状有效，对阴性症状疗效差，并且都有锥体外系不良反应；80 年代又开发出氯氮平、利培酮、奥氮平、阿立哌唑等非典型抗精神分裂症药，其机制不仅阻断 DA 受体，还能阻断 5 – HT 受体。此类药物作用广谱，疗效确切，对阳性和阴性症状都有效，且不良反应轻。

  ● 抑郁症的患病率占全球人口的3%~5%，是世界上最易致残的疾病之一，对于抑郁症的治疗，药物疗法占重要地位，此外还可采用电休克疗法、光疗法、运动疗法和心理疗法。目前临床应用的抗抑郁症药主要有非选择性 NA/5 - HT 再摄取抑制药、选择性 NA 再摄取抑制药（SNRI）、选择性 5 - HT 再摄取抑制药（SSRI）及单胺氧化酶抑制药（MAOI）等，它们都是增加突触间隙单胺类递质浓度来发挥抗抑郁作用。

扫码"练一练"

（崔广智）

第十三章 镇 痛 药

> **要点导航**
>
> 1. 掌握镇痛药的概念；阿片类镇痛药的药理作用、作用机制、体内过程、临床应用与不良反应。
> 2. 熟悉疼痛发生的机制、疼痛的类型；常用人工合成镇痛药的临床应用、注意事项；阿片受体的分类与功能；阿片受体阻断药的特点。

疼痛是由外周和中枢神经系统的一系列复杂神经化学过程引起的一种令人不快的感觉，根据其性质和发生机制可分为急性疼痛和慢性疼痛。疼痛的治疗是医学面临的重要课题之一，镇痛药物的选择与疼痛的类型有关。多数情况下，解热镇痛抗炎药对轻、中度的头痛或关节痛有效；抗惊厥药、三环类抗抑郁药和单胺类递质再摄取抑制药对神经痛疗效好；阿片类镇痛药常用于剧痛或慢性癌痛的治疗。

镇痛药（analgesics）是一类主要作用于中枢神经系统，选择性缓解或消除疼痛，减轻疼痛引起的紧张、焦虑、恐惧等情绪反应，但不影响意识及其他感觉的药物。包括麻醉性镇痛药和非麻醉性镇痛药（non – narcotic analgesics）。其中麻醉性镇痛药（narcotic analgesics）主要通过激动中枢神经系统的阿片受体发挥镇痛作用，易产生药物依赖性（drug dependence）或成瘾性（addiction），又称阿片类镇痛药（opioid analgesics）或成瘾性镇痛药（addictive analgesics）。该类药物在使用和保管上必须严格控制。

本章药物包括阿片类镇痛药，人工合成镇痛药和其他镇痛药。

第一节 概 述

【痛觉信号的传递】疼痛是由伤害性刺激产生的一种不舒适和难以忍受的感觉。痛觉信号上行传导通路（ascending pathway of transmission，图13 – 1）由外侧痛觉和内侧痛觉传导通路组成。当组织损伤发生时，可激活伤害性感受器，则初级感觉传入神经元（背根神经节神经元）接受和传入伤害性刺激信号至脊髓背角，伤害性信号在背角传递至上一级神经元后，分两条通路上传信号。一条为伤害性信号经腹后外侧核投射至感觉皮质，传递伤害性刺激的痛觉；一条为伤害性信号经丘脑内侧核或板内核投射到前扣带皮质和导叶皮质的通路，传递引起伤害性刺激的情绪反应；这两条通路形成的前扣带皮质是痛觉信息整合脑区，除接受痛觉信号传入以外，也对痛觉信号进行主动的调制。

【镇痛作用机制】前扣带皮质头端内源性痛觉控制系统构成了机体的抗伤害网络，其中中脑导水管周围灰质是痛觉信号下行调制通路（descending modulatory pathways of transmission）的核心结构，它的激活最终导致脊髓背角神经对痛觉信号的抑制或易化。已经证明，初级感觉传入神经元的外周神经末梢上存在 μ 受体，炎症或组织损伤时局部免疫细胞释放 β 内啡肽，后者激活 μ 受体而抑制感觉传入神经的活动。全身给药时，阿片类药物不仅直接作用于外周伤害性感受器以及脊髓背角神经元的阿片受体，还作用于痛觉传入通路中更高级的神经元如丘脑尾侧腹核的阿片受体，直接抑制这些神经元，产生镇痛效应，表现出多位点镇痛特征。阿片类药物亦作用于痛觉信号下行调制通路，使下行抑制神经元激活，因其投射纤维在脊髓背角，故可加强下行抑制神经对痛觉信号的抑制，从而进一步增强阿片类药物的整体镇痛效果。下行调制通路中的延髓头端腹内侧区、中脑导水管周围灰质以及脊髓背角的阿片受体均是阿片类药物的作用靶点。机体内与阿片肽类物质发生特异性结合的受体称为阿片受体（opioid receptor）。阿片类镇痛药通过激动阿片受体发挥镇痛作用。

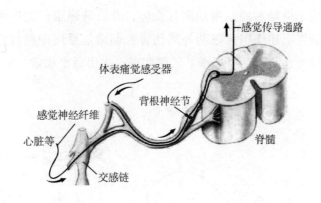

图 13 - 1　痛觉信号的上行传导通路

【阿片受体和阿片肽】中枢型阿片受体包括 μ、δ、κ 三种受体，均属 G 蛋白偶联受体，每种受体又有不同的亚型，如 $μ_1$、$μ_2$、$δ_1$、$δ_2$、$κ_1$、$κ_2$、$κ_3$ 亚型。阿片受体分类及生理效应见表 13 - 1。在丘脑内侧、脊髓胶质区、脑室及导水管周围灰质的阿片受体与疼痛的刺激传入、痛觉信号的整合及感受有关，这些部位阿片受体分布密度较高。阿片受体密度最高的为边缘系统及蓝斑核，其效应与情绪及精神活动有关；延脑孤束核阿片受体与呼吸及咳嗽有关；脑干极后区及迷走神经背核等部位的阿片受体与胃肠活动有关。阿片受体也存在于初级感觉传入神经的伤害性感受器、肠道和输精管等外周组织。

表 13 - 1　阿片受体分类及其效应

受体类型	效应							配体的受体选择性			
	镇痛作用部位	呼吸抑制	缩瞳	抑制胃肠蠕动	欣快	镇静	躯体依赖	β内啡肽	亮氨酸脑啡肽	强啡肽	吗啡
μ 脑、脊髓、外周	＋＋＋	＋＋	＋＋	＋＋	＋＋＋	＋＋	＋＋＋	＋＋＋	＋	＋＋	＋＋＋
δ 脊髓		＋＋	－	＋＋	－				＋＋＋	＋	＋
κ 外周、脊髓	＋	＋	＋	－	＋＋	＋		＋＋＋		＋＋＋	＋＋
					烦躁						

1962 年我国学者发现将微量吗啡注入兔脑室内或第三脑室周围灰质可消除疼痛反应，并率先提出吗啡镇痛的作用部位在第三脑室周围灰质。1973 年 Snyder 等采用配体结合技术和放射自显影技术证实了阿片受体的存在及其与镇痛药的关系；20 世纪 90 年代阿片受体克隆成功。

阿片受体的发现提示脑内可能存在相应的内源性阿片样活性物质。目前已经从脑内分离出约 20 种与阿片类镇痛药作用相似的肽，统称为内源性阿片肽（endogenous opioid peptides），简称内阿片肽。首先分离得到的是甲硫氨酸脑啡肽（met - enkephalin）和亮氨酸脑啡肽（leu - enkephalin），总称脑啡肽（enkephalin）。其脑内分布与阿片受体分布相似，可产生吗啡样作用，并被纳洛酮所拮抗。

【镇痛作用的分子机制】μ、δ、κ 受体属 G 蛋白偶联受体。阿片受体被激动后，通过 G 蛋白偶联机制改变相关离子通道的活性、调节细胞内钙离子浓度以及改变功能性蛋白的磷酸化水平。脊髓背角存在含脑啡肽的神经元，其活动受痛觉信号下行调制通路控制，末梢释放脑啡肽。脑啡肽或外源性吗啡在初级感觉传入神经的突触前膜激动阿片受体，引起突触前膜电压依赖性钙通道失活，导致初级感觉传入神经递质释放减少。同时，脑啡肽或外源性吗啡也作用于突触后膜，激动阿片受体，开放钾通道，促进钾离子外流，使神经细胞膜超极化。最终上述作用可阻断外周伤害性刺激信号向中枢神经系统的传递。初级感觉传入神经的神经递质包括谷氨酸、乙酰胆碱、去甲肾上腺素、5 - 羟色胺和 P 物质（图 13 - 2）。

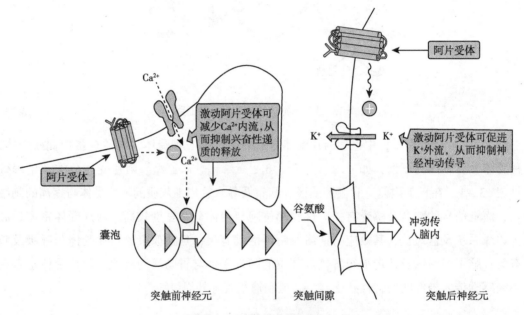

图 13 - 2　阿片受体对脊髓背角痛觉信号传导的作用

第二节　阿片生物碱类镇痛药

阿片（opium）为罂粟科植物罂粟（*Papaver somniferum*）未成熟蒴果浆汁的干燥物，含吗啡、蒂巴因、可待因等 20 余种生物碱，化学结构上分别属于菲类和异喹啉类。阿片中，菲类的吗啡和可待因分别约占 10% 和 0.5%，均可产生镇痛作用；罂粟碱（Papaverine）属异喹啉类，约占 1%，具有松弛平滑肌的作用。

吗 啡

吗啡（Morphine）是阿片的主要药用成分，镇痛效果良好。吗啡系氢化吡啶菲的稠环母核，3 位有酚羟基，6 位有醇羟基。酚羟基上的氢被甲基取代得可待因，被乙基取代得乙基吗啡，中枢性镇痛作用减弱；酚羟基和醇羟基上的氢被乙酰基取代得海洛因，中枢作用增强。叔胺氮上的甲基被烯丙基取代得烯丙吗啡和纳洛酮，成为吗啡受体的部分激动剂或阻断剂。构效关系见表 13-2。

表 13-2 吗啡及其衍生物的构效特点

药物	3 位	6 位	7 和 8 位	14 位	17 位	作用特点
吗啡	—OH	—OH	双键	—H	—CH₃	镇痛、易成瘾
可待因	—OCH₃	—OH	双键	—H	—CH₃	镇痛镇咳、成瘾
乙基吗啡	—OC₂H₅	—OH	双键	—H	—CH₃	镇痛、成瘾
海洛因	—OCOCH₃	—OCOCH₃	双键	—H	—CH₃	镇痛、成瘾性强
烯丙吗啡	—OH	—OH	单键	—H	—CH₂CH=CH₂	阿片受体阻断药
纳洛酮	—OH	=O	单键	—OH	—CH₂CH=CH₂	阿片受体阻断药

【体内过程】

1. 给药途径 吗啡口服给药，消化道吸收慢且不规则，首过消除明显。因此常用肌内注射、皮下注射和静脉滴注的途径给药。目前，缓释片剂或缓释泵已成为吗啡治疗肿瘤所致的慢性疼痛的常规给药途径。吗啡滥用患者，采用鼻黏膜吸入或吸入鸦片燃烧的烟雾，这些给药途径作用潜伏期短，可快速显效。

> **药师考点**
> 吗啡的作用特点、适应证、典型不良反应和禁忌证。

2. 分布 吗啡血浆蛋白结合率超过 30%，可在体内各组织快速分布，但因其是阿片类药物中脂溶性最低的，故仅有少量的吗啡可通过血脑屏障。

3. 消除 吗啡在肝脏中与葡萄糖醛酸发生结合反应。生成的吗啡-6-葡萄糖醛酸具有显著的镇痛作用，生物活性比吗啡强。代谢物主要经肾脏排泄，小部分经胆汁排泄。全身给药，吗啡镇痛作用持续 4~6h。患者的年龄和肝肾功能影响吗啡的药理效应，新生儿禁用吗啡，老年人、肾功能减退患者应减少给药剂量。

【药理作用】

1. 中枢神经系统

（1）镇痛和镇静 吗啡镇痛作用强大，皮下注射 5~10mg 能明显减轻或消除疼痛，疗效维持 4~5h。吗啡对各种疼痛有效，且不影响意识和其他感觉。可消除因疼痛引起的焦虑、紧张等情绪反应，并因中脑腹侧背盖区去抑制作用可产生欣快感，有利于提高患者对疼痛的耐受性和加强吗啡的镇痛效果。还可产生镇静作用，使患者在安静环境下易于入睡。

（2）抑制呼吸 治疗量吗啡降低延脑呼吸中枢对 CO_2 的敏感性，可使呼吸频率变慢，潮气量减少。剂量增大时直接抑制脑桥呼吸调节中枢，呼吸抑制作用增强，呼吸抑制是吗啡急性中毒致死的主要原因。

（3）镇咳 抑制延脑咳嗽中枢，使咳嗽反射消失，其镇咳作用与呼吸抑制无相关性，可能与激动延脑孤束核阿片受体有关。

（4）催吐　直接兴奋延脑催吐化学感受区（CTZ），引起恶心和呕吐。

（5）缩瞳　激动中脑顶盖前核 μ 受体和 κ 受体，兴奋动眼神经副核（缩瞳核），引起瞳孔缩小。缩瞳反应是吗啡的作用特征，针尖样瞳孔常作为诊断吗啡过量中毒的重要依据（其他原因引起的昏迷和呼吸抑制常伴有瞳孔散大）。

（6）其他　作用于下丘脑，抑制促性腺激素释放和促肾上腺皮质激素释放激素的释放，导致垂体的黄体生成素、卵泡刺激素和促肾上腺皮质激素释放减少，最终造成血中睾酮和皮质醇水平降低。促进抗利尿激素、催乳素和促生长激素释放。对于陷入悲伤、痛苦等精神状态的患者可产生欣快感，即一种愉悦和飘飘然的满足感。

2. 兴奋平滑肌

（1）胃肠道　吗啡激动胃肠道的阿片受体，兴奋胃肠道平滑肌和括约肌，使消化道张力增加，并减弱胃肠蠕动；抑制消化液分泌；抑制中枢而使便意迟钝。最终导致肠内容物推进受阻，引起便秘。

（2）胆道　治疗量吗啡可引起胆道平滑肌和括约肌收缩，胆道和胆囊内压增高，引起上腹部不适，严重者出现胆绞痛；也可引起胆汁和胰液反流，造成血淀粉酶和脂肪酶水平升高。

（3）其他平滑肌　吗啡能降低子宫平滑肌对缩宫素的敏感性，减弱子宫收缩频率和幅度，延长产妇分娩时程。吗啡增强膀胱括约肌张力，导致尿潴留；对输尿管也有收缩作用。

3. 心血管系统　治疗量下，吗啡对血压和心率无明显作用。大剂量时，吗啡可抑制血管平滑肌，扩张全身血管，引起直立性低血压。吗啡对呼吸的抑制作用致 CO_2 积聚，可使脑血管扩张，颅内压增高。其降压作用机制与吗啡促组胺释放而扩张血管部分相关，也与抑制血管运动中枢有关。低血容量者更易发生低血压。对冠脉疾病患者，吗啡静注使心肌耗氧量、左室舒张末期和心脏做功降低。

4. 免疫系统　阿片类药物对细胞免疫和体液免疫均有抑制作用，这一作用在停药戒断期最明显。吗啡作用于 μ 受体，抑制巨噬细胞的吞噬功能，抑制淋巴细胞增殖，抑制自然杀伤细胞的活性。阿片类物质依赖者的固有免疫、细胞免疫和体液免疫功能均严重受损，这类人群的人类免疫缺陷性病毒的感染率以及肿瘤的发病率明显高于普通人群。

【作用机制】吗啡作用的主要环节有：促使神经细胞膜超极化；抑制神经放电；抑制突触前膜递质释放。吗啡的镇痛作用是通过激动脊髓胶质区、丘脑内侧、脑室及导水管周围灰质等部位的阿片受体，主要是 μ 受体，模拟内源性阿片肽对痛觉的调制功能而产生镇痛作用。

【临床应用】

1. 疼痛　吗啡对各种疼痛均有效，但仅用于其他镇痛药无效的剧痛，如严重创伤、烧伤和晚期恶性肿瘤疼痛等；心肌梗死引起的剧痛，血压正常者也可用吗啡止痛；对胆绞痛和肾绞痛需加用解痉药如阿托品等；但对神经压迫性疼痛疗效较差。

2. 心源性哮喘　心源性哮喘是因左心衰竭，引起突发性的急性肺水肿而导致的呼吸困难、气促和窒息感。临床常需进行综合性治疗（包括强心、利尿、扩张血管等）。静脉注射吗啡也是治疗的主要措施之一，这是因为：①吗啡具有镇静作用，可迅速缓解患者的紧张、恐惧和窒息感。②抑制呼吸中枢对 CO_2 的敏感性，使呼吸由浅快变得深慢。③扩张外周血管，降低外周阻力，减少回心血量，有利于缓解左心衰竭和消除肺水肿。但若患者伴有休克、昏迷、严重肺部疾病或痰液过多者应禁用。

3. 腹泻 吗啡可用于止泻，效果明显。一般以含少量吗啡的阿片酊配成复方制剂用于严重的单纯性腹泻。

4. 咳嗽 吗啡止咳作用强大，但因成瘾性强，一般以可待因代替用于无痰性干咳。

【不良反应】

1. 一般不良反应 治疗量吗啡可引起眩晕、恶心、呕吐、便秘、呼吸抑制、尿少、排尿困难（老年多见）、胆道压力升高甚至胆绞痛、直立性低血压（低血容量者易发生）和免疫抑制等。偶见烦躁不安等情绪。

2. 耐受性与依赖性 治疗量的吗啡连续反复应用后，除了缩瞳和便秘外，其他大部分效应都会逐渐减弱，形成耐受性，表现为吗啡使用剂量逐渐增加和用药间隔时间缩短。且阿片类药物间有交叉耐受性。反复应用吗啡后患者会发生病态性嗜好而产生依赖性，包括精神依赖性和身体依赖性，出现强迫性觅药行为。其耐受性和依赖性产生的机制尚未完全阐明，现认为主要是神经组织对吗啡产生了适应性。

3. 急性中毒 吗啡过量引起急性中毒，主要表现为昏迷、深度呼吸抑制及瞳孔极度缩小（针尖样瞳孔），常伴有血压下降、严重缺氧和尿潴留。呼吸麻痹是致死的主要原因。抢救措施为人工呼吸、适量给氧及静脉注射阿片受体阻断药纳洛酮。

【阿片类药物滥用及其治疗】

1. 阿片类药物滥用 是指通过各种给药途径，将阿片类药物反复大量地用于非医疗途径，导致对阿片类药物产生依赖性，国际上统称为麻醉药品的滥用或药物滥用，在我国习称吸毒。阿片类药物滥用可造成严重的身心损害，并影响社会安定。阿片类药物滥用主要有海洛因、吗啡、哌替啶、粗制阿片、二氢埃托啡、美沙酮和丁丙诺啡，其中海洛因滥用最多，多为中青年人。阿片类药物滥用者停药后 6～10h 开始出现戒断症状，36～48h 症状最严重，3 日后逐渐减轻，1 周后主要症状徐缓消除，失眠、焦虑、烦躁和不适感会迁延较长一段时间。通常当躯体依赖出现戒断症状时，同时也会伴随强烈的心理渴求用药的欲望。

2. 脱毒治疗方法 采用作用持久、温和或戒断症状较轻的美沙酮或丁丙诺啡等药物替代作用迅速而强烈的海洛因、吗啡等，可使患者的戒断症状出现较慢或较轻，且不良反应少，成瘾者能耐受并逐渐停用药物，称为药物替代递减法。亦可采用 α 受体激动药可乐定或洛非西定改善脱毒期间患者出现的恶心、呕吐、腹痛、出汗、心率加速及血压升高等症状，但对全身疼痛及对毒品的渴求无影响。尚有自然戒断法（也称冻火鸡疗法）和亚冬眠疗法（盐酸氯丙嗪与异丙嗪联合应用，使患者处于亚冬眠状态）。

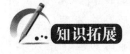 知识拓展

药物成瘾

成瘾性是由滥用药物引起的行为综合征，与耐受性等生物学现象不完全等同，许多药物，如镇痛药、兴奋剂等，如果滥用均可成瘾。药物成瘾性的形成与其作用于脑内的奖赏环路，产生欣快感有关，和自然成瘾可能有共同的机制。药物成瘾的主要神经环路是中脑的腹侧被盖区（VTA）-边缘前脑伏核（NAc）奖赏环路，也与前额叶皮质有关。具有成瘾性的药物通过对 VTA-NAc 环路的急性作用，可增强多巴胺系统

功能，从而促进 DA 的释放或导致 DA 能神经脱抑制而兴奋；通过对 VTA – NAc 环路的慢性作用，使得正常的奖赏刺激不再有效提高 DA 能突触传递，损坏多巴胺系统功能，导致突然停药的负面情绪反应；此外，谷氨酸系统在药物成瘾中也有重要作用。

2017 年 6 月，美国 Endo 公司的阿片类镇痛药 Opana ERA，为首个因存在非法滥用风险被 FDA 要求撤市的药物，阿片类药物的滥用问题再次引起全球广泛关注。目前，针对阿片类药物的滥用，采取的主要策略有：发展防滥用的药物、治疗成瘾的药物以及替代疗法。

【禁忌证】吗啡能通过胎盘进入胎儿体内，并能对抗催产素对子宫的兴奋作用而延长产程，禁用于分娩止痛；可经乳汁分泌，抑制新生儿呼吸，禁用于哺乳期妇女止痛；抑制呼吸及收缩支气管，支气管哮喘及肺心病患者禁用；可导致颅内压增高，颅脑损伤的患者禁用；肝功能严重减退患者禁用。

【药物相互作用】吗啡与吩噻嗪类、单胺氧化酶抑制剂或三环类抗抑郁药合用，可加强其中枢抑制作用。

可 待 因

可待因（Codeine）又名甲基吗啡，口服易吸收，生物利用度较高，10% 在肝脏中可代谢为吗啡，$t_{1/2}$ 为 2 ~ 4h。可待因与阿片受体的亲和力低，其镇痛和呼吸抑制作用均比吗啡弱。可待因具有明显的镇咳作用，属中枢性镇咳药，临床主要用于无痰干咳及剧烈频繁的咳嗽。还可与阿司匹林或对乙酰氨基酚合用，治疗中等程度的疼痛，如头痛、背痛等。可引起便秘。久用亦可成瘾，但成瘾性低于吗啡。

第三节　人工合成镇痛药

一、强效阿片受体激动药

哌 替 啶

哌替啶（Pethidine）是人工合成的阿片类镇痛药，其化学结构与吗啡不同，为苯基哌啶衍生物，是目前我国临床常用的镇痛药。

【体内过程】哌替啶消化道吸收良好，口服给药有良好的镇痛作用，但因口服生物利用度不高（52%），故一般注射给药。血浆蛋白结合率为 40%，镇痛作用持续时间比吗啡短，约 2 ~ 4h。哌替啶在肝脏代谢，经肾脏排泄。哌替啶的 N 位去甲基化，转化为去甲哌替啶，该代谢物具有明显中枢兴奋作用。

【药理作用】哌替啶可激动各型阿片受体，特别是与 μ 受体有很强的亲和力，与 κ 受体的亲和力也高。还能阻断外周 M 受体，故有阿托品样作用，可扩瞳。该药的药理作用与

> **药师考点**
>
> 可待因、哌替啶、芬太尼、美沙酮、二氢埃托啡的药理作用及其临床应用。

吗啡基本相同，有镇痛、镇静、欣快、呼吸抑制和扩张血管作用。镇痛效价弱于吗啡，常用量100mg与10mg吗啡的作用强度基本相似。也可以提高胃肠道张力和减少推进性蠕动，但因作用时间短，不引起便秘。哌替啶口服给药，一般无明显的心血管作用，静脉给药可明显降低外周阻力并增加外周血流量，加快心率，还可舒张脑血管，升高颅内压。中枢性镇咳作用不明显。

【临床应用】哌替啶可用于各种剧痛。与吗啡比较，因其对子宫平滑肌的作用明显减弱，作用时间短，且不对抗催产素的作用，故可用于分娩止痛，但分娩前2~4h禁用。可用于麻醉前给药及人工冬眠，以及心源性哮喘和肺水肿，不用于治疗腹泻和咳嗽。

【不良反应】哌替啶有依赖性，与其他阿片类镇痛药有部分交叉耐受性。因哌替啶拮抗M受体，故可致口干和视物模糊。大剂量、重复给药，可引起焦虑、震颤和肌肉抽搐等症状；去甲哌替啶大量蓄积时，尽管少见，但可引起惊厥；大剂量用药，会引起扩瞳和极度活跃反应。术后使用哌替啶可能引起严重的低血压。

【药物相互作用】哌替啶与镇静药合用，中枢抑制作用明显增强；与单胺氧化酶抑制剂合用，可诱发惊厥、高热等严重不良反应。

美 沙 酮

美沙酮（Methadone）是人工合成、口服有效的中枢性镇痛药。其镇痛作用与吗啡相当，不引起明显的欣快感，作用持续时间长。

【体内过程】美沙酮可多种途径给药，如口服、静脉、皮下注射、锥管内和直肠给药。其中口服给药吸收完全，约30min起效，生物利用度高达92%，血浆蛋白结合率为89%，有组织蓄积现象，药物主要在肝脏代谢，其代谢产物个体差异明显，且半衰期长，药物主要经肾脏排泄。

【药理作用】美沙酮是μ受体的强效激动剂，也是 N – 甲基 – D – 天冬氨酸（NMDA）受体和单胺类神经递质再摄取的阻断剂。美沙酮镇痛效能与吗啡相似，有缩瞳和呼吸抑制作用，且其效应半衰期长。与吗啡相似，美沙酮可升高胆囊内压力和导致便秘。

【临床应用】用于镇痛。同时，因其口服生物利用高，可替代阿片类镇痛药的注射给药途径，且产生依赖性时间长、戒断症状轻微，用于吗啡和海洛因的脱瘾治疗。

【不良反应】不良反应常见眩晕、恶心、呕吐、出汗、嗜睡、便秘、直立性低血压等。因呼吸抑制时间较长，禁用于分娩止痛。长时间用药，与吗啡类似会引起躯体依赖性，但其戒断症状比其他阿片类镇痛药轻微。

芬 太 尼

芬太尼（Fentanyl）化学结构与哌替啶相似，是目前临床最常用的合成镇痛药之一。

【体内过程】该药多采用注射给药途径，如静脉注射、皮下注射和鞘内注射，也可经口腔黏膜或经皮给药，其透皮制剂的起效时间约12h。该药血浆蛋白结合率约为84%，$t_{1/2}$为3.7h，肝脏代谢，原药和代谢物均经肾脏排泄。

【药理作用】基本与哌替啶相近，但可缩瞳。该药主要激动μ受体，为强效镇痛药，其镇痛效价约为吗啡的100倍，起效快，但作用维持时间短。

【临床应用】主要用于各种原因引起的剧痛和麻醉，因其对心肌收缩几乎无影响，常用于心脏外科手术。注射给药可用于术后镇痛和分娩止痛；口腔黏膜黏附制剂可用于缓解阿片类镇痛药耐受的癌症患者的暴发性疼痛；与氟哌利多（Droperidol）合用于神经松弛镇痛（neuroleptic analgesia），帮助完成某些小手术或医疗检查，如烧伤换药、内窥镜检查等；与氧化亚氮或其他吸入麻醉药合用，增强麻醉效果。

【不良反应】主要不良反应与其他 μ 受体激动药相似，也会产生明显欣快感、呼吸抑制和依赖性。芬太尼用于麻醉时，可引起肌肉僵直，主要见于腹部和胸部。

芬太尼同系物

芬太尼同系物包括舒芬太尼（Sufentanil）、阿芬太尼（Alfentanil）和瑞芬太尼（Remifentanil）。这些药物的药理作用、不良反应与芬太尼相似，但镇痛效价和代谢过程有别于芬太尼。其中舒芬太尼镇痛作用强于芬太尼；瑞芬太尼在体内被组织和血液中的非特异性酯酶催化水解；阿芬太尼和瑞芬太尼的镇痛作用比芬太尼弱且作用时间短。临床上可用于外科手术止痛，瑞芬太尼禁用于蛛网膜下腔给药或硬膜外给药。

海 洛 因

海洛因（Heroin）是吗啡双乙酰化的产物，效价是吗啡的 3 倍。其脂溶性好，易于通过血 - 脑屏障转运。注射途径给药时，欣快感更为明显。在体内可转化为吗啡，半衰期比吗啡长。

羟 考 酮

羟考酮（Oxycodone）为吗啡的半合成衍生物，可激动 μ 受体和 κ 受体，该药许多药理特点与吗啡相似。羟考酮口服有效，体内被代谢，代谢物主要经肾脏排泄。代谢产物为去甲羟考酮和羟氢吗啡酮，其镇痛作用弱。临床上，羟考酮可用于中、重度疼痛的治疗，也可用作吗啡的替代品治疗癌症疼痛，镇痛效果与吗啡相当；还能与阿司匹林或对乙酰氨基酚合用。近年其复方制剂和控释制剂在非癌症疼痛治疗中广泛应用，如术后、烧伤以及慢性疼痛。患者可对羟考酮控释制剂成瘾，不良反应为便秘、恶心、呕吐、嗜睡、眩晕、头痛、口干、乏力和出汗。

二、中效阿片受体激动药

右丙氧芬

右丙氧芬（Dextropropoxyphene）是美沙酮的衍生物，其左旋体有镇痛作用，右旋体无镇痛作用，有镇咳作用。右丙氧芬镇痛作用比可待因弱，效价约为可待因的1/2。该药口服吸收良好，达峰时间约 1h，在肝脏代谢。临床用于轻、中度疼痛，与对乙酰氨基酚合用镇痛效果增强。右丙氧芬可引起恶心、厌食和便秘等消化道反应，中毒剂量可致呼吸抑制、惊厥、幻觉和意识模糊，毒性反应还包括心脏毒性和肺水肿。与中枢抑制药物（如镇静药、酒精）等合用，能明显抑制中枢，中毒时可引起呼吸抑制，心脏毒性反应，甚至死亡。阿片受体阻断剂可对抗其呼吸抑制和镇静作用。

三、阿片受体激动-阻断药和部分激动药

喷他佐辛

喷他佐辛（Pentazocine）是 κ 受体激动药，对 μ 受体和 δ 受体有较弱的阻断作用。喷他佐辛通过激动脊髓的阿片受体而镇痛，镇痛作用为吗啡的1/3，呼吸抑制作用为吗啡的1/2，欣快感弱于吗啡，不产生依赖性。临床用于中等疼痛的治疗，既可口服，也可注射给药。较大剂量时，可引起呼吸抑制，并抑制胃肠蠕动；大剂量用药，会升高血压，引起失眠、烦躁、幻觉、眩晕和心动过速。对心绞痛患者，喷他佐辛升高平均动脉压和肺动脉压，增加心脏做功。喷他佐辛虽拮抗 μ 受体和 δ 受体，但不能拮抗吗啡所致的呼吸抑制，反而会诱发吗啡成瘾患者的戒断症状。

> **药师考点**
>
> 曲马多的临床应用、适应证、注意事项等。

地佐辛

地佐辛（Dezocine）是 κ 受体激动药，对 μ 受体有拮抗作用，镇痛效价约为哌替啶的1/10。地佐辛以注射途径给药，肌内注射30min 内起效；静脉注射15min 内起效。$t_{1/2}$约2~3h，肝脏中代谢，多数经肾脏排泄。临床用于术后止痛、内脏痛和癌症止痛。该药成瘾性小。

丁丙诺啡

丁丙诺啡（Buprenorphine）是蒂巴因的半合成衍生物，激动 μ 受体和 κ 受体，是阿片受体部分激动药。该药可舌下或注射途径给药，在肝脏代谢，经胆汁和尿液排泄。其两重性表现为：对阿片成瘾者可诱发戒断症状；对未使用阿片类药物的患者，药理作用与吗啡相似。丁丙诺啡舌下含片用于阿片类成瘾的脱毒和维持治疗，疗效与美沙酮相似。丁丙诺啡注射给药可用于中、重度疼痛。常见不良反应有头晕、嗜睡、恶心、呕吐等；还可抑制呼吸，且纳洛酮难以翻转；也降低血压（极少数患者血压升高）。能产生耐受性与成瘾性，与美沙酮比较，戒断症状较轻，时间短。

纳布啡 布托啡诺

纳布啡（Nalbuphine）和布托啡诺（Butorphanol）均为 μ 受体部分激动药，药理作用特点与喷他佐辛相似，其拟精神病样作用比喷他佐辛弱。两药物临床上限用于慢性疼痛。其中纳布啡对心脏几乎无作用，也不升高血压，与喷他佐辛比较，两者呼吸抑制作用不明显。

第四节 其他镇痛药

曲马多

曲马多（Tramadol）为中枢性镇痛药。该药口服易吸收，生物利用度约90%。$t_{1/2}$约

6h，绝大部分药物在肝脏代谢，其代谢产物有镇痛活性。曲马多的作用机制尚未完全阐明。该药可与 μ 受体结合，纳洛酮可部分拮抗曲马多及其活性代谢产物的镇痛作用。曲马多对中枢去甲肾上腺素和 5 - 羟色胺的再摄取有较弱抑制作用。曲马多镇痛强度与喷他佐辛相当，呼吸抑制作用弱，无明显扩张血管和降压作用，耐受性和依赖性不明显。临床上适用于中度疼痛，对剧痛也有一定疗效。长期应用可产生依赖性，不宜用于轻度疼痛。不良反应和其他镇痛药相似，偶有多汗、头晕、恶心、呕吐等。

布 桂 嗪

布桂嗪（Bucinnazine，又称强痛定）属中等强度的镇痛药，镇痛强度约为吗啡的1/3，在我国按麻醉药品管理。口服 10~30min 或皮下注射 10min 后出现镇痛效果，作用持续 3~6h。主要在肝脏代谢，代谢物从尿与粪便中排出，$t_{1/2}$ 约 6h。镇痛机制可能与激动中枢阿片受体以及干扰中枢单胺类递质，如去甲肾上腺素、多巴胺和 5 - 羟色胺的代谢有关。镇咳、呼吸抑制及胃肠抑制作用较轻，对平滑肌痉挛的镇痛效果差。临床用于偏头痛、三叉神经痛、牙痛、炎症性及外伤性疼痛、月经痛、关节痛，也可用于术后疼痛以及癌症疼痛等。少数患者可见恶心、眩晕或困倦、黄视、全身发麻等，停药后恢复，有药物依赖性的病例。

罗 通 定

罗通定（Rotundine）是消旋四氢巴马汀的左旋体，千金藤属植物块根中罗通定含量很高，曾是提取该药的主要原料，现已能人工合成。该药口服吸收良好。罗通定镇痛机制与阿片受体及前列腺素系统无直接关系，可能与阻断脑内多巴胺受体以及促进脑啡肽和内啡肽释放有关。其镇痛作用强于解热镇痛抗炎药，但比哌替啶弱，对慢性持续性钝痛效果较好。主要用于内科疾病引起的钝痛以及头痛、月经痛等；对产程及胎儿无不良影响，可用于分娩止痛。对创伤、手术及晚期恶性肿瘤疼痛的疗效较差。罗通定还有安定、镇静及催眠作用，可用于失眠。该药久用不成瘾，偶见眩晕、乏力、恶心和锥体外系症状。大剂量对呼吸中枢有一定抑制作用。

> **药师考点**
> 布桂嗪的临床应用、适应证、注意事项等。

奈 福 泮

奈福泮（Nefopam）镇痛强度为吗啡的 1/3，持续时间长，无成瘾性。不属于阿片受体激动剂或部分激动剂，也不抑制前列腺素的合成。奈福泮抑制中枢神经系统中参与痛觉信号传递的神经再摄取去甲肾上腺素或多巴胺，增加突触前膜间隙 5 - 羟色胺的浓度，形成突触前抑制，最终阻断神经递质 P 物质和谷氨酸的释放。近年来有关奈福泮术后镇痛的研究日见增多，如奈福泮提高静脉麻醉患者阿片受体的敏感性，从而减少术后阿片类药物的用量。除镇痛作用外，尚具有轻度解热作用和中枢性肌松作用。临床用于创伤、手术后、癌症晚期的镇痛，也可用于肌痛、牙痛及急性内脏平滑肌绞痛。该药未列入麻醉药品管理范围。有惊厥史、严重心血管疾病及心肌梗死者禁用，不宜与单胺氧化酶抑制剂同时应用。

氟 吡 汀

氟吡汀（Flupirtine）属嘧啶类衍生物，是新型中枢性镇痛药，镇痛强度与喷他佐辛相当，尚未见成瘾性报道。氟吡汀口服易吸收，生物利用度为90%，血浆蛋白结合率大于80%，$t_{1/2}$约6h；主要在肝脏代谢。氟吡汀作用于痛觉信号下行调制通路的去甲肾上腺素能系统，选择性激活神经细胞的内向整流钾通道，间接抑制NMDA受体的激活，从而阻断痛觉信号传导，发挥镇痛作用。临床用于外伤、烧伤、术后及癌症晚期疼痛的治疗。

高乌甲素

高乌甲素（Lappaconitine）是由高乌头的根分离得到的生物碱，无成瘾性，属非麻醉性镇痛药。可口服或注射给药。镇痛作用强度与哌替啶相似，维持时间长于哌替啶。尚具有解热、抗炎、局麻等作用。在癌症疼痛阶梯疗法中，作为轻度和中度疼痛的备选药物。偶见荨麻疹、心悸和头晕等。

齐考诺肽

齐考诺肽（Ziconetide）是人工合成的N型钙通道阻断药，是一种全新的强效镇痛药。齐考诺肽结合并阻断脊髓背角初级感受传入神经的N型钙通道，从而抑制神经末梢递质释放，阻断痛觉信号的传导。临床上，鞘内注射给药治疗其他药物不能耐受或疗效不佳的严重慢性疼痛。治疗期间可能出现严重的精神症状和神经损害，故有精神病史者禁用。用药过程中如出现认知障碍、幻觉、情绪或意识改变等时，应立即停药。

第五节　阿片受体阻断药

纳 洛 酮

纳洛酮（Naloxone）是阿片受体的拮抗药，与阿片受体亲和力高。该药对正常人无明显的药理作用，但可诱发阿片成瘾患者的戒断症状，临床用于抢救阿片类药物过量引起的昏迷及呼吸抑制。

纳洛酮静脉注射后，30min内可逆转海洛因过量所致的呼吸抑制和昏迷症状。纳洛酮$t_{1/2}$为30~60min，因其作用持续时间短，患者有可能再次陷入呼吸抑制。因纳洛酮与μ受体的亲和力是κ受体的10倍，故纳洛酮拮抗吗啡呼吸抑制的作用明显强于对吗啡镇痛作用的影响。

纳 曲 酮

纳曲酮（Naltrexone）药理作用与纳洛酮相似，作用时间比纳洛酮长。临床上与可乐定或丁丙诺啡合用于阿片类快速脱瘾治疗，对慢性酒精中毒也有效，但机制尚不明晰。纳曲酮有肝毒性。

烯丙吗啡

烯丙吗啡（Nalorphine）的药理作用及特点基本与纳洛酮和纳曲酮相似。该药阻断非消化道的阿片受体。以注射途径（静脉、肌内或皮下）给药，$t_{1/2}$为8~10h，明显长于纳洛酮和部分阿片受体激动药。

小 结

- 镇痛药是一类通过激动特定部位的阿片受体，消除和缓解疼痛的药物，包括阿片生物碱类镇痛药、人工合成的阿片类镇痛药和其他镇痛药。

- 吗啡具有强大的镇痛作用，反复应用有明显的依赖性和呼吸抑制。哌替啶、芬太尼及同系物、布桂嗪等，依赖性较轻。哌替啶可代替吗啡用于镇痛和心源性哮喘，还可用于麻醉前给药和人工冬眠。美沙酮除用于剧痛外还可用于吗啡和海洛因的脱毒治疗。芬太尼为强效镇痛药，起效快，作用时间短，还可用于麻醉。喷他佐辛依赖性极小，用于慢性剧痛。

- 阿片受体阻断药纳洛酮可用于阿片类药物急性中毒的抢救。

（王志琪）

扫码"练一练"

第十四章　治疗中枢神经退行性疾病药

扫码"学一学"

> **要点导航**
>
> 1. 掌握左旋多巴的药理作用、临床应用和不良反应。
> 2. 熟悉卡比多巴、司来吉兰、托卡朋、溴隐亭、金刚烷胺、苯海索的药理作用和临床应用；治疗阿尔茨海默病药的分类及各药的特点。

中枢神经退行性疾病是一组因中枢神经元退行变性、脱失而引起的慢性进行性神经系统疾病。主要包括帕金森病（Parkinson disease，PD）、阿尔茨海默病（Alzheimer disease，AD）、亨廷顿病（Huntington disease，HD）、肌萎缩性脊髓侧索硬化症（amyotrophic lateral sclerosis，ALS）等。虽然本组疾病的病因和病变的部位各不相同，但神经细胞发生退行性病理学改变是其共同的特征。

流行病学调查结果显示，帕金森病和阿尔茨海默病主要发生于中老年。随着社会发展，人口老龄化问题日益突出，该类疾病成为仅次于心血管疾病和癌症，严重影响人类健康和生活质量的第三位疾病。目前除帕金森病患者通过合理用药可延长其寿命和提高生活质量外，其余疾病的治疗效果还难以令人满意。随着分子生物学、神经科学及行为科学等各学科的快速发展，有关本组疾病的发病原因、发病机制及相应的药物和其他治疗手段在未来数年内会有新的突破。

本章重点介绍治疗帕金森病和阿尔茨海默病药。

第一节　抗帕金森病药

帕金森病（Parkinson disease，PD）是神经系统常见的慢性进行性退变疾病。该病典型临床症状为静止震颤、肌肉僵直、运动迟缓和姿势反射受损，严重患者伴有记忆障碍和痴呆等症状。如不进行及时有效的治疗，病情呈慢性进行性加重，晚期往往全身僵硬，活动受限，严重影响生活质量。

临床上 PD 分为原发性、动脉硬化性、老年性、脑炎后遗症及化学药物中毒性等五类，但均会出现类似原发性帕金森病的症状，故又称为帕金森综合征（Parkinsonism）。

多年来学者们曾经提出多种帕金森病的病因学说，如多巴胺缺失学说、兴奋性神经毒性学说、氧自由基学说、线粒体功能障碍学说等，但到目前为止，只有多巴胺缺失学说得到大多数学者的公认。该学说认为帕金森病是因纹状体内缺乏多巴胺（DA）所致，其主要病变在黑质。黑质中多巴胺能神经元发出上行纤维到达纹状体的尾核及壳核组成多巴胺能神经通路，该通路对脊髓前角运动神经元起抑制作用；同时尾核中还有胆碱能神经通路，以乙酰胆碱（ACh）为递质，对脊髓前角运动神经元起兴奋作用。正常时两种递质处于平衡状态，共同调节运动功能。PD 患者因黑质有病变，DA 合成减少，使纹状体内 DA 含量降低，造成多巴胺能神经功能减弱，胆碱能神经功能则相对占优势，因而出现帕金森病的肌张力增高症状。

抗帕金森病药是指能够增强中枢多巴胺能神经功能或降低中枢胆碱能神经功能、缓解帕金森病临床症状的药物。迄今为止，所有药物均为对症治疗药，并不能根治帕金森病。

临床常用治疗帕金森病的药物如下。

（一）拟多巴胺类药

1. 多巴胺前体药 左旋多巴。

2. 左旋多巴增效药

（1）氨基酸脱羧酶（AADC）抑制药 卡比多巴、苄丝肼。

（2）MAO – B 抑制药 司来吉兰。

（3）COMT 抑制药 硝替卡朋、托卡朋、恩他卡朋。

3. DA 受体激动药 溴隐亭。

4. 促多巴胺释放药 金刚烷胺。

（二）中枢抗胆碱药

苯海索、苯扎托品。

一、拟多巴胺类药

（一）多巴胺前体药

左旋多巴

左旋多巴（Levodopa，L – dopa）是 DA 递质合成的前提物质，作为药用。我国目前由豆科植物常绿油麻藤（*Mucuna sempervirens Hemsl.*）的种子——藜豆中提取制得，也可人工合成。

【体内过程】左旋多巴口服易吸收，主要在小肠经主动转运迅速吸收。吸收后，迅速在外周被多巴脱羧酶脱羧转化为 DA，加上肝脏的首过效应，仅约 1% 的左旋多巴进入中枢发挥作用。大量蓄积在外周的 DA 可引起不良反应。用药 $0.5 \sim 2h$ 达血药高峰浓度，$t_{1/2}$ 为 $1 \sim 3h$。本药的吸收与胃排空时间与胃液的 pH 值有关。胃排空延缓和酸度增加，均可降低其生物利用度。其主要经肝脏代谢，均迅速由肾排泄。

若能同时服用外周多巴脱羧酶抑制剂如卡比多巴（Carbidopa）和苄丝肼（Benserazide），左旋多巴在外周的转化减少，可使进入脑内的左旋多巴增加并减少其不良反应的发生。

【药理作用】左旋多巴容易通过血脑屏障进入脑组织，而在脑内脱羧酶的作用下生成 DA，补充了纹状体中 DA 的不足，产生治疗帕金森病的作用。DA 不易通过血脑屏障进入脑组织，因此服用 DA 不具有抗帕金森病的作用。

左旋多巴可广泛用于治疗各种类型 PD 患者，但对吩噻嗪类抗精神病药引起的锥体外系

> **药师考点**
>
> 左旋多巴的药动学特点、药理作用、临床应用和不良反应。

反应无效，因吩噻嗪类药物已阻断了中枢 DA 受体，使 DA 无法发挥作用。

【临床应用】

1. 帕金森病 左旋多巴对约 75% 的帕金森病患者具有显著疗效，尤其是用药初期疗效显著。用药 2~3 周后，患者感觉良好，抑郁和淡漠症状改善，能关心周围环境，思维清晰敏捷，听觉和口语学习能力也明显改进，生活质量明显改善。用药 1~6 个月后才出现体征的明显改善，获得最大疗效。一般对轻症及年轻患者疗效较好，而对重症及年老患者疗效较差。这可能与重症患者黑质 – 纹状体残存的多巴胺能神经较少有关。另外该药对肌肉僵直及运动困难者疗效较好，而对肌肉震颤者疗效较差。这可能与肌肉震颤者同时伴有 5 – 羟色胺能神经功能紊乱有关。

2. 肝性脑症 左旋多巴还可用于急性肝功能衰竭所致的肝性脑症。正常情况下，机体蛋白质代谢产物苯乙胺和酪胺在肝脏被氧化解毒。肝性脑症时，苯乙胺和酪胺氧化解毒功能减弱，血中浓度升高，并大量进入脑内，经 β – 羟化酶形成 "伪递质" —羟苯乙胺醇（鲳胺）和苯乙胺醇，取代了正常递质去甲肾上腺素（NA），使神经功能紊乱。用左旋多巴后，在脑内转化成 DA，并进一步转化成 NA，与伪递质相竞争，纠正神经传导功能的紊乱，使患者由昏迷转为苏醒。这一作用并未根本改善肝功能，仅为辅助治疗。

【不良反应】左旋多巴的多数不良反应发生与左旋多巴在外周生成的 DA 大量堆积有关。

1. 胃肠道反应 治疗早期出现厌食、恶心、呕吐或上腹部不适，这是由于 DA 刺激延髓催吐化学感受区所致。继续使用可产生耐受性而逐渐消失。偶见消化性溃疡出血和穿孔。

2. 心血管反应 部分患者（约 1/3）早期会出现轻度直立性低血压，继续用药也可产生耐受性。另外也因兴奋 β 受体，引起心律失常。

3. 异常不随意运动 长期用药的患者（约 50%）可出现异常的不随意运动，表现为面舌抽搐、怪相、摇头及双臂双腿或躯干做各种各样的摇摆运动，偶见喘息样呼吸或过度呼气。还可出现 "开 – 关现象"（on – off phenomenon），表现为患者突然出现多动不安（开），而后又肌强直性运动不能（关），两种现象交替出现，严重影响患者的正常活动。

4. 剂末现象 又称疗效减退或剂末恶化，长期用药后出现有效作用时间缩短，如 PD 运动或非运动症状的复现或加重，症状随血药浓度发生规律性波动。可增加服药次数或剂量，或改用缓释剂，或合用 MAO – B 抑制药、COMT 抑制药、多巴胺受体激动药以改善症状。

5. 精神障碍 部分患者可出现焦虑、失眠、噩梦、幻觉、妄想、抑郁以及轻度躁狂等。严重者需减量或完全停药。

【药物相互作用】

1. 维生素 B_6 为多巴脱羧酶的辅基，可增加左旋多巴的外周副作用，故服用左旋多巴时应禁用维生素 B_6。

2. 抗精神病药和利血平能耗竭黑质 – 纹状体中 DA 神经元的递质，使左旋多巴的疗效减弱，故不宜与左旋多巴合用。

（二）左旋多巴增效药

1. 氨基酸脱羧酶（AADC）抑制药

卡比多巴

卡比多巴（Carbidopa）是 α–甲基多巴肼的左旋体，由于卡比多巴有较强的脱羧酶抑制作用及不能通过血脑屏障而进入脑内，单独使用卡比多巴无治疗作用。和左旋多巴合用时，不仅可减少左旋多巴的用量和提高左旋多巴的疗效，加快左旋多巴起效时间，还可明显减轻和防止左旋多巴外周的副作用。

临床上卡比多巴是左旋多巴治疗震颤麻痹的重要辅助药，常与左旋多巴合用，按剂量比 1:10（卡比多巴:左旋多巴）组成复方多巴制剂，如信尼麦或心宁美（Sinemet）及其控释剂（Sinemet CR），是治疗帕金森病的首选药。

苄丝肼

苄丝肼（Benserazide）的作用机制和临床应用与卡比多巴相同，其复方制剂是苄丝肼与左旋多巴以 1:4 的比例配伍，制剂名为美多巴，也是常用药物。

2. MAO–B 抑制药

司来吉兰

【体内过程】司来吉兰（Selegiline，思吉宁）口服迅速吸收，0.5h 达血浆高峰浓度。生物利用度低，仅平均 10% 的原型药物进入循环系统（个体差异大）。司来吉兰亲脂且略呈碱性，可迅速渗入各组织，包括脑。血浆蛋白结合率为 80%。主要通过肝代谢为去甲基司来吉兰、左旋甲基苯丙胺及左旋苯丙胺。$t_{1/2}$ 为 1.6h。代谢物主要随尿液排泄，15% 随粪便排泄。由于司来吉兰不可逆地抑制 MAO–B，临床作用时间不取决于其清除率，所以每日一次剂量已足够。

【药理作用】司来吉兰是一种选择性和不可逆性单胺氧化酶–B（MAO–B）抑制药，抑制多巴胺的再摄取及突触前受体。降低黑质–纹状体内 DA 降解代谢，使多巴胺浓度增加；该药又是抗氧化药，抑制黑质–纹状体的超氧阴离子和羟自由基生成。

司来吉兰与左旋多巴合用，能增加及延长左旋多巴的效应，降低左旋多巴的用量，减少外周不良反应，并能消除长期单独使用左旋多巴治疗出现的"开–关现象"。

【临床应用】单用治疗早期帕金森病，或与左旋多巴及外周多巴脱羧酶抑制药合用。与左旋多巴合用特别适用于治疗伴有症状波动的 PD 患者，例如由于大剂量左旋多巴治疗引起的剂末波动现象。该药是目前 PD 保护性治疗的首选药物之一。

【不良反应】可出现口干，短暂血清转氨酶升高及睡眠障碍（如失眠）。由于司来吉兰能增加左旋多巴效应，左旋多巴副作用也会增加，如出现不随意运动、恶心，精神错乱、直立性低血压等。所以两药联用时，左旋多巴剂量至少应降低 30%。大剂量（>10mg/d）司来吉兰及同时服用含高酪胺食品可能引发血压增高。运动员慎用。

3. COMT 抑制药

托卡朋　硝替卡朋　恩他卡朋

左旋多巴可经 COMT 代谢转化为 3 – O – 甲基多巴（3 – OMD），后者可与左旋多巴竞争转运载体而影响左旋多巴的吸收和进入脑组织。托卡朋（Tolcapone）、硝替卡朋（Nitecapone）和恩他卡朋（Entacapone）通过抑制 COMT 既可降低左旋多巴的降解，又可减少 3 – OMD 对其转运入脑的竞争性抑制作用，提高左旋多巴的生物利用度和在纹状体中的浓度。COMT 抑制药能改变血浆左旋多巴药动学过程，不增加左旋多巴血浆最大浓度（C_{max}）或延长其半衰期，而增加其生物利用度，并减少左旋多巴高峰剂量出现的不良反应，减少左旋多巴长期治疗后发生的症状波动，延长左旋多巴血药浓度。延迟左旋多巴出现运动障碍的时间，在"开 – 关现象"的副作用中增加"开"时间，减少"关"时间。托卡朋有利于克服左旋多巴的剂末现象。

硝替卡朋、恩他卡朋不易通过血脑屏障，仅在外周发挥作用，不影响脑内的 COMT。托卡朋在脑内及周围血中均起作用，托卡朋主要副作用是损害肝脏，须严密监测肝功能，尤其在用药的前 3 个月。恩他卡朋对肝脏无严重损害，但有腹泻、头痛、多汗、口干、氨基转移酶升高、尿色变黄等不良反应。

（三）DA 受体激动药

溴隐亭

溴隐亭（Bromocriptine）属麦角碱类，为 DA 受体激动药，兴奋黑质 – 纹状体和下丘脑 – 垂体通路的 DA 受体，治疗帕金森病强度与左旋多巴相似，对重症患者也有效，改善震颤效果好，但不良反应多，如胃肠道反应、直立性低血压、精神错乱等，仅用于不能耐受左旋多巴者。

普拉克索

普拉克索（Pramipexole）是新一代非麦角碱类选择性 D_2 和 D_3 受体激动药。商品名为森福罗，该药具有疗效快、作用持久、用药较为安全、毒副作用小的特点，能有效改善早期及晚期帕金森病的运动症状，延缓和减轻左旋多巴相关运动并发症的发生和程度，并能缓解帕金森病伴有的抑郁症状。在改善晚期 PD 的功能障碍上优于溴隐亭。

（四）促多巴胺释放药

金刚烷胺

金刚烷胺（Amantadine）最初为抗病毒药，后发现有抗帕金森病作用，能促进多巴胺能神经末梢释放 DA，但疗效不及左旋多巴。其特点为起效快、持续时间短、作用弱。对帕金森病的少动、强直、震颤均有改善作用，对伴有异动症患者可能有帮助。肾功能不全、癫痫、严重胃溃疡、肝病患者慎用，哺乳期妇女禁用。

> **药师考点**
>
> 金刚烷胺的作用机制、临床应用和不良反应。

二、中枢抗胆碱药

多年来，中枢抗胆碱药一直是治疗帕金森病最有效的药物，但直至左旋多巴的问世，此药的使用减少，但对轻症患者，或因副作用和禁忌证不能耐受左旋多巴及左旋多巴治疗无效的患者仍然有效。此外，与左旋多巴合用时，还可使半数以上患者的症状得到进一步改善。

苯 海 索

苯海索（Benzhexol）又称安坦（Artane）。口服易吸收，易透过血－脑屏障，通过阻断中枢胆碱受体而减弱黑质－纹状体通路中 ACh 的作用。抗震颤效果好，也能改善运动障碍和肌肉强直，但对脑内僵直且运动迟缓的疗效较差。对由吩噻嗪类抗精神病药引起的锥体外系反应有效。外周抗胆碱作用为阿托品的 1/10 ~ 1/3，闭角型青光眼、前列腺肥大者慎用。

> **药师考点**
>
> 苯海索的作用机制、临床应用和不良反应。

苯 扎 托 品

苯扎托品（Benzatropine，苄托品）作用近似阿托品，具有抗胆碱和抗组胺作用，且有局部麻醉和对大脑皮质运动中枢的抑制作用。用于治疗帕金森病和药物引起的帕金森综合征，其外周副作用较轻。

常用抗帕金森病药的药理作用、临床应用、不良反应的比较见表 14 - 1。

表 14 - 1 常用抗帕金森病药的比较

药物	药理作用	临床应用	不良反应
左旋多巴 （Levodopa，L - dopa）	易通过血－脑屏障进入脑组织，在脑内脱羧生成 DA，补充纹状体内 DA 的不足，产生治疗震颤麻痹的作用	帕金森病、肝性脑病	厌食、恶心、呕吐、心律失常、异常不随意运动、精神障碍
卡比多巴 （Carbidopa）	较强的脱羧酶抑制剂，不能通过血－脑屏障而进入脑内，和左旋多巴合用时，可减少左旋多巴的用量和提高左旋多巴的疗效	与左旋多巴合用组成复方多巴制剂治疗帕金森病，单独使用无治疗作用	可减轻左旋多巴外周的毒副作用
司来吉兰 （Selegiline）	选择性抑制纹状体中 MAO - B，减少 DA 降解	与左旋多巴合用治疗帕金森病	口干，偶见直立性低血压
托卡朋 （Tolcapone）	抑制 COMT，减少左旋多巴的降解	与左旋多巴合用治疗帕金森病	肝损害
溴隐亭 （Bromocriptine）	DA 受体直接激动药，兴奋黑质－纹状体和下丘脑－垂体通路的 DA 受体	帕金森病（因不良反应多，仅适用不能耐受左旋多巴者）	较多，直立性低血压、精神错乱等
金刚烷胺 （Amantadine）	促进 DA 能神经末梢释放 DA，作用快、短、弱	帕金森病、预防与治疗甲型流感	紧张、焦虑、失眠、头痛、共济失调等
苯海索 （Trihexyphenidyl，安坦 Artane）	阻断中枢胆碱受体，减弱黑质－纹状体通路中 ACh 的作用	帕金森病	诱发青光眼、前列腺肥大

续表

药物	药理作用	临床应用	不良反应
丙环定 （Procyclidine， 开马君）	与苯海索相似，疗效更好	帕金森病	诱发青光眼、前列腺肥大
苯扎托品 （Benzatropine， 苄托品）	具有抗胆碱和抗组胺作用，且有局部麻醉作用，对大脑皮质运动中枢有抑制作用	帕金森病和药物引起的帕金森综合征	外周副作用较轻
培高利特 （Pergolide）	混合型 DA 受体激动剂，对 D_1 和 D_2 受体有直接作用	帕金森病（用于不能耐受左旋多巴者）	精神错乱等

第二节　治疗阿尔茨海默病药

老年性痴呆症是一种与年龄高度相关、以进行性认知障碍和记忆力损害为主的中枢神经系统退行性疾病。表现为记忆力、判断力、抽象思维等一般智力的丧失，但视力、运动能力等则不受影响。老年性痴呆症可分为阿尔茨海默病（Alzheimer's disease，AD；又称原发性痴呆症）、血管性痴呆症（vascular dementia，VD）和两者的混合型。其中以 AD 最为常见，约占70%。AD 的病因尚不明，但一般认为是多病因疾病，可能与遗传、中毒、病毒感染、自身免疫等有关，或由于脑动脉硬化、酒精中毒、脑梗死、内分泌代谢紊乱等原因引起。AD 的主要病理特征为：大脑萎缩、脑组织内出现老年斑、脑血管淀粉样蛋白沉淀和神经元纤维缠结；认知和记忆的主要解剖部位——海马组织结构萎缩；功能基础为胆碱能神经兴奋传递障碍和中枢神经系统内乙酰胆碱受体变性及神经元数目减少等，主要病理生理改变为中枢一些部位的胆碱能功能不足。治疗药物中胆碱酯酶抑制药效果相对肯定，M 受体激动药正在临床试验中。此外，还有神经生长因子增强药及神经保护药等亦可用于该类疾病的治疗。

一、胆碱酯酶抑制药

他 克 林

【体内过程】他克林（Tacrine）口服个体差异大，食物可明显影响其吸收。他克林脂溶性高，易透过血脑屏障。其体内分布广泛，肝、脑、肾中浓度较高，主要在肝脏代谢失活，$t_{1/2}$ 为 2~4 h。

【药理作用】本品属第三代易逆性胆碱酯酶抑制药。通过抑制 AChE 而增加 ACh 的含量，既可抑制血浆中的 AChE，又可抑制组织中的 AChE。其作用机制是：①抑制脑内相关部位的胆碱酯酶，增加脑内相关部位乙酰胆碱的含量；②促进脑内相关部位乙酰胆碱的释放；③增加大脑皮质和海马的 N 型胆碱受体密度。此外，该药还可促进脑组织对葡萄糖的利用，改善由药物、缺氧、老化等引起的实验动物学习、记忆能力的降低。

【临床应用】多与卵磷脂合用治疗 AD。可延缓病程 6~12 个月，提高患者的认知能力和自理能力，但由于其不良反应较大，临床应用受限。

【不良反应】最常见的为肝毒性，是患者中止治疗的主要原因。约25%患者在治疗后的最初 12 周出现谷丙转氨酶升高，因此用药初期需要每周测血清转氨酶一次，以后每 3 个月测 1 次。停药后一般肝功能可恢复，但再次治疗又可出现反跳，且发生更快，但约 75% 的患者仍可耐受再次治疗。其他不良反应包括恶心、呕吐、腹泻、消化不良等；大剂量应用可出现尿频、流涎、多汗、眩晕等胆碱综合征，女性多见。

【药物相互作用】与茶碱合用，可使茶碱的消除半衰期大幅延长，血药浓度上升，他克林和其他由肝脏代谢的茶碱衍生物之间可能有类似的相互作用，与二羟丙茶碱间无相互作用；与西咪替丁合用，可升高他克林的血浆浓度；与磷脂类合用，可增强他克林的药效。

多奈哌齐

【体内过程】多奈哌齐（Donepezil），又称安理申（Aricept），口服后吸收良好，进食和服药时间对药物吸收无影响，生物利用度几乎为 100%，达峰时间为 3～4h，$t_{1/2}$ 约 70h。代谢产物主要经肾脏排泄，少量以原型经肾排出。

【药理作用】属第三代可逆性中枢胆碱酯酶抑制药，是目前治疗 AD 更有效的药物。通过抑制 AChE 而增加中枢 ACh 的含量，但对丁酰胆碱酯酶无作用，与他克林相比，多奈哌齐对中枢 AChE 有更高的选择性。其半衰期长，能改善轻度至中度 AD 患者的认知能力和临床综合功能。

【临床应用】用于轻度至中度 AD 患者，改善患者的认知能力，延缓病情发展。具有剂量小、毒性低等优点。

【不良反应】肝毒性及外周抗胆碱作用较他克林轻。主要不良反应有：①全身反应，常见流感样胸痛、牙痛等；②心血管系统反应，如高血压、血管扩张、心房颤动等；③消化系统反应，如大便失禁、胃肠道出血、腹部胀痛等；④神经系统反应，如谵妄、震颤、眩晕、易怒、感觉异常等；⑤其他，如失水、尿失禁、呼吸困难、视物模糊等。

【药物相互作用】酮康唑、伊曲康唑、红霉素、氟西汀等药酶抑制剂可抑制多奈哌齐的代谢。利福平、苯妥英钠、卡马西平和酒精等药酶诱导剂可能降低多奈哌齐的浓度。

利凡斯的明

利凡斯的明（Rivastigmine，卡巴拉汀）属于第二代 AChE 抑制药，适用于伴有心脏、肝脏以及肾脏等疾病的 AD 患者。主要不良反应有恶心、呕吐、乏力、眩晕、精神错乱、嗜睡、腹痛和腹泻等。禁用于严重肝、肾损害患者及哺乳期妇女。慎用于病窦综合征、房室传导阻滞、消化性溃疡、哮喘、癫痫、肝肾功能中度受损患者。

加兰他敏

加兰他敏（Galanthamine）属于第二代 AChE 抑制药，适用于治疗轻、中度 AD 患者。治疗初期，患者有恶心、呕吐及腹泻等不良反应，以后即消失，用药 6～8 周后疗效显著。

石杉碱甲

石杉碱甲（Huperzine A，哈伯因，双益平）是我国学者于 1982 年从中药千层塔（Huperzia serrata）中分离得到的一种生物碱，是一种高选择性的第三代 AChE 抑制药，1994 年被卫生部批准为治疗 AD 的药物。本品可用于各型 AD 的治疗。常见不良反应有恶心、头晕、多汗、腹痛、视物模糊等，一般可自行消失，严重者可用阿托品拮抗。有严重心动过缓、低血压及心绞痛、哮喘、肠梗阻患者慎用。

美曲磷脂

美曲磷脂（Metrifonate，敌百虫）是以无活性前药形式存在的 AChE 抑制药。美国 Bayer 公司于 1952 年研发，并作为杀虫药使用，直到 20 世纪 80 年代才被用于治疗 AD。本药服用数小时后转化为活性的代谢产物而发挥持久的疗效。本品不仅能显著提高患者的认知能力，且对患者的幻觉、抑郁、焦虑、情感淡漠等症状有明显改善作用。不良反应较少、较轻且短暂，偶见腹泻、下肢痉挛、鼻炎等症状。但本品用量个体差异较大，现已少用。

二、M 胆碱受体激动药

占诺美林

占诺美林（Xanomeline）为 M_1 受体激动药，对 M_2、M_3、M_4、M_5 受体作用弱，是目前发现的选择性最高的 M_1 受体激动药之一。口服易吸收，易通过血脑屏障，大脑皮层和纹状体摄取率较高。临床试验表明，本品高剂量口服可明显改善 AD 患者的认知能力和行为能力，但因易引起胃肠道和心血管方面的不良反应，现拟改为皮肤给药。

三、N－甲基－D－天冬氨酸（NMDA）受体非竞争性阻断药

美 金 刚

美金刚（Memantine，美金刚胺）是一种具有电压依赖性、中等程度亲和力的非竞争性 NMDA 受体阻断药。可与 NMDA 受体 NR2 亚单位上的谷氨酸结合位点结合。当谷氨酸大量释放时，本品可减少谷氨酸浓度病理性升高导致的神经元损伤；当谷氨酸释放过少时，美金刚可改善记忆过程所需谷氨酸的传递。临床研究表明，

> **药师考点**
> 美金刚的药理作用、临床应用和不良反应。

本品能显著改善轻度至中度血管性痴呆症患者的认知能力，而且对较严重的患者效果更好；对中度至重度的老年痴呆症患者，还可显著改善其动作能力、认知障碍和社会行为。美金刚是第一个用于治疗晚期 AD 的 NMDA 受体非竞争性阻断药。美金刚与 AChE 抑制药同时使用效果更好。

不良反应及注意事项：①服后有轻微眩晕不安、头痛、口干等，饮酒可能加重其不良反应；②肝功能不良、意识紊乱患者以及孕妇、哺乳期妇女禁用；③肾功能不良时减量；④癫痫、惊厥史患者慎用。

四、神经生长因子增强药和神经保护药

（一）神经生长因子增强药

神经生长因子增强药是一类能促进神经系统发育和维持神经系统功能的蛋白质。具有促进神经元生长、分化、存活和修复损伤，纠正钙稳态失调，增强中枢胆碱能系统功能等

作用，主要用于治疗轻、中度老年痴呆症。代表药物有：①AIT－082（Neotrofin），通过提高受损或退化神经元中的神经营养因子水平来增强神经细胞功能，刺激轴突生长，促进神经营养物质合成，改善记忆；②盐酸乙酰 L－肉碱（ALCAR），是一种膜稳定药。动物试验表明该药在神经性及衰老性模型中可保护中枢及周围神经突触，提高神经生长因子水平，改善老年大鼠的认知缺陷。此外如成纤维细胞生长因子（bFGF）、神经生长因子（NGF）、脑源性神经营养因子（BDNF）等，有望成为新的抗老年痴呆症药。

（二）神经保护药

1. 丙戊茶碱（Propentofylline） 为血管和神经保护药，临床试验显示，本品能抑制神经元腺苷重摄取，以及抑制磷酸二酯酶，对神经起保护作用。此外，还通过抑制小神经胶质细胞过度活跃和降低氧自由基水平发挥神经保护作用，从而改善和延缓 AD 患者的病程进展。Ⅲ期临床试验显示其具有确切的痴呆症状改善作用且有良好的安全性。常见不良反应有头痛、恶心、腹泻，但持续时间短暂。

2. 尼莫地平、盐酸氟桂利嗪、海得琴等常用的 Ca^{2+} 通道阻滞药 可通过抑制 Ca^{2+} 内流，防止 Ca^{2+} 超载和抑制神经细胞的凋亡，发挥神经保护的作用，并可改善脑供血。

小 结

- 中枢神经退行性疾病主要包括帕金森病（PD）和阿尔茨海默病（AD）。

- 左旋多巴是治疗帕金森病的首选药物。对除吩噻嗪类抗精神病药所致帕金森综合征之外的大部分帕金森病有效，同时可治疗急性肝性昏迷。左旋多巴分别与卡比多巴、苄丝肼、司来吉兰组成的复方制剂，以及合用苯海索，是目前药物治疗 PD 的常用方法。

- 胆碱酯酶抑制药（他克林、多奈哌齐、利凡斯的明、加兰他敏）和 NMDA 受体阻断药美金刚是阿尔茨海默病的一线治疗药物。胆碱酯酶抑制药和美金刚联合使用，对 AD 患者更有效，从病理机制和临床研究均验证了其安全性和有效性。

（张晓晨）

扫码"练一练"

第十五章　解热镇痛抗炎药与抗痛风药

扫码"学一学"

> **要点导航**
>
> 　　1. 掌握解热镇痛抗炎药的共同药理作用及作用机制；阿司匹林的药理作用、临床应用与不良反应。
>
> 　　2. 熟悉对乙酰氨基酚、吲哚美辛、布洛芬、吡罗昔康、双氯芬酸的药理作用特点及临床应用；选择性环氧酶-2抑制药美洛昔康、尼美舒利、塞来昔布的药理作用特点、临床应用及注意事项。
>
> 　　3. 了解抗痛风药的分类，及代表药物秋水仙碱、别嘌醇的药理作用与临床应用。

第一节　概　述

　　解热镇痛抗炎药（antipyretic - analgesics and anti - inflammatory drugs）是一类具有解热、镇痛作用，且大多数具有抗炎作用的药物。由于其化学结构和抗炎特点与甾体类抗炎药糖皮质激素及其衍生物不同，故又称为非甾体抗炎药（non - steroidal anti - inflammatory drugs，NSAIDs）。阿司匹林是本类药物的代表药，所以 NSAIDs 也称为阿司匹林类药物。NSAIDs 具有相似的药理作用、作用机制和不良反应。

一、共同作用机制

　　本类药物化学结构不同、种类多、作用强度各异，但作用机制相似，主要是通过抑制体内花生四烯酸（arachidonic acid，AA）代谢过程中的环氧酶（cycloxygenase，COX）的活性，减少前列腺素（prostaglandin，PG）的生物合成，发挥解热、镇痛、抗炎药理作用。

　　环氧酶（COX）是体内合成 PG 的关键酶。COX 有 COX -1 与 COX -2 两种同工酶。最近在大脑皮质和心脏组织发现了一种新的同工酶 COX -3。COX -1 为结构型，主要存在于血管、胃、肾等组织，其功能与保护胃肠黏膜、调节血小板聚集、调节外周血管阻力和肾血流量分布有关，对维持机体自身稳态具有重要作用。COX -2 为诱导型，当细胞膜磷脂受到各种生物、化学和物理损伤因子刺激时，激活磷脂酶 A_2（phospholipase A_2，PLA_2），膜磷脂分解生成花生四烯酸，后者经 COX -2 催化加氧生成前列腺素。损伤性因子也诱导多种细胞因子，如 IL -1、IL -6、IL -8 等的合成，这些因子又能诱导 COX -2 的表达，增加 PG 的合成。PG 在炎症反应过程中，可致血管扩张和组织水肿，与缓激肽等协同产生致炎作用。目前认为，NSAIDs 对 COX -1 的抑制构成了此类药物不良反应的毒理学基础，对 COX -2 的抑制作用是其发挥治疗作用的药理学基础。选择性抑制COX -2被认为是治疗炎症的新途径，近年合成的选择性 COX-2 抑制剂已用于临床，如美洛昔康（Meloxicam）、塞来昔布（Celecoxib）等。但由于这些药在临床使用时间短，其临床疗效及不良反应还有待进一步观察。

二、共同药理作用

（一）解热作用

NSAIDs 能降低发热者的体温，对正常人体温无影响，这与氯丙嗪对体温的影响不同。人体正常体温一般 37℃ 左右，下丘脑体温调节中枢通过对产热和散热过程的精细调节，使体温维持在相对恒定的水平。某些病理状态下，外源性致热原如病原微生物（病毒、真菌、细菌）、非微生物抗原、炎症渗出物、致热性类固醇等，刺激机体单核细胞和中性粒细胞产生和释放内生性致热原（可能为白介素-1，IL-1）。内生性致热原并非直接作用于体温调节中枢，而是使中枢 PG 合成与释放增多，PG 再作用于体温调节中枢使体温调定点上调，引起产热增加，散热减少，致使体温升高。NSAIDs 对内生活致热原引起的发热有解热作用，但对直接注射 PG 引起的发热无效，因此认为 NSAIDs 主要通过抑制下丘脑 PG 的生成而发挥解热作用。

发热是机体的一种防御反应，是某些疾病的一个共同病理现象，也是诊断疾病的重要依据之一，所以不宜见热就解热。但高热或发热时间过久，会引起体内代谢紊乱，增加耗氧量，出现头痛、失眠、全身不适、甚至惊厥、抽搐、昏迷等症状，严重者可危及生命，此时应及时、合理使用解热镇痛抗炎药以缓解症状，但必须同时对因治疗。

（二）镇痛作用

本类药物镇痛作用部位主要在外周。部分药物能通过影响脊髓发挥镇痛作用。当组织损伤或炎症反应时，局部产生并释放致痛的化学物质如 PG、缓激肽和 5-HT 等，刺激痛觉感受器引起疼痛。NSAIDs 对于炎症和组织损伤引起的疼痛尤为有效，主要通过抑制 PG 的合成，使局部痛觉感受器对缓激肽等致痛物质引起的痛觉敏感性降低而发挥镇痛作用。该类药物对临床常见的慢性钝痛（多为炎性疼痛），如关节炎、黏液囊炎、肌肉和血管起源的疼痛、牙痛、痛经、产后疼痛及癌症骨转移痛等具有较好的镇痛作用，但对尖锐的一过性刺痛（直接刺激感觉神经末梢引起）无效。NSAIDs 仅有中等程度镇痛作用，一般不产生欣快感和依赖性，亦不抑制呼吸，故临床使用广泛。

（三）抗炎作用

除苯胺类药物外，大多数 NSAIDs 都有抗炎作用，但抗炎作用程度相差较大。炎症组织（如类风湿关节炎）中有大量 PG 存在，PG 是炎症反应中一类具有较强活性的炎症介质，微量水平的 PGE_2 就能引起炎症反应，表现出小血管扩张、微血管通透性增加，引起局部充血、水肿和疼痛，募集中性粒白细胞及其他炎症介质缓激肽、组胺、5-HT 等致炎因子产生协同效应。NSAIDs 的抗炎作用与抑制 PG 合成，同时抑制某些细胞黏膜分子的活性表达有关（来自血液循环的血管内皮细胞的黏附分子、细胞间的黏附分子、血管细胞黏附分子-1 及白细胞整合素，是炎症反应初期的关键性因子）。NSAIDs 对控制风湿及类风湿关节炎的症状有肯定疗效，但仅能对症治疗，不能根治，也不能阻止病程的发展或并发症的出现。

三、分类

（一）根据化学结构不同进行分类

1. 水杨酸类　阿司匹林等。

2. 苯胺类　对乙酰氨基酚等。

3. 吡唑酮类　保泰松、羟基保泰松等。

4. 其他有机酸类　吲哚乙酸类（吲哚美辛、舒林酸等）、芳基烷酸类（布洛芬、萘普生等）、邻氨基苯甲酸类（双氯芬酸、醋氯酚酸等）、昔康类（吡罗昔康、美洛昔康等）、昔布类（塞来昔布）等。

（二）根据对 COX 的选择性进行分类

1. 非选择性环氧酶抑制药　水杨酸类、苯胺类、吡唑酮类、芳基烷酸类、邻氨基苯甲酸类等。

2. 选择性环氧酶 - 2 抑制药　美洛昔康、尼美舒利、塞来昔布、帕瑞昔布等。

第二节　常用解热镇痛抗炎药

一、水杨酸类

水杨酸类（salicylates）药物包括阿司匹林（Aspirin，乙酰水杨酸，Acetylsalicylic Acid）、水杨酸钠（Sodium Salicylate）和氟苯水杨酸（Diflunisal）等。其中阿司匹林最为常用。水杨酸则由于本身刺激性强，具有抗真菌和溶解角质作用，仅作为外用。

阿司匹林　　　　水杨酸钠

阿 司 匹 林

【**体内过程**】阿司匹林口服吸收迅速而完全，小部分在胃，大部分主要在小肠中吸收，1~2h 血药浓度达峰值。阿司匹林本身与血浆蛋白结合较少，在吸收过程中与吸收后，迅速被胃黏膜、血浆、肝脏和红细胞中的酯酶水解成水杨酸，因此血浆中阿司匹林的浓度低，$t_{1/2}$ 短（约 15min）。水杨酸盐与血浆蛋白结合率高达 80%~90%，游离型的水杨酸盐可分布到全身组织包括关节腔、脑脊液和胎盘。

> **药师考点**
>
> 阿司匹林的药理作用、临床应用、不良反应及药物相互作用。

大部分水杨酸在肝内氧化代谢，其代谢产物与甘氨酸或葡萄糖醛酸结合后经肾排泄。肝脏对水杨酸的代谢能力有限，口服阿司匹林小剂量（1g 以下）时，水解生成的水杨酸的量较少，按一级动力学消除，水杨酸血浆 $t_{1/2}$ 为 2~3h，但当口服较大剂量（1g 以上）时，水杨酸生成量大，肝脏代谢能力已达饱和，水杨酸的代谢从一级动力学消除转变为零级动力学消除，$t_{1/2}$ 可达 15~30h，易发生水杨酸盐急性中毒。尿液 pH 可影响水杨酸盐的排泄速度，在碱性和酸性尿液中水杨酸盐的排泄量分别为85%和5%，因此水杨酸盐急性中毒时，服用碳酸氢钠碱化尿液，增加解离型的水杨酸盐，减少肾小管对其重吸收而加速其排出，是解救中毒的有效方法之一。

【药理作用】

1. 解热　能迅速使发热的体温降到正常，在退热的同时伴有大量的出汗，但对正常体温没有影响。

2. 镇痛　对轻、中度疼痛，尤其是炎性疼痛，如头痛、牙痛、神经痛、月经痛和术后创口痛等有明显镇痛作用。

3. 抗炎　抗炎作用较强。急性风湿热患者于用药后24～48h内退热，关节红肿、疼痛明显缓解，血沉减慢，全身症状改善，可作为急性风湿热的首选治疗药物及鉴别诊断。阿司匹林对类风湿关节炎亦可迅速镇痛，消除关节炎症，减轻关节损伤，目前仍是首选药。但用于抗风湿最好用至最大耐受剂量，一般成人每日3～5 g，分4次于饭后服用。

4. 抑制血栓形成　血栓形成与血小板的聚集有关，血栓素 A_2（TXA_2）是强大的血小板释放 ADP 和血小板聚集的诱导剂，而前列环素（prostacyclin，PGI_2）是 TXA_2 的生理对抗剂，可抑制血小板聚集。低浓度阿司匹林能不可逆地抑制但血小板中 COX－1 活性，减少血小板中 TXA_2 生成，从而抑制血小板聚集，防止血栓形成。高浓度阿司匹林能直接抑制血管壁中 COX－1 活性，减少 PGI_2 合成，降低或抵消小剂量阿司匹林的抗血栓形成作用。血小板中 COX 对阿司匹林的敏感性远较血管中 COX 为高，因此，临床上采用小剂量阿司匹林（50～100mg）可防治血栓性疾病。

【临床应用】

1. 发热与慢性钝痛　头痛、牙痛、神经痛、月经痛和术后创口痛、轻度癌症疼痛等。

2. 急性风湿热、风湿性关节炎。

3. 防治血栓性疾病　小剂量阿司匹林治疗缺血性心脏病、脑缺血病、房颤、人工心脏瓣膜、动静脉瘘或其他手术后的血栓形成。

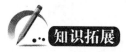 知识拓展

阿司匹林的临床应用进展

作为传统的解热镇痛抗炎药物，阿司匹林近年来在心血管疾病、脑血管疾病、糖尿病及其并发症防治、眼科、肿瘤及妇产科等方面的应用逐渐被认同。其中阿司匹林用于心血管疾病的预防是一个重大认识，《2012ACCP 抗栓治疗与血栓预防临床实践指南》指出，对于心血管疾病一级预防，年龄 >50 岁且无心血管疾病症状的人群建议应用小剂量阿司匹林 75～100mg/d 优于不用。阿司匹林在心血管疾病的二级预防中也被广泛应用，能减少心血管事件的再次发生。急性缺血性卒中患者如不进行溶栓治疗，建议使用阿司匹林（100～300mg/d）2～4 周后，调整为二级预防，长期用药剂量为 75～150mg/d。阿司匹林可改善阿尔兹海默病患者的智能损害，延缓症状的发展，并对众多老年健忘症患者也有效；多数成年糖尿病患者，建议长期用小剂量的阿司匹林，能减少心血管事件的发生；小剂量阿司匹林对结肠癌、乳腺癌、肺癌等有预防作用。阿司匹林亦能防治老年性白内障、预防妊娠期高血压综合征的发病、预防流产等。

【不良反应】小剂量或短期应用不良反应少，长期大量应用于风湿病治疗则不良反应发生率高。

1. 消化道反应　最为常见。阿司匹林为酸性较强的有机酸，口服对胃黏膜有直接刺激作用，引起恶心、呕吐、上腹部不适等，大剂量的阿司匹林则刺激延髓催吐化学感受区引起恶心、呕吐。内源性 PG 有抑制胃酸分泌及增强胃黏膜屏障保护作用，而阿司匹林抑制 COX-1，减少胃黏膜 PG 合成，增加胃酸分泌，胃黏膜保护作用降低，因此长期服用较大剂量阿司匹林可致胃黏膜不同程度损伤如糜烂性胃炎、出血，诱发或加重溃疡病，严重者致溃疡穿孔。饭后服药，服用抗酸药或服用肠溶片，或与胃黏膜保护药米索前列醇（Misoprostol）合用可减轻或避免胃肠反应。胃溃疡患者禁用。

2. 凝血障碍　小剂量阿司匹林长期应用，因抑制 COX，减少血小板合成 TXA_2，可抑制血小板聚集而延长出血时间。大剂量阿司匹林可抑制凝血酶原的形成，引起凝血障碍，加重出血倾向，维生素 K 可预防或对抗。严重肝损害、低凝血酶原血症、维生素 K 缺乏和血友病患者、产妇、孕妇或月经过多者禁用本品。如需手术患者，术前 1 周应停用阿司匹林。

3. 阿司匹林哮喘　阿司匹林抑制 COX，PG 合成受阻，而对脂氧酶无抑制作用，可造成脂氧酶代谢产物白三烯等增多，引起支气管痉挛，诱发哮喘。β 受体激动药对"阿司匹林哮喘"无明显疗效，可用糖皮质激素和抗组胺药物治疗。临床上哮喘、鼻息肉及慢性荨麻疹患者禁用阿司匹林。

4. 瑞夷综合征（Reye syndrome）　极少数病毒感染伴发热的儿童和青少年服用阿司匹林后，表现为急性肝脂肪变性 - 脑病综合征（瑞夷综合征），以肝衰竭合并脑病为突出表现，严重者可致死。世界卫生组织建议儿科发热用对乙酰氨基酚等。

5. 水杨酸反应　阿司匹林剂量过大（5g/d），出现头痛、眩晕、恶心、呕吐、耳鸣以及视力和听力下降，称为水杨酸反应，是水杨酸中毒的表现。严重者出现高热、脱水、惊厥、精神错乱、昏迷等反应，甚至精神错乱。严重中毒者应立即停药，静脉滴注碳酸氢钠溶液以碱化尿液，加速水杨酸盐自尿排出。

【药物相互作用】阿司匹林可通过竞争血浆蛋白结合而提高游离血药浓度，引起药物相互作用。与口服抗凝血药物双香豆素合用易引起出血；与肾上腺皮质激素合用，易诱发溃疡和出血；与磺酰脲类口服降血糖药合用引起低血糖；与丙戊酸、呋塞米、青霉素、甲氨蝶呤等弱酸性药物合用时，因竞争肾小管主动分泌的载体，会增加各自的游离血药浓度。

二、苯胺类

苯胺类衍生物中，以非那西丁最早使用，但因不良反应严重，已不再单独使用，仅作为复方制剂的一种成分。对乙酰氨基酚（Acetaminophen）是非那西丁的活性代谢产物，解热镇痛作用较强，但抗炎、抗风湿作用很弱。

对乙酰氨基酚

对乙酰氨基酚又名醋氨酚、扑热息痛（Paracetamol）。

【体内过程】口服易吸收，0.5~1h 血药浓度达峰值。常用临床剂量下，90% 以上药物在肝脏代谢，主要与葡萄糖醛酸或硫酸结合为无活性代谢物，从尿中排泄，$t_{1/2}$ 为 2~4h。较高剂量时，上述催化结合反应的代谢酶饱和后，药物经肝微粒体混合功能氧化酶代谢为对乙酰苯醌亚胺（$N-acetyl-p-benzoquinone\ imine$）。对乙酰苯醌亚胺有毒，能与谷胱甘肽结合而解毒。长期用药或过量中毒导致机体谷胱甘肽被耗竭时，此毒性产物以共价键形式与肝、肾重要的酶和蛋白质分子不可逆结合，引起肝细胞、肾小管细胞损伤。

【药理作用】解热镇痛作用与阿司匹林相当，抗炎作用较弱。抑制中枢神经系统 PG 合成而产生解热镇痛作用，但在外周组织对 COX 无明显作用，可能与无明显抗炎作用有关。对血小板和凝血时间无明显影响。

> **药师考点**
>
> 对乙酰氨基酚的药理作用特点及临床作用。

【临床应用】感冒发热、头痛、关节痛、神经痛、肌肉痛、牙痛等，尤其适用于对阿司匹林不能耐受或过敏的患者。

【不良反应】治疗量且疗程较短时不良反应轻，常见恶心、呕吐，偶见皮疹、贫血、药热及粒细胞减少等过敏反应。过量（成人 10~15g）引起急性中毒性肝坏死。长期使用极少数人可致肾毒性，如肾乳头坏死、慢性间质性肾炎等。对乙酰氨基酚不宜大剂量或长期服用，乙醇中毒、肝病或病毒性肝炎、肾功能不全患者慎用。

三、吡唑酮类

保泰松（Phenylbutazone）及其代谢产物羟基保泰松（Oxyphenbutazone）为吡唑酮类衍生物。口服吸收迅速、完全，可穿透滑膜关节腔。抗炎抗风湿作用强大，但解热作用较弱。临床主要用于风湿和类风湿关节炎、强直性脊柱炎。因能促进尿酸排泄，可用于急性痛风。由于不良反应多且严重，目前已少用。

四、吲哚乙酸类

吲哚美辛

【体内过程】吲哚美辛（Indomethacin，消炎痛）口服吸收迅速而完全，3h 血药浓度达峰值。吸收后约 90% 与血浆蛋白结合，主要经肝脏代谢，代谢物从尿、胆汁和粪便排泄，10%~20% 以原型由尿排泄，$t_{1/2}$ 为 2~3h。

【药理作用】吲哚美辛是最强的 COX 抑制剂之一，亦可抑制磷脂酶 A_2 和磷脂酶 C，减少粒细胞游走和淋巴细胞的增殖。本品具有强大的抗炎和解热作用，对炎性疼痛有明显镇痛效果。其抗炎作用为阿司匹林的 10~40 倍。

【临床应用】不良反应多且严重，不宜作为治疗关节炎的首选药，仅用于其他 NSAIDs 药物无效或不耐受的病例，且剂量不宜过大，一日总量不超过 200mg。可用于急、慢性风湿性关节炎、强直性脊柱炎、痛风性关节炎、癌性疼痛、癌性发热及其他顽固性发热等。

【不良反应】不良反应发生率高（30%～50%），约20%患者不能耐受必须停药。

1. 胃肠反应　恶心、呕吐、腹泻、诱发或加重溃疡，偶可穿孔或出血。

2. 中枢神经系统　20%～50%患者发生头痛、眩晕，偶见精神异常。

3. 造血系统　引起粒细胞减少、血小板减少、再生障碍性贫血等。

4. 过敏反应　常见皮疹，严重者可诱发哮喘、血管性水肿及休克等。

消化性溃疡患者，癫痫、精神失常患者，肝肾功能不全者，出血性疾病患者，阿司匹林过敏者及孕妇禁用。过敏性体质患者、儿童慎用。

舒 林 酸

舒林酸（Sulindac）结构与吲哚美辛相似，是活性极小的前体药，进入人体后代谢为硫化物，硫化代谢物具有较强的 COX 抑制作用，发挥抗炎、镇痛、解热作用，但作用强度不及吲哚美辛。适应证与吲哚美辛相似，还可用于家族性肠息肉病的治疗，对结肠癌、乳癌、前列腺癌可能有抑制作用。不良反应发生率约25%，较吲哚美辛少而轻，其中最常见的胃肠道反应发生率为吲哚美辛的1/16。

五、邻氨基苯甲酸类

该类药物均能抑制 COX，具有解热、镇痛和抗炎作用，临床常用药物有双氯芬酸（Diclofenac）、醋氯芬酸（Aceclofenac）。

双氯芬酸

【体内过程】口服吸收迅速，有首过效应，口服生物利用度约50%，血浆蛋白结合率为99%，口服1～2h血药浓度达峰值。双氯芬酸的 $t_{1/2}$ 短，为1.1～1.8h，由于药物可在关节滑液中积聚，临床疗效显著长于药物的半衰期。主要在肝脏代谢，代谢产物随尿液（65%）和胆汁排泄（35%），长期应用无蓄积作用。

【药理作用】为强效解热镇痛抗炎药。镇痛、抗炎及解热作用比吲哚美辛、阿司匹林、萘普生等强，是阿司匹林的26～50倍。该药还具有降低中性粒细胞内游离花生四烯酸水平的作用。

【临床应用】主要用于类风湿关节炎、骨关节炎、强直性脊柱炎、痛风性关节炎；非关节性的软组织风湿痛，如肩痛、腱鞘痛、滑囊炎、肌痛等；急性轻中度疼痛，如术后疼痛、扭伤、劳损、痛经、头痛、牙痛也有效；及各种炎症所致发热等。

【不良反应】不良反应轻，除与阿司匹林相同外，偶见肝功能异常，白细胞减少。不良反应发生率为20%，约2%患者因不能耐受而停药。

活动性消化性溃疡、过敏性鼻炎或荨麻疹的患者禁用。哺乳期妇女慎用。

六、芳基丙酸类

常用药物包括有布洛芬（Ibuprofen，Brufen）、萘普生（Naproxen）、奥沙普秦（Oxaprozin）、氟比洛芬（Flurbiprofen）、酮洛芬（Ketoprofen）等。

布 洛 芬

布洛芬是第一个应用于临床的丙酸类 NSAIDs。口服吸收快而完全，1~2h 血药浓度可达峰值，血浆蛋白结合率大于 99%，可缓慢进入关节腔滑液。主要经肝脏代谢，代谢物由尿液排泄，$t_{1/2}$ 为 2h。该药抗炎、解热与镇痛作用强于阿司匹林、对乙酰氨基酚。主要用于风湿性及类风湿关节炎，也可用于一般性解热、镇痛。胃肠道不良反应较阿司匹林轻，患者较易耐受，但长期服用仍应注意胃肠溃疡和出血。少数患者出现过敏、血小板减少和视力模糊，一旦出现视力障碍应立即停药。孕妇、哺乳期妇女及哮喘患者禁用。

萘 普 生

萘普生口服后迅速吸收且完全，1~2h 血药浓度达峰值。血浆蛋白结合率大于 99%，$t_{1/2}$ 为 13~14h。食物、氢氧化铝或氧化镁减少其吸收，碳酸氢钠促进其吸收。主要经肝脏代谢，原型及代谢产物自尿中排出。该药具有较强的抗炎、解热和镇痛作用，还可抑制血小板聚集。主要用于风湿性和类风湿关节炎、骨性关节炎、强直性脊柱炎和各种类型的风湿性肌腱炎，对各种疾病引起的疼痛和发热也有良好缓解作用。本品毒性较低，胃肠道和神经系统的不良反应明显少于阿司匹林、吲哚美辛，耐受性良好，但仍多于布洛芬。长期用药可增加心血管疾病风险。对阿司匹林过敏者禁用。

> **药师考点**
>
> 布洛芬、萘普生的药理作用及其临床应用。

奥沙普秦

本品吸收后，除中枢神经系统外，在全身广泛分布，其中胃肠道和肝肾组织分布量最高，血浆蛋白结合率达 98% 以上。血药浓度达峰时间为 6~8h，$t_{1/2}$ 为 50~60h。具有抗炎、镇痛、解热作用，药效持久，消化道损伤作用轻微。主要用于风湿性和类风湿关节炎、骨关节炎、强直性脊柱炎、肩周炎、颈肩腕综合征、痛风及外伤和手术后消炎、镇痛。不良反应主要为胃痛、胃不适、食欲减退、恶心、呕吐、腹泻、口渴，其次为头晕、眩晕、困倦、耳鸣和抽搐，以及一过性肝功能异常。

七、烯醇酸类（昔康类）

代表药物有吡罗昔康（Piroxicam）、美洛昔康（Meloxicam）、氯诺昔康（Lornoxicam）、替诺昔康（Tenoxicam）和伊索昔康（Isoxicam）等，其中美洛昔康对 COX-2 有一定的选择性。

吡罗昔康（炎痛喜康）

为长效、强效抗炎镇痛药，属非选择性 COX 抑制剂。口服吸收完全，2～4h 血药浓度达峰值，血浆蛋白结合率为 99%，$t_{1/2}$ 为 36～45h，每日给药 1 次即可。本品通过抑制环氧酶而减少 PG 合成，并抑制中性粒细胞的迁移，降低氧自由基产生，从而发挥较强的抗炎镇痛作用。该药还能抑制软骨中的黏多糖酶和胶原酶活性，减轻炎症反应及对软骨的破坏。临床用于风湿性和类风湿关节炎，疗效与阿司匹林、吲哚美辛及萘普生相同。不良反应较轻，主要为消化道反应，患者易耐受。本品不宜长期服用，会引起胃溃疡和大出血。

> **药师考点**
> 吡罗昔康的药理作用及其临床应用。

氟诺昔康

本品口服吸收迅速而完全，2.5h 内血药浓度达峰值，$t_{1/2}$ 为 3～5h，个体差异大，起效迅速、$t_{1/2}$ 短是其特点。氟诺昔康抑制环氧酶活性，减少白细胞介素 -6 生成，产生抗炎、镇痛作用。本品尚可激活内源性阿片肽系统，发挥中枢性镇痛作用。临床用于轻中度疼痛、手术中或手术后疼痛、骨性关节炎以及类风湿关节炎。常见不良反应有头晕、头痛、恶心、呕吐、胃痛、腹泻。

美洛昔康

美洛昔康对 COX -2 的选择性抑制作用比 COX -1 高 10 倍。口服吸收良好，$t_{1/2}$ 为 20h，每日给药 1 次。每日口服 7.5～15mg 对风湿性关节炎、骨性关节炎、类风湿、神经炎、软组织炎症具有良好的抗炎镇痛作用，但对血小板聚集功能无明显影响。本品长期应用，胃黏膜损伤及胃肠出血发生率低于萘普生、双氯芬酸和吡罗昔康。

> **药师考点**
> 美洛昔康、尼美舒利、塞来昔布、帕瑞昔布的药理性作用特点、临床应用及注意事项。

八、选择性 COX -2 抑制剂

塞来昔布（Celecoxib）、帕瑞昔布（Parecoxib）和尼美舒利（Nimesulide）为高选择性 COX -2 抑制剂，能减少传统 NSAIDs 药物胃肠道不良反应，但仍需注意肾毒性，且心血管系统不良反应的风险增大。

塞来昔布

【体内过程】口服吸收良好，吸收受食物影响。血浆蛋白结合率高，3h 达药峰浓度，$t_{1/2}$ 为 11h。主要通过肝脏 CYP2C9 代谢，代谢物主要由粪便排泄，少量从尿中排出。

【药理作用】对 COX -2 的选择性高于 COX -1 约 375 倍，治疗剂量下对 COX -1 无明显影响，也不影响 TXA_2 的合成，但可抑制 PGI_2 合成。具有抗炎、镇痛和解热作用。

【临床应用】急、慢性骨关节炎和类风湿关节炎，也可用于手术后镇痛、牙痛、痛经。

【不良反应】不良反应发生率远低于其他非选择性 NSAIDs，其中消化道不良反应比传统 NSAIDs 低 8 倍。常见不良反应为上腹疼痛、腹泻与消化不良，偶见肝肾功能损害。对有血栓形成倾向的患者需慎用，磺胺类过敏的患者禁用。

【药物相互作用】氟康唑、扎鲁司特和氟伐他汀是 CYP2C9 的抑制药，若联合用药会减慢本品代谢而增加本品血药浓度。此外，塞来昔布也能抑制 CYP2D6，可提高 β 受体阻断药、抗抑郁药和抗精神病药的血药浓度。

帕瑞昔布

帕瑞昔布是第一个可供注射的选择性 COX-2 抑制剂，是伐地昔布（Valdecoxib）的水溶性非活性前体药物。临床用于无法口服给药或需快速起效的患者如术后镇痛等，也用于术前镇痛。帕瑞昔布对 COX-2 的抑制作用比对 COX-1 强 2.8 万倍，与其他 COX-2 抑制药相比，肾脏、胃肠道、出血不良反应发生率低，耐受性好，安全性高，但需注意心血管不良反应。

尼美舒利

本品口服吸收迅速而完全，血浆蛋白结合率达 99%，$t_{1/2}$ 为 2~3h，生物利用度大于 90%。本品对 COX-2 的选择性与塞来昔布相似，具有很强的解热、镇痛和抗炎作用。口服解热作用比对乙酰氨基酚强 200 倍，镇痛作用比阿司匹林强 24 倍。临床用于类风湿关节炎、骨关节炎、软组织损伤、术后或创伤性疼痛、上呼吸道感染引起的发热等。胃肠道和肾功能不良反应发生率低。"阿司匹林哮喘"者可用尼美舒利。尼美舒利口服制剂禁用于 12 岁以下儿童。

第三节　抗痛风药

痛风是体内嘌呤代谢紊乱所引起的一种以高尿酸血症和关节炎为特征的疾病。尿酸是人体内嘌呤代谢的终产物，溶解性低，产生过多或排泄减少，可导致高尿酸血症。急性发作时尿酸盐微结晶沉积于关节而引起局部粒细胞浸润及炎症反应，如未及时治疗，则可发展为慢性痛风性关节炎或肾病变。急性痛风的治疗在于迅速缓解急性关节炎，纠正高尿酸血症等，可用秋水仙碱和 NSAIDs。慢性痛风的治疗在于抑制尿酸生成或促进尿酸排泄，降低血浆尿酸浓度，可用的药物有别嘌醇和丙磺舒等。

> **药师考点**
> 秋水仙碱、别嘌醇的药理作用与临床应用。

常用抗痛风药的作用特点见表 15-1。

表 15-1　常用抗痛风药的药理作用、临床应用与不良反应

药物	药理作用	临床应用	不良反应	注意事项
秋水仙碱 （Colchicine）	抑制中性粒细胞的迁移、趋化及吞噬功能；抑制白三烯 B₄ 的合成与释放	对急性痛风性关节炎有选择性抗炎作用，疗效极佳	常见胃肠道反应。中毒时出现水样便、血便、骨髓抑制等	细胞有丝分裂抑制药。对非痛风性疼痛及其他关节炎无效。静脉注射效果比口服好，胃肠反应减少

续表

药物	药理作用	临床应用	不良反应	注意事项
丙磺舒 （Probenecid）	抑制肾小管对尿酸的再吸收，增加尿酸排泄	高尿酸血症伴慢性痛风，减缓或预防痛风结节的形成和关节痛风病变	较少，磺胺类过敏及肾功能不全者禁用，孕妇慎用	无镇痛、抗炎作用，对急性痛风无效
苯溴马隆 （Benzbromarone）	抑制肾小管对尿酸的再吸收，促进尿酸排泄	慢性痛风、原发性或继发性高尿酸血症	较少，常见胃肠道反应，偶见过敏反应	用药期间定期检查血象，少数患者可出现粒细胞减少
别嘌醇 （Allopurinol）	抑制黄嘌呤氧化酶，减少尿酸生成	原发或继发性痛风，防止尿酸盐在尿路形成结石	较少，偶见皮疹、白细胞减少、周围神经炎、胃肠反应	代谢物奥昔嘌醇也是黄嘌呤氧化酶抑制剂，且在组织中停留时间较长

小　结

● 解热镇痛抗炎药称为非甾体抗炎药（NSAIDs），包括水杨酸类、苯胺类、吡唑酮类、吲哚酸类及其他有机酸类化合物，具有解热、镇痛作用，绝大多数还具有抗炎抗风湿作用，其中苯胺类基本不具有抗炎抗风湿作用。NSAIDs 药理作用机制相似，主要是抑制环氧酶（COX），减少前列腺素（PG）的生物合成。

● NSAIDs 抑制 COX，减少 PG 合成从而产生解热、镇痛、抗炎、抑制血小板聚集等作用，亦是其引起胃肠道反应、肾脏损害、皮肤反应、凝血障碍等不良反应的机制。目前认为，NSAIDs 对 COX-2 的抑制是其发挥药效作用的基础，对 COX-1 的抑制是此类药物不良反应的毒理学基础。选择性 COX-2 抑制剂的研发受到重视。

● 阿司匹林是 NSAIDs 的代表药物，属非选择性 COX 抑制药，具有解热、镇痛、抗炎作用，小剂量抑制血小板聚集。主要用于头痛、牙痛、肌肉痛、痛经及感冒发热等，能迅速缓解风湿性关节炎的症状，小剂量预防血栓形成，治疗缺血性心脏病、脑缺血病等。不良反应有胃肠道反应、凝血障碍、过敏反应、水杨酸反应、瑞夷综合征、肾脏损害。美洛昔康、尼美舒利、塞来昔布、帕瑞昔布等属于选择性 COX-2 抑制药，胃肠道反应显著减轻。

● 秋水仙碱、别嘌醇分别是治疗急性痛风与慢性痛风的代表药物。

（曾　南）

扫码"练一练"

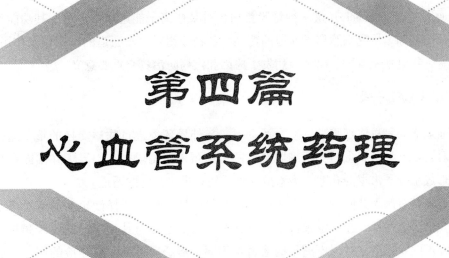

第四篇
心血管系统药理

第十六章　作用于离子通道的药物

要点导航

1. 掌握钙离子通道阻滞药的药理作用、临床应用与主要不良反应。
2. 熟悉钙通道阻滞药的概念、分类及不良反应。
3. 了解离子通道的分类、特性及生理意义。

第一节　概　论

离子通道（ion channels）是一种跨膜蛋白，对某些离子能选择性通透，其功能是细胞生物电活动的基础。研究细胞离子通道的特性、各种药物对离子通道的作用以及作用机制，对阐明细胞生物电现象本质、揭示疾病发生原因和疾病防治具有重要意义。

一、离子通道分类

离子通道活动是机体细胞进行生命活动时，与外界环境进行物质交换的重要途径，离子通道本质上是一种跨膜蛋白，由细胞产生的特殊蛋白质构成，它们聚集并镶嵌在细胞膜上，中间形成水分子占据的孔隙，为水溶性物质快速进出细胞的通道。

离子通道具有两大共同特性：离子选择性和门控性。离子选择性包括通道对离子大小的选择性及电荷选择性。在一定条件下，某种离子只能通过与其相应的通道跨膜扩散。各离子通道在不同状态下，对相应离子的通透性不同。离子通道都具有相应的闸门，通道闸门的开启和关闭过程，称为门控（gating）。离子通道必须能够开放和关闭，才能实现其产生和传导电信号的生理功能。正常情况下，通道大多处于关闭状态，只有在特定情况下，通道闸门才能开启，引起离子跨膜转运。一般认为，不同信号控制其开放和关闭，通道蛋白发生构象变化而使通道在静息状态、开放状态及失活状态之间不断转换（图 16-1）。

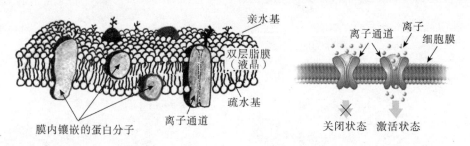

图 16-1　离子通道一般结构及状态示意图

离子通道的基本功能是产生细胞生物电现象，与细胞的兴奋性直接相关。在此基础上，进一步派生出诸如肌肉的运动、腺体的分泌、神经递质的释放、甚至是学习和记忆等重要的高级神经活动。此外，离子通道还具有维持细胞正常形态和功能完整的作用。离子通道的基因及功能障碍与许多疾病有关，当编码离子通道亚单位的基因发生突变/表达异常或体内出现针对通道的病理性内源性物质时，使通道的功能出现不同程度的削弱或增强，从而导致机体整体生理功能的紊乱，称为离子通道病（ionchannelpathies）。目前很多治疗心血管疾病的药物是通过纠正某些离子通道功能异常而发挥作用的。

根据门控机制的不同，离子通道分为电压门控通道、配体门控通道、机械敏感通道以及非门控的背景或漏通道等。按通透的离子分为钠通道、钙通道、钾通道、氯通道。作用于心血管离子通道的药物主要是作用于电压门控的钠、钙、钾通道和配体门控中的 ATP 敏感钾通道。

（一）电压门控离子通道

电压门控离子通道（voltage – gated ion channels）又称电压敏感性离子通道或电压依赖性离子通道，因膜电位的变化而开启和关闭。这类通道在决定细胞的兴奋性、不应期、传导性以及细胞正常体积的维持等方面发挥重要作用。一般以最容易通过的离子命名，如 K^+、Na^+、Ca^{2+}、Cl^- 通道等，各型又分为若干亚型。

（二）配体门控离子通道

配体门控离子通道（ligand – gated ion channels）又称化学门控性离子通道，这些通道一般都具有内向整流特性。内向整流性是指通过通道的电流向细胞内流动比向细胞外流动更容易。通道由递质与通道蛋白质受体分子上的结合位点结合而开启，一般以递质受体命名，如乙酰胆碱受体通道、门冬氨酸受休通道、谷氨酸受体通道等。非选择性阳离子通道系由配体作用于相应受体而开放，同时允许 K^+、Na^+、Ca^{2+} 通过，属于该类。

（三）机械门控性离子通道

机械门控性离子通道（mechanically – gated ion channels）又称机械敏感性离子通道，是一类感受细胞膜表面应力变化，由机械牵拉激活，实现胞外机械信号向胞内转导的通道，根据通透性分为离子选择性和非离子选择性通道，根据功能作用分为张力激活型和张力失活型离子通道。

（四）其他门控离子通道

如起搏电流（pacemaker current，I_f），又称超极化激活起搏电流。膜电位负于 $-50mV$ 时，I_f 激活，是窦房结、房室结和浦肯野纤维细胞的起搏电流之一，控制细胞的起搏活动，与心脏自律性有关，主要参与心肌细胞舒张期的去极化过程，影响心率。I_f 受神经递质调节，β受体兴奋时，I_f 增大，当 M 受体兴奋时，I_f 减小。细胞内 cAMP 水平也调节 I_f，细胞内 cAMP 升高，I_f 增强。

二、电压门控离子通道

（一）电压门控钠通道

钠离子通道是选择性允许 Na^+ 跨膜通过的离子通道，主要功能是维持细胞膜兴奋及传导。心血管系统的钠通道主要存在于心房肌、心室肌细胞和希氏束 – 浦肯野系统。心脏电压门控钠通道的激活和失活都很快，它所产生的内向钠电流 I_{Na} 是心肌细胞出现快速去极化，引发动作电位 0 相的离子基础。

1. 钠通道的结构 由 α、β 亚基构成。α 亚单位包括四个同源跨膜结构域，每个区域含有6个α螺旋跨膜片段（S1-S6），这6个片段由胞质内连接组合起来，4个同源区形成一个四聚体，中间是离子通道。每一个β亚基单元横跨细胞膜一次（图16-2）。

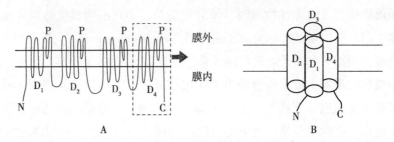

图16-2　电压门控钠通道结构示意图

A. 经典电压门控钠通道的α亚基由四个同源区（$D_1 \sim D_4$）组成；

B. $D_1 \sim D_4$组成的对称四聚体构成电压门控钠通道

2. 钠通道的分类　根据对钠通道阻滞剂河豚毒素（TTX）和μ芋螺毒素（μ-conotoxin，μCTX）的敏感性不同分为三类。

（1）神经类钠通道　对TTX和蛤蚌毒素（saxitoxin，STX）敏感性高，而对μCTX的敏感性低。

（2）骨骼肌类钠通道　对TTX和μCTX敏感性均高。

（3）心肌类钠通道　对TTX和μCTX敏感性均低。根据电压依赖性和对TTX的敏感性不同，将心肌类钠通道分为快（瞬时）钠通道和慢（持久）钠通道。其中快钠通道参与心室肌动作电位0期去极化，激活所需的电压较高，失活速度快，只对高浓度的TTX、利多卡因和奎尼丁等药物敏感。慢钠通道参与维持心肌动作电位2相平台期，激活所需的电压较低，失活速度慢，对低浓度的TTX、利多卡因和奎尼丁敏感。

3. 钠通道的特征　钠通道有三大特征：①对钠离子选择通透；②电压依赖性激活；③电压依赖性失活。钠通道的激活和失活都很快，Na^+内流仅持续数毫秒。细胞膜去极化将引起钠通道开放，即使在弱去极化时（如去极化至-70mV左右）即可激活钠通道，大量Na^+从细胞外液经钠通道快速内流，导致去极化引发动作电位（图16-3）。因而钠通道在维持细胞的兴奋性中非常重要。同时它还是重要的药物作用部分，如Ⅰ类抗心律失常药及局麻药等，就是分别选择性地阻断心肌细胞和神经细胞上的钠通道，引起降低细胞兴奋性和阻断兴奋传播的作用。

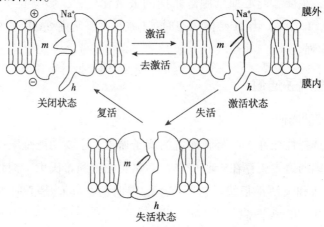

图16-3　钠通道的三种功能状态工作模型

（二）电压门控钾通道

钾离子通道是选择性允许 K⁺ 跨膜通过的离子通道，是分布最广、类型最多的一类离子通道，它存在于所有的真核细胞并发挥着多种生物功能。在心脏中，钾通道电流参与静息膜电位、心率及动作电位时程的调节。

1. 钾通道的结构 钾通道是由 α 和 β 亚单位组成的糖基化多肽复合物。每个亚单位有一个功能区，是由六个跨膜片段组成（图 16 - 4）。

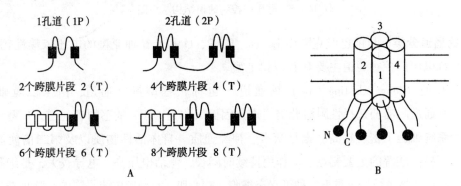

图 16 - 4 电压门控钾通道结构示意图

A. 钾离子通道的 α 亚基跨膜结构模型；B. 四个 K 通道的 α 亚基组成的对称四聚体形成电压门控钾通道

2. 钾通道的分类 根据功能特性的不同，钾通道分为以下几类。

（1）瞬时外向钾通道（transient outward K⁺ channels，K_a） 瞬时外向钾通道普遍存在于心肌细胞膜上，在去极化明显时被激活，具有电压依赖性、时间依赖性和频率依赖性，参与心肌快反应细胞快速复极初期（1 相），是动作电位复极重要的决定因素，并通过影响平台期的初始部分调控钙电流密度。

（2）延迟整流钾通道（delayed rectifier K⁺ channels，K_r） 其电流主要包括三种成分：缓慢成分（I_{ks}）、快速成分（I_{kr}）和超快成分（I_{kur}）。I_{ks} 和 I_{kr} 不同程度地存在于所有心肌组织，是动作电位 2、3 相的主要复极电流；而 I_{kur} 主要存在于心房，为一种超快激活，无失活的延迟整流钾电流，对心房复极具有重要作用，同时与房性心律失常的发生有密切关系。

（3）钙激活钾通道（calcium - activeted potassium channels，K_{Ca}） 为一类对电压和 Ca^{2+} 敏感的钾通道，该通道的开放不但与膜电位有关，也依赖于细胞内的 Ca^{2+} 浓度，每个通道需结合两个 Ca^{2+} 才能活化。广泛分布于血管平滑肌，在调控血管，尤其是阻力血管的肌源性张力中有重要意义。

（4）内向整流钾通道（inward rectifer K⁺ channels，K_{ir}） 分布于心房肌、心室肌及浦肯野细胞内，但以心室细胞最为丰富。该通道具有明显内向整流特征，同时也具有时间依赖性和电压依赖性，引起的内向电流大于外向电流。主要参与动作电位 3 相复极和 4 相静息电位的维持。

（三）电压门控钙通道

钙通道（calcium channels）在正常情况下为细胞外 Ca^{2+} 内流的离子通道，存在于机体各种组织细胞中，是调节细胞内 Ca^{2+} 的主要途径。

1. 钙通道的结构 由 $α_1$、$α_2$、β、γ 和 δ 5 个亚单位组成的大分子糖蛋白复合体，其中 $α_1$ 亚单位形成跨膜孔道，承担了钙通道的主要功能，具备各种钙通道阻滞药的结合位点，有通道和电压感受器的双重作用，控制 Ca^{2+} 内流（图 16 -5）。

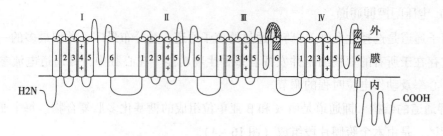

图 16 - 5　电压门控钙通道结构示意图

2. 钙通道分类　目前已经克隆出 L、N、T、P、Q 和 R 6 种亚型的电压依赖性钙通道，心血管系统电压门控钙通道主要有 L 型和 T 型。

（1）L 型（long - lasting type）钙通道　也称长程型慢钙通道，由于二氢吡啶类（DHPs）钙通道阻滞药选择性阻滞此类通道，因而又称为 DHPs 敏感的钙通道。L 型钙通道在心血管系统细胞上密度较高，也是激素、神经递质、自体活性物质以及第二信使如二酯酰甘油、环核苷酸等的主要靶点。其作用持续时间长、激活电压高、电导较大，是细胞兴奋时外钙内流的主要途径，分布于各种可兴奋细胞。在心脏，L 型钙电流是影响心脏兴奋 - 收缩偶联及血管舒缩的关键环节。

（2）T 型（transient type）钙通道　也称临时通道。在心脏多见于心脏传导组织，激活电压低、电导低、且迅速失活、持续时间短。对调节心脏的自律性和血管张力有一定作用。

三、配体门控离子通道

配体门控离子通道的门控行为主要受其相应配体的控制，当配体与配体门控离子通道结合后，会引起通道蛋白构型变化，导致通道开放，产生电流，因此，也称离子受体。配体门控离子通道种类很多，在心血管系统主要有乙酰胆碱激活的钾通道（K_{ACh}）、ATP 敏感钾通道（K_{ATP}）、钠激活钾通道（K_{Na}）、钙通道激活钾通道（KC_a）等。

1. 乙酰胆碱激活的钾通道（acetylcholine - activated potassium channel，K_{ACh}）　K_{ACh}是一种电导大、门控过程快的钾通道。在心脏的窦房结、房室结和心房肌细胞分布密度很高，在心室组织中少量分布。主要由 ACh 和 GTP 激活。ACh 作用于 M 受体激活此通道，增加舒张电位而产生负性频率作用。

2. ATP 敏感钾通道（ATP - sensitive K^+ channel，K_{ATP}）　K_{ATP}为代谢性调节 K^+ 外流通道，此通道主要分布在骨骼肌、心脏、血管平滑肌、胰腺 B 细胞、神经内分泌细胞以及肾上腺皮质细胞等。K_{ATP}通道受细胞内 ATP/ADP 的比率、Mg^{2+} 和 G 蛋白的调控。心肌缺血、缺氧、能量代谢抑制等条件下，细胞内 ATP/ADP 比率减少，K_{ATP}通道开放，在平台期 K_{ATP}通道可产生强大的外向电流，使动作电位时程缩短。心肌缺血时，动作电位时程缩短，Ca^{2+}内流减少，降低心肌收缩性，减少缺血区能量消耗及细胞内 Ca^{2+}超载，保护心肌。

第二节　钙通道阻滞药

钙通道阻滞药（calcium channel blockers）是指一类选择性阻滞电压依赖性钙通道，抑制细胞外 Ca^{2+} 流入细胞内，降低细胞内 Ca^{2+} 浓度，进而影响细胞功能的药物。

一、钙通道阻滞药的分类

目前，临床应用的钙通道阻滞药主要是选择性作用于电压依赖性 Ca^{2+} 通道 L 型的药物，根据其化学结构特点，主要分为 3 类：二氢吡啶类（Dihydropyridines，DHPs），代表药物硝苯地平（Nifedipine）、尼卡地平（Nicardipine）、尼群地平（Nitrendipine）、尼莫地平（Nimodipine）、氨氯地平（Amlodipine）等；苯烷胺类（Phenyl alkyl amines，PAAs），代表药物维拉帕米（Verapamil）；苯并噻氮䓬类（Benzothiazepines，BTZs），代表药物地尔硫䓬（Diltiazem）、克伦硫䓬（Clentiazem）、二氯呋利（Diclofurine）等。按照药物的发展及特点，又可以分为 3 代。

第一代：以苯烷胺类的维拉帕米、二氢吡啶类的硝苯地平以及苯并噻氮䓬类的地尔硫䓬为代表，本类药物疗效稳定、不良反应少，在抗心律失常、抗高血压以及心绞痛的防治方面得到广泛的应用。

第二代：本类药物是在二氢吡啶结构基础上发展而来，对血管具有高度的选择性，性质稳定、疗效确切，代表药物有非洛地平、尼群地平、尼莫地平、尼卡地平等。

第三代：本类药物除具有高度的血管选择性外，还具有半衰期长、作用持久的特点。代表药物有普拉地平（Pranidipine）、氨氯地平（Amlodipine）以及苄普地尔（Bepridil）等。

钙通道阻滞药与电压依赖性钙通道的相互作用与通道所处的状态和药物的理化性质密切相关。维拉帕米等亲水性药物易与激活状态的通道结合，降低通道开放的速率；硝苯地平等二氢吡啶类疏水性药物易与失活状态的通道结合，延长失活后复活所需时间。

【体内过程】钙通道阻滞药口服易吸收，吸收率可达 90% 以上，硝苯地平亦可以舌下含服。但维拉帕米与地尔硫䓬首过效应明显，与硝苯地平相比，生物利用度低，血浆蛋白结合率高。大多数药物经肝脏代谢为无活性或活性明显降低的物质从肾脏排出，肝肾功能不良的患者用药宜减少用量。三种常用的钙通道阻滞药的药代动力学参数见表 16-1。

表 16-1　三种常用钙通道阻滞药的主要药代动力学参数

药动学参数	维拉帕米	地尔硫䓬	硝苯地平	氨氯地平
口服吸收率（%）	>90	70% ~90%	>90	>90
生物利用度（%）	20 ~35	40 ~50	60 ~70	64 ~90
血浆蛋白结合率（%）	90	80	95	95
治疗血药浓度（ng/ml）	30 ~300	50 ~200	25 ~100	25 ~100
峰时间（h）	3 ~5	0.5	1 ~2	6 ~12
血浆半衰期（h）	4 ~8	4 ~8	4 ~11	40 ~50
血浆清除率（L/h）	58	49	32	—
肾排泄（%）	70	30	90	60

【药理作用】

1. 对心脏的作用

（1）负性肌力作用　钙通道阻滞药能明显抑制细胞外 Ca^{2+} 经电压依赖性钙通道进入细胞内，使细胞内 Ca^{2+} 浓度降低，抑制心肌收缩功能，即呈现负性肌力作用。钙通道阻滞药虽然明显影响心肌动作电位 2 相期的慢 Ca^{2+} 内流，但它可在不影响动作电位 0 相及整个复极的情况下，产生心肌兴奋 – 收缩脱偶联，明显降低心肌细胞收缩力，降低心肌耗氧量。

钙通道阻滞药的负性肌力作用有剂量依赖性，并取决于不同的条件，在离体条件下，负性肌力相对强度为 Ia > Ic > Ib。钙通道阻滞药还能舒张血管、降低后负荷，继而在整体动物中，使交感神经活性反射性增高，抵消部分负性肌力作用。硝苯地平的这一作用比较明显，可能会超过其负性肌力作用而表现为轻微的正性肌力作用；而地尔硫䓬和维拉帕米由于舒张血管作用较弱，而且其通道结合位点靠近细胞内面，易进入细胞内直接抑制胞内收缩系统的功能，因此，负性肌力作用相对明显。

（2）负性频率和负性传导作用　心肌细胞根据其反应性，分为慢反应细胞和快反应细胞两大类。窦房结和房室结等慢反应细胞的 0 相除极和 4 相自动缓慢除极均由胞外 Ca^{2+} 缓慢内流所致。故其传导速度和自律性由 Ca^{2+} 内流决定。钙通道阻滞药通过减少 4 相钙内流，抑制慢反应细胞自动除极，降低其自律性及传导性，延长有效不应期，从而降低呈现负性频率和负性传导的作用。但在整体情况下，这种负性频率作用可被钙通道阻滞药舒张血管所致的交感神经兴奋部分抵消。因而，钙通道阻滞药治疗窦性心动过速疗效较差。硝苯地平扩张血管作用强，对窦房结和房室结作用弱，还能反射性加快心率；维拉帕米和地尔硫䓬的负性频率和负性传导作用最强。

（3）保护缺血的心肌细胞　心肌细胞内"钙超载"是心肌缺血或再灌注损伤时造成心肌细胞，尤其是线粒体功能严重受损、甚至细胞死亡的重要因素。钙通道阻滞药能阻滞 Ca^{2+} 内流而减轻"钙超载"，保护线粒体磷酸化的功能；减少组织 ATP 的分解，抑制自由基的产生和脂质过氧化；抑制心肌缺氧时 cAMP 的堆积，可减轻由于 cAMP 浓度过高所诱发的正性肌力作用和心律失常，减少心肌梗死后猝死的发生。

（4）抗心肌肥厚　新一代的长效二氢吡啶类如氨氯地平和非洛地平等钙通道阻滞药能抑制去甲肾上腺素、血管紧张素Ⅱ及内皮素等所介导的促生长作用，可防止或逆转心肌肥厚。

2. 对平滑肌的作用

（1）血管平滑肌　血管平滑肌的肌浆网发育较差，收缩时所需的 Ca^{2+} 主要来自于细胞外，因此，血管平滑肌对钙离子阻滞药的作用很敏感。但由于各类血管的平滑肌细胞膜通道、膜受体等分布有差异。因此，对于药物的敏感性也不相同。该类药物能明显舒张血管，主要舒张动脉，对静脉影响较小。动脉中又以冠状血管较为敏感，能舒张输送血管和阻力血管，增加冠脉流量及侧支循环血量。脑血管对钙离子阻滞药也较敏感，尼莫地平舒张脑血管的作用较强，能增加脑血流量。钙通道阻滞药也能舒张外周血管，解除其痉挛，用于治疗外周血管痉挛性疾病。

（2）其他平滑肌　钙通道阻滞药对支气管平滑肌的松弛作用也较明显，较大剂量也能松弛胃肠道、输尿管及子宫平滑肌。

几种钙通道阻滞药心血管效应的比较见表 16 - 2。

表 16 - 2　几种钙通道阻滞药心血管效应的比较

效应	维拉帕米	地尔硫䓬	硝苯地平	尼莫地平	尼卡地平
负性肌力作用	4	2	1	1	0
负性频率作用	5	5	1	1	1
负性传导作用	5	4	0	0	0
舒张血管作用	4	3	5	5	5

注：0 ~ 5 为作用强度程度。

3. 抗动脉粥样硬化作用　动脉粥样硬化的病理进程中，动脉壁平滑肌细胞内"钙超载"是重要的促进因素之一。钙通道阻滞药可以减少 Ca^{2+} 内流，减轻了 Ca^{2+} 所引起的动脉壁损害；抑制平滑肌细胞增殖和动脉基质蛋白质的合成，增加血管壁顺应性；抑制脂质过氧化，保护内皮细胞。硝苯地平因可增高细胞内 cAMP 的含量，提高溶酶体酶及胆固醇酯的水解活性，有助于动脉壁脂蛋白的代谢，从而降低细胞内胆固醇水平。

4. 对红细胞和血小板的影响

(1) 对红细胞的影响　红细胞膜的稳定性与 Ca^{2+} 有密切关系。红细胞膜富含磷脂成分，Ca^{2+} 能激活磷脂酶降解红细胞膜磷脂，结构破坏，膜的脆性增加，在外界因素的作用下，容易发生溶血。钙通道阻滞药可抑制 Ca^{2+} 内流，降低细胞内含量，减轻 Ca^{2+} 超载对红细胞的损伤，红细胞变形能力增强，降低血液黏度。

(2) 对血小板活化的抑制作用　钙通道阻滞药可阻滞血小板表面钙通道，减少 Ca^{2+} 内流，抑制血小板聚集与活性产物的合成释放；促进血小板膜磷脂的合成，稳定血小板膜，从而对血小板活化具有抑制作用。

5. 对肾脏功能的影响　钙通道阻滞药可扩张肾入球微动脉和出球微动脉，能有效降低肾血管阻力，增加肾血流量；钙通道阻滞药在舒张血管、降低血压的同时，不伴有水、钠潴留，并抑制肾小管对水、钠的重吸收，有不同程度的排钠利尿作用；抑制肾脏肥厚，特别是抑制肾小球系膜的增生，改善肾微循环，减轻尿毒症患者的肾钙沉积；减少压力诱导的 Ca^{2+} 内流和自由基产生。钙通道阻滞药对肾脏的这些保护作用，在伴有肾功能障碍的高血压病和心功能不全的治疗中有着重要的意义。

【临床应用】

1. 高血压　钙通道阻滞药在高血压中的治疗作用已经得到肯定，其降压作用与用药前的血压相关，对正常人血压影响不明显，但可使高血压患者的血压明显下降，血压越高降压效果越明显。其中二氢吡啶类药物如硝苯地平、尼卡地平、尼莫地平等，扩张外周血管作用较强，用于治疗严重高血压。长期用药后，外周阻力下降30% ~ 50%，肺循环阻力也明显下降，这一作用特别适用于并发心源性哮喘的高血压危象患者。维拉帕米和地尔硫草可用于轻度及中度高血压患者。

临床应用钙通道阻滞药时应根据患者的具体病情进行选择，对伴有冠心病的患者，宜用硝苯地平；伴有脑血管疾病的以尼莫地平为宜；伴有快速性心律失常的以维拉帕米为好。这些药物既可以单用，也可以与其他药物合用，如与 β – 受体阻断药普萘洛尔合用，可消除硝苯地平的因扩张血管所致的反射性心动过速；中效利尿药可以减轻硝苯地平扩血管作用所引起的脚踝水肿等，并可一定程度加强降压作用。

2. 心绞痛　钙通道阻滞药对各型心绞痛均有不同程度的治疗作用。变异型心绞痛是由冠脉痉挛所致，钙通道阻滞药对此类心绞痛特别有效。维拉帕米、地尔硫草等钙通道阻滞药通过舒张冠脉、减慢心率、降低血压，降低心脏负荷，减弱心肌收缩力，使心肌耗氧量减少，对稳定性心绞痛疗效良好。不稳定性心绞痛由动脉粥样斑块的形成或破裂及冠脉张力增高所致，维拉帕米和地尔硫草疗效较好，而硝苯地平需与 β – 受体阻断药合用。

3. 心律失常　钙通道阻滞药治疗室上性心动过速及后除极触发活动所致的心律失常有较好疗效，但三类钙通道阻滞药减慢心率的作用程度有差异：维拉帕米和地尔硫草减慢心率的作用明显，对阵发性室上性心动过速，维拉帕米是首选；硝苯地平疗效较差，甚至反射性加速心率，故不宜用于治疗心律失常。

钙通道阻滞药阻滞 Ca^{2+} 内流的作用呈现"使用或频率依赖性"，通道开放愈频繁，药物的作用愈强。所以，治疗频率较高的室上性心动过速远比治疗频率较低的室上性心动过速更为有效。钙通道阻滞药因扩张冠状动脉，故对冠脉痉挛所引起的室性心律失常也有明显疗效。

4. 充血性心力衰竭 钙通道阻滞药具有的负性肌力作用及反射性交感兴奋作用对心力衰竭的治疗不利，其应用争议较多。一些新型药物如非洛地平等，正在进行临床研究。目前较为一致的观点是：当充血性心力衰竭合并心绞痛及（或）高血压时，可应用钙通道阻滞药，多与硝酸酯类药物、利尿药及血管紧张素转化酶抑制药合用；对心舒张功能障碍型心衰的疗效较心收缩功能障碍型心衰为好。

5. 肥厚型心肌病 钙通道阻滞药可用于肥厚型心肌病的治疗，其中维拉帕米疗效确切，是一类有前景的治疗药物。但维拉帕米轻度减轻心脏后负荷，可使左心室腔与流出道间压力梯度增加，故不宜用于梗死型的治疗。对伴有左心衰竭、病窦综合征、房室传导阻滞的患者也不宜使用。

6. 动脉粥样硬化 钙通道阻滞药可防止新的血管损伤，可减慢动脉粥样硬化的发展进程。

7. 脑血管疾病 尼莫地平等钙通道阻滞药能显著舒张脑血管，增加脑血流量，可治疗短暂性脑缺血发作、脑血栓形成及脑栓塞。

8. 外周血管疾病 尼莫地平、硝苯地平等可扩张外周血管，解除肢端小动脉痉挛，用于如雷诺病等外周血管痉挛性疾病。

9. 其他 钙通道阻滞药还可松弛支气管平滑肌，减少组胺等过敏性介质的释放和白三烯的合成，可用于支气管哮喘。另也用于偏头痛、蛛网膜下腔出血等。

【不良反应】钙通道阻滞药不良反应较轻，不良反应与其扩张血管、抑制心肌等有关。主要表现为颜面潮红、头痛、恶心、眩晕、脚踝水肿等。严重不良反应有低血压、心动过缓或心脏停搏、心功能抑制等。维拉帕米和地尔硫䓬可引起房室传导阻滞及心肌收缩力下降，禁用于严重心衰及中、重度房室传导阻滞。各类钙通道阻滞药在低血压时都应禁用。

【药物相互作用】钙通道阻滞药血浆蛋白结合率相对较高，所以用药应注意药物之间的相互作用。其可增高地高辛血药浓度、延长西咪替丁 $t_{1/2}$、加强 β 受体阻断药抑制室性传导的作用、增强哌唑嗪及硝酸酯类的降压作用。

二、常用钙通道阻滞药

（一）二氢吡啶类药物

硝苯地平

硝苯地平（Nifedipine）扩张血管作用易引起反射性交感神经兴奋，因此，缺乏抗心律失常作用；在整体状态下，其直接负性肌力作用可被其反射性兴奋心脏作用抵消甚至表现为正性肌力作用，能明显增加缺血区心肌的收缩力，从而改善缺血区心肌做功。硝苯地平主要是扩张冠状动脉和外周血管，冠心病患者静脉或舌下给药，可使正常心肌及冠脉狭窄区心肌的血流增加。同时，硝苯地平还可拮抗乙酰胆碱、去甲肾上腺素、5 – HT 及强心苷等引起的冠脉痉挛。

尼群地平

尼群地平（Nitrendipine）口服易吸收，30min 后血药浓度达到高峰，血浆蛋白结合率高达 98%，$t_{1/2}$ 为 2～4h。主要经肝脏代谢，其代谢产物无药理活性。舒张血管作用比硝苯地平强 6 倍。除舒张血管外，其降压作用还包括抑制醛固酮分泌，降压作用温和而持久，同时具有明显的利尿作用。主要适应证为各型高血压的长期治疗，也可用于缺血性心脏病和慢性心功能不全，对高血压伴有心、脑供血不足疗效好。

尼莫地平

尼莫地平（Nimodipine）主要经肝脏代谢，其代谢产物具有药理活性，大部分经肾脏排泄，$t_{1/2}$ 约 3h，严重肾功能不良患者应减少用量。尼莫地平对脑血管平滑肌的松弛作用选择性高于外周血管，而降压作用较弱。长期使用，对大脑的记忆功能有保护及促进作用，也有明显的舒张冠状动脉的作用。主要适用于脑血管痉挛、脑缺血（尤其是脑卒中早期使用）及蛛网膜下腔出血。

尼卡地平

尼卡地平（Nicardipine）水溶性较好，无光敏性，静脉用药较好。口服吸收迅速，个体差异较大，生物利用度约为 7%～30%，血浆蛋白结合率 98%～99.5%。主要经肝脏代谢，$t_{1/2}$ 为 4～5h，代谢产物无药理活性。对脑血管及冠状动脉有较高选择性，舒张冠状动脉的作用强于硝苯地平，可能与其还可以抑制磷酸二酯酶有关。主要适应证为高血压、心绞痛、脑血管痉挛及脑缺血。

氨氯地平

氨氯地平（Amlodipine）作用强度与硝苯地平相似，显著区别是作用时间明显延长，起效时间相对缓慢，$t_{1/2}$ 40～50h，每日只需服药 1 次，降压作用平稳。对血管选择性更高，可舒张全身血管和冠状动脉，降低血压，为目前治疗原发性高血压的常用药物，也可用于稳定性及变异型心绞痛。

（二）苯烷胺类药物

维拉帕米

维拉帕米（Verapamil）口服吸收迅速而完全。口服后 2～3h 血药浓度达峰值。生物利用度为 10%～35%，首过效应明显。血浆蛋白结合率 90%，大部分在肝脏代谢，其代谢产物去甲维拉帕米仍具有药理活性。

维拉帕米通过降低舒张期自动除极化速率，使窦房结冲动发放频率降低，也可抑制慢反应动作电位速率，使房室结传导减慢，过高浓度甚至可以使窦房结及房室结的电活动消失。维拉帕米对心脏的负性肌力作用特别强，也具有舒张冠状动脉的作用，即使在降低血压的同时，也可以阻止冠脉收缩。维拉帕米对外周血管的舒张作用较硝苯地平弱，其降压所致的交感神经反射性兴奋也较弱。临床主要适用于治疗室上性心动过速、心绞痛、高血压及肥厚型心肌病。

口服耐受较好，常见的不良反应为便秘，其他如头痛、面红、眩晕及瘙痒均少见。静脉注射可出现低血压，也可见房室传导阻滞，严重者甚至出现室性停搏。病窦综合征、房室传导阻滞、心动过缓、洋地黄中毒、低血压及心力衰竭禁用。

（三）地尔硫䓬类药物

地尔硫䓬

地尔硫䓬（Diltiazem）口服吸收迅速而完全，生物利用度40%，65%由肝脏代谢，$t_{1/2}$为4h。地尔硫䓬的生理效应与维拉帕米相似。地尔硫䓬直接减慢心率的作用强，对病态窦房结综合征患者有更明显的抑制作用；地尔硫䓬对冠脉及侧支循环血管均有舒张作用，增加侧支循环的血流量，也降低心脏负荷，可改善缺血区心肌的收缩及解除神经性冠脉痉挛；除舒张冠脉外，地尔硫䓬还舒张外周血管，降低血压，用药后平均动脉压下降，但脉压差无明显变化。主要适用于治疗室上性心动过速、心绞痛、高血压及肥厚型心肌病。不良反应少见，可见药疹、便秘、头痛、眩晕、踝部水肿等，多在较高剂量时出现。静脉给药时可出现对房室结及心肌的抑制作用。禁忌证与维拉帕米相同。

小　结

- 目前，作用于心血管系统的药物，很多与离子通道的改变相关，而离子通道的改变，也会引起各种离子通道疾病。
- 钙离子通道阻滞药为一类重要的作用于心血管系统的药物，通过阻滞电压依赖性钙通道，抑制细胞外钙内流，降低细胞内钙离子浓度，药理作用广泛，可作用于心血管系统及心血管以外的系统，临床主要应用于高血压、心绞痛、心律失常、充血性心力衰竭、肥厚型心肌病、动脉粥样硬化、脑血管疾病、外周动脉痉挛性疾病等的治疗。
- 各类钙通道阻滞药具有各自的特点，临床使用应注意各自特点。

（钱海兵）

扫码"练一练"

第十七章　利尿药及脱水药

扫码"学一学"

> **要点导航**
>
> 1. 掌握呋塞米、氢氯噻嗪、螺内酯的药理作用、作用机制、临床应用、不良反应及使用注意事项。
> 2. 熟悉利尿药的分类及各类代表药的作用部位。
> 3. 了解脱水药甘露醇等的作用特点及应用。

利尿药（diuretics）是一类直接作用于肾脏，增加电解质和水排泄，使尿量增多的药物。临床上主要用于各种原因（心性、肾性、肝性等）引起的水肿，也用于高血压、慢性心功能不全、肾结石和高钙血症等非水肿性疾病的治疗。

根据药物作用部位和效应强度，常将利尿药分为三类。

> **药师考点**
>
> 利尿药的作用部位与分类。

1. 高效利尿药（high efficacy diuretics） 又称袢利尿药，主要作用于髓袢升支粗段，主要的药物有呋塞米、依他尼酸、布美他尼等。

2. 中效利尿药（moderate efficacy diuretics） 主要作用于远曲小管近端，主要的药物有噻嗪类。

3. 低效利尿药（low efficacy diuretics） 包括作用于近曲小管的碳酸酐酶抑制药（如乙酰唑胺）和作用于远曲小管的 $Na^+ - K^+$ 交换抑制药，如螺内酯、氨苯蝶啶等。

为了更好地理解利尿药的作用和利尿机制，必须首先了解肾脏尿液形成的生理学基础。

第一节　利尿药作用的生理学基础

尿液的生成是通过肾小球滤过、肾小管和集合管的重吸收与分泌三个环节实现的。利尿药主要通过影响尿液生成，特别是抑制肾小管、集合管的重吸收和分泌功能而发挥利尿作用（图 17-1）。

一、肾小球滤过

血液流经肾小球，除蛋白质和血细胞外，其他成分均可经肾小球滤过而形成原尿。正常人每日形成原尿量约 180L，但排出的终尿每日仅 1~2L，说明约 99% 的原尿在肾小管被重吸收，仅 1% 成为终尿排出体外。影响原尿量的主要因素是肾血流量和有效滤过压，有些药物（如强心苷、氨茶碱）能通过增加肾血流量和肾小球滤过率，使原尿生成增加，但由于存在球-管平衡的调节机制，肾小管的重吸收也相应增加，故终尿量增加并不多，利尿作用很弱。

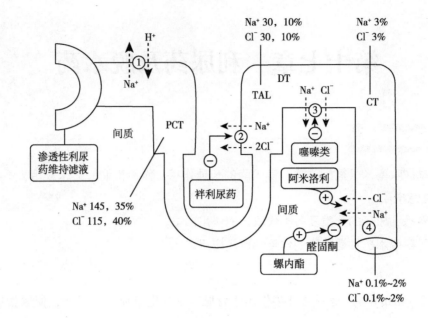

图 17-1 钠离子和氯离子在肾单位内的吸收和药物的主要作用位点图示

在小管腔周围的细胞被画成黑色的粗边界。离子在肾小管细胞顶端边缘处的吸收机制：①Na^+-H^+交换；②Na^+，K^+-$2Cl^-$协同转运；③Na^+-Cl^-协同转运；④Na^+通过钠通道进入。钠离子通过肾小管细胞基侧缘处的 Na^+，K^+-ATP 酶泵出细胞进入组织间隙（未列出）。该图中的数值分别为离子浓度（以每升滤液中的离子毫摩尔数为单位）和在特定位点一直保持在小管液中和滤过离子的百分数。CT：集合小管；DT：远端小管；PCT：近曲小管；TAL：髓袢升支粗段

二、肾小管、集合管重吸收及分泌

原尿流经肾小管和集合管时，其中的水分和某些溶质被管壁上皮细胞部分或全部重吸收。由于 99% 的原尿在肾小管、集合管重吸收，所以作用于本部位的利尿药对尿量影响很大。目前常用的利尿药就是直接作用于肾小管，减少它对水和电解质的重吸收而发挥利尿作用。

1. 近曲小管 此为重吸收的主要部位，Na^+ 滤过量的 65% ~70% 在此重吸收，其转运主要通过两个环节：①钠泵（Na^+，K^+-ATP 酶）主动重转运。②Na^+-H^+交换：肾小管上皮细胞内的 H^+ 来源于 CO_2 和 H_2O 生成的 H_2CO_3，这一生成过程又依赖于肾小管上皮细胞内碳酸酐酶（carbonic anhydrase，CA）的催化，然后 H_2CO_3 重新解离为 H^+ 和 HCO_3^-，H^+ 将小管液中的 Na^+ 换入细胞内，Na^+ 泵再将 Na^+ 送至组织间液（图 17-2）。近曲小管上皮细胞对水的通透性高，Na^+ 的重吸收伴有水的重吸收。

虽然近曲小管对 Na^+ 的重吸收率最高，但因管腔容量大，流速慢，小管液与小管上皮细胞接触时间长，很难减少对水、Na^+ 的再吸收率。若使 H^+ 的生成减少，则 Na^+-H^+ 交换减少，致 Na^+ 重吸收减少可引起利尿。低效利尿药乙酰唑胺即可通过抑制碳酸酐酶，减少 H^+ 生成，促进 Na^+ 排出产生利尿作用，但由于受近曲小管以下各段肾小管代偿性重吸收增加的影响，其利尿作用较弱，且因排出 HCO_3^- 而易导致代谢性酸中毒，现已少作利尿药使用。

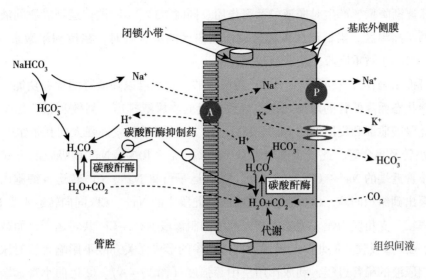

图 17 - 2 碳酸氢根离子在近曲小管内重吸收的机制

显示碳酸酐酶抑制药的作用。管腔表面 Na^+ 吸收和 H^+ 分泌都是通过反向转运机制实现的（A）。

原发性主动转运机制是 Na^+ 泵（P）

2. 髓袢 髓袢升支粗段重吸收 Na^+ 滤过量的 30% ~ 35%，其功能与利尿作用关系密切。此段管腔膜上存在 Na^+，$K^+ - 2Cl^-$ 共转运子，基侧膜存在钠泵（Na^+，$K^+ - ATP$ 酶）。钠泵首先将肾小管上皮细胞内的 Na^+ 泵出到组织间液，在细胞内与管腔液间形成 Na^+ 的浓度差，然后启动管腔膜上的 Na^+，$K^+ - 2Cl^-$ 共转运子，将 1 个 Na^+、1 个 K^+ 和 2 个 Cl^- 转运到细胞内，进入细胞的 K^+ 可经管腔膜上的 K^+ 通道返回管腔，形成 K^+ 的再循环。细胞内的 Cl^- 可通过基侧膜进入组织间液。最终结果是 Na^+ 和 Cl^- 被重吸收至细胞间液中，K^+ 又返回管腔液中，造成管腔内正电位，进而驱动 Mg^{2+} 和 Ca^{2+} 的重吸收（图 17 - 3）。

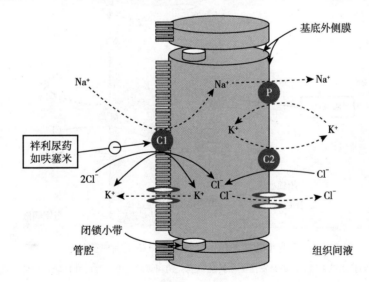

图 17 - 3 髓袢升支粗段的离子转运（标注了袢利尿药的作用位点）

钠泵（P）是主要的原发性主动转运机制，Na^+、K^+ 和 Cl^- 通过基底外侧氯通道和电

中性的 K^+ / Cl^- 协同转运载体（C_2）离开：一些 K^+ 经过顶膜上的钾通道返回管腔，一些

Na^+ 通过闭锁小带细胞旁通路被吸收

由于此段几乎不伴有水的重吸收，原尿流经该段时，随着 Na^+、Cl^- 的重吸收而被逐渐

稀释，渗透压逐渐降低，产生对尿液的稀释作用。同时 Na^+、Cl^- 被转运到髓质间液，与尿素一起形成髓质高渗区。当低渗尿液流经髓质高渗区的集合管时，在抗利尿激素（ADH）的影响下，大量的水被重吸收，使尿液浓缩。

因此，可抑制髓袢升支粗段 Na^+、Cl^- 重吸收的药物就可以降低肾的稀释功能，并破坏肾髓质的高渗状态而降低肾的浓缩功能，导致大量低渗尿液排出。高效利尿药如呋塞米等即通过抑制此段髓质部和皮质部的 Na^+，K^+-2Cl^- 共转运子，发挥强大的利尿作用。

3. 远曲小管及集合管 此段重吸收原尿 Na^+ 约 5%～10%，Na^+ 重吸收的方式主要通过：①远曲小管近端的 Na^+-Cl^- 共转运子：该转运子可将 Na^+、Cl^- 转运入细胞内，再由钠泵将 Na^+ 泵出到组织间液，Cl^- 则被动重吸收。此段中的 Na^+、Cl^- 同向转运不受 K^+ 的影响，转运速率较升支粗段为慢。噻嗪类利尿药可抑制该段 Na^+-Cl^- 共转运子，而减少小管液中的 Na^+、Cl^- 重吸收。但此段与肾髓质间液高渗的形成无关，故不影响肾脏对尿液浓缩过程，仅影响尿液的稀释过程，利尿作用呈中等强度（图 17-4）。②远曲小管远端及集合管的 Na^+-H^+ 交换和 Na^+-K^+ 交换：Na^+-H^+ 交换指进入管腔的 H^+ 可与肾小管上皮细胞产生的 NH_3 结合，生成 NH_4^+ 从尿中排出。Na^+-K^+ 交换指管腔液中的 Na^+ 经钠通道进入细胞内，而细胞内的 K^+ 则经钾通道排入管腔液，形成 Na^+-K^+ 交换，此过程主要受醛固酮的调节。低效利尿药中，螺内酯是醛固酮受体拮抗药，通过抑制醛固酮与醛固酮受体的结合，间接抑制 Na^+-K^+ 交换，增加 Na^+ 和水的排出，产生利尿作用；而氨苯蝶啶则可直接抑制 Na^+ 通道，抑制 Na^+-K^+ 交换，减少 Na^+ 和水的重吸收，而产生利尿作用。螺内酯和氨苯蝶啶两药利尿作用均较弱，且可造成 K^+ 的排泄减少，故又称留钾利尿药（图 17-5）。

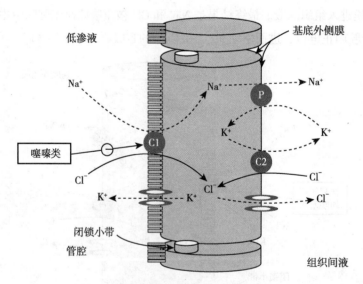

图 17-4 远曲小管盐的转运（显示了噻嗪类利尿药的作用位点）

基底外侧膜的钠泵（P）是原发性主动转运机制，钠和氯通过电中性的协同转运载体（C_1）进入细胞。一些 Cl^- 通过 K^+/Cl^- 协同转运体（C_2）被转运出细胞。另一些则是通过钾通道返回到肾小管管腔

除留钾利尿药外，其他利尿药都能促进钾排泄。故这些利尿药又称排钾利尿药。原因如下：一是由于它们抑制了远曲小管远端以上各段 Na^+ 的再吸收，到达远曲小管远端的尿

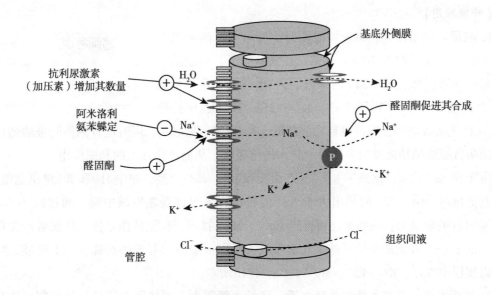

图 17 - 5 激素和药物对集合小管的作用

在无抗利尿激素（ADH）存在的情况下，细胞对于水是不通透的，在无醛固酮的情况下细胞对

钠离子不通透，醛固酮作用于肾小管细胞内的核受体和膜受体，氯离子经细胞旁通路出肾小管，

钾离子与 H^+ 一样进入滤液（未显示）。基底外侧膜的钠泵（P）是离子运动的主要能量来源

液中含有 Na^+ 较多，促进远曲小管远端和集合管 $Na^+ - K^+$ 交换而排 K^+，另一方面由于利尿药降低血容量而促进肾素的释放，其结果是使醛固酮分泌增多，从而促进 $Na^+ - K^+$ 交换而导致 K^+ 外排增多。故应用这些利尿药时应注意 K^+ 的电解质紊乱。

第二节 常用利尿药

一、高效利尿药

本类药物主要作用部位在髓袢升支粗段皮质部和髓质部，选择性抑制 NaCl 的重吸收，又称袢利尿药。尽管化学结构并不相同，但本类药物作用部位、机制、不良反应却很相似，常用药物有呋塞米、依他尼酸、布美他尼。

呋 塞 米

呋塞米（Furosemide，呋喃苯胺酸，速尿）是最常用的袢利尿药。

【体内过程】 口服吸收迅速，生物利用度约为 60%，约 30min 起效，1~2h 达高峰；静脉注射 5~10min 起效，30min 达高峰，维持 2~3 小时。约 98% 的药物与血浆蛋白结合，大部分以原型从尿中排出。

【药理作用】

1. 利尿 作用强大、迅速。能使肾小管对 Na^+ 的重吸收由原来的 99.4% 下降为 70%~80%，正常状态下，持续给予大剂量呋塞米，可使成人 24h 内排尿量达 50~60L。利尿机制主要为抑制髓袢升支粗段 Na^+，K^+ - $2Cl^-$ 共转运子，使 Na^+、Cl^- 重吸收减少，肾脏稀释功能降低，NaCl 排出量增多，同时使肾髓质间液渗透压降低，影响肾脏浓缩功能及减少集合管对水的重吸收，从而产生强大的利尿作用。

由于排 Na^+ 较多，促进了 K^+ - Na^+ 交换和 H^+ - Na^+ 交换，尿中 H^+ 和 K^+ 排出也增多，易引起低血钾。由于 Cl^- 的排出大于 Na^+ 的排出，易出现低氯性碱中毒。通过减小 Ca^{2+}、Mg^{2+} 重吸收的驱动力，呋塞米还可促进 Ca^{2+}、Mg^{2+} 排出，长期使用可使某些患者产生低镁血症。由于 Ca^{2+} 在远曲小管可被主动重吸收，所以一般不引起低钙血症。综上所述，呋塞米可以使尿中 Na^+、K^+、Cl^-、Mg^{2+}、Ca^{2+} 排出增多。

2. 扩张血管 呋塞米能扩张肾血管，降低血管阻力，增加肾血流量，其机制可能与本药促进前列腺素（尤其是前列腺素 E）合成有关。另外，该药还能扩张小静脉，降低充血性心力衰竭患者左室充盈压，减轻肺淤血，这一作用较利尿作用出现早，但具体机制不明。

【临床应用】

1. 急性肺水肿和脑水肿 静脉注射呋塞米能迅速扩张容量血管，减少回心血量，在利尿作用发生之前即可缓解急性肺水肿，是急性肺水肿的迅速有效的治疗手段之一。同时，由于利尿后血液浓缩，血浆渗透压增高，也有利于脑水肿的消除，对脑水肿合并心力衰竭患者尤其适用。

2. 严重水肿 对心、肝、肾等各类水肿均有效，主要用于其他利尿药无效的顽固性水肿和严重水肿，应用时需注意避免电解质紊乱。

3. 急、慢性肾衰竭 急性肾衰时，呋塞米可通过强大的利尿作用，冲洗肾小管，防止肾小管的萎缩和坏死，适用于预防急性肾衰和治疗急性肾衰早期的少尿患者，但不能延缓肾衰的进程。大剂量呋塞米可治疗慢性肾衰，增加尿量，在其他药物无效时，仍能发挥作用。

4. 药物中毒 应用呋塞米的同时配合输液，使 24h 尿量达 5L 以上，可加速药物或毒物的排泄。主要用于经肾排泄的药物中毒的抢救，如巴比妥类、水杨酸类、溴剂、氟化物等。

5. 高钙血症 可一定程度抑制 Ca^{2+} 的重吸收而降低血钙。高钙危象时，可静脉注射呋塞米的同时输注生理盐水，增加 Ca^{2+} 的排泄，控制高钙血症。

【不良反应】

1. 水与电解质紊乱 常为过度利尿所致，表现为低血容量、低血钠、低血钾、低血镁及低氯性碱血症。以低血钾最为常见，由于低钾，可增强强心苷对心脏的毒性及诱发肝昏迷，故应注意及时补钾或加服留钾利尿药。由于 Na^+，K^+ - ATP 酶的激活需要 Mg^{2+}，当低血钾和低血镁同时存在时，如不纠正低血镁，即使补 K^+ 也不易纠正低钾血症。

2. 耳毒性 呈剂量依赖性，表现为眩晕、耳鸣、听力减退或暂时性耳聋，耳毒性的发生机制可能与药物引起内耳淋巴液电解质成分改变和耳蜗管基底膜毛细胞损伤有关。肾功能不全者慎用，同时避免与氨基苷类抗生素等具有耳毒性的药物合用，以免产生永久性耳聋。

3. 高尿酸血症　因呋塞米和尿酸的代谢存在竞争性抑制，故长期用药患者可出现高尿酸血症，但临床痛风的发生率较低。

4. 其他　血糖升高（很少出现糖尿病），以及增加血浆中低密度脂蛋白胆固醇和三酰甘油的水平，同时降低高密度脂蛋白胆固醇的水平。可致恶心、呕吐、腹泻，大剂量时可出现胃肠出血。亦可致过敏反应，如皮疹、嗜酸性粒细胞增多、间质性肾炎等。呋塞米为磺胺类衍生物，与磺胺药可有交叉过敏反应，偶致骨髓抑制，可发生白细胞、血小板减少。

【药物相互作用】　由于其血浆蛋白结合率极高，与其他高血浆蛋白结合率的药物如华法林等合用，可使血浆游离药物浓度升高而引起不良反应或中毒。

布美他尼　依他尼酸

布美他尼（Bumetanide）与呋塞米均为磺胺类衍生物，其作用机制、临床应用和不良反应均与呋塞米相似，其特点是起效快、作用强、毒性小、用量低。但大剂量时可出现肌肉疼痛与痉挛。

依他尼酸（Ethacrynic Acid，利尿酸）利尿作用类呋塞米，但最易引起永久性耳聋，故现已少用。因非磺胺类衍生物，对磺胺类过敏者可选用。

二、中效利尿药

中效利尿药包括噻嗪类（Thiazides）和非噻嗪类。噻嗪类药物基本结构相同，效能基本一致，只是起效快慢、维持时间、所需剂量各不相同，其中以氢氯噻嗪最为常用，其次还有氯噻嗪、氢氟噻嗪、苄氟噻嗪等。非噻嗪类药物如氯噻酮、吲达帕胺等，尽管结构不同，但利尿作用、作用机制、临床应用和不良反应方面均与噻嗪类相似。

氢氯噻嗪

【体内过程】　氢氯噻嗪（Hydrochlorothiazide，双氢克尿噻）脂溶性较高，口服吸收迅速而完全。口服后 1~2h 起效，4~6h 达高峰，可持续 6~12h。主要以原型从肾小管分泌排出，因而与尿酸的分泌产生竞争，可使尿酸的分泌速率降低。

【药理作用】

1. 利尿作用　该药利尿作用温和持久，其机制主要与抑制远曲小管近端 $Na^+ - Cl^-$ 共转运子，减少 Na^+ 和水的再吸收，使肾脏的尿液稀释功能降低，产生中等强度的利尿作用。本药尚有轻度碳酸酐酶抑制作用，故略增加 HCO_3^- 的排泄。此外，能增强远曲小管对钙的重吸收，可使 Ca^{2+} 从肾排出减少，这与药物促进远曲小管由甲状旁腺素（PTH）调节的 Ca^{2+} 重吸收有关。

> **药师考点**
>
> 氢氯噻嗪的药理作用、临床应用及其不良反应。

2. 抗利尿作用　该药可减少尿崩症患者的尿量及减轻烦渴症状，其作用机制可能为增加 Na^+ 排出致血浆渗透压降低而减轻口渴感和饮水量，使尿量减少。

3. 降压作用　为高血压治疗的基础用药之一，用药早期通过利尿、血容量减少而降压，长期用药则通过扩张外周血管而产生降压作用（详见第十八章抗高血压药）。

【临床应用】

1. 轻、中度水肿 临床用于各种原因引起的水肿，是轻、中度心源性水肿的首选利尿药，与强心苷合用需注意补钾；对肾性水肿的疗效与肾功能损害程度有关，肾功能受损较轻者疗效较好；肝性水肿者在使用时要慎防低血钾诱发肝性脑病。

2. 尿崩症 对肾性尿崩症及加压素无效的垂体性尿崩症患者，可明显减少尿量。对轻症效果较好，重症疗效差。

3. 高血压 单用可治疗轻度高血压，也可作为基础降压药，与其他降压药合用治疗中、重度高血压，可减少后者的剂量，减少副作用（详见第十八章抗高血压药）。

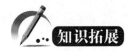 **知识拓展**

现代利尿药的发展

当一位仔细的医生注意到接受氨基苯磺酰胺（一种早期的抗菌药）的病人出现代谢性酸中毒及严重的碱性尿液时，发展了噻嗪类及其他现代利尿药。进一步研究表明，这种有效的利尿作用的认识首先导致了乙酰唑胺的产生，然后出现了噻嗪类。

下图的排列顺序表现为利尿剂发展的历史步骤，而不是化学反应式。当二氯磺酰胺作为乙酰唑胺的竞争剂而被合成时，发现其引起 NaCl 的分泌相对于碳酸氢钠排泄的比率增加，这种变化是与碳酸酐酶具有不同作用的理想变化。进一步的分子修饰导致产生了氯苯磺酰胺（disulfamoylchlorniline），它是一种弱的利尿剂，是第一个被环化形成的噻嗪类，这一分子对碳酸酐酶几乎无作用，并可选择性地抑制远端小管 NaCl 重吸收。袢利尿剂则来自噻嗪类。

| 氨基苯磺酰胺 | 乙酰唑胺 | 双氯磺酰胺 | 氯苯磺酰胺 | 氯噻嗪 |

【不良反应】

1. 电解质紊乱 长期应用可致低血钾、低血钠、低血镁、低氯性碱血症等，其中以低血钾最常见，为防止发生低钾血症，给药应从小剂量始，并宜间歇用药，用药期间应注意补钾或与留钾利尿药合用。

2. 代谢异常 降低糖耐量，可导致高血糖，可能与其抑制胰岛素分泌，减少组织利用葡萄糖有关，糖尿病患者慎用。长期应用使血中三酰甘油、胆固醇及低密度脂蛋白升高，高血脂患者慎用。

3. 高尿酸血症 其利尿作用减少细胞外液容量，从而增加近曲小管对尿酸的重吸收，并可竞争性抑制尿酸从肾小管分泌，故痛风患者慎用。

4. 其他 可使肾小球滤过率下降，加重肾功能不良，故肾功能不全者慎用。久用可致高钙血症。本类药物为磺胺类结构药物，与磺胺类有交叉过敏反应，可见皮疹、皮炎等，偶见粒细胞及血小板减少等。

氯 噻 酮

氯噻酮（Chlortalidone）作用与氢氯噻嗪相似，但维持时间长，由于可致畸胎，孕妇及哺乳期妇女禁用。

三、低效利尿药

本类药物利尿作用弱，较少单用，主要与其他利尿药合用，按其作用方式的不同包括两类：保钾利尿药和碳酸酐酶抑制药。保钾利尿药包括螺内酯、氨苯蝶啶、阿米洛利，碳酸酐酶抑制药的代表药为乙酰唑胺。

螺 内 酯

【药理作用】螺内酯（Spironolactone，Antisterone，安体舒通）利尿作用部位在远曲小管和集合管，其化学结构与醛固酮相似，为醛固酮受体拮抗药，可竞争性地与胞质中的醛固酮受体结合，拮抗醛固酮的排钾保钠作用，是保钾利尿药。其作用特点为：①利尿作用弱，起效慢，作用持久。口服后 1 天起效，2～3天达高峰，停药后可持续 2～3 天。②利尿作用与体内醛固酮的浓度有关，对切除肾上腺的动物无利尿作用。

【临床应用】

1. 与醛固酮升高有关的顽固性水肿 如肝硬化、肾病综合征等引起的水肿。因其利尿作用弱，较少单用，常与中效或高效利尿药合用，除了可以增强利尿作用外还可以减少钾离子电解质紊乱。

2. 慢性充血性心力衰竭 近年来认识到醛固酮在心衰发生发展中起重要作用，因而螺内酯用于心衰治疗已经不仅仅限于通过排 Na$^+$、利尿消除水肿，而是通过抑制心肌纤维化等多方面的作用改善患者的心功能和生活质量。

> **药师考点**
> 氨苯蝶啶、螺内酯和阿米洛利的利尿作用特点及其临床应用。

【不良反应】本品不良反应较轻，少数患者可引起头痛、困倦与精神紊乱等。但久用可引起高血钾，肾功能不良者尤易发生，故肾功能不全者禁用。此外，还有性激素样副作用，可引起男子乳房女性化和性功能障碍、妇女多毛症等，停药后可迅速恢复。本药还可致消化道功能紊乱，甚至出血，溃疡患者禁用。

氨苯蝶啶 阿米洛利

两药虽然化学结构不同，却有相似的药理作用。其机制是阻断远曲小管末端和集合管腔膜上 Na$^+$ 通道，抑制钠钾交换，产生排 Na$^+$保 K$^+$的利尿作用。口服吸收迅速，吸收率30%～70%，个体差异较大。氨苯蝶啶（Triamterene）$t_{1/2}$ 为 4.2h，作用可持续7～9h。阿米洛利（Amiloride）主要以原型由肾脏排泄，$t_{1/2}$ 为6～9h，利尿作用可维持 22～24h。

氨苯蝶啶

由于利尿作用弱，临床上常与高、中效利尿药合用治疗各类水肿，以增强利尿效果，维持钾平衡。不良反应较少，久用可致高钾血症，偶见嗜睡、恶心、呕吐、腹泻等消化道症状，严重肝、肾功能不全者、有高钾血症倾向者禁用。

乙酰唑胺

乙酰唑胺（Acetazolamide，醋唑磺胺，Diamox）主要通过抑制近曲小管上皮细胞碳酸酐酶活性而抑制 $H^+ - Na^+$ 交换及 HCO_3^- 的重吸收，使尿中 Na^+、HCO_3^-、K^+ 和水的排出增多，产生利尿作用。由于利尿作用弱，且易引起代谢性酸中毒，目前很少用于利尿。因该药还可抑制眼睫状体上皮细胞和中枢脉络丛细胞中的碳酸酐酶，减少房水和脑脊液的产生，故可用于治疗青光眼和预防高山病引起的脑水肿。该药较大剂量可引起嗜睡和感觉异常，长期使用可致代谢性酸中毒及尿结石等。由于具磺胺结构，与磺胺类药物可发生交叉过敏反应。

第三节 脱 水 药

脱水药（dehydrant agents）又称渗透性利尿药（osmotic diuretics），是一类静脉注射给药后，能迅速提高血浆渗透压，使组织脱水的药物。它们的共同特点是：①静脉注射后，不易透出血管渗入组织，迅速提高血浆渗透压；②易经肾小球滤过，但不易被肾小管重吸收，可在肾小管形成高渗透压而具有渗透性利尿作用；③在体内不易被代谢。该类药物主要有甘露醇、山梨醇、高渗葡萄糖等。

甘 露 醇

甘露醇（Mannitol）是一种己六醇结构，相对分子量为180，可溶于水，临床常用其20%高渗水溶液。

【药理作用】

1. 脱水 甘露醇静脉注射后不易渗入组织，在体内不被代谢，因此可迅速提高血浆渗透压，促使组织间液水分向血液内转移，尤其对脑、眼前房等具有屏障功能的组织，脱水作用更明显。静脉注射后20min，颅内压及眼内压显著下降，作用维持6h。

2. 利尿 静脉注射后产生的脱水作用，可使循环血量增加，并提高肾小球滤过率。甘露醇在肾小管内几乎不被吸收，使原尿渗透压升高，而增加尿量。

3. 导泻 甘露醇口服不吸收，发挥容积性导泻作用。

【临床应用】

1. 脑水肿 甘露醇是目前降低颅内压、治疗脑水肿的首选药。适用于多种原因如肿瘤、颅脑外伤或组织缺氧等引起的脑水肿。

2. 青光眼 可用于青光眼急性发作及术前应用以降低眼内压。

3. 预防急性肾衰竭 在急性肾衰竭早期少尿时，及时应用甘露醇，通过其脱水作用，可减轻肾间质水肿；同时渗透性利尿效应可维持足够的尿量，稀释肾小管内有害物质，保

> **药师考点**
> 甘露醇的药理作用及其临床应用。

护肾小管。另外，增加肾血容量，改善肾缺血。

【不良反应】可出现水和电解质紊乱，静脉注射过快可产生一过性头痛、视力模糊、眩晕、畏寒及注射部位疼痛等。心功能不全及活动性颅内出血及尿闭者禁用。

山 梨 醇

山梨醇（Sorbitol）是甘露醇的同分异构体，临床常用25%的高渗水溶液。作用与临床应用同甘露醇，因其在肝内被部分转化为果糖，故作用较弱。但易溶于水、价廉，不良反应较轻，常作为甘露醇的代用品。

高渗葡萄糖

50%高渗葡萄糖（Hypertonic Glucose）也有脱水和渗透性利尿作用，因易被代谢，加之部分葡萄糖能弥散到组织中，故作用不持久，停药后可出现颅内压回升而引起反跳现象。临床上常与甘露醇或山梨醇交替使用，治疗脑水肿和急性肺水肿。

小 结

- 利尿药是作用于肾脏，增加水、电解质代谢，使尿量增多的一类药物。主要用于水肿及高血压等非水肿疾病的治疗，按效能和作用部位分为高、中、低效三类。
- 高效利尿药代表药呋塞米，利尿作用迅速而强大，且可扩血管，常用于严重水肿、急性肺水肿和脑水肿、急、慢性肾功能衰竭、药物中毒、高血钾症和高钙血症等的治疗，应用时需注意水与电解质紊乱、耳毒性、高尿酸血症等不良反应。
- 中效利尿药，如氢氯噻嗪利尿作用温和，具抗利尿及降压作用，常用以治疗各类轻、中度水肿，尿崩症，高血压。不良反应包括电解质紊乱、代谢异常、高尿酸血症等。
- 低效利尿药中螺内酯和氨苯蝶啶为保钾利尿药，常与高、中效利尿药合用治疗水肿。碳酸酐酶抑制剂乙酰唑胺可用于青光眼治疗。
- 脱水药具有组织脱水及渗透性利尿作用，甘露醇是急性脑水肿治疗的首选药。

扫码"练一练"

（周玖瑶）

第十八章 抗高血压药

要点导航

1. 掌握抗高血压药物的分类及其代表药；利尿降压药、钙通道阻滞药、β 受体阻断药、肾素 – 血管紧张素系统抑制药、$α_1$ 受体阻断药的降压作用、作用机制、临床应用及主要不良反应。

2. 熟悉血管扩张药、中枢性神经抑制药的降压作用、作用机制、临床应用及主要不良反应。

3. 了解其他的抗高血压药及抗高血压药的合理使用原则。

高血压（high blood pressure，HBP）是以体循环动脉血压增高为主要表现的一种临床综合征，可严重危害人类健康，是一种常见病、多发病，成人高血压的发病率为 15% ~ 20%。《中国高血压基层管理指南》（2014 年修订版）规定，在未用抗高血压药的情况下，非同日 3 次测量，收缩压 ≥140mmHg 和/或舒张压 ≥90mmHg，可诊断为高血压。高血压患者中，90% 患者发病原因尚不明确，称为原发性高血压或高血压病，目前尚无针对病因的根治方法；5% ~ 10% 高血压的病因明确，称为继发性高血压或症状性高血压，可继发于嗜铬细胞瘤、肾动脉狭窄者、妊娠期高血压病、原发性醛固酮增多症等。按血压升高程度高血压可分为：1 级、2 级、3 级高血压或轻、中、重度高血压（表 18 – 1）。根据高血压起病的急缓和病情进展的快慢，又可分为缓进型和急进型高血压。持续的高血压状态可增加心脏的后负荷，引起心肌肥厚与心力衰竭。同时引发小动脉内皮损伤、内膜增厚、管腔变窄，使血压进一步升高，诱发心、脑、肾、血管等靶器官病变，引起脑卒中、心肌梗死、心功能及肾功能不全等并发症。

表 18 – 1 血压水平的定义和分级（中国高血压基层管理指南，2014 年）

血压级别	收缩压（mmHg）	和/或	舒张压（mmHg）
正常血压	<120	和	<80
正常血压高值	120 ~ 139	和/或	80 ~ 89
高血压	≥140	和/或	≥90
1 级高血压（轻度）	140 ~ 159	和/或	90 ~ 99
2 级高血压（中度）	160 ~ 179	和/或	100 ~ 109
3 级高血压（高度）	≥180	和/或	≥110
单纯收缩期高血压	≥140	和	<80

注：若患者的收缩压与舒张压分属不同级别时，则以较高的级别为准；单纯收缩期高血压也可按照收缩压水平分为 1、2、3 级。

抗高血压包括非药物治疗和药物治疗。前者主要是指改变生活方式，消除引起血压升高和其他心血管病的危险因素，如吸烟、糖尿病、高血脂和过度精神紧张等。限盐、限酒、控制体重、适当运动是治疗轻度高血压的重要措施。但对于非药物治疗无效的轻度高血压及中、重度高血压，则应采用积极的药物治疗。

抗高血压药（antihypertensive drug）又称为降压药（hypotensive drug），是一类能降低血压、减轻靶器官损害、防止并发症出现的药物。合理应用降压药不仅可有效地控制血压，改善高血压患者的症状表现，同时还能减少血压持续升高引起的心、脑、肾等重要器官的损伤，延缓动脉硬化的形成和发展，防止和降低并发症所致的病死率和病残率，从而提高患者的生活质量，延长患者寿命。目前，抗高血压新药的研究正朝着高效、长效、高选择性、多器官保护、低副作用方向发展。随着分子生物学的发展，基因治疗、高血压疫苗、RNA 干扰技术等将成为高血压治疗的新途径。

第一节　抗高血压药的分类

扫码"学一学"

高血压是不同原因或疾病所引起的临床表现，其发生机制尚未完全阐明，其发生发展的病理过程涉及多种因素，包括神经功能紊乱、自身调节功能减弱、激素或局部活性物质异常等。这些因素主要通过交感神经系统、肾素－血管紧张素系统（RAS）的调控来保持血压的稳定。抗高血压药可通过不同的方式直接或间接影响这些环节而发挥降压作用（图 18 -1）。

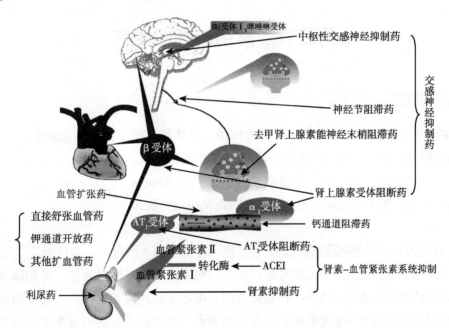

图 18 -1　抗高血压作用部位示意图

抗血压药根据其作用部位或作用机制，可将其分为以下几类。

1. 利尿药　如氢氯噻嗪等。

2. 肾素－血管紧张素系统抑制药

（1）血管紧张素 I 转化酶（ACE）抑制药　如卡托普利、依那普利等。

（2）血管紧张素 II 受体（AT_1）阻断药　如氯沙坦、缬沙坦等。

（3）肾素抑制药　如瑞米吉仑等。

> **药师考点**
>
> 抗高血压药物的分类及各类代表药。

3. 钙通道阻滞药 如硝苯地平、氨氯地平、非洛地平等。

4. 血管扩张药

（1）直接扩张血管药 如肼屈嗪、硝普钠等。

（2）钾通道开放药 如吡那地尔、米诺地尔等。

（3）其他扩血管药 如酮色林、吲哒帕胺等。

5. 交感神经抑制药

（1）中枢性交感神经抑制药 如可乐定、胍法新等。

（2）神经节阻断药 如美加明、咪噻芬等。

（3）去甲肾上腺素能神经末梢阻滞药 如利血平、胍乙啶等。

（4）肾上腺素受体阻断药

①β 受体阻断药，如普萘洛尔、美托洛尔等。

②α 受体阻断药，如哌唑嗪等。

③α 和 β 受体阻断药，如拉贝洛尔等。

目前临床常用的一线抗高血压的药物有利尿药、血管紧张素 I 转化酶抑制药、血管紧张素 II 受体阻断药、钙通道阻滞药、β 肾上腺素受体阻断药等。中枢性神经抑制药和血管扩张药等，现已较少单独使用，常用于联合用药或复方制剂中。

第二节 常用抗高血压药

扫码"学一学"

一、利尿药

利尿药是常用的基础降压药，可单独使用，也常与其他降压药合用，以增强疗效，减轻其他药物引起的水钠潴留。临床常用于治疗高血压的利尿药以噻嗪类利尿药（thiazide diuretics）为主，其中以氢氯噻嗪（Hydrochlorothiazide）最为常用。

> **药师考点**
>
> 氢氯噻嗪抗高血压的药理作用、作用机制和不良反应。

【药理作用】噻嗪类利尿药降压作用温和、缓慢、持久，对卧、立位血压均有降低作用，降压过程平稳，长期用药无明显耐受性，一般不引起直立性低血压。单用降压作用较弱，与血管扩张药及某些交感神经抑制药合用，可产生协同或相加作用。大规模临床试验表明，长期应用噻嗪类利尿药可降低高血压患者心、脑血管并发症的发生率与死亡率，提高患者的生活质量。

【药理机制】①初期用药：通过排钠利尿，使血容量减少、心输出量减少而降压。②长期用药（3~4 周后）：因排 Na^+，使血管平滑肌内 Na^+ 减少，通过 $Na^+ - Ca^{2+}$ 交换机制，使细胞内 Ca^{2+} 含量减少，血管平滑肌舒张；细胞内 Ca^{2+} 减少，降低血管平滑肌细胞对去甲肾上腺素等缩血管物质的反应性，血管张力下降而降压；诱导动脉壁产生缓激肽、前列腺素（PGE_2）等扩血管物质，使血管扩张，血压下降。

【临床应用】为临床治疗高血压的基础药，单用适用于轻度高血压，也与其他抗高血压药联合，可用于治疗中、重度高血压，同时还能防止其他降压药引起的水钠潴留，尤其适用于伴有心力衰竭的高血压患者。

【不良反应】小剂量不良反应不明显，但长期大剂量应用可导致电解质紊乱，对糖代谢及脂质代谢出现不良影响，可代偿性引起血浆肾素活性增高，激活 RAS 而不利于降压等（详见第十七章 利尿药与脱水药）。

二、肾素－血管紧张素系统抑制药

RAS 是由肾素、血管紧张素及其受体所构成，在血压及体液平衡调节中起十分重要的作用，对高血压的发病有重要影响。RAS 可分为两类：一类存在于循环系统中，称为循环RAS；一类存在于心脏、肾脏、脑、血管等组织中，称为组织 RAS。肾素是肾小球旁器细胞在血容量降低或 β 受体激动时分泌的一种蛋白水解酶，能使肝脏产生的血管紧张素原转变为血管紧张素 I（angiotensin I，Ang I），Ang I 在血浆和组织中血管紧张素转化酶（ACE）作用下，转变为血管紧张素 II（angiotensin II，Ang II）。

Ang II 与效应器细胞膜上的血管紧张素受体（angiotensin receptor，AT）结合而产生生物学效应，根据受体蛋白结构、药理特性和信号转导过程的不同，现已确定 AT 有 AT_1、AT_2、AT_3、AT_4 四种亚型。AT_1 受体分布于血管、心、肾、肾上腺皮质、脑、肝等多种组织，Ang II 的绝大多数作用是由 AT_1 介导的。

经 AT 受体介导，Ang II 可收缩血管平滑肌、易化外周交感神经冲动的传递、促进肾上腺髓质释放儿茶酚胺，使外周阻力增加与血压升高；Ang II 作用于肾上腺皮质球状带，促进醛固酮的释放，增加水钠潴留而升高血压；Ang II 提高细胞 DNA、蛋白质的合成速度，促进血管平滑肌细胞肥大和增生，降低血管壁的顺应性，引起血管重构；Ang II 可使心肌细胞DNA 和蛋白质合成增加，促进基因重组，成纤维细胞增生而引起心肌重构。

抑制 RAS 药物有：①血管紧张素 I 转化酶抑制药（angiotensin I－converting enzyme inhibitor，ACEI）；②血管紧张素 II 受体（AT_1）阻断药（angiotensin II receptor blockers，ARBs）；③肾素抑制药（图 18－2）。

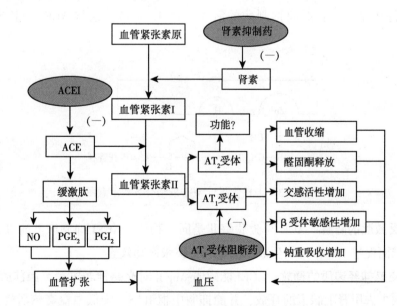

图 18－2 肾素－血管紧张素系统及其抑制药的作用环节

（一）ACEI

卡托普利（Captopril）为第一个口服有效的 ACEI，随后又合成了 20 余种高效、长效、低毒的 ACEI 如依那普利（Enalapril）、贝那普利（Benazepril）、西拉普利（Cilazapril）、培哚普利（Perindopril）、福辛普利（Fosinopril）等。

【药理作用】

1. 降压作用　ACEI 降压效果确切，对绝大多数高血压均有效。与其他降压药比较，ACEI 的降压作用具有以下特点：①降压时不伴有反射性心率加快；②可预防和逆转心肌与血管重构；③不易引起脂质代谢紊乱和电解质紊乱；④久用无耐受性及停药的反跳现象。

2. 对血流动力学的影响　ACEI 能舒张冠状动脉和脑部大血管，降低心、脑血管阻力，增加心、脑血流量。ACEI 能明显舒张肾出球小动脉，增加肾血流量。

3. 抑制和逆转心血管重构　ACEI 通过多种途径抑制和逆转心肌重构。降低高血压、慢性心功能不全患者心脏的前、后负荷；减少 Ang Ⅱ 的生成，抑制 Ang Ⅱ 对心肌及血管平滑肌细胞的促增生作用；减轻心肌间质纤维化。

4. 保护血管内皮细胞　ACEI 通过减少氧自由基产生与抑制缓激肽降解，促进 NO 及 PGI_2 生成，恢复依赖内皮的血管扩张功能。

5. 对肾脏的保护作用　主要是通过其血流动力学效应发挥对肾脏的保护。ACEI 能阻断血管紧张素 Ⅱ 生成，进而减少醛固酮合成，故能从血管阻力和血容量两方面降低肾小球高压，高灌注和高滤过。ACEI 的非血流动力学效应，如减少肾小球内细胞外基质生成并促进其降解，以及不同程度地减少尿蛋白而有效延缓肾功能恶化等，均可起到显著的肾脏保护作用。

6. 抗动脉粥样硬化作用　ACEI 可降低 LDL 氧化，抑制血管平滑肌细胞的增生和迁移，抑制巨噬细胞功能，因此可产生较好的抗动脉粥样硬化作用。

【作用机制】

1. 抑制 ACE　ACEI 抑制循环组织中的 ACE，血浆中 Ang Ⅱ 和醛固酮浓度降低，使血管扩张血容量降低，这是用药初期外周阻力降低、血压下降的主要原因。ACEI 能与局部组织中的 ACE 持久结合，长时间抑制酶的活性（图 18-3），这与 ACEI 的长期降压作用有关。

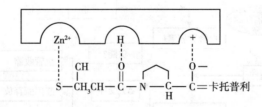

图 18-3　卡托普利与 ACE 的结合方式示意图

2. 减少缓激肽的降解　ACE 与激肽酶 Ⅱ 是同一物质，ACEI 抑制激肽酶 Ⅱ，使缓激肽降解减少，继而促进 NO 和 PGI_2 生成，两者均有扩张血管效应。

3. 抑制交感神经递质的释放　ACEI 能减弱 Ang Ⅱ 对交感神经末梢突触前膜 AT 受体的作用，从而减少去甲肾上腺素的释放，并能抑制中枢 RAS，降低中枢交感活性，使外周交感神经活性降低。

4. 自由基清除作用　Ang Ⅱ 激活 NADH/NADPH，从而使 O_2^- 产生增加。ACEI 能减少 Ang Ⅱ 的生成，有清除氧自由基作用，并能使 NO 降解减慢。ACEI 通过清除氧自由基和增加 NO，对心肌缺血再灌注损伤起保护作用。

【临床应用】

1. 高血压　轻中度高血压患者单用 ACEI 可控制血压，对于高肾素型高血压疗效更好，并可减少高血压合并的心、脑、肾损伤，可减轻高血压患者心肌肥厚与心血管重构。

2. 慢性心力衰竭　ACEI 能改善慢性心力衰竭患者的预后，延长患者寿命，降低死亡率，且作用明显优于其他血管扩张药与强心药。

3. 急性心肌梗死与预防心脑血管意外　ACEI 能降低急性心肌梗死并发心衰的死亡率，能改善全身血流动力学和重要器官的灌流，预防用药可减少脑卒中。

4. 糖尿病肾病及其他肾病　ACEI 可阻止肾功能恶化，对于高血压肾病、肾小球肾病、间质性肾炎等也有一定的疗效，但对肾动脉阻塞或肾动脉硬化造成的双侧肾血管病，ACEI 可加重肾功能损伤。

【不良反应】

1. 首剂低血压　以口服吸收快，生物利用度高的 ACEI 如卡托普利较为多见，首次宜从小剂量开始用药。

2. 咳嗽　以无痰性干咳较为常见，其机制可能与 ACEI 使缓激肽、P 物质、前列腺素等在肺组织内的聚积有关。

3. 血管神经性水肿　表现为咽喉、唇、口腔等部位急性水肿，常发生于用药后最初几小时，停药后症状常会迅速减轻或消失，必要时用肾上腺素、抗组胺药及肾上腺皮质激素类药物作对症治疗。

4. 高血钾与低血糖　由于 ACEI 减少 Ang Ⅱ 的生成，依赖于 Ang Ⅱ 的醛固酮排钾减少而致血钾升高。同时，ACEI 尤其是卡托普利能增强对胰岛素的敏感性，常伴有降低血糖的作用。

5. 含有 –SH 结构的特有反应　含有 –SH 结构的 ACEI 如卡托普利长期用药可致血锌降低，引起味觉缺失、脱发，嗜酸细胞增多、皮疹、瘙痒等，长期用药宜补锌克服。

6. 其他　可见急性肾功能衰竭，禁用于肾动脉阻塞或肾动脉硬化造成的双侧肾血管病患者。

<h3 style="text-align:center">卡托普利</h3>

【体内过程】卡托普利（巯甲丙脯酸）口服吸收快，给药后 1h 血中药物浓度达峰值，生物利用度为 75%，食物能影响其吸收，因此宜在进餐前 1h 服用。血浆蛋白结合率约为 30%。在体内分布较广，但分布至中枢神经系统及哺乳妇女乳汁中的浓度较低。在体内消除较快，$t_{1/2}$ 为 2h，其巯基在体内易被氧化而成为二硫化合物。主要从肾脏排泄，肾功能不全者应减少用量。

> **药师考点**
>
> 卡托普利抗高血压的药理作用、作用机制和不良反应。

【药理作用】卡托普利具有轻、中等强度的降压作用，起效快，口服后 15～30min 血压开始下降，对正常血压也有降低作用。长期应用尚能减轻或逆转高血压所致的血管壁增厚和心肌肥厚，保护靶器官。卡托普利不易引起直立性低血压及水钠潴留，久用无耐受性。

【临床用途】

1. 高血压　卡托普利适用于各种类型高血压，对原发性高血压和继发性高血压均有效，尤其适用于伴有慢性心功能不全、缺血性心脏病或糖尿病所致肾病的高血压患者，可延缓其病情的发展，显著改善其生活质量。

2. 慢性心功能不全 卡托普利是用于慢性心功能不全有效和安全治疗的药物，能降低慢性心功能不全患者的病死率。

3. 心肌梗死 对缺血心肌有保护作用，能减轻缺血再灌注损伤以及引起的心律失常。心梗患者早期使用卡托普利可改善心功能和降低死亡率。

【不良反应】卡托普利的毒性小，耐受性良好，首次用药一般有低血压反应，故宜从小剂量开始用药；长期用药可致血锌降低，引起嗅觉缺损、脱发、嗜酸细胞增多等，宜补锌克服；卡托普利可引起缓激肽及前列腺素等物质在肺血管床内的聚积，出现刺激性干咳，一般停药后可自行消失；少数

> **药师考点**
>
> 依那普利的药理作用特点、临床应用及其主要不良反应。

患者使用卡托普利后出现血管神经性水肿；卡托普利虽无致畸作用，但持续应用，可引起胎儿颅盖发育不全，生长迟缓，甚至胎儿死亡，故妊娠初期禁用；卡托普利因减少醛固酮分泌而升高血钾，故肾功能不良者慎用。

其他 ACEI 的特点见表 18-2。

表 18-2 其他 ACEI 的特点

药名	作用特点	临床用途	不良反应
依那普利（恩那普利、悦定宁）	长效、高效 ACEI，作用机制似卡托普利，其抑制 ACE 作用比卡托普利强 10 倍，作用持续 24h 以上	各型原发性高血压及肾性高血压，充血性心力衰竭	与卡托普利相似，因不含巯基，味觉缺失少见
贝那普利（苯那普利、洛汀新）	长效、强效 ACEI，原型与代谢产物均具有药理活性，降压作用与依那普利类似	各型高血压和充血性心力衰竭	与依那普利相似，但较少、较轻
西拉普利（抑平舒）	含巯基 ACEI，口服 4~6h 呈现最大的降压作用，可持续 24h	原发性高血压和肾性高血压，也可与洋地黄和（或）利尿剂合用作为治疗慢性心力衰竭的辅助药物	有胚胎毒性，故禁用于妊娠期妇女
培哚普利（哌林多普利、雅施达）	长效、强效 ACEI，在肝内代谢为有活性的培朵普利拉，作用产生较慢	各型高血压和充血性心力衰竭	与依那普利相似，肾功能低下时宜减量
福辛普利（磷诺普利、蒙诺）	长效、强效 ACEI，较卡托普利强 3 倍，肝肾功能不全者对本药的清除无影响	各型高血压，包括老年人及伴有肝肾功能不全高血压	咳嗽的发生率低，肝肾功能不全及老年患者不需要减量

（二）血管紧张素 II 受体阻断药

AT_1 阻断药对 AT_1 受体有高度的选择性，可直接阻断 Ang II 经 AT_1 受体介导的各种效应，与 ACEI 相比，其药理作用的差异性主要表现在下列几个方面：①对 Ang II 的拮抗作用更完全，降压作用更强，更持久；②不影响缓激肽的降解，故无咳嗽、血管神经性水肿等不良反应；③由于 AT_1 阻断药取消对肾素释放的负反馈调节机制，使血浆肾素活性增加，循环中 Ang II 水平升高，激动未被阻断的 AT_2 受体，可能产生扩血管，抗组织增生等作用。

早期发现 AT_1 阻断药为肽类，但因不能口服且作用时间短，现已不用。现在用于临床的是非肽类 AT_1 阻断药，常用有氯沙坦（Losartan）、缬沙坦（Valsartan）、厄贝沙坦（Irbesartan）、坎替沙坦（Candesartan）、替米沙坦（Telmisartan）等。

氯 沙 坦

【体内过程】氯沙坦（洛沙坦）口服易吸收，首过效应明显，生物利用度约为 33%，达峰时间约为 1h，$t_{1/2}$ 约为 2h，部分在体内转化成作用更强、维持时间更长的活性代谢产物。

【药理作用】氯沙坦在体内经代谢后生成的 EXP3174 而起作用，对 AT_1 受体有选择性阻断作用，对 AT_1 受体的亲和力比对 AT_2 受体的亲和力高约 25000 ~ 30000 倍。能竞争性阻断 Ang II 与 AT_1 受体结合，拮抗 Ang II 的缩血管作用及增强交感神经活性的作用，使血压下降；还能阻止 Ang II 对心血管细胞的肥大增殖作用，从而抑制心肌重构和血管重构。同时，还能增加肾血流量和肾小球滤过率、减少醛固酮的分泌，增加尿液的排出，具有肾脏保护作用。

【临床应用】氯沙坦是第一个用于临床的 AT_1 受体阻断药，其降压作用缓慢、平稳、持久，可用于治疗各型高血压，对于慢性心功能不全患者，氯沙坦长期用药可抑制左心室肥厚和血管壁增厚。

【不良反应】不良反应较少，偶可有头晕、高血钾和直立性低血压等。肝功能不全或循环血量减少时应减少初始剂量。孕妇及哺乳期妇女禁用。

> **药师考点**
> 氯沙坦抗高血压的药理作用、作用机制和不良反应。

缬 沙 坦

缬沙坦口服吸收迅速，与血浆蛋白结合率高达 94% ~ 97%，主要从胆汁排泄。对 AT_1 受体有选择性阻断作用，对 AT_1 受体的亲和力比对 AT_2 受体的亲和力高约 24000 倍。临床可用于治疗高血压，原发性高血压患者一次服药后 2h 血压开始下降，4~6h 下降达最大效应，降压作用时间可持续 24h 以上。长期用药也可逆转心肌肥厚和血管重构。不良反应发生率低，主要有头痛、头晕、疲乏等，偶有肝功能指标升高。钠和血容量不足、肾动脉狭窄、急性肾功能不全以及胆道梗阻患者服用缬沙坦有低血压危险。禁用于孕妇和哺乳期妇女。

> **药师考点**
> 缬沙坦的药理作用特点、临床应用及其主要不良反应。

（三）肾素抑制药

肾素抑制药则通过降低肾素活性，进而抑制 Ang I 的形成，降低血压。肾素抑制药分为肽类和非肽类，肽类肾素抑制药有依那吉仑（Enalkiren），该药口服生物利用度低，临床应用受限。瑞米吉仑（Remikiren）属于非肽类肾素抑制药。

瑞 米 吉 仑

瑞米吉仑（Remikiren）口服有效，降压作用较强，在降压同时还可增加肾血流量，对不宜用 ACEI 的患者可试用该类药物。

三、钙通道阻滞药

钙通道阻滞药（calcium channel blockers，CCBs）又称钙拮抗药（calcium antagonists），是 WHO 推荐使用的抗高血压药之一。该类药物选择性阻滞电压依赖性钙通道，抑制细胞外

Ca^{2+} 内流，使进入细胞内 Ca^{2+} 总量减少，松弛小动脉平滑肌，降低外周阻力，降低血压。临床用于抗高血压的钙通道阻滞药主要是二氢吡啶类药物，有硝苯地平（Nifedipine）、尼群地平（Nitrendipine）、氨氯地平（Amlodipine）等。

钙拮抗药降压的特点是：①激活压力感受器介导的交感神经兴奋，降压同时增加心率；②不减少心、脑、肾等重要器官的血流量；③长期应用可改善或逆转高血压所致的心肌肥厚和血管肥厚，对缺血心肌有保护作用；④能抑制血小板的聚集，增加红细胞变形能力，降低血液黏稠度；⑤一般不引起水钠潴留，不明显影响糖、脂质代谢。

硝苯地平

【体内过程】 硝苯地平（心痛定）口服吸收快而完全，但首过效应强，20~30min 起效，1~2h 达最大效应，作用持续 3h。舌下含服 5~15min 起效。喷雾给药 10min 即现降压作用。硝苯地平的缓释、控释制剂作用可持续 24h。

> **药师考点**
> 硝苯地平抗高血压的药理作用、作用机制和不良反应。

【药理作用】 硝苯地平能抑制细胞外 Ca^{2+} 的内流，使血管平滑肌细胞内缺 Ca^{2+}，导致小动脉平滑肌松弛，外周阻力下降，血压降低，但对正常血压者影响不明显。降压时能反射性使交感神经活性增高，引起心率增快、心排血量增加、血浆肾素活性增高，合用 β 受体阻断药可防止该反应的出现，并增加降压药效。

【临床应用】 对轻、中、重度各型高血压，可单用，也可与利尿药、β 受体阻断药、ACEI 合用。尤其适用于低肾素性高血压，对高血压伴有心绞痛、糖尿病、脑血管病、肾功能不良等合并症疗效好。目前多用其控释与缓释制剂。

临床上硝苯地平亦用于原发性肺动脉高压、心力衰竭、雷诺病、偏头痛、支气管哮喘等疾病的治疗。

【不良反应】 较轻。常见有面部潮红，头痛、头晕、心悸、低血压、踝部水肿等。少数患者因血压降低而反射性引起心率加快，加重心肌缺血，诱发心绞痛和心肌梗死等。偶有舌根麻木，口干、食欲不振等。

其他钙通道阻滞药的特点见表 18-3。

表 18-3 其他钙通道阻滞药特点

药名	作用特点	临床用途	不良反应
尼群地平 (Nitrendipine, 舒麦特)	对血管扩张作用比硝苯地平强 10 倍，降压作用温和且持久，并有明显利尿作用	适用于各型高血压长期治疗，也可用于缺血性心脏病和心力衰竭，对高血压伴有心、脑供血不足疗效好。可用于血管性痴呆的延缓或预防	少，少数患者可产生有头痛、面部潮红、眩晕、疲倦、周围水肿等不良反应
氨氯地平 (amlodiplne, 络活喜, nor- vase)	与硝苯地平相似，但降压作用更为平缓，且降压作用持久，每日只需口服 1 次即可。对血管的选择性更高，可舒张全身血管和冠状血管，降低血压，增加冠脉血流量	①为目前治疗原发性高血压的首选药。其降压作用更为平稳、波动小，在高血压病长期治疗中值得提倡；②稳定型心绞痛和变异型心绞痛	发生率较硝苯地平低，以水肿，面部潮红稍多见。与其他心血管常用药物无相互作用。肝功能障碍者慎用
非洛地平 (Felodipine, 波依定, 二氯苯吡啶)	作用强度为硝苯地平的 2 倍，对血管平滑肌有高度选择作用，可扩张冠状动脉、脑血管、外周血管，但不影响心脏功能，有长效、高效、不良反应少、耐受性好的优点	①高血压，对合并心、脑供血不足患者有良好效果；②冠心病；③心绞痛；④慢性心功能不全	常见有头痛、面部潮红、踝部水肿等，长期用药，不良反应发生率降低。孕妇禁用

四、肾上腺素受体阻断药

α 和 β 受体广泛分布于心血管系统与中枢神经系统，在血压的调节中起重要作用，α 受体阻断药、β 受体阻断药及 α、β 受体阻断药均有治疗高血压的作用。

（一）β 受休阻断药

目前用于治疗高血压的 β 受体阻断药有普萘洛尔（Propranolol）、纳多洛尔（Nadolol）、美托洛尔（Metoprolol）、阿替洛尔（Atenolol）等。

普萘洛尔

【药理作用】普萘洛尔是常用的抗高血压药，口服给药起效缓慢，通常给药 2~3 周后才出现降压作用，具有中等程度的降压作用，降压作用持久。长期用药不引起直立性低血压，不易产生耐受性，无水钠潴留。

【作用机制】普萘洛尔降压机制与阻断 β 受体有关（图 18-4）：①阻断心脏 β_1 受体，使心肌收缩力减弱，心率减慢，心排血量减少而降压；②阻断肾小球旁细胞上的 β_1 受体，抑制 RAS 而降压；③阻断去甲肾上腺素能神经突触前膜上的 β_2 受体，取消其正反馈作用，减少 NA 的释放而降压；④阻断血管运动中枢 β 受体，降低外周交感神经张力而降压；⑤增加扩张血管物质前列环素等合成而降压。

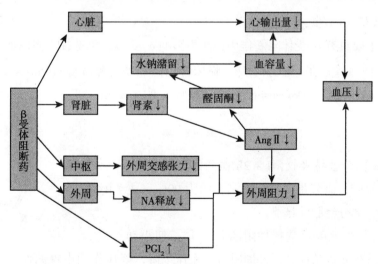

图 18-4　β 受体阻断药的降压机制

【临床用途】普萘洛尔单用适合于轻、中度高血压，也可与利尿药和血管扩张药合用，治疗中、重度高血压。对高血压伴有心输出量偏高或血浆肾素水平偏高的患者疗效较好，对伴有心动过速、心绞痛、偏头痛、焦虑症的高血压患者也有显著效果。

【不良反应】普萘洛尔长期应用可影响脂代谢，使血脂升高，故禁用于高血脂的患者；高血压合并糖尿病患者若发生低血糖反应，普萘洛尔可延缓血糖恢复速度，应予以避免使用；因阻断 β_2 受体诱导支气管平滑肌和血管平滑肌收缩，伴有支气管哮喘、外周血管痉挛性疾病患者禁用；因抑制心脏 β_1 受体，故伴有心力衰竭、传导阻滞、窦性心动过缓者不宜使用；可降低肾血流量及肾小球滤过率，高血压伴肾功能不良者及老年患者应减量，慎用；普萘洛尔长期使用不能突然停药，可出现心动过速、血压升高、心绞痛等"停药综合征"，应逐渐减量至停药，普萘洛尔用量个体差异较大，一般应从小剂量开始逐渐递增，最大剂量不超过 300mg/d。

其他 β 受体阻断药的特点见表 18 – 4。

表 18 – 4　其他 β 受体阻断药特点

药名	作用特点	临床用途	不良反应
阿替洛尔 （Atenolol）	对心脏 β_1 受体有较高的选择性，对血管和支气管平滑肌 β_2 受体影响较小，较大剂量时对血管和支气管平滑肌 β_2 受体也有作用。无膜稳定作用，无内在拟交感活性	用于各型高血压，降压作用持久且安全，每日用药 1 次即可，作用优于普萘洛尔。也可用于心绞痛兼心律失常患者	最常见的不良反应为低血压和心动过缓；其他反应可有头晕、四肢冰冷、疲劳、乏力、肠胃不适、精神抑郁、脱发、血小板减少症、银屑病样皮肤反应、银屑病恶化、皮疹及干眼等。罕见引起敏感患者的心脏传导阻滞
美托洛尔 （Metoprolol）	选择性 β_1 受体阻断药，主要作用于心肌 β_1 受体，减弱心肌收缩力，减慢心率，减少心输出量，降低收缩压，可降低立位血压和卧位血压。较大剂量时对支气管和血管平滑肌 β_2 受体影响较小。其降压作用持久	各种程度的高血压，也可用于心绞痛	不良反应的发生率约为10%，通常与剂量有关。可见疲劳，头痛，头晕，以及肢端发冷，心动过缓，心悸。胃肠系统反应有腹痛、恶心、呕吐、腹泻和便秘等
纳多洛尔 （Nadolol）	类似普萘洛尔，为新型长效的 β 受体阻滞药，作用强度约为普萘洛尔 2～4 倍。主要表现心肌收缩力减弱心率减慢，心输出量减少，血压降低和血浆肾素活性降低	可用于高血压，心绞痛、心律失常、甲状腺功能亢进、偏头痛等	不良反应及禁忌证与普萘洛尔相似。肾功能减退者慎用

（二）α_1 受体阻断药

该类药物主要具有 α_1 受体阻断作用，而不影响 α_2 受体，可选择性阻断血管平滑肌突触后膜 α_1 受体，使血管扩张，血压下降，临床常用的药物有哌唑嗪（Prazosin）、特拉唑嗪（Terazosin）、多沙唑嗪（Doxazosin）、曲马唑嗪（Trimazosin）等。

哌 唑 嗪

【体内过程】口服易吸收，1～2h 血药浓度达峰值，有显著的首过效应，血浆蛋白结合率高，约为 90%，主要经肝代谢，大部分经胆汁排泄。

【药理作用】哌唑嗪可选择性阻断 α_1 受体，使小动脉和小静脉血管扩张，从而降低外周阻力，血压下降。降压作用中等偏强。对突触前膜 α_2 受体几无阻断作用，故在降压时对心率、心输出量、肾血流量和肾小球滤过率均无明显影响。长时间应用有降血脂作用，可降低三酰甘油、低密度脂蛋白和极低密度脂蛋白，升高高密度脂蛋白。不影响糖代谢。哌唑嗪可阻断膀胱和尿道平滑肌 α_1 受体，使平滑肌松弛，可减轻前列腺增生患者排尿困难的症状。

【临床用途】

1. 高血压　可适用于轻、中、重度的各型高血压，特别是伴有肾功能障碍的高血压患者。亦可用于合并前列腺肥大的高血压患者。重度高血压，需与利尿药或 β 受体阻断药合用。

> **药师考点**
> 哌唑嗪抗高血压的药理作用、作用机制和不良反应。

2. 慢性心功能不全　哌唑嗪可扩张动、静脉血管，降低心脏前后负荷，从而可改善慢性心功能不全患者的临床症状。

3. 其他　用于嗜铬细胞瘤的治疗。

【不良反应】部分患者首次服药有"首剂现象"，表现为用药后 30~90min 内出现严重直立性低血压、心悸、晕厥等，这可能是由于阻断内脏交感神经的收缩血管作用，使静脉舒张，回心血量减少所致。首剂减半，或睡前服用，可避免首剂现象的发生。另有眩晕、疲乏、鼻塞、口干、尿频、头痛、嗜睡及胃肠道反应等不良反应。

特拉唑嗪

特拉唑嗪为选择性突触后 α_1 受体，其降压作用与哌唑嗪相似，但作用持续时间长。长时间应用有降血脂作用。特拉唑嗪能抑制去氧肾上腺素所致的前列腺组织痉挛，可以改善前列腺肥大患者的尿流动力学和临床症状。临床可用于高血压和前列腺肥大的治疗。不良反应与哌唑嗪相似，但"首剂现象"较少。

（三）α、β受体阻断药

拉贝洛尔

拉贝洛尔（Labetalol）能同时阻断 α 和 β 受体，其 β 受体阻断作用为 α 受体阻断作用 4~8 倍。β_1 受体阻断作用与 β_2 受体阻断作用相似，无 α_2 受体阻断作用。口服降压作用出现较快，但作用温和，对心率影响不明显。临床可用于各型高血压，尤其是伴有心绞痛的高血压患者，静脉注射可用于高血压危象。头皮刺麻感是拉贝洛尔的特殊反应，其他尚有胃肠道反应、头痛、乏力和过敏反应。可诱发支气管平滑肌痉挛，故支气管哮喘患者禁用。

卡维地洛

卡维地洛（Carvedilol）为 α、β 受体阻断药，在阻断 β 受体的同时具有舒张血管作用。口服首过效应明显，生物利用度约为 22%，药效可维持 24h。不良反应与普萘洛尔相似，但不影响血脂代谢。可用于治疗轻度及中度高血压，或伴有肾功能不全、糖尿病的高血压患者。详见第七章。

> **药师考点**
> 　卡维地洛的药理作用特点、临床应用及其主要不良反应。

第三节　其他抗高血压药

一、交感神经抑制药

（一）中枢交感神经抑制药

可乐定

【体内过程】可乐定（Clonidine，可乐宁）口服易吸收，生物利用度约为 75%，1~3h 血药浓度达峰值，血浆 $t_{1/2}$ 约为 9h，主要经肝代谢，约 50% 以原形从尿中排出。

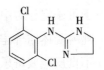

【药理作用】降压作用中等偏强，静注后可见血压短暂升高，随后血压持续下降，口服只有降压作用而无升高效应。对正常血压亦有降低作用。

可乐定能抑制胃肠道的分泌和运动。此外，可乐定可促进内源性阿片肽的释放表现出镇静、镇痛作用，该作用可被阿片受体阻断药纳洛酮拮抗。

【作用机制】可乐定降压作用机制较为复杂，可能的机制是：①选择性激动延髓孤束核次一级神经元（抑制性神经元）突触后膜的 α_2 受体，使外周交感神经张力降低；②激动延髓腹外侧核尾侧端的咪唑啉 I_1 受体，使外周交感神经张力降低；③激动外周交感神经突触前膜的 α_2 受体及其相邻的咪唑啉受体，引起负反馈，减少外周交感神经末梢 NA 释放（图 18－5）。

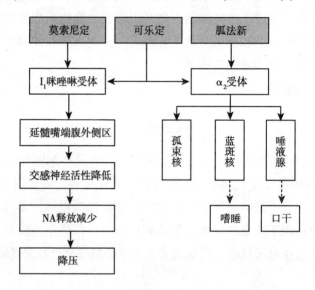

图 18－5　可乐定及其他中枢降压药的作用机制

【临床用途】可用于治疗中度高血压，常用于其他降压药治疗无效时，尤其适用于兼患溃疡病的高血压患者，口服给药有效。高血压危象需静脉滴注给药。也可作为吗啡类成瘾药物的戒毒药。滴眼液可用于治疗开角型青光眼。

【不良反应】约50%患者可见口干、便秘等；久用可引起水、钠潴留，合用利尿药可克服；其他有嗜睡、抑郁、眩晕、头痛、勃起障碍等，停药后都能自行消失。少数患者在突然停药后出现停药反应，可出现短时的交感神经功能亢进现象，如心悸、出汗、血压突然升高等，可能是久用后突触前膜出现短时的 α_2 受体敏感性降低，NA 释放过多所致，用可乐定或酚妥拉明治疗。

莫索尼定

莫索尼定（Moxonidine）为第二代中枢性降压药，口服易吸收，主要通过选择性激动中枢 I_1 咪唑啉受体，使外周交感神经活性降低而发挥降压作用。对 I_1 咪唑啉受体的亲和力高于可乐定，对中枢和外周 α_2 作用较弱，因此其降压作用不被 α_2 受体阻断药所阻断。与 I_1 咪唑啉受体结合牢固，作用维持时间长，可一日给药一次。临床主要用于轻、中度高血压。不良反应较可乐定少，停药后反跳现象不明显。

（二）神经节阻断药

美卡拉明（Mecamylamine，美加明）、樟磺咪芬（Trimethaphan，阿方那特）等。其降压作用快且强大，但因对交感神经和副交感神经节均有阻断作用，不良反应多而严重，目前已少用，仅限用于高血压危象、高血压脑病或外科手术中的控制性降压等特殊情况。

（三）交感神经末梢抑制药

主要作用于去甲肾上腺素能神经末梢部位，通过影响儿茶酚胺的储存及释放产生降压作用。以往常用有利血平（Reserpine）、胍乙啶（Guanethidine）。利血平能与囊泡膜上的胺泵呈难逆性结合，抑制其摄取单胺类递质，从而使囊泡内递质的合成与贮存逐渐减少以至耗竭而产生降压作用，作用缓而持久，可用于轻、中度高血压。胍乙啶主要阻止神经末梢去甲肾上腺素的释放，耗竭去甲肾上腺素的贮存，可用于重度高血压或顽固性高血压。但两者都可以导致无法正常释放递质，且不良反应多，现已少用。传统的降压复方制剂中仍含有利血平。

二、扩张血管药

（一）直接扩血管药

本类药物能直接松弛血管平滑肌，降低外周阻力，降低血压。但长时间应用，对神经 - 内分泌及交感神经系统有反射性兴奋作用，血浆肾素活性提高，引起水钠潴留，可部分抵消药物的降压作用，故常与利尿药及 β 受体阻断药合用。常用药物有硝普钠（Sodium Nitroprusside）、肼屈嗪（Hydralazine）等。

硝 普 钠

【体内过程】硝普钠（亚硝基铁氰化钠）口服不吸收，静脉滴注立即起效快，2min 达高峰，$t_{1/2}$ 短，1～3min 后血压恢复。其水溶液不稳定，遇光、热或长时间贮存易产生有毒的氰化物，需现用现配。

> **药师考点**
>
> 肼屈嗪、硝普钠的药理作用特点、临床应用及其主要不良反应。

【药理作用】硝普钠属硝基类扩血管药，在血管平滑肌内代谢产生 NO，激活血管平滑肌中鸟苷酸环化酶（GC），使 cGMP 升高，从而导致血管平滑肌松弛。

【临床用途】

1. 高血压急症 如高血压危象、高血压脑病、恶性高血压、嗜铬细胞瘤引起的高血压，也可用于外科手术时控制性降压。

2. 慢性心功能不全 可减轻心脏前、后负荷，用于难治性慢性心功能不全的治疗或伴有心力衰竭的高血压患者。

【不良反应】静脉滴注可引起为头痛、面部潮红、心悸、恶心、呕吐等症状，是由于过度血管扩张和血压降低所致，停药后可消失。长期或大剂量用药其代谢产物硫氰化物积蓄中毒，用药时应严密监视其血浆硫氰化物浓度。肝肾功能不全者禁用。该药对光敏感，滴注时需避光。

肼 屈 嗪

又名肼苯哒嗪，口服有效。能直接舒张小动脉平滑肌，使外周阻力降低，血压下降。降压作用快而强，对舒张压的降低作用强于收缩压。对静脉无明显舒张作用，不引起直立性低血压。其降压作用机制可能是：干预血管平滑肌细胞 Ca^{2+} 内流或干预 Ca^{2+} 从细胞储存库的释放，从而降低血管平滑肌细胞内 Ca^{2+} 浓度；促进血管内细胞 NO 的合成，激活血管平滑肌中 cGMP。临床适用于中、重度高血压，因不良反应多，一般不单独使用。

常见不良反应有头痛、眩晕、面色潮红、心悸、低血压等血管扩张反应；老年人或伴有冠心病的患者慎用，避免诱发或加重心绞痛；长期大量使用可引起类风湿关节炎、红斑狼疮样综合征，应立即停药，并用糖皮质激素处理；妊娠早期妇女禁用。

（二）钾通道开放药（potassium channel opener）

为一类新型血管扩张药，可通过激活血管平滑肌细胞膜上 ATP 敏感性 K^+ 通道，促进 K^+ 外流，使电压依赖性 Ca^{2+} 通道不能开放，Ca^{2+} 内流减少，导致血管平滑肌舒张，外周血管阻力降低，血压下降。常用药物有米诺地尔（Minoxidil）、二氮嗪（Diazoxide）、吡那地尔（Pinacidil）等。

米 诺 地 尔

米诺地尔可明显扩张小动脉，降压作用强，对小静脉无明显影响。口服吸收完全，能较持久地贮存于小动脉平滑肌内，一次给药作用可维持 24h 以上。临床常用于难治性严重的原发性、肾性高血压，或其他降压药无效时的高血压患者，一般与利尿药和 β 受体阻断药合用，可避免反射性交感神经兴奋，水钠潴留等不良反应。

> **药师考点**
> 米诺地尔的药理作用特点、临床应用及其主要不良反应。

该药连用数月 80% 的患者可出现多毛症，与其激活毛发杆蛋白的特殊基因从而促进毛发杆的生长和成熟有关，故亦用于治疗男性脱发。

（三）其他扩血管药

吲 达 帕 胺

吲达帕胺（Indapamide）具有利尿和钙拮抗作用，利尿作用与噻嗪类利尿药相似，钙拮抗作用强于利尿作用。降压作用强且维持时间长。单用多用于轻、中度原发性高血压，也可与 β 受体阻断药合用。对脂代谢、糖代谢无明显影响，尤其适合于老年人、糖尿病与肾功能不全的高血压患者。不良反应较少，有头痛、恶心、失眠等，长期服用可致低血钾。

> **药师考点**
> 吲达帕胺的药理作用特点、临床应用及其主要不良反应。

酮 色 林

酮色林（Ketanserin）可选择性阻断 5 – HT_2 受体，有较弱的 α 受体和 H_1 受体阻断作用。作用温和，特别适用于老年患者。能降低高血压患者的外周阻力，对正常血压无明显影响。临床可用于各型高血压，也可用于慢性心功能不全、雷诺病等。不良反应有头晕、乏力、水肿、口干、体重增加等，不宜与排钾利尿药合用。

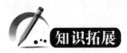 **知识拓展**

抗高血压新药研发动态

抗高血压新药研究向着高效、长效、高选择性、副作用小及多器官保护区的方向发展，近年陆续出现了许多抗高血压新药：内皮素受体阻断药波生坦（Bosentan）通过阻断内皮素和内皮素受体结合而产生强效的降压作用；血管紧张素Ⅱ受体阻断药阿齐沙坦酯通过阻断血管紧张素Ⅱ和血管加压激素的作用来降低血压；第三代双氢吡啶类钙通道阻滞药马尼地平，对血管平滑肌具有高度选择性，可显著诱导外周血管舒张而降压；5－HT$_{2A}$受体阻断药乌拉地尔（Urapidil）通过降低外周阻力而降压；多巴胺DA$_2$受体激动剂卡莫昔罗（Carmoxirole）可以降低去甲肾上腺素水平而降压。目前，很多新的抗高血压复方制剂在临床上使用并得到良好的效果。Edarbyclor是由一种血管紧张素Ⅱ受体阻断剂阿齐沙坦酯与一种利尿剂氯噻酮组成的复方降压药，Tekamlo同时含有直接作用型肾素抑制剂阿利吉仑和氨氯地平两种成分，Tribenzor是含氨氯地平、奥美沙坦酯、氢氯噻嗪的新型复方抗高血压药物。

第四节　抗高血压药物的应用原则

因为高血压的发病原因和机制尚未完全阐明，目前尚无针对病因的根治方法。高血压药物治疗的目标，不仅是单纯地降低血压，更为重要的是减少心、脑、肾并发症的出现，提高患者的生活质量，延长患者寿命。为了达到这一目标，应用抗高血压药物时应遵循以下原则。

> **药师考点**
>
> 抗高血压药合理用药原则。

扫码"学一学"

一、平稳降压

高血压病一旦确诊，就应积极治疗，选择确有疗效的降压药物。血压波动大是靶器官损伤的重要因素之一，因此在降压的同时，要保持血压的平稳性。降压药宜从小剂量开始，逐步增量，应避免降压过快、过剧。尽量使用中、长效药物，或者多使用缓释剂、控释剂，平稳降压并有效保护靶器官，从而延缓或减少心、脑、肾等重要脏器并发症的发生，降低患者的死亡率。

二、长期治疗

高血压病的治疗需要长期用药甚至是终生用药，应提高患者对长期治疗重要性的认识，坚持按医嘱用药，即使血压趋向正常也不随便停药，更换药物时也亦逐步替代。

三、根据高血压程度选择药物

轻度高血压患者可采用控制体重、低盐低脂肪饮食、加强运动、改变生活方式等非药物治疗措施，未能见效才选择适当的抗高血压药物进行治疗。轻度的高血压患者可单独选用利尿药、钙拮抗药、β受体阻断药、ACEI、AT$_1$受体阻断药等的一种均可；中、度高血压患者可在利尿药的基础上加用上述其他的一线降压药；重度高血压患者在上述二联用药的基础上，加用血管扩张药或中枢性降压药；高血压危象需采用迅速起效的降压药，如选用硝普钠静脉滴注给药。

四、根据患者特点及合并症选择药物

①高血压合并心功能不全、支气管哮喘者，宜用利尿药、哌唑嗪等，不宜用β受体阻断药；②高血压合并肾功能不良者，宜用ACEI、钙通道阻滞药，避免使用β受体阻断药；③高血压合并窦性心动过速，宜用美托洛尔等β受体阻断药；④高血压合并糖尿病或痛风者，宜用ACEI、α$_1$受体阻断药和钙通道阻滞药，不宜用噻嗪类利尿药；⑤高血压合并消化性溃疡者，宜用可乐定，禁用利血平；⑥老年性高血压患者应避免使用能引起直立性低血压的药物，如大剂量利尿药、α$_1$受体阻断药等，以及影响认知能力的药物，如可乐定等。

五、联合用药

抗高血压药物长期单独使用后常会失败，所以临床常采用联合用药以增强疗效，减少不良反应。抗高血压药二联组合方案（图18-6）若仍无效，则可三联用药，即在二联用药的基础上加上中枢性降压药或血管扩张药。应注意同类药物一般不宜合用。

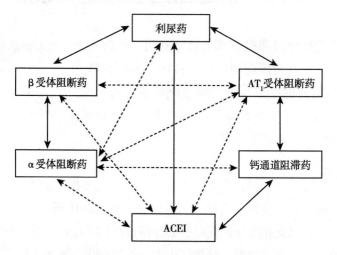

图18-6 两种抗高血压药的联合方案
实线表示有临床实验证据，虚线临床实验证据不足或是慎用

六、个体化治疗

不同患者或同一患者在不同的病程阶段所需要的药物和剂量不同。应根据患者年龄、性别、种族、发病因素、病理特点、合并症及个体对药物的耐受性等不同的具体情况，采用"个体化治疗"方案，以达到最好疗效，最小不良反应。随着分子生物学技术的发展，有可能对患者进行抗高血压药物反应的敏感性试验，据此选药。

小 结

● 成人未服用抗高血压药时血压≥140/90mmHg（18.6/12.0kPa）即可诊断为高血压。高血压分为原发性高血压和继发性高血压，原发性高血压患者总数占90%以上。

● 根据其作用部位或作用机制，抗高血压药可分为利尿药、肾素－血管紧张素系统抑制药、钙通道阻滞药、血管扩张药、交感神经抑制药五大类。

● 目前临床常用的一线抗高血压药物有利尿药、血管紧张素Ⅰ转化酶抑制药、血管紧张素Ⅱ受体阻断药、钙通道阻滞药、β受体阻断药等。

● 高血压目前尚无针对病因的根治方法。高血压药物治疗的目标，不仅是单纯地降低血压，更为重要的是减少心、脑、肾并发症的出现，提高患者的生活质量，延长患者寿命。

● 抗高血压的治疗需长期给药，应根据患者高血压程度以及特点、合并症选择药物，平稳降压，临床常采用联合用药，提倡"个体化治疗"方案，以达到最好疗效，最小不良反应。

（黄丽萍）

扫码"练一练"

第十九章 抗心绞痛药

要点导航

1. 掌握硝酸甘油治疗心绞痛的作用及机制、临床应用、不良反应及注意事项。
2. 熟悉 β 肾上腺素受体阻断药、钙通道阻滞药抗心绞痛的作用、临床应用、不良反应。
3. 了解影响心肌耗氧量及供氧量的因素。

心绞痛（angina pectoris）是由于冠状动脉供血不足引起的心肌急剧的、短暂的缺血与缺氧综合征，其典型临床表现为阵发性的胸骨后压榨性疼痛并向左上肢放散。心绞痛持续发作得不到及时缓解则可能发展为急性心肌梗死。心绞痛的主要病理生理机制是心肌需氧与供氧的平衡失调，致心肌暂时性缺血缺氧（图 19-1），代谢产物（乳酸、丙酮酸、组胺、类似激肽样多肽、K^+ 等）聚积心肌组织，刺激心肌自主神经传入纤维末梢引起疼痛。临床上根据世界卫生组织"缺血性心脏病的命名及诊断标准"，将心绞痛归纳为以下三种类型：①劳累性心绞痛（angina of effort, also known as classic angina or atherosclerotic angina），其特点是由劳累、情绪波动或其他增加心肌耗氧量的因素所诱发，休息或舌下含服硝酸甘油可缓解。②自发性心绞痛（angina pectoris at rest），心绞痛发作与心肌耗氧量无明显关系，多发生于安静状态。发作时，症状重，持续时间长，且不易被硝酸甘油缓解。③混合性心绞痛（mixed pattern of angina），其特点是在心肌需氧量增加或无明显增加时都可能发生。

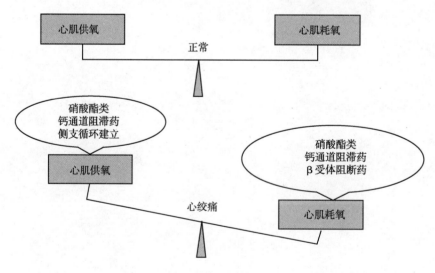

图 19-1 心绞痛时心肌氧的供需失衡及治疗对策

心肌的氧供取决于动、静脉的氧分压差及冠状动脉的血流量。正常情况下，心肌细胞摄取血液氧含量的 65%~75%，已接近于极限，因而，增加氧供应主要依靠增加冠状动脉的血流量。冠脉循环储备能力很大，在运动和缺氧时冠状动脉均可适度扩张，血流量可增加到休息时的数倍。动脉粥样硬化引起冠状动脉狭窄或部分分支闭塞时，其血流量减少，冠脉扩张性减弱，冠脉循环的储备能力下降，因而对动脉粥样硬化性心脏病依靠增加冠状动脉的血流量来增加氧供应是有一定限度的。因此降低心肌组织对氧的需求量即成为治疗心绞痛的一个主要措施。

决定心肌耗氧量的主要因素是心室壁张力（ventricular wall tension）、心率（heart rate）和心室收缩力（ventricular contractility）（图19-2）。心室壁张力越大，维持张力所需的能量越多，心肌耗氧量（O_2 consumption）越大。心室壁张力与心室内压力（相当于收缩期动脉血压）和心室容积成正比，与心室壁厚度成反比，心室内压增高及心室容积增大均可使心肌耗氧量增加。心率与心肌耗氧量成正比。每分射血时间（ejection time）等于心率与心室每搏射血时间的乘积。射血时心室壁张力增大，每搏射血时间增加，心肌耗氧量也增加，心肌收缩力增强以及收缩速度加快，均可使心肌的机械做功增加而增加心肌耗氧量。临床上将影响耗氧量的主要因素简化为"三项乘积"（收缩压×心率×左心室射血时间）或"二项乘积"（收缩压×心率），作为粗略估计心肌耗氧量的指标。

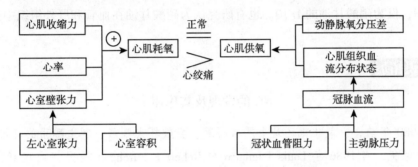

图 19-2 影响心肌耗氧量及供氧量的因素

综上所述，降低心肌耗氧量和扩张冠状动脉以改善冠脉供血是缓解心绞痛的主要治疗对策。此外，冠状动脉粥样硬化斑块变化，血小板聚集和血栓形成是诱发不稳定型心绞痛的重要因素，临床应用抗血小板药、抗血栓药治疗，也有助于心绞痛的缓解。

第一节　硝酸酯类

硝酸酯类作为缓解心绞痛的常用药，适用于各种类型心绞痛的治疗。既可用于缓解急性发作，又可作为预防用药，也可用作诊断性治疗。本类药物均有硝酸多元酯结构，脂溶性高，分子中的 $-O-NO_2$ 是发挥疗效的关键结构，其中以硝酸甘油最常用。此外，还有硝酸异山梨酯、单硝酸异山梨酯和戊四硝酯等，其化学结构如下：

硝酸甘油　　　　　戊四硝酯　　　　　硝酸异山梨酯　　单硝酸异山梨酯

硝酸甘油

硝酸甘油（Nitroglycerin）是硝酸酯类的代表药，具有起效快、疗效肯定、使用方便、经济等优点，是防治心绞痛最常用的药物。

【体内过程】硝酸甘油口服因受首过效应等影响，生物利用度仅为8%，故临床上不口服用药。舌下含服因其脂溶性高，极易通过口腔黏膜吸收，血药浓度很快达峰值，含服后 1 ~ 2min 即可起效，疗效持续 20 ~ 30min，$t_{1/2}$ 为 2 ~ 4min。硝酸甘油也可经皮肤吸收，用2%硝酸甘油软膏或贴膜剂睡前涂抹在前臂皮肤或贴在胸部皮肤，可持续较长的有效浓度。本药在肝内经谷胱甘肽 – 有机硝酸酯还原酶还原成水溶性较高的二硝酸代谢物，少量为一硝酸代谢物及无机亚硝酸盐，最后与葡萄糖醛酸结合由肾脏排出。二硝酸代谢物具有较弱的舒张血管作用，仅为硝酸甘油的1/10。也有研究认为硝酸甘油在血管和肝外组织中代谢。

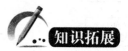 **知识拓展**

NO 的发现及其作用

在 1980 年前，一氧化氮还是个恶名昭著、会破坏大气层、制造酸雨的环境污染毒物和致癌嫌犯，自 1986 年 Louis J Ignarro 和 Robert F Furchgott 提出 "内皮舒张因子"（EDRF）是一氧化氮后，全世界众多研究人员竞相对其展开研究。惊讶地发现轻薄短小、无任何色香味的一氧化氮在心血管循环系统、神经系统、免疫系统、抗癌物、呼吸系统、消化系统等许多领域竟有如此奥妙的有益也有害的功能。

【药理作用】硝酸甘油的基本作用是松弛平滑肌，但对不同组织、器官的选择性有差别，以对血管平滑肌的作用最显著。由于硝酸甘油扩张了体循环血管及冠状血管，因而具有如下作用。

1. 降低心肌耗氧量 小剂量硝酸甘油明显扩张静脉血管，减少回心血量，心室内压减小，心室壁张力降低，射血时间缩短，心肌耗氧量减少。稍大剂量也可显著舒张动脉血管，降低心脏的射血阻力，从而降低左室内压和心室壁张力，降低心肌耗氧量。

2. 扩张冠状动脉、增加缺血区血液灌注 硝酸甘油选择性扩张较大的心外膜血管、输送血管及侧支血管，尤在冠状动脉痉挛时更为明显；但对阻力血管的舒张作用较弱。当冠状动脉因粥样硬化或痉挛而发生狭窄时，缺血区的阻力血管已因缺氧、代谢产物堆积而处于舒张状态。因此，非缺血区阻力比缺血区大，用药后血液将顺压力差从输送血管经侧支血管流向缺血区，从而增加缺血区的血液供应。

3. 降低左室充盈压，增加心内膜供血，改善左室顺应性 冠状动脉从心外膜呈直角分支，贯穿心室壁成网状分布于心内膜。因此，内膜下血流易受心室壁肌张力及室内压力的影响。心绞痛发作时，因心肌组织缺血缺氧、左室舒张末压增高，降低了心外膜血流与心内膜血流的压力差，因此，心内膜下区域缺血更为严重。硝酸甘油扩张静脉血管，减少回心血量，降低心室内压；扩张动脉血管，降低心室壁张力，从而增加了心外膜向心内膜的有效灌注压，有利于血液从心外膜流向心内膜缺血区。

4. 保护缺血的心肌细胞 硝酸甘油释放 NO，促进内源性的 PGI_2、降钙素基因相关肽（calcitonin gene – related peptide，CGRP）等物质生成与释放，这些物质对心肌细胞均具有直接保护作用。

【作用机制】硝酸甘油通过与内源性血管内皮舒张因子（endothelium derived relaxing factor，EDRF，即 NO）相同的作用机制松弛平滑肌，而又不依赖于血管内皮细胞。因此，在内皮有病变的血管仍可发挥作用。硝酸甘油在平滑肌细胞内经谷胱甘肽转移酶的催化释放出 NO。NO 与可溶性鸟苷酸环化酶活性中心的 Fe^{2+} 结合后可激活鸟苷酸环化酶，增加细胞内 cGMP 含量，进而激活 cGMP 依赖性蛋白激酶，减少细胞内 Ca^{2+} 释放和胞外 Ca^{2+} 内流，细胞内 Ca^{2+} 减少使肌球蛋白氢链去磷酸化，而松弛血管平滑肌。硝酸甘油扩血管作用中还有 PGI_2 和细胞膜超极化的机制参与。此外，硝酸甘油通过产生 NO 而抑制血小板聚集、黏附，也有利于冠心病的治疗。

【临床应用】舌下含服硝酸甘油能迅速缓解各种类型心绞痛。在预计可能发作前用药也可预防发作。而舌下喷雾起效更快，几乎与静脉注射相近，但该种给药方法受限于不良反应，不能给予较大剂量。对急性心肌梗死者，多静脉给药，不仅能降低心肌耗氧量、增加缺血区供血，还可抑制血小板聚集和黏附，从而缩小梗死范围。此外，由于硝酸甘油可降低心脏前、后负荷，因此也可用于心衰的治疗。还可舒张肺血管、降低肺血管阻力，改善肺通气，用于急性呼吸衰竭及肺动脉高压的患者。

【不良反应】多数不良反应是由其血管舒张作用所引起，如面部潮红或有烧灼感，搏动性头痛，眼内压升高等。大剂量可出现直立性低血压及晕厥。剂量过大可使血压过度下降，冠状动脉灌注压过低，并可反射性兴奋交感神经、增加心率、加强心肌收缩性，反而会使耗氧量增加而加重心绞痛发作。超剂量时还会引起高铁血红蛋白血症，表现为呕吐、发绀等。

硝酸甘油连续应用 2 周左右可出现耐受性，剂量大小、用药频度、给药途径、剂型等均影响耐药性的产生。用药剂量大或反复频繁应用易产生耐受性。不同种类的硝酸酯之间存在交叉耐受性，停药 1~2 周后耐受性消失。

硝酸异山梨酯　单硝酸异山梨酯

硝酸异山梨酯（Isosorbide Dinitrate）又名消心痛，其作用及机制与硝酸甘油相似，但作用较弱，起效较慢，作用维持时间较长。本品经肝代谢生成异山梨醇 – 2 – 单硝酸酯和异山梨醇 – 5 – 单硝酸酯，仍具有扩张血管和抗心绞痛作用。此

> **药师考点**
>
> 单硝酸异山梨酯的临床应用。

外，本品口服剂量范围个体差异较大，剂量大时易致头痛及低血压等副作用，缓释剂可减少不良反应。用于冠心病的长期治疗，心绞痛的预防，心肌梗死后持续心绞痛，与洋地黄毒苷、利尿剂联合用于慢性心力衰竭，肺动脉高压。

单硝酸异山梨酯（Isosorbide Mononitrate）的作用及应用与硝酸异山梨酯相同。其特点是无首过消除，能经胃肠道迅速而完全吸收，生物利用度达 100%，服后 1h 血药浓度达峰值，作用持续 8h，$t_{1/2}$ 约 5h。

第二节　β受体阻断药

本类药物众多，药理作用及临床应用广泛（见有关章节）。本节仅就其抗心绞痛作用进行介绍。β肾上腺素受体阻断药可使心绞痛患者心绞痛发作次数减少、改善缺血性心电图、增加患者运动耐量、减少心肌耗氧量、改善缺血区代谢，缩小心肌梗死范围。现已作为一线防治心绞痛的药物。

药师考点

普萘洛尔等β受体阻断药抗心绞痛的药理作用及机制。与硝酸酯类合用的合理性。

【药理作用】

1. 降低心肌耗氧量　心肌缺血者在心绞痛发作时，心肌局部和血中儿茶酚胺含量均显著增加，激动β受体，使心肌收缩力增强，心率加快，血管收缩使左心室后负荷增加，从而使心肌耗氧量增加。同时因心率加快，心室舒张时间相对缩短，使冠脉血流量减少，因而加重心肌缺氧。β受体阻断药通过拮抗β受体使心肌收缩力减弱，心肌纤维缩短速度减慢，心率减慢及血压降低，可明显减少心肌耗氧量。但它对心肌收缩力的抑制作用可增加心室容积，同时因收缩力减弱心室射血时间延长，导致心肌耗氧增加，但总效应仍是减少心肌耗氧量。临床观察，用药后心率缓慢，舒张期延长和收缩力减弱明显的患者疗效最好。用心房起搏方法加快心率，普萘洛尔就失去抗心绞痛作用，说明其抗心绞痛作用与减慢心率有关。

2. 改善心肌缺血区供血　本类药因能降低心肌耗氧量，使非缺血区血管阻力增高，促使血液流向已代偿性扩张的缺血区，从而增加缺血区血流量。其次，由于减慢心率，心舒张期相对延长，有利于血液从心外膜血管流向易缺血的心内膜区。此外，也可增加缺血区侧支循环，增加缺血区灌注量。

此外，阻断β受体，可抑制脂肪分解酶活性，减少心肌游离脂肪酸含量；改善心肌缺血区对葡萄糖的摄取和利用，改善糖代谢，减少耗氧；促进氧合血红蛋白结合氧的解离而增加组织供氧。

【临床应用】β受体阻断药对硝酸酯类不敏感或疗效差的稳定型心绞痛，可使发作次数减少，对伴有心律失常及高血压者尤为适用。长期使用β受体阻断药能缩短仅有缺血心电改变而无症状的心绞痛患者的缺血时间。β受体阻断药还能降低近期有心肌梗死者心绞痛的发病率和死亡率。

对冠状动脉痉挛诱发的变异型心绞痛不宜应用。对心肌梗死也有效，能缩小梗死区范围，但因抑制心肌收缩力，故应慎用。β受体阻断药和硝酸酯类合用，宜选用作用时间相近的药物，通常以普萘洛尔与硝酸异山梨醇酯合用。β受体阻断药能对抗硝酸酯类所引起的反射性心率加快和心肌收缩力增强，硝酸酯类可缩小β受体阻断药所致的心室容积增大和心室射血时间延长，二药合用能协同降低耗氧量，减少用量，副作用也减少。

β受体阻断药一般宜口服给药，因剂量的个体差异大，应从小剂量开始逐渐增加剂量。停用β受体阻断药时应逐渐减量，如突然停用可导致心绞痛加剧或（和）诱发心肌梗死。对心功能不全、支气管哮喘、哮喘既往史及心动过缓者不宜应用。长期应用后对血脂也有影响，本类药物禁用于血脂异常的患者。

硝酸酯类、β受体阻断药及钙通道阻滞药对心肌耗氧量的影响见表19-1。

表 19 - 1　硝酸酯类、β 受体阻断药及钙通道阻滞药对决定心肌耗氧量诸因素的影响

影响心肌耗氧因素	硝酸酯类	β 受体阻断药	钙通道阻滞药
室壁张力	↓	±	↓
心室容量	↓	↑	±
心室压力	↓	↓	↓
心率	↑	↓	±
收缩性	↑	↓	±

第三节　钙通道阻滞药

钙通道阻滞药是临床用于预防和治疗心绞痛的常用药。本类药物尽管种类较多，化学结构不同，但都具有阻滞心肌细胞和平滑肌细胞，特别是血管平滑肌细胞的电压依赖性 L 型钙通道，抑制 Ca^{2+} 内流的作用，因而具有广泛的药理作用及临床应用，本节仅就其抗心绞痛方面的有关内容作进一步介绍。

> **药师考点**
>
> 硝苯地平和地尔硫䓬抗心绞痛的药理作用及其临床应用。

【药理作用】钙通道阻滞药通过阻滞 Ca^{2+} 通道，抑制 Ca^{2+} 内流而产生以下作用。

1. 降低心肌耗氧量　钙通道阻滞药能使心肌收缩力减弱，心率减慢，血管平滑肌松弛，血压下降，心脏负荷减轻，从而使心肌耗氧减少。

2. 舒张冠状血管　本类药物对冠脉中较大的输送血管及小阻力血管有扩张作用，特别是对处于痉挛状态的血管有显著的解除痉挛作用，从而增加缺血区的灌注。此外还可增加侧支循环，改善缺血区的供血和供氧。

3. 保护缺血心肌细胞　心肌缺血时，可增加细胞膜对 Ca^{2+} 通透性，增加外钙内流或干扰细胞内 Ca^{2+} 向细胞外转运，使胞内 Ca^{2+} 积聚，特别使线粒体内 Ca^{2+} 超负荷，从而失去氧化磷酸化的能力，促使细胞死亡。钙通道阻滞药通过抑制外钙内流，减轻缺血心肌细胞的 Ca^{2+} 超负荷而保护心肌细胞，对急性心肌梗死者，能缩小梗死范围。

有报道，钙通道阻滞药还有促进血管内皮细胞产生及释放内源性 NO 的作用。

【临床应用】常用于抗心绞痛的钙通道阻滞药有硝苯地平（Nifedipine，又称心痛定）、维拉帕米（Verapamil，又称异搏定）、地尔硫䓬（Diltiazem，又称硫氮䓬酮）、哌克昔林（Perhexiline，又称双环己哌啶）及普尼拉明（Prenylamine，又称心可定）等。由于钙通道阻滞药有显著解除冠状动脉痉挛的作用，因此对变异型心绞痛疗效显著，对稳定型心绞痛及急性心肌梗死等也有效。

1. 硝苯地平　扩张冠状动脉和外周小动脉作用强，抑制血管痉挛效果显著，对变异型心绞痛最有效，对伴高血压患者尤为适用。对稳定型心绞痛也有效，对急性心肌梗死患者能促进侧支循环，缩小梗死区范围。可与 β 受体阻断药合用，增加疗效。近年有报道称硝苯地平可增加发生心肌梗死的危险，应引起重视。

2. 维拉帕米　扩张冠状动脉作用较弱，对变异型心绞痛多不单独应用本药。对稳定型心绞痛有效，疗效近似普萘洛尔，它与 β 受体阻断药合用起协同作用，但两药合用可显著抑制心肌收缩力及传导系统，故合用要慎重。因其抑制心肌收缩力、抑制窦房结和房室结的传导，故对伴心衰、窦房结或明显房室传导阻滞的心绞痛患者应禁用。

3. 地尔硫䓬 对变异型、稳定型和不稳定型心绞痛都可应用，其作用强度介于上述两药之间。扩张冠状动脉作用较强，对周围血管扩张作用较弱，降压作用小，对伴房室传导阻滞或窦性心动过缓者应慎用，又因其抑制心肌收缩力，对心衰患者也应慎用。

【药物相互作用】钙通道阻滞药与β受体阻断药联合应用，特别是硝苯地平与β受体阻断药合用更为安全，二者合用对降低心肌耗氧量起协同作用。β受体阻断药可消除钙通道阻滞药引起的反射性心动过速，后者可抵消前者收缩血管作用。临床证明，对心绞痛伴高血压及运动时心率显著加快者最适宜。

第四节 其他抗心绞痛药物

双嘧达莫

双嘧达莫（Dipyridamole）又称潘生丁（Persantin），能够扩张冠状血管，增加冠状动脉流量，增加心肌供氧量。长期应用，促进侧支循环形成，具有抗血小板聚集作用，对冠心病的防治有益。其作用机制为：①腺苷增强剂，能抑制血小板摄取腺苷，而腺苷是一种血小板反应抑制剂；②抑制磷酸二酯酶活性，使血小板内环磷酸腺苷（cAMP）含量增多；③抑制血栓素 A_2（TXA_2）形成；④增强内源性 PGI_2 活性。不良反应有恶心、呕吐，头痛、眩晕、低血压等。

曲美他嗪

曲美他嗪（Trimetazidine，TMZ），又称万爽力（Vasorel），能够调节心肌能源底物，优化心肌代谢，增加 ATP 产生，改善心肌缺血及左心功能，缓解心绞痛。单药治疗有效，与β受体阻断药联用能增加疗效。尤其适用于老年、糖尿病及心功能不全的稳定性心绞痛患者。其作用机制：部分抑制耗氧多的游离脂肪酸氧化，促进葡萄糖氧化，利用有限的氧产生更多 ATP，增加心脏收缩功能；减少缺血再灌注时细胞内离子改变：减少酸中毒，减少钙离子过载；增加细胞膜磷脂的合成。不良反应有头晕、食欲不振、皮疹等。

吗多明

吗多明（Molsidomine）代谢产物作为 NO 的供体，释放 NO，发挥与硝酸酯类相似的作用。舌下含服或喷雾吸入用于稳定型心绞痛或心肌梗死伴高充盈压者疗效较好。

尼可地尔

尼可地尔（Nicorandil）是 K^+ 通道激活剂，既有激活血管平滑肌细胞膜 K^+ 通道，促进 K^+ 外流，使细胞膜超极化，抑制 Ca^{2+} 内流作用，还有释放 NO，增加血管平滑肌细胞内 cGMP 生成的作用，使冠脉血管扩张，减轻 Ca^{2+} 超载对缺血心肌细胞的损害。主要适用于变异型心绞痛和慢性稳定型心绞痛，且不易产生耐受性。同类药还有吡那地尔（Pinacidil）和克罗卡林（Cromakalim）。

小　结

● 心绞痛是因冠状动脉供血不足引起的心肌急剧的、暂时的缺血与缺氧综合征，其典型临床表现为阵发性的胸骨后压榨性疼痛并向左上肢放散。

● 心绞痛的主要病理生理机制是心肌需氧与供氧的平衡失调，决定心肌耗氧量的主要因素：心室壁张力、心率、心室收缩力。

● 现用于治疗心绞痛的药物主要有硝酸酯类、β 受体阻断药、钙通道阻滞药等。

● 硝酸甘油（Nitroglycerin）是硝酸酯类的代表药，舌下含服硝酸甘油能迅速缓解各种类型心绞痛。大剂量可出现直立性低血压及晕厥。剂量过大反而可使耗氧量增加而加重心绞痛发作。超剂量时还会引起高铁血红蛋白血症，表现为呕吐、发绀等。

（余建强）

扫码"练一练"

第二十章　抗慢性心功能不全药

慢性心功能不全（chronic cardiac insufficiency），是由于各种心脏疾病导致心功能不全的一种综合征。通常伴有体循环及（或）肺循环的被动性充血，故又称为充血性心力衰竭（congestive heart failure，CHF），是指在适当的静脉回流下，心排血量绝对或相对减少，不能满足机体组织需要的一种病理状态（图 20 - 1）。大多数患者以收缩性心力衰竭为主，心肌收缩力减弱，心搏出量减少，组织器官灌流不足，收缩性心力衰竭者对正性肌力药物反应良好。少数患者以舒张功能障碍为主，称舒张性心力衰竭，主要是心室的充盈异常，心室舒张受限和不协调，心室顺应性降低，心搏出量减少，心室舒张末期压增高，舒张性心力衰竭者射血分数下降不明显甚至可维持正常，用正性肌力药物疗效差。

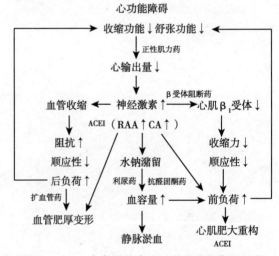

图 20 - 1　心力衰竭的病理过程及药物作用环节

目前用于治疗 CHF 的药物包括：

1. 肾素 – 血管紧张素系统抑制药

（1）血管紧张素 I 转化酶（ACE）抑制药　卡托普利等。

（2）血管紧张素 II 受体（AT_1）拮抗药　氯沙坦等。

2. 强心苷类　地高辛等。

3. 利尿药　氢氯噻嗪、呋塞米等。

4. 其他抗 CHF 的药物

（1）血管扩张药　肼屈嗪、硝普钠、硝酸酯类及 α_1 受体阻断药哌唑嗪。

（2）非苷类正性肌力药　磷酸二酯酶Ⅲ抑制剂（米力农等）及 β 受体激动药（多巴酚丁胺、扎莫特罗等）。

（3）钙通道阻滞药　氨氯地平等。

（4）β 受体阻断药　卡维地洛、美托洛尔等。

（5）抗醛固酮药　螺内酯。

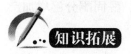
知识拓展

CHF 治疗模式的演变

20 世纪 20 年代洋地黄通过纠正血流动力学异常开始应用于 CHF 的治疗，40～60 年代为心肾模式应用洋地黄和利尿药，70～80 年代为心循环模式应用强心、利尿以及扩血管药，90 年代为神经内分泌综合调控模式应用 β 受体阻断药、ACE 抑制药、AT_1 拮抗药、醛固酮拮抗药。2001 年起，通过扩大、强化对心衰时激活的神经激素——细胞因子 ET、AVP、TNF－α 的抑制以及基因治疗从而逆转心肌异常。现代治疗目标为缓解症状、防止或逆转心肌肥厚，延长寿命，降低病死率和提高生活质量。

第一节　肾素－血管紧张素系统抑制药

自 80 年代初开始，血管紧张素Ⅰ转化酶（angiotensin converting enzyme，ACE）抑制剂用于高血压的治疗。近十多年来，发现 ACE 抑制剂除具有扩张血管作用外，还可逆转心肌肥厚、心室重构及抑制心肌纤维化，不仅可以缓解 CHF 症状，还能改善预后，降低 CHF 的病死率，是目前治疗 CHF 中阻断神经内分泌系统及心肌重构的关键药物之一。

一、血管紧张素Ⅰ转化酶（ACE）抑制药

血管紧张素转化酶抑制剂（ACE inhibitors）包括卡托普利（Captopril）、依那普利（Enalapril）、西拉普利（Cilazapril）、贝那普利（Benazepril）、培哚普利（Perindopril）、雷米普利（Ramipril）及福辛普利（Fosinopril）等，它们的作用基本相似。

卡托普利

【药理作用】本节主要介绍对 CHF 的作用。

1. 对 CHF 时神经激素的影响　卡托普利的基本作用是与血管紧张素转化酶结合并抑制其活性，使血液循环及局部组织中 Ang Ⅰ 向 Ang Ⅱ 转化受阻，血浆及组织（心脏、血管及血管内皮）中的 Ang Ⅱ 生成减少。

（1）局部组织中的 Ang Ⅱ 可促进去甲肾上腺素的释放，卡托普利抑制 Ang Ⅱ 的生成，直接降低儿茶酚胺的浓度，并

> **药师考点**
>
> 卡托普利、依那普利、西拉普利、福辛普利和氯沙坦抗心力衰竭的药理作用及其临床应用。

抑制循环中 Ang II 生成，使血管张力下降；间接抑制交感活性，同时减少血管升压素、内皮素的释放；恢复 β_1 受体下调的数量。

（2）卡托普利可使缓激肽降解减少，使血中缓激肽含量增加，缓激肽可促进 NO 和 PGI_2 生成。NO 与 PGI_2 都有舒张血管及抗心肌及血管壁细胞肥大增生重构作用。

（3）CHF 时，醛固酮分泌增多，通过水钠潴留及排 K^+、排 Mg^{2+} 作用，引起水肿、心室充盈压增高、诱发心律失常以及增加心脏猝死的危险；促进心肌纤维化、成纤维细胞增生引起心肌血管重构。卡托普利抑制 Ang II 的生成，进而引起醛固酮释放减少，不仅可减轻水钠潴留，而且可对抗长期应用利尿药及洋地黄所致的 RAAS 激活，醛固酮分泌增加产生的一系列可能使 CHF 恶化的因素。

2. 对血流动力学的影响

（1）降低外周血管阻力　卡托普利可降低血管张力，使平均动脉压、肺动脉压及肺楔压下降，从而降低外周血管阻力。

（2）扩张冠状动脉，改善心功能　卡托普利具有扩张冠状血管作用，增加冠状动脉血流量，保护缺血心肌，减轻缺血再灌注损伤，同时可减少心律失常的发生。卡托普利可降低左室充盈压及心室壁张力，改善心脏舒张功能。

（3）增加肾血流和肾小球滤过率　卡托普利可降低肾血管阻力，增加肾血流量及肾小球滤过率，增加尿量，以达到缓解 CHF 症状的目的。

3. 对抗心肌肥厚及心室重构的作用　卡托普利逆转心肌肥厚和心室重构的机制在于抑制 Ang II 生成，中止 Ang II 的致肥厚、促生长及诱导相关原癌基因表达的作用。另外卡托普利增加缓激肽含量及减少醛固酮的分泌均有助于心肌肥厚及重构的逆转作用。

【作用机制】CHF 是一种超负荷的心肌病，在发病的早期就开始出现心肌肥厚和心室重构。心室肥厚是心室对压力负荷过重或缺氧的一种适应性反应，心肌细胞、间质细胞及血管发生不均一性增加，此代偿反应在 CHF 的晚期可进一步恶化。CHF 具体表现为心肌细胞持续肥大，伴有细胞凋亡、成纤维细胞增殖、胶原增加、心肌间质纤维化、细胞内线粒体减少和血管壁细胞增殖。左心室重构则发生几何形状的改变，即体积和重量的增加。心肌肥厚和心肌纤维化使心脏的泵功能减退，加剧心脏收缩和舒张障碍，是 CHF 病程中的危险因素。ACE 抑制药可有效阻止和逆转心肌肥厚、心肌成纤维化及冠状动脉输送血管壁的增厚。

Ang II 的作用与 Ang II 受体有关。研究证明，在人类心肌中，Ang II 受体有两种亚型，即 AT_1 和 AT_2 受体。在 CHF 患者中两种受体的表达增强。Ang II 作用于 AT_1 受体后，可激活磷脂酶 C 等，增加 IP_3 和 DAG 的含量，通过 $PLC - IP_3$、$DAG - PKC$ 信号转导通路，增加 Ca^{2+} 内流，使细胞内 Ca^{2+} 的浓度提高，诱导原癌基因 $c - fos$、$c - myc$ 转录表达，增加心肌细胞内 DNA、RNA 的含量，增加蛋白质的合成，由此诱发心肌细胞增殖及心室重构。Ang II 作用于受体的信号转导还包括经酪氨酸蛋白激酶通路及丝裂原激活的蛋白激酶通路，这些通路被激活后，均可调节和促进细胞的生长、增生。已知的 Ang II 促心肌成纤维化的作用机制表明，信号转导机制包括信号转导子和激活转录子（signal transducers and activators of transcription，STAT）家族。STAT 是心肌细胞、心肌成纤维细胞和血管平滑肌细胞的转录因子。Ang II 促进心肌成纤维化与相关癌基因 $c - fos$、$c - jun$、$Egr - 1$，纤维连接蛋白的基因表达有关。

以上结果提示：Ang Ⅱ 作用于 AT₁ 和 AT₂ 受体，通过信号传导系统，诱导原癌基因 c - myc、c - fos 及 c - jun 等转录表达，促进 CHF 时心肌细胞的生长、增殖及重构。ACE 抑制剂通过减少 Ang Ⅱ 的生成，而发挥上述逆转作用。

【临床应用】抑制 Ang Ⅱ 生成，逆转心肌肥厚及心室重构；血管张力下降，心排血量增加，改善体循环及肺循环淤血；醛固酮生成减少，缓解由醛固酮增多引起的水肿及心肌增生肥厚；缓激肽降解减少，促进 NO 和 PGI₂ 的生成，进一步舒张血管及抗心肌、血管细胞肥大增生及心室重构。多方面缓解 CHF 的症状和体征，降低 CHF 的病死率，延长寿命，提高生活质量。

二、血管紧张素 Ⅱ 受体 (AT₁) 阻断药

血管紧张素 Ⅱ 受体阻断药（angiotensin Ⅱ receptor antagonists，ARBs）对 1 型血管紧张素（angiotensin type 1，AT₁）受体具有高度选择性，亲和力强，作用持久，可直接阻断 Ang Ⅱ 与其受体的结合，发挥拮抗作用。本类药物对 CHF 的作用与 ACE 抑制药相似，不良反应较少，不影响缓激肽代谢，不易引起咳嗽、血管神经性水肿等，常作为对 ACE 抑制药不耐受者的替代品。临床应用的有氯沙坦（Losartan）、缬沙坦（Valsartan）、伊白沙坦（Erbesartan）、坎替沙坦（Candesartan）、他索沙坦（Tasosartan）、依普沙坦（Eprosartan）与替米沙坦（Telmisartan）。

氯 沙 坦

【药理作用】氯沙坦对血循环、心肌自分泌及旁分泌部位的 AT₁ 受体具有高度选择性拮抗作用，可直接阻断 Ang Ⅱ 与其受体的结合，发挥拮抗作用，而对 AT₂ 受体的拮抗作用很弱。由于氯沙坦对缓激肽途径无影响，故使用后不引起咳嗽、血管神经性水肿等不良反应。

氯沙坦拮抗 Ang Ⅱ 对心血管系统的作用，表现为：①逆转心肌肥厚、心室重构及心肌纤维化。②血管张力下降，可降低左室舒张末压及左室舒张末容积，改善血流动力学，减轻心脏的后负荷。③醛固酮分泌减少，避免水钠潴留及钾、镁的丢失。

【临床应用】氯沙坦除可用于高血压治疗外，主要用于 CHF 的治疗。适用于血浆肾素活性提高，Ang Ⅱ 增多所导致血管壁和心肌肥厚及纤维化的 CHF。

第二节　强心苷类

强心苷类是一类具有强心作用的苷类化合物，本类药物有地高辛（Digoxin）、洋地黄毒苷（Digitoxin）、毛花苷 C（Lanatoside C）、毒毛花苷 K（Strophanthin K）等。常用于 CHF 的治疗且有确切疗效的是地高辛。

【构效关系】强心苷类由糖和苷元两部分组成（图 20 - 2）。糖的部分由葡萄糖或稀有糖如洋地黄毒糖等组成，对强心苷类的正性肌力作用无根本性影响，但可增加药物的极性。苷元由甾核和不饱和内酯环两部分组成。甾核具有三个重要的取代基。C_3 位具有 β 构型的羟基是甾核与糖的结合部位，脱糖后 C_3 位羟基转为 α 构型，则苷元失去强心作用。C_{14} 需有一个 β 构型的羟基，没有此羟基或差向异构为 α 位，则苷元失去强心作用。C_{17} 连接有 β 构型的内酯环，此环必须是不饱和的，也不能打开，否则会影响作用的强度或使之失去正

性肌力作用。近年对强心苷类进行化学结构的改造，旨在增加安全范围，减少毒性反应，已取得一些进展。

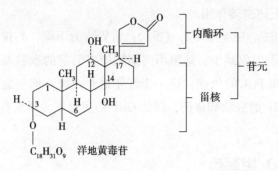

图 20 - 2　地高辛的化学结构

【体内过程】强心苷类的体内过程取决于药物的极性，而极性的高低由糖链数目而定。常用药物体内过程的比较见表 20 - 1。

表 20 - 1　四种强心苷类药物的药代学参数

项目	洋地黄毒苷	地高辛	毛花苷 C	毒毛花苷 K
口服吸收（%）	90 ~ 100	60 ~ 85	20 ~ 30	2 ~ 5
蛋白结合（%）	97	25	< 20	3 ~ 10
肝肠循环（%）	27	7	少	少
代谢转化（%）	70	20	少	0
原型经肾排出（%）	10	60 ~ 90	90 ~ 100	100
分布容积（L/kg）	0.6	5.1 ~ 8.1	4.4	—
半衰期	5 ~ 7d	36h	23h	12 ~ 19h
治疗血浆浓度（ng/ml）	10 ~ 35	0.5 ~ 2.0		
给药途径	口服	口服	静脉注射	静脉注射
起效时间	2h	1 ~ 2h	10 ~ 30min	5 ~ 10min
T_{max}（h）	8 ~ 12	4 ~ 8	1 ~ 2	0.5 ~ 2
毒性消失时间	3 ~ 10 天	1 ~ 2 天	1 ~ 1.5 天	6h
作用完全消失时间	2 ~ 3 周	5 ~ 7 天	4 ~ 5 天	1 ~ 3 天
全效量（mg）	0.8 ~ 1.2	0.7 ~ 1.2	1 ~ 1.2	0.25 ~ 0.5
维持量（mg）	0.05 ~ 0.3	0.7 ~ 1.2	—	—

1. 吸收　强心苷类药物中洋地黄毒苷口服吸收达 100%。地高辛吸收比例波动大，可变动在 20% ~ 80%，药效率约为 60% ~ 80%，可能与药物颗粒大小及药物溶出度有关。洋地黄毒苷经肝、胆管排入肠道而被再吸收，形成肝肠循环，作用时间延长。

2. 分布　强心苷类药与血浆蛋白结合比例不同，血浆 $t_{1/2}$ 不等。洋地黄毒苷、地高辛可分布于全身各组织，以肾、心及骨骼肌中浓度较高；毛花苷 C、毒毛花苷 K 以较高的浓度分布于心、肾及肝组织中。各药均可分布于乳汁中。

3. 代谢　洋地黄毒苷主要在肝脏代谢，经 P450 氧化脱糖成苷元，C_3 位碳羟基转为 α

构型而失活，部分在 C_{12} 位碳羟基化而转变为地高辛仍保留活性。地高辛在体内代谢较少，主要被还原为双氢地高辛等，其形成过程有赖于肠道细菌的存在。毒毛花苷 K 和毛花苷 C 很少在体内代谢，可能与脂溶性低不易进入肝细胞有关。

4. 排泄　洋地黄毒苷由于脂溶性高，在体内维持时间长，其代谢产物及少量原型药物经肾脏排出，部分经胆汁排泄形成肝肠循环。地高辛有 60% ~ 90% 以原型经肾排出，肾功能不全者易中毒。毒毛花苷 K 和毛花苷 C 几乎全部以原型经肾排泄。

【药理机制】 强心苷类对心肌收缩过程的作用与收缩蛋白及其调节蛋白无关，也不影响心肌能量供应，但能增加兴奋时心肌细胞内 Ca^{2+}，这是强心苷类正性肌力作用的基本机制。

强心苷类选择性与心肌细胞膜上 Na^+，K^+ – ATP 酶结合并抑制其活性（图 20 – 3）。多数学者认为 Na^+，K^+ – ATP 酶就是强心苷类的受体。Na^+，K^+ – ATP 酶是一个二聚体，由 α 和 β 亚单位组成。α 亚单位是催化亚单位，贯穿膜内外两侧，相对分子量 112000，约含 1021 个氨基酸残基。β 亚单位是一糖蛋白，可能与 α 亚单位的稳定性有关。已知 α 亚单位有 8 个疏水性跨膜 α – 螺旋段，即 H_1 ~ H_8，分属于 N 端和 C 端 1/3，所余中央 1/3 则折叠成巨大的胞溶部结构域，其中包含 ATP 结合水解部位 501 位赖氨酸，ATP 水解成的磷酸则结合于 369 位天冬氨酸（图 20 – 4）。

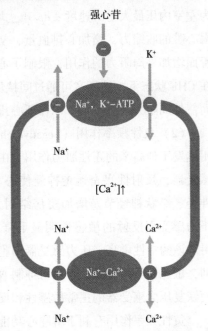

强心苷类与酶的结合位点，认为可能在 N 端 H_1 ~ H_2 间的胞外袢上，此胞外袢能影响结合过程中的构象变化，使酶活性下降。治疗量强心苷类抑制 Na^+，K^+ – ATP 酶活性约 20%，结果是细胞内 Na^+ 增多，K^+ 减

图 20 – 3　强心苷作用机制示意图

少。当细胞内 Na^+ 增多时，激活 Na^+ – Ca^{2+} 交换机制，使 Na^+ 内流减少，Ca^{2+} 外流减少，或者是使 Na^+ 外流增加的同时，Ca^{2+} 内流增加。其结果是细胞内 Ca^{2+} 量增加，肌浆网摄取 Ca^{2+} 也增加，储存增多。此外，细胞内 Ca^{2+} 少量增加时，可使动作电位 2 相内流的 Ca^{2+} 增多，进而促使肌浆网的钙释放。这样，在强心苷类作用下，心肌细胞内可利用的 Ca^{2+} 增加，使心肌收缩力加强。

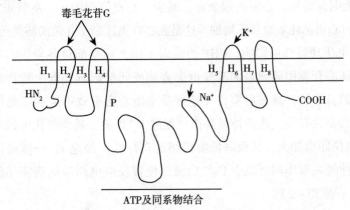

图 20 – 4　Na^+，K^+ – ATP 酶 α 亚单位的结构与强心苷作用点（模式图）

在多种条件下,强心苷类的正性肌力作用与 Na^+,K^+ – ATP 酶的抑制间显示了一定的相关性。但是当 Na^+,K^+ – ATP 酶活性抑制大于 30% 时,可能出现毒性反应,当达到或超过 60% ~80% 时可产生明显的毒性反应。其特点是心肌细胞内的钙超载,心肌松弛作用不足而加重心功能不全。另外心肌细胞内明显低钾,使心肌细胞的自律性提高,产生各种心律失常。

【药理作用】

1. 对心脏的作用

(1) 正性肌力作用 (positive inotropic action) 对心脏具有直接的选择性作用,可增强心肌收缩力。使心肌纤维缩短速度及肌张力上升速度加快,使心肌收缩有力而敏捷,表现为左室内压最大上升速度 $\pm dp/dt_{max}$ 增大,心肌最大缩短速度 V_{max} 加快,由此可明显加强衰竭心脏的收缩力,增加心排血量,从而解除心功能不全的症状。因强心苷类还具有收缩血管而增加外周阻力的作用,限制了心排血量的增加,因此对正常人并不增加心排血量。而在 CHF 状态下,地高辛可通过间接反射性作用,抑制正处于兴奋状态的交感神经活性,从而使外周阻力并不增加,以保证心排血量增加。

(2) 负性频率作用 (negative chronotropic action) 使因 CHF 加快的心率减慢。这一作用继发于地高辛的正性肌力作用。由于心排血量增多,作用于颈动脉窦、主动脉弓的压力感受器,反射性兴奋迷走神经使心率减慢。此外,还可增敏窦弓感受器,直接兴奋迷走神经、结状神经节及增加窦房结对乙酰胆碱的反应性。在 CHF 时,交感神经活性增高,压力感受器反射的敏感性明显下降,其原因与该部位的 Na^+,K^+ – ATP 酶的活性有关,由于该酶活性增高,压力感受器细胞内 K^+ 增多,膜电位负值增大,呈超极化,兴奋性被阻抑,敏感性下降。强心苷类可抑制 Na^+,K^+ – ATP 酶,翻转了上述作用,避免超极化,从而恢复压力感受器的正常敏感性和反射机制,从另一方面参与了 CHF 的治疗作用。

负性频率作用有利于解除心功能不全的症状,因心率减慢可增加心脏休息时间,同时又可使舒张期延长,静脉回心血量增多,得以保证心排血量增加,与此同时冠状动脉血液灌注改善,从而有益于心肌的营养供应。

强心苷类的负性频率作用并非评价疗效的必要条件。临床应用发现在心率减慢之前或在心率未见明显减慢的情况下,CHF 的一些症状,如呼吸急促、水肿等已有所改善。

(3) 对心肌耗氧量的影响 决定心肌耗氧量的主要因素是室壁张力、每分钟射血时间及心肌收缩力。虽然强心苷类可使 CHF 的心肌收缩力增强,心肌耗氧量增多,但基于正性肌力作用,使射血时间缩短,心室内残余血量减少,心室容积缩小,室壁张力下降以及负性频率的综合作用,心肌总耗氧量并不增加。这是强心苷类区别于儿茶酚胺类药物的显著特点。

(4) 对心肌电生理特性的影响 CHF 的病因不同,病变部位各异,心肌电生理特点不尽一致,特别是强心苷类用药剂量的改变也会直接或间接影响其电生理特性。在治疗剂量下可降低窦房结的自律性,减慢房室传导速度及缩短心房有效不应期。此作用与强心苷类增加迷走神经的兴奋性有关。迷走神经兴奋可促进 K^+ 外流,最大舒张电位负值增加 (绝对值增加),与阈电位距离加大,从而降低窦房结的自律性。加速 K^+ 外流可使心房的有效不应期缩短。迷走神经兴奋作用可减少 Ca^{2+} 内流,使慢反应电活动的房室结除极减慢,因此可减慢房室传导 (表 20 – 2)。

表 20 – 2 强心苷对心肌电生理特性的影响

电生理特性	窦房结	心房	房室结	浦肯野纤维
自律性	↓			↑
传导性		↑	↓	↓
有效不应期		↓		↓

提高浦肯野纤维自律性及缩短有效不应期。此作用与强心苷类直接抑制心肌细胞膜 Na^+，K^+ – ATP 酶有关。由于对该酶的抑制作用，使细胞内缺钾，最大舒张电位负值减小（绝对值减少），与阈电位距离接近，从而使自律性提高。由于最大舒张电位的减小，除极速率降低，动作电位振幅缩小，有效不应期缩短。

（5）对心电图（ECG）的影响 治疗剂量强心苷类最早引起 T 波幅度减小、低平或倒置。S – T 段呈鱼钩状，与动作电位 2 相缩短有关，是临床判断是否应用强心苷类的依据。P – R 间期延长，反映传导速度减慢；Q – T 间期缩短，说明浦肯野纤维和心室肌动作电位时程缩短；P – P 间期延长，反映心率减慢。中毒剂量可出现各种类型的心律失常，ECG 检查可发现其相应的改变。

2. 对神经系统及神经内分泌的作用

（1）神经系统 在 CHF 时交感神经兴奋性明显提高，血浆中去甲肾上腺素（NA）含量显著增加，可直接产生心脏毒性，是促进 CHF 病情发展的危险因素，NA 的水平变化是判定预后的重要指标。强心苷类除通过正性肌力作用间接抑制交感神经活性外，还具有直接作用。

有研究表明强心苷类抑制非心肌组织 Na^+，K^+ – ATP 酶亦是治疗 CHF 的作用机制之一。副交感传入神经的 Na^+，K^+ – ATP 酶受抑制，提高了位于左室、左房和右房入口处、主动脉弓和颈动脉窦的压力感受器的敏感性，抑制性传入冲动的数量增加，使中枢神经系统下达的交感兴奋性减弱。

长期应用强心苷类，可降低循环中 NA 的浓度，改善 CHF 的预后，但中毒剂量可通过中枢及外周作用，提高交感神经活性，应注意用量。治疗剂量强心苷类对中枢神经系统无明显影响，中毒剂量可兴奋延脑催吐化学感受区（CTZ），引起呕吐，此作用由多巴胺受体（D_2）所介导，可被氯丙嗪拮抗。过量中毒也可引起中枢兴奋症状。

（2）神经内分泌 近年研究发现，CHF 的发生与发展和神经激素失调（neurohormonal disorders）具有重要关系。强心苷类可抑制肾素 – 血管紧张素 – 醛固酮系统（RAAS），降低血浆肾素的活性，进而减少血管紧张素 II 及醛固酮的分泌，产生对心脏的保护作用。促进心房钠尿肽（atrial natriuretic peptide，ANP）的分泌，恢复 ANP 受体的敏感性，可对抗RAAS，产生利尿作用。

3. 对血管及肾脏的作用

（1）血管 收缩血管平滑肌，使下肢血管、肠系膜血管及冠状血管收缩，外周阻力增加，局部血流减少。在 CHF 时，强心苷类直接或间接抑制交感神经活性，超过其缩血管效应，故外周阻力有所下降，局部血流增加。

（2）肾脏 CHF 时强心苷类通过加强心肌收缩力，心排血量增多，肾血流增加，间接产生利尿作用；亦可抑制肾小管细胞 Na^+，K^+ – ATP 酶，减少肾小管对 Na^+ 的重吸收，产生直接利尿作用。

【临床应用】

1. 治疗慢性心功能不全 强心苷类对衰竭心脏，无论是对心房肌还是心室肌均有正性肌力作用，无脱敏及快速耐受性，因此可用于各种原因所致的心功能不全。其缺点为缺乏心肌松弛作用，不能纠正舒张功能障碍，对供氧及能量代谢无影响。对伴有心房纤颤和心室率快的 CHF 疗效最好；对高血压、瓣膜病、先天性心脏病所致低排血量的 CHF 疗效良好；对贫血、甲状腺功能亢进及维生素 B_1 缺乏所致能量产生障碍的 CHF 疗效较差。对肺源性心脏病、心肌炎或风湿活动期的 CHF 疗效差。心肌外机械因素影响所致的 CHF，如缩窄性心包炎及严重二尖瓣狭窄者疗效很差或无效。

2. 抗心律失常

（1）心房纤颤 心房率为 400～600 次/分，此时可有过多的冲动下传到心室，引起心室率过快（100～200 次/分），影响心脏排出足够的血液，导致严重循环障碍。强心苷类抑制房室传导，使较多的冲动不能穿透房室结到达心室而隐匿在房室结中，减慢心室率。强心苷类是降低房颤心室率的首选药物。

（2）心房扑动 心房率达 300～360 次/分，与心房纤颤相比，心房的异位节律相对较规则，但冲动穿透力强，容易传入心室，使心室率过快而难以控制。强心苷类可缩短心房的有效不应期，使心房扑动转为颤动，继之减慢心室率，是治疗心房扑动的常用药物。停药后，其缩短不应期的作用消除，相对地延长了有效不应期而停止折返，有可能恢复窦性节律。

（3）阵发性室上性心动过速 可通过提高迷走神经活性而终止，在采用压迫颈动脉窦等方法无效时，可用强心苷类。

【不良反应】

1. 胃肠道反应 可见厌食、恶心、呕吐及腹泻等。剧烈呕吐应减量或停药，是最常见的早期中毒症状。

2. 中枢神经系统反应 可见眩晕、头痛、失眠、疲倦及谵妄等症状。可见定向障碍、黄视、绿视及视力减退等症状。视觉障碍属中毒先兆，是停药指征之一。

3. 心脏反应 可出现各种不同程度的心律失常，是最严重的中毒反应。①快速型心律失常：强心苷类中毒可引起室性期前收缩、二联律，出现较早而常见（33%），是停药的指征之一。也可出现房性、房室结性、室性心动过速，甚至发生室颤。②房室传导阻滞：强心苷类中毒可引起各种程度的房室传导阻滞。③窦性心动过缓：强心苷类降低窦房结的自律性，心率低于 60 次/分，亦属中毒先兆，是停药指征之一。

【中毒的防治】首先应明确中毒先兆，及时停药，监测血药浓度有助于及早发现。

1. 快速型心律失常 与抑制 Na^+，K^+ – ATP 酶引起异位起搏点的自律性提高有关。静脉滴注氯化钾或苯妥英钠可与强心苷竞争 Na^+，K^+ – ATP 酶，降低自律性。苯妥英钠可抑制迟后除极所引起的触发活动，并加速房室传导以抵消强心苷类的抑制作用。

2. 室性心律失常 如室性心动过速及心室颤动应选用利多卡因。对极严重的地高辛中毒者，可用地高辛抗体 Fab 片段静脉注射，对抗作用强、显效快，每 80mg Fab 片段能拮抗 1mg 地高辛。

3. 缓慢性心律失常 如窦性心动过缓和房室传导阻滞可选用阿托品治疗。

【用法】

1. 负荷量法 首先在短期内给予较大剂量以达全效量（"洋地黄化量"），即出现最大疗效，再逐日给予维持量以补充每日消除的剂量。例如首次口服给予地高辛 0.25~0.5mg，以后每 6~8h 给予 0.25mg 至全效量，而后每日给予 0.125~0.5mg 维持。此种给药方式可根据病情分为速给法和缓给法，现已少用。

2. 维持量法　目前已广泛采用此给药方法，可明显降低毒性反应的发生率。按一级消除动力学的规律每日给予维持量，经 4~5 个 $t_{1/2}$，能使血药浓度达到稳态而发挥疗效。地高辛的维持量为 0.125~0.25mg，老年及肾功不良者宜用小剂量（0.125mg），每日或隔日一次。

【药物相互作用】强心苷类与排钾利尿药合用时，应根据患者肾功能状态适当补钾。地高辛与维拉帕米、普罗帕酮、胺碘酮、奎尼丁、普鲁卡因胺、双异丙吡胺等药物合用时，使地高辛血药浓度增加，应减少地高辛用量。

第三节　利　尿　药

利尿药在心衰的治疗中起着重要的作用，目前作为一线药物广泛用于各种心力衰竭的治疗。

【药理作用】本节主要介绍利尿药对 CHF 的作用。

1. 促进钠、水排泄　利尿药通过其利尿作用促进钠、水排出，减少血容量，主要减轻心脏的前负荷，缓解体循环充血及肺淤血。

2. 降低心脏后负荷　利尿药的促 Na^+ 排出作用，减少血管平滑肌细胞 Na^+ – Ca^{2+} 交换，使细胞内 Ca^{2+} 减少，进而导致血管壁的张力下降，外周阻力降低，降低心脏的后负荷，增加心排血量，减轻心功能不全的症状。

3. 防止心肌重构　CHF 时醛固酮的升高可引起低镁、低钾、激活交感神经、抑制副交感神经，并与血管紧张素 II（angiotensin II，Ang II）协同作用影响心肌结构和功能。醛固酮促进心肌重构，进而促进 CHF 的发展。利尿药可拮抗醛固酮，逆转上述作用。

【临床应用】利尿药适用于轻、中、重度心功能不全的患者，尤其是左、右心室充盈量偏高、伴有水肿或有明显的充血和淤血的患者。

> **药师考点**
>
> 噻嗪类利尿药抗心力衰竭的药理作用、主要机制及其临床应用。

1. 噻嗪类利尿药（thiazides diuretics）　对于轻、中度的 CHF 可选用噻嗪类利尿药，常用氢氯噻嗪，可间断应用，每周 2~4 次。

2. 袢利尿药（loop diuretics）　对中度的 CHF，可口服袢利尿药，如呋塞米、布美他尼（Bumetanide）等。对严重的 CHF，尤其是急性左心功能不全、肾小球滤过率少于每分钟 30ml 时，以及利尿药抵抗（diuretics resistance）时可选用呋塞米、布美他尼等静脉注射。

3. 保钾利尿药（K^+ – sparing diuretics）　严重的 CHF 患者因伴有高醛固酮血症，应选用具有抗醛固酮作用的保钾利尿药，是辅助治疗严重 CHF 常用的药物。小剂量（20mg/d）螺内酯不仅能减少 K^+ 的排出，还可减少心肌 K^+ 的外流，对预防强心苷中毒引起心律失常有一定的意义。与其他排钾利尿药合用增强利尿作用，并保持体内 K^+ 的平衡。

单用利尿药不能延长寿命，对心排血量方面无明显影响。值得注意的是由于血容量的降低，可能会引起神经激素的激活，对 CHF 的预后产生不利的影响。但利尿药至今仍是 CHF 综合治疗不可缺少的药物。

第四节　β受体阻断药

β受体阻断药通过阻断心脏β受体、拮抗过量儿茶酚胺对心脏的毒性作用，改善心肌重构，减少肾素释放，抑制RAAS，上调心肌β受体恢复其信号转导能力，改善β受体对儿茶酚胺的敏感性等环节发挥治疗CHF的作用。此外，β受体阻断药具有明显的抗心肌缺血及抗心律失常作用，后者也是其降低CHF病死率和猝死的重要机制。卡维地洛兼有阻断α_1受体、抗氧化等作用，表现出较全面的抗交感神经作用。心衰时应用β受体阻断药虽有抑制心肌收缩力，加重心功能障碍的可能，但长期应用可以改善CHF的症状，降低死亡率。目前已被推荐作为治疗慢性心力衰竭的常规用药。β受体阻断药与ACE抑制药合用疗效进一步增加。

临床上，β受体阻断药主要用于扩张型心肌病。对扩张型心肌病及缺血性CHF，长期应用可阻止临床症状恶化、改善心功能、降低猝死及心律失常的发生率。初期应用时应从小剂量开始，并与强心苷合并应用，以消除其负性肌力作用。

对严重心动过缓、严重左室功能减退、明显房室传导阻滞、低血压及支气管哮喘者慎用或禁用。

卡维地洛

卡维地洛（Carvedilol）在治疗剂量范围内，为非选择性兼有血管扩张作用的β受体阻断药，无内在拟交感活性。本品阻断突触后膜α_1受体，从而扩张血管、增加冠脉供血、降低外周血管阻力；阻断β受体，抑制心肌收缩力，减慢心率，降低心肌耗氧量，抗心肌缺血，抗心律失常，防止和逆转心肌重构，改善心力衰竭患者的心功能，减少猝死的发生。

> **药师考点**
> 卡维地洛抗心力衰竭的作用及临床应用特点。

此外，卡维地洛具有其他β受体阻断药所不具有的强大抗氧化作用，能抑制缺血心肌线粒体脂质过氧化，保护线粒体功能免受氧化应激事件的损害。本品还能直接抑制巨噬细胞、内皮细胞产生氧自由基，抑制激活的中性粒细胞释放氧自由基；拮抗氧自由基诱导心律失常、细胞凋亡、促进原癌基因表达及心肌重构等细胞毒作用，抑制心肌梗死区胶原含量的增加和心室重构，而发挥保护心肌、延缓心力衰竭进程的作用。

临床上，对轻度或中度心功能不全（NYHA分级Ⅱ或Ⅲ级）患者，合并应用洋地黄类药物、利尿药和血管紧张素转换酶抑制剂（ACEI）。也可用于ACEI不耐受和使用或不使用洋地黄类药物，肼屈嗪或硝酸酯类药物治疗的心功能不全者。与美托洛尔、比索洛尔相比，进展性心力衰竭患者一般能较好地耐受卡维地洛；卡维地洛对静息时的心率影响较小，可能与其阻断α受体后反射性兴奋交感神经有关，但在交感张力较高时（如运动及心力衰竭患者）它能剂量依赖性地减慢心率，不良反应相对较小；卡维地洛可防止长期单用ACE抑制药后所产生的ACE"逃逸"现象（表现为血中ACE水平的升高），也可进一步增强ACE抑制药对RAAS上游部位的抑制作用。

第五节　其他治疗充血性心力衰竭药

一、血管扩张药

扩血管药物迅速降低心脏的前、后负荷可改善急性心力衰竭症状，常用的药物有硝酸甘油、硝酸异山梨酯、肼屈嗪、硝普钠、哌唑嗪等。

扩血管药的作用机制：扩张静脉，使静脉回心血量减少，心脏前负荷降低，左心室舒张末压和肺楔压降低，缓解了肺部淤血症状；扩张小动脉，降低外周阻力，降低心脏后负荷，动脉供血以及心输出量增加，组织的缺血症状缓解。

二、非苷类正性肌力药

（一）磷酸二酯酶Ⅲ抑制剂

磷酸二酯酶Ⅲ抑制剂（phosphodiesterase – Ⅲ inhibitor，PDE 抑制剂）通过抑制 PDE – Ⅲ的活性，减少 cAMP 的灭活，使心肌细胞内的 cAMP 含量增加而产生正性肌力作用，同时对血管平滑肌具有松弛作用，可使血管扩张。兼具两种作用的药物称为强心扩管药（inodilator）或正肌扩管药（inodilating drugs）。从作用机制看，本类药物应为较理想的抗 CHF 药物，但大量的临床研究表明，短期内应用可获得一定的疗效，长期应用时不良反应多，可增加病死率，甚至缩短生存时间。对本类药物的研究尚有待进一步深化，常用的药物有米力农（Milrinone）及维司力农（Vesnarinone）等。

米力农和氨力农为双吡啶类衍生物。氨力农的不良反应较严重，恶心、呕吐伴心律失常。米力农是氨力农的替代品，抑酶作用强，不良反应少，但伴有室上性及室性心律失常、心绞痛样疼痛等。

> **药师考点**
>
> 米力农药理作用及其临床应用。

维司力农是一种口服有效的正性肌力药物，其作用机制复杂，能抑制 PDE – Ⅲ；促进 Na^+ 内流；延长动作电位时程；还可增加心肌收缩成分对 Ca^{2+} 的敏感性。临床应用可缓解心衰患者的症状。

（二）钙增敏药

钙增敏药（calcium sensitizers）是近年研究发现的新一代用于 CHF 的药物，可作用于收缩蛋白水平，增加肌钙蛋白 C（troponin C，TnC）对 Ca^{2+} 的敏感性，从而具有增强心肌收缩力而不伴有能量消耗的优点，但钙增敏药具有舒张延缓和提高舒张期张力的副作用。大多数还兼具对 PDE – Ⅲ的抑制作用，可部分抵消钙增敏药的副作用。钙增敏药可能通过多种机制调节肌丝对 Ca^{2+} 的反应。

常用药物匹莫苯（Pimobendan）、硫马唑（Sulmazole，甲磺唑）及噻唑嗪酮（Thiadizinone）。三种药均具有钙增敏作用，同时也具有 PDE – Ⅲ抑制作用。在 CHF 的治疗中具有正性肌力作用和血管扩张作用，可增加 CHF 患者的运动耐量及改善症状。然而这些药物和米力农一样，可降低 CHF 患者的存活率。该类药物均缺乏心肌舒张期的松弛作用。另外，对血管平滑肌收缩性的增强可能会对 CHF 的病情发展带来不利影响。

钙增敏药的作用机制尚有待进一步的探讨。其疗效有待于大规模的临床研究。

（三）β受体激动药

CHF 在发生发展过程中交感神经系统被激活，RAAS 等也处于相当高的水平。同时心脏的 β_1 受体下调，β 受体激动药的作用难以奏效，反而可因心率加快，心肌耗氧增多而对 CHF 不利，不宜使用 β 受体激动药。

多巴胺类药物中多具有 β 受体的选择性激动作用，同时也可扩张外周血管，可用于 CHF 的治疗，常用药物有多巴酚丁胺（Dobutamine）、异波帕胺（Ibopamine）。两者均可增加 CHF 的死亡率，不宜作常规治疗 CHF 之用。

三、钙通道阻滞药

钙通道阻滞药具有较广泛的药理作用，主要用于舒张期功能障碍的心力衰竭。根据临床观察发现，硝苯地平、地尔硫卓、维拉帕米等可使 CHF 恶化，可增加 CHF 的病死率。负性肌力作用被认为是钙通道阻滞药加重 CHF 的主要原因。近年来对 CHF 的病理生理学认识发生了很大的变化，认识到神经激素分泌失调是 CHF 发生发展的重要因素。硝苯地平、地尔硫草等可使交感神经、RAAS 及血管升压素等神经内分泌系统不同程度的激活，因而加重 CHF。

氨氯地平（Amlodipine）和非洛地平（Felodipine）是 20 世纪 90 年代开发的新一代二氢吡啶类钙通道阻滞药，具备上述的作用特点，可用于 CHF 的治疗。长期用药较安全，对生存率无不利影响。氨氯地平的作用出现缓慢，维持时间较长，同时还具有抗动脉粥样硬化、抗 TNF-α 及白介素的作用。

四、抗醛固酮药

CHF 时血中醛固酮的浓度可明显增高，大量的醛固酮引起心房、心室、大血管的重构，加速心衰恶化。此外，它还可阻止心肌摄取 NE，使 NE 游离浓度增加而诱发冠状动脉痉挛和心律失常，增加心衰时室性心律失常和猝死的可能性。

临床研究证明，在常规治疗的基础上，加用螺内酯（Spironolactone）可明显降低 CHF 病死率，防止左室肥厚时心肌间质纤维化，改善血流动力学和临床症状。与 ACE 抑制药合用则可同时降低 Ang Ⅱ 及醛固酮水平，既能进一步减少患者的病死率，又能降低室性心律失常的发生率，效果更佳。

小 结

- 慢性心功能不全是由于各种心脏疾病导致心功能不全的一种综合征。
- 强心苷是一类具有强心作用的苷类化合物，具有正性肌力、负性频率、改善心肌电生理等作用，用于慢心功能不全、心房纤颤、心房扑动及阵发性室上性心动过速的治疗。
- 治疗上用肾素-血管紧张素-醛固酮系统抑制药、利尿药、β 受体阻断药、强心苷类药、扩血管药、非苷类正性肌力药等，根据病情适当选择。

扫码"练一练"

（余建强）

第二十一章 抗心律失常药

要点导航

1. 掌握奎尼丁、利多卡因、胺碘酮、维拉帕米的药理作用、临床应用及主要不良反应。

2. 熟悉抗心律失常药的分类；普鲁卡因胺、苯妥英钠、美西律、妥卡尼、氟卡尼、普罗帕酮的作用特点。

3. 了解抗心律失常药的基本电生理作用。

心律失常（arrhythmia）是指心脏搏动的频率或（和）节律的异常。心律正常时，心脏协调规律的收缩和舒张，顺利完成泵血功能，心律失常时，泵血功能障碍，影响全身组织器官的供血。临床上通常把心律失常分为缓慢型心律失常和快速型心律失常。本章主要介绍用于治疗快速型心律失常的药物，这些药物作用于心肌细胞膜的离子通道或受体，影响心肌细胞膜对 Na^+、Ca^{2+} 和 K^+ 的通透性以及心肌的电生理活动，使心脏恢复到正常搏动。

第一节 心肌电生理学基础

扫码"学一学"

正常的心脏冲动起源于窦房结，经过心房、房室结、房室束及浦肯野纤维，最后到达心室肌，引起心脏节律性收缩、舒张，顺利完成射血功能。正常心脏功能的实现依赖于正常的心肌电生理活动，而正常的心肌电生理活动又与心肌细胞的跨膜电位、离子转运密切相关。

一、心肌电生理特性

1. 静息电位 正常心肌细胞在静息状态时处在极化状态，膜内电位负于膜外约 $-90mV$，称为静息电位。

2. 动作电位 心肌细胞兴奋时，细胞膜通透性改变，产生除极和复极，产生细胞膜两侧的电位波动和变化，构成动作电位（action potential，AP）。AP 分为 5 个时相，0 相为快速去极，是 Na^+ 快速内流所致。1 相为快速复极初期，由 K^+ 短暂外流、Cl^- 内流所致。2 相平台期为缓慢复极，由 Ca^{2+} 及少量 Na^+ 内流与 K^+ 外流所致。3 相为快速复极末期，由 K^+ 外流所致。0 相至 3 相的 AP 时程称动作电位时程（action potential duration，APD）。4 相为静息期，在 Na^+，K^+ – ATP 酶的作用下，细胞泵出 Na^+，摄入 K^+，恢复静息电位时的离子分布，非自律细胞的膜电位维持在静息水平，4 相自动去极化是由 Na^+ 内向电流所致，在自律性细胞则为自发性舒张期去极化。

3. 有效不应期 在动作电位复极过程中，当膜电位恢复到 – 50 ~ – 60mV 时，细胞才对刺激发生可扩布的动作电位，从除极开始到这以前的一段时间即为有效不应期（ERP），其时间长短一般与 APD 的长短相关，但变化程度可有不同（图 21 – 1）。

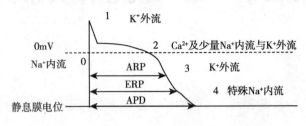

图 21 – 1 心肌动作电位与离子转运示意图

二、心律失常的发生机制

心律失常可由冲动形成异常及（或）冲动传导异常形成。

1. 冲动形成异常

（1）自律性异常 窦房结、房室结和希 – 浦细胞都有自律性，自律性源于动作电位 4 相自动除极。正常时，心脏受自律性最高的窦房结起搏细胞启动全心活动。如果窦房结功能降低，或潜在起搏点的自律性增高、非自律细胞在病理因素作用下产生的自律性均可导致冲动形成异常，出现心律失常。自律细胞 4 相自发性除极速率加快或最大舒张电位变小（少负）或阈电位变大均可使冲动形成增多而引起快速型心律失常。

（2）后除极和触发活动 后除极是在一个动作电位中继 0 相除极后所发生的除极，其频率较快，振幅较小，呈振荡性波动，膜电位不稳定，容易引起异常冲动发放，即所谓触发活动。

2. 冲动传导异常

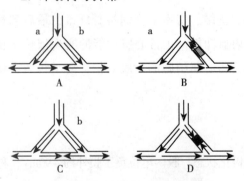

图 21 – 2 折返激动示意图

A. 正常传导过程；B. 单向阻滞形成折返；
C. 消除单向阻滞；D. 变为双向阻滞消除折返

（1）单纯性传导障碍 包括传导减慢、传导阻滞及单向传导阻滞。后者的发生可能与邻近细胞不应期长短不一或病变引起的传导递减有关。

（2）折返激动 指一个冲动沿着曲折的环形通路返回到其起源的部位，并可再次兴奋已兴奋过的心肌，是引发快速型心律失常的重要机制之一。正常时，冲动沿浦肯野纤维 a、b 两支分别下传，同时至心室肌，激发除极和收缩后，彼此消失在对方的 ERP 内（图 21 – 2A）。在病理情况下，如 b 支发生单向传导阻滞（即冲动不能正常下传却可逆行上传），则冲动沿 a 支下传到心室肌后，经 b 支病变部位逆行上传并折返至 a 支，如此时 a 支的 ERP 已过，则冲动就可再次沿 a 支下传至心室肌，形成折返激动（图 21 – 2B）。此外，相邻心肌细胞的 ERP 长短不一致也是形成折返的机制之一。如 b 支的 ERP 延长，冲动到达时可落在 ERP 中而不能下传，然而冲动可沿 a 支下传，当其折回到 b 支处，因 b 支的 ERP 已过，于是可逆行通过 b 支折返至 a 支。

扫码"学一学"

第二节　常用抗心律失常药的基本作用和分类

一、抗心律失常药的基本作用

1. 降低自律性　通过抑制快反应细胞 4 相 Na^+ 内流或抑制慢反应细胞 4 相 Ca^{2+} 内流，减慢 4 相自动除极速率，降低自律性，也可通过促进 K^+ 外流而增大最大舒张电位而降低自律性。

2. 减少后除极与触发活动　早后除极的发生与 Ca^{2+} 内流增多有关，因此钙通道阻滞药对之有效。迟后除极所致的触发活动与细胞内 Ca^{2+} 过多和短暂 Na^+ 内流有关，因此钙通道阻滞药和钠通道阻滞药对之有效。

3. 改变膜反应性而改善传导性　①增强膜反应性加快传导，以取消单向传导阻滞而终止折返激动。②降低膜反应性减慢传导，变单向阻滞为双向阻滞而终止折返激动。

4. 改变 ERP 及 APD 而减少或终止折返　①延长 APD、ERP，但 ERP 延长更显著，为绝对延长 ERP。②缩短 APD、ERP，但 APD 缩短更显著，为相对延长 ERP。③使邻近细胞不均一的 ERP 趋向均一化。

二、抗心律失常药的分类

根据药物对心肌电生理的作用特点，可将抗心律失常药分为五类。

Ⅰ类钠通道阻滞药，该类药又分为 A、B、C 三个亚型。

Ⅰ A 类适度阻滞钠通道，属该类药的有奎尼丁、普鲁卡因胺等。

Ⅰ B 类轻度阻滞钠通道，属该类药的有利多卡因、苯妥英钠、美西律等。

Ⅰ C 类明显阻滞钠通道，属该类药的有普罗帕酮、氟卡尼等。

Ⅱ类 β 受体阻断药，属该类药有普萘洛尔。

Ⅲ类延长动作电位时程药，属该类药有胺碘酮、溴苄胺等。

Ⅳ类钙通道阻滞药，属该类药有维拉帕米等。

Ⅴ类其他类，属该类药有腺苷。

> **药师考点**
>
> 抗心律失常药的药理作用、药物分类及其代表药。

第三节　常用抗心律失常药

扫码"学一学"

一、Ⅰ类——钠通道阻滞药

（一）Ⅰ A 类

适度阻滞 Na^+ 通道，降低 0 期除极的上升速率，减慢传导；使异位自律细胞的 4 相 Na^+ 内流减少而降低其自律性；延长 Na^+ 通道失活后恢复开放状态所需要的时间，从而延长有效不应期（ERP）和动作电位时程（APD），以延长 ERP 更为显著。不同程度地抑制心肌细胞膜对 K^+、Ca^{2+} 的通透性，有较明显的膜稳定作用。

奎 尼 丁

奎尼丁（Quinidine）是从茜草科植物金鸡纳树皮中提取的一种生物碱，为奎宁的右旋体。

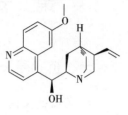

【体内过程】口服吸收迅速而完全，经 1～2h 血药浓度达高峰，血浆蛋白结合率约为 80%，心肌中的药物浓度较血药浓度约高 10～20 倍。药物主要经肝脏代谢，其活性代谢产物及药物原型由肾排泄，酸化尿液可使肾排泄增加。

【药理作用】奎尼丁可适度阻滞 Na^+ 通道，高浓度尚能抑制 K^+ 外流及 Ca^{2+} 内流。还具有抗胆碱作用和阻断外周 α 受体的作用。

1. 降低自律性 治疗剂量下，奎尼丁能降低浦肯野纤维、心房肌及心室肌的自律性，在窦房结功能低下时，还可明显抑制窦房结的自律性，但对正常窦房结影响较小。

2. 减慢传导 奎尼丁能通过阻滞 Na^+ 通道，降低 0 期上升速率，减慢传导速度，使单向传导阻滞变为双向传导阻滞，以消除折返激动引起的心律失常（图 21-2D）。奎尼丁的抗胆碱作用可加快房室结的传导性，故用其治疗心房颤动和心房扑动时，应先用强心苷类药物抑制房室结的传导，以防心室率过快。

3. 延长 ERP 奎尼丁减少 3 相 K^+ 外流，延长心室肌和浦肯野纤维等的 APD 和 ERP，以延长 ERP 更为显著，使 ERP/APD 比值加大，可消除折返激动引起的心律失常。

4. 其他 可减少 Ca^{2+} 内流，具有负性肌力作用；竞争性地阻滞 M 受体，有抗胆碱作用，此作用可使心率加快、房室结传导加快；还可阻断 α 受体，扩张血管，使血压降低。

【临床应用】奎尼丁为广谱抗心律失常药，可治疗多种快速型心律失常，如频发性室上性和室性期前收缩、室上性和室性心动过速、心房扑动、心房颤动等。也是重要的转复心律后防止复发的药物之一。

【不良反应】

1. 胃肠反应 表现为食欲不振、恶心、呕吐、腹痛、腹泻等。

2. 金鸡纳反应 久用可引起耳鸣、听力减退、视物模糊、神志不清，精神失常等。

3. 心血管反应 较严重，因奎尼丁能扩张血管和减弱心肌收缩力而导致低血压；房室及室内传导阻滞、心衰，甚至室性心动过速或室颤，严重者可发展为奎尼丁晕厥，发作时患者意识突然丧失，伴有惊厥、阵发性心动过速，甚至室颤而导致死亡。

4. 过敏反应 可有发热、偶见血小板、粒细胞减少等。

严重的心肌损害、心功能不全，严重的房室传导阻滞、强心苷中毒、低血压、高血钾以及对奎尼丁过敏者禁用，肝、肾功能不良者慎用。

> **药师考点**
>
> 奎尼丁、利多卡因、普罗帕酮、普萘洛尔、胺碘酮、维拉帕米和腺苷的药理作用、临床应用及其主要不良反应。

普鲁卡因胺

【体内过程】普鲁卡因胺（Procainamide）口服吸收迅速而完全。口服后 1～1.5h 血药浓度达峰值，持续作用约 3h。肌注后 15～60min 达峰值，静注后即刻起效。约 25% 经肝脏代谢成有药理活性的代谢产物N-乙酰普鲁卡因胺。N-乙酰普鲁卡因胺的半衰期约为6h。有效血药浓度4~10μg/ml，中毒血药浓度12μg/ml以上。口服量的50%~60%以原型经肾排出，肾功能障碍者体内蓄积量可超过原药。血液透析可清除原药及N-乙酰普鲁卡因胺。

【药理作用】对心肌的直接作用与奎尼丁相似但较弱，不具有阻断α受体和抗胆碱作用。治疗剂量能降低浦肯野纤维的自律性，降低快反应细胞动作电位0期上升最大速率与幅度而减慢传导速度，使单向传导阻滞变为双向传导阻滞而取消折返激动。延长心房、心室及浦肯野纤维的ERP及APD。

【临床应用】为广谱抗心律失常药物，临床主要用于室性心律失常如室性心动过速的治疗，也可用于治疗急性心肌梗死等。一般认为奎尼丁对房性心律失常效果较好，而普鲁卡因胺对室性心律失常效果较好。

【不良反应】口服常见胃肠道反应，静脉注射给药可导致低血压及室内传导阻滞等。过敏反应也较常见，表现为皮疹、药热和白细胞减少等。长期应用时少数患者可出现红斑狼疮综合征，停药可恢复。禁忌证同奎尼丁。

（二）ⅠB类药

轻度阻滞Na^+通道，抑制4相Na^+内流，降低自律性；通过促进K^+外流而加速复极过程，缩短ERP、APD，以缩短APD更显著。

利多卡因

利多卡因（Lidocaine）为局部麻醉药，也是目前治疗室性心律失常及急性心肌梗死的常用药物。

【体内过程】口服吸收因具有明显的首关效应，故一般采用静脉注射给药。静脉注射起效快，维持时间仅20min左右，常用静脉滴注来维持。体内分布广泛，在肝脏代谢，经肾排泄。

【药理作用】利多卡因能轻度阻滞Na^+通道，促进K^+外流。

1. 降低自律性　通过抑制Na^+内流而减小4期舒张期除极速率，降低浦肯野纤维的自律性，治疗剂量下对窦房结和心房几乎无作用。

2. 改善传导性　治疗量的利多卡因对传导速度无明显影响，但对心肌梗死区缺血浦肯野纤维或室内传导已有阻滞者，通过抑制0相Na^+内流而减慢传导，甚至加重传导阻滞，对有单向传导阻滞者可转为双向阻滞，从而消除折返。反之，对低血钾或心肌组织牵张而部分去极的浦肯野纤维，则因促进3相K^+外流而引起超极化，可加速传导，有利于消除因发生折返而导致的心律失常（图21-2C）。

3. 缩短APD和相对延长ERP　促进3相K^+外流及阻止2相少量Na^+内流而缩短浦肯野纤维及心室肌的APD、ERP，但以缩短APD更为显著，故相对延长ERP，有利于消除折返激动而治疗快速型心律失常。

【临床应用】仅用于治疗室性心律失常，特别适用于危急病例，是治疗急性心肌梗死引起的室性心律失常的首选药，对强心苷中毒所致者也有效。

【不良反应】主要表现有中枢神经系统症状，多发生于静脉给药时，主要表现为头晕、兴奋、嗜睡及吞咽障碍甚至抽搐和呼吸抑制等，剂量过大可引起心率减慢、房室传导阻滞和血压下降等。眼球震颤为利多卡因中毒的早期信号之一。禁用于严重房室传导阻滞患者。

其他常用ⅠB类抗心律失常药物的特点见表21-1。

表21-1　其他常用ⅠB类抗心律失常药物介绍

药物	作用特点	临床用途	不良反应及注意事项
苯妥英钠	与利多卡因相似，使肯肯野纤维自律性降低，ERP相对延长，并能与强心苷竞争 Na^+、K^+-ATP 酶，抑制强心苷中毒所致 DAD，改善被强心苷抑制的房室传导	主要用于室性心律失常，对强心苷中毒所致室性心律失常疗效显著	主要不良反应为静脉注射过快易引起低血压、呼吸抑制和心律失常。原有窦性心动过缓或严重房室传导阻滞等心脏疾病患者禁用。孕妇禁用
美西律	与利多卡因相似，降低浦肯野纤维自律性，减慢传导，相对延长 ERP	用于室性心律失常，对急性心肌梗死、强心苷中毒所致者疗效好，且对利多卡因治疗无效者仍有效	用量过大可有眩晕、复视、共济失调、震颤等神经系统反应；口服可有胃肠道反应；静脉注射可出现低血压、心动过缓、传导阻滞 窦房结功能不全、房室或心室内传导阻滞、重度心功能不全、低血压者禁用

（三）ⅠC类药

重度阻滞心肌细胞膜的 Na^+ 通道，降低动作电位 0 相上升速率和幅度，显著减慢传导，亦能抑制 4 相 Na^+ 内流，降低自律性。

普罗帕酮

【体内过程】普罗帕酮（Propafenone）口服吸收好，用药初期首过效应强而生物利用度低（<20%）；长期给药后，首过效应减弱。口服后 30min 起效，2~3h 作用达峰值，$t_{1/2}$ 约 12h。主要经肝脏代谢，99% 以代谢物形式经肾脏排出。

【药理作用】阻滞钠通道作用强，还能阻滞钾通道。

1. 降低自律性　明显抑制 Na^+ 内流，能降低浦肯野纤维及心室肌的自律性。

2. 减慢传导　减慢心房、心室和浦肯野纤维的传导。

3. 延长 APD 和 ERP　抑制 K^+ 外流，延长 APD 和 ERP。由于减慢传导的程度大于延长 ERP 的程度，易引起折返，导致心律失常。

此外，该药化学结构类似于普萘洛尔，因此具有弱的 β 受体阻断作用，并能阻滞 L 型钙通道，具有轻度负性肌力作用。

【临床应用】用于室上性及室性期前收缩、心动过速。

【不良反应】常见恶心、呕吐、味觉改变、头痛、眩晕。严重时可致心律失常，增加折返性室性心动过速的频率和发作次数。由于阻断 β 受体，可以引起窦性心动过缓和哮喘等，也可加重心力衰竭，引起房室传导阻滞。窦房结功能障碍、严重房室传导阻滞、心源性休克者禁用。低血压、肝、肾功能不良、严重心动过缓者慎用。

其他常用ⅠC类抗心律失常药物的特点见表21-2。

表21-2　其他ⅠC类抗心律失常药物介绍

药物	作用特点	临床用途	不良反应及注意事项
恩卡尼	口服吸收迅速，生物利用度约 80%。降低 0 相上升的速度而减慢传导，以浦肯野纤维作用最强	广谱抗快速型心律失常药，适应于室上性和室性心律失常者	主要有中枢神经症状，如头晕、头痛、震颤等。注意肾功能不全者宜减量。不宜与西咪替丁合用，因后者会增加本药的血药浓度
氟卡尼	口服吸收良好，生物利用度约 90%。血浆半衰期较恩卡因长	与恩卡尼相似。主要用于顽固性心律失常或其他药物无效者	致心律失常作用较多，如室速、室颤、房室传导阻滞等。注意老年人、心衰及肾功能不全者减量

二、Ⅱ类——β受体阻断药

受体阻断药抗心律失常作用主要是阻断 β 受体而拮抗去甲肾上腺素能神经对心脏的影响，同时可阻滞 Na$^+$ 通道，促进 K$^+$ 外流。

普萘洛尔

【药理作用】

1. 降低自律性 普萘洛尔（Propranolol）对窦房结、心房传导纤维及浦肯野纤维都能降低自律性，在运动及情绪激动时作用明显。也能降低儿茶酚胺所致的迟后除极而防止触发活动。

2. 减慢传导 在较高浓度，本药可抑制房室结和浦肯野纤维，减慢传导速度，并延长其 ERP。

【临床应用】主要用于治疗室上性心律失常，如心房颤动、心房扑动、阵发性室上性心动过速，尤其对交感神经兴奋或儿茶酚胺释放过多所致的窦性心动过速疗效更好。与洋地黄合用可增加疗效，显著控制心室率。也可用于由于运动或情绪激动所致的室性心律失常的治疗，减少肥厚型心肌病所致的心律失常。

【不良反应】可致窦性心动过缓、房室传导阻滞、低血压等，并可诱发心力衰竭和哮喘。高脂血症和糖尿病患者慎用，详见抗肾上腺素药。

三、Ⅲ类——延长动作电位时程药

本类抗心律失常药又称为钾通道阻滞药，能阻断电压依赖性钾通道，延长 APD 和 ERP，对室颤具有较好的防治作用。

胺 碘 酮

【体内过程】胺碘酮（Amiodarone）脂溶性高，口服和静脉注射均可，生物利用度约40% ~50% 。主要在肝脏代谢，代谢产物去乙胺碘酮仍有生物活性。停药后作用可维持1 ~ 3 个月左右。

【药理作用】可显著延长房室结、心房肌、心室肌的 APD 和 ERP，有利于消除折返激动。这可能与阻滞 K$^+$ 通道，延迟细胞复极有关。同时也阻滞 Na$^+$ 通道及 Ca^{2+} 通道而减慢房室结的传导，降低窦房结的自律性。此外，胺碘酮尚能非竞争性阻断α、β肾上腺素受体和舒张血管平滑肌，能扩张冠状动脉、增加冠脉流量、降低心肌耗氧量。

【临床应用】属于广谱抗心律失常药，对室上性和室性心律失常均有效。治疗心房扑动、心房颤动和室上性心动过速疗效好。对反复发作，常规药无效的顽固性室性心动过速也有效。

【不良反应】可见窦性心动过缓、房室传导阻滞、低血压及 Q - T 间期延长甚至心功能不全等心血管系统反应。还可引起胃肠道反应、光敏反应等，亦可见角膜褐色微粒沉着，一般不影响视力，停药后可逐渐消失。本药含碘，部分患者可引起甲状腺功能亢进或减退。少数患者出现严重的间质性肺炎或肺纤维化。

其他常用Ⅲ类抗心律失常药物介绍见表21-3。

表21-3 其他Ⅲ类抗心律失常药物介绍

药物	作用特点	临床用途	不良反应及注意事项
溴苄铵	延长浦肯野纤维和心室肌APD和ERP，提高室颤阈。口服不吸收，需肌内或静脉给药。能增强心肌收缩力	主要用于利多卡因或直流电除颤无效的室颤患者	直立性低血压、鼻塞、恶心、呕吐、腹泻、排尿困难等，静脉推注要缓慢，以避免短暂心率加快、血压上升
索地洛尔	选择性阻滞快速激活的延迟整流钾通道（I_{kr}），又是强效β受体阻断药，能明显延长心房肌和心室肌复极时间，延长APD和ERP。还能降低自律性，减慢房室传导，中止折返	各种严重的室性心律失常和阵发性室上性心动过速、房颤等	心动过缓、心律失常、心功能不全等，偶发尖端扭转型室性心动过速。有遗传性Q-T延长综合征者慎用。不与排钾利尿药合用，以防低血钾

四、Ⅳ类——钙通道阻滞药

此类药物通过阻滞心肌细胞L型钙通道而发挥抗心律失常作用，临床主要用于快速型室上性心律失常。

维拉帕米

【药理作用】维拉帕米（Verapamil）阻滞心肌细胞膜Ca^{2+}通道，抑制Ca^{2+}内流，主要作用于窦房结和房室结的慢反应细胞，可降低自律性，减慢传导，延长ERP，消除折返。

【临床应用】可作为治疗阵发性室上性心动过速的首选药，也可用于减慢房颤患者的心室率。忌用于预激综合征患者。

【不良反应】静脉注射给药可引起低血压，严重者或注射速度过快可导致心动过缓、房室传导阻滞甚至心力衰竭，多见于与β受体阻断药合用或近期内用过此药的患者。禁用于Ⅱ或Ⅲ度房室传导阻滞、低血压、心功能不全及心源性休克患者。老年人和肾功能减退者慎用。

其他常用Ⅳ类抗心律失常药物介绍见表21-4。

表21-4 其他常用的Ⅳ类抗心律失常药物介绍

药物	作用特点	临床用途	不良反应及注意事项
地尔硫䓬	与维拉帕米相似，可减慢Ca^{2+}内流。此外，还有非竞争性阻滞β受体的作用。可抑制窦房结和房室结的自律性，减慢传导，延长ERP；并可扩张冠脉和外周血管，降低心肌耗氧量	用于阵发性室上性心动过速、心房扑动或心房颤动。也用于心绞痛和轻、中度高血压	与维拉帕米相似，但较少。孕妇禁用
苄普地尔	是长效钙通道阻滞药。兼有Ⅰ、Ⅲ、Ⅳ类抗心律失常药的电生理作用特点，即不仅阻滞钙通道，而且有奎尼丁样（阻滞钠通道）和溴苄胺样（抑制K^+外流，延长APD）效应。抑制心肌收缩力和扩张血管的作用弱于维拉帕米	用于治疗室上性及室性心动过速，尤适用于兼有心绞痛的心律失常患者	最严重的毒性反应是致心律失常，可引起尖端扭转型室性心动过速

五、V类——其他类

腺　苷

兴奋腺苷受体，促钾离子外流，而降低心肌细胞自律性，还可延长房室结的不应期和减慢传导，抑制交感神经兴奋所致迟后除极。主要用于阵发性室上性心律失常。静脉注射速度过快可致短暂性心脏停搏。治疗剂量时多数患者会出现胸闷、呼吸困难。

扫码"学一学"

第四节　抗快速型心律失常药的选用

快速型心律失常的药物选用应考虑多种因素，包括心律失常的类别、病情的轻重程度、患者的病理状态等。本类药物安全范围较窄，应用不当甚至发生致心律失常作用，临床使用应注意以下原则。

> **药师考点**
>
> 抗心律失常药的选用。

1. 消除各种促发因素　患者体内电解质的紊乱（如低钾血症）、心肌缺血缺氧、多种药物（如强心苷类、茶碱类、抗组胺药等）和多种病理状态（如甲亢）都是促发心律失常的常见因素，应采取有效措施及时消除。

2. 明确诊断，按临床适应证合理选药　①窦性心动过速宜用β受体阻断药或维拉帕米；②心房纤颤的纠复和窦性心律的维持宜选用胺碘酮、索他洛尔或奎尼丁；③阵发性室上性心动过速，先用兴奋迷走神经的方法控制，急性发作时首选维拉帕米，也可选普萘洛尔、胺碘酮、普罗帕酮等；④室性期前收缩宜选用普鲁卡因胺、胺碘酮、美西律；⑤室性心动过速宜选用利多卡因静脉注射或普鲁卡因胺、普罗帕酮、索他洛尔、胺碘酮静脉注射；⑥心室颤动宜选用利多卡因、胺碘酮、普鲁卡因胺静脉给药；⑦急性心肌梗死、强心苷中毒引起的室性心动过速或心室纤颤选用苯妥英钠、利多卡因。

3. 实施个体化治疗方案　患者的年龄、心脏功能、肝肾功能及电解质平衡状况，都会影响对药物的反应，在确定用药方案时，均应予以重视。适时进行血药浓度监测，有利于及时调整临床用药方案。

4. 注意用药禁忌　为减少发生严重不良反应的危险因素，需重视临床用药禁忌，如强心苷类、钙通道阻滞药、β受体阻断药延缓房室传导的作用显著，有房室传导阻滞的患者不宜用；丙吡胺负性肌力作用较强，心功能不全患者不宜用；奎尼丁、索他洛尔延长APD作用明显，Q-T延长综合征患者禁用。此外，也应注意一些非心血管疾病，如有慢性肺部疾病的患者勿用胺碘酮，以减少药物所致肺纤维改变；前列腺增生患者勿用丙吡胺，以免加重尿潴留；慢性类风湿关节炎患者勿用普鲁卡因胺，以减少发生红斑性狼疮的可能性。

药物治疗最满意的效果是恢复并维持正常的窦性节律，其次是减少或消除异位节律，再次是控制心室频率，维持一定的循环功能。

小　结

- 心律失常（arrhythmia）是指心脏搏动的频率或（和）节律的异常。引起心律失常的原因很多，但心律失常发生的电生理学机制主要是冲动形成异常或（和）传导障碍。

● 本章介绍治疗快速型心律失常药物，这些药物作用于心肌细胞膜的离子通道或受体，影响心肌细胞膜对 Na^+、Ca^{2+} 和 K^+ 的通透性以及心肌的电生理活动，使心脏恢复正常的节律。

● 钠通道阻滞药奎尼丁、利多卡因，延长动作电位时程药胺碘酮、钙通道阻滞药维拉帕米的药理作用、临床应用及主要不良反应。

（王　斌）

扫码"练一练"

第二十二章 抗动脉粥样硬化药

扫码"学一学"

要点导航

　　1. 掌握洛伐他汀、考来烯胺和普罗布考的药理作用、作用机制、临床应用及主要不良反应。

　　2. 熟悉贝特类、烟酸及其他常用抗动脉粥样硬化药物的药理作用特点。

　　3. 了解抗动脉粥样硬化药的分类。

　　动脉粥样硬化（atherosclerosis，AS）是缺血性心脑血管疾病的主要病理学基础，其发生与发展的因素众多，其中以脂质代谢紊乱最早被认识。AS主要病理改变为动脉壁上胆固醇沉积，受累动脉壁形成动脉粥样硬化斑块，导致血管壁硬化、管腔狭窄和血栓形成。近年来，AS引起的冠心病、脑卒中等心脑血管疾病的发病率与死亡率呈明显上升趋势。AS的早期或轻症治疗一般采取饮食疗法，无效或重症者则采取药物治疗，可以采用手术介入治疗或基因治疗等。具有抗AS作用的药物统称为抗动脉粥样硬化药（antiatherosclerotic drugs）。常用药物包括调血脂药、抗氧化剂、多烯脂肪酸类、黏多糖和多糖类等具有动脉内皮保护作用的药物。

第一节　调血脂药

　　血脂是血浆中所含脂肪和类脂等脂类的总称，包括胆固醇（cholesterol，Ch）、三酰甘油（triglyceride，TG）、磷脂（phosphlipid，PL）和游离脂肪酸（free fatty acid，FFA）等。胆固醇分为游离胆固醇（free cholesterol，FC）和胆固醇脂（cholesterol ester，CE），两者相加为总胆固醇（total cholesterol，TC）。它们在血浆中与载脂蛋白（apoprotein，apo）结合形成血浆脂蛋白后始能溶于血浆，进行转运和代谢。血浆载脂蛋白包括乳糜微粒（chylomicron，CM）、极低密度脂蛋白（very low density lipoprotein，VLDL）、中间密度脂蛋白（intermediate density lipoprotein，IDL）、低密度脂蛋白（low density lipoprotein，LDL）、高密度脂蛋白（high density lipoprotein，HDL）以及脂蛋白（a）[lipoprotein（a），LP（a）]等。

　　血浆脂蛋白水平与AS的形成有密切关系。TC、极低密度脂蛋白–胆固醇（VLDL–C）、低密度脂蛋白–胆固醇（LDL–C）以及LP（a）的升高，HDL的降低均可以导致AS的发生。其中尤以氧化LDL在促进AS的发展中占有重要的地位。

　　高脂血症分为原发性和继发性两种。原发性高脂血症病因尚不清楚，可能与调控脂蛋白的基因突变有关，多为先天性遗传性疾病，可有家族史，亦称为家族性高脂蛋白血症。继发性高脂血症主要继发于代谢紊乱性疾病或其他因素，最常见的如糖尿病、肾病综合征、高血压、甲状腺功能低下、酒精中毒、免疫性疾病和某些药物的影响如服用避孕药等。降血脂药物可以通过调整血浆脂质或脂蛋白的紊乱进而治疗高脂血症，以产生抗 AS 作用。根据世界卫生组织的建议，一般将原发性高脂蛋白血症分为六型（表 22 - 1），其中Ⅱ型和Ⅲ型致动脉粥样硬化风险较大。临床主要使用的调血脂药物包括：他汀类、胆汁酸结合树脂、烟酸类、贝特类等。

表 22 - 1　原发性高脂蛋白血症分类

类型	升高的脂蛋白	TC	TG	动脉粥样硬化发生的危险
Ⅰ	CM	↑→	↑↑	—
Ⅱa	LDL	↑↑	→	高度
Ⅱb	LDL + VLDL	↑↑	↑↑	高度
Ⅲ	βVLDL	↑↑	↑↑	中度
Ⅳ	VLDL	↑→	↑↑	中度
Ⅴ	CM + VLDL	↑	↑↑	—

注：↑：浓度增加；→：无变化；—：不明显

一、主要降低 TC 和 LDL 的药物

（一）HMG - CoA 还原酶抑制剂

TC 和 LDL - C 升高与 AS 的发生和发展密切相关。羟甲基戊二酸单酰辅酶 A 还原酶抑制药（HMG - CoA reductase inhibitors，他汀类药物，statins）为目前临床上治疗 TC 和 LDL - C 升高的首选调血脂药物。第一个应用于临床的 HMG - CoA 还原酶抑制剂为从红曲霉中提得的霉菌代谢产物洛伐他汀（Lovastatin），并于 1987 年批准为降血脂药。现临床常用的药物包括洛伐他汀（Lovastatin）、辛伐他汀（Simvastain）、普伐他汀（Pravastatin）、阿伐他汀（Atorvastatin）、氟伐他汀（Fluvastatin）、西立伐他汀（Cerivastatin）等。目前，这类药物不仅是一线调血脂药物，也是冠心病一级和二级预防药物，成为冠心病治疗的标准药物。

> **药师考点**
>
> 他汀类药物的药理作用、作用机制、临床应用和不良反应。

【体内过程】他汀类药物均具有二羟基庚酸结构，为内酯环或开环羟基酸，但内酯环必须转化成相应的开环羟基酸才具有药理活性。洛伐他汀和辛伐他汀是无活性的前药，口服吸收后，经肝脏代谢为有活性的开环羟酸衍生物而发挥作用。他汀类药物均能被肠道吸收，很少进入外周组织，具有较高的首过消除。大部分经肝脏代谢，多数经胆汁排泄，约 5% ~ 20% 由肾脏排泄。常用的他汀类药物代谢动力学特点见表 22 - 2。

表 22 - 2　常用他汀类药物代谢动力学特点

药物	口服吸收率（%）	血浆蛋白结合率（%）	生物利用度（%）	半衰期（h）	肝代谢率（%）	肾排泄率（%）	达峰时间（h）
洛伐他汀	30	>95	<5	3	≥70	<13	2 ~ 4
辛伐他汀	85	>95	<5	1.5 ~ 2	50	<13	1 ~ 2
阿伐他汀	NA	98	40.7	12 ~ 57.6	≥80	2.3	2 ~ 4
普伐他汀	34	40 ~ 55	10 ~ 26	1.8	≥90	43 ~ 48	1 ~ 1.5

注：NA，未知。

【药理作用】他汀类药物有相似的药理作用，即调血脂及非调血脂两方面作用。

1. 调血脂作用　肝脏是合成内源性胆固醇的主要场所（约占总量的 70%）。在肝细胞

中，胆固醇合成的限速酶为 HMG－CoA 还原酶，它催化具有开环羟酸结构的 HMG－CoA 转化成为甲羟戊酸（mevalonic acid，MVA），MVA 进一步生成法尼焦磷酸、鲨烯，最终合成胆固醇。

他汀类药物因其本身或其代谢物的结构与 HMG－CoA 相似可竞争性地抑制 HMG－CoA 还原酶，使 MVA 形成发生障碍，进而阻碍内源性胆固醇在肝中的合成。同时，肝细胞内胆固醇的降低促使 LDL 受体蛋白上调，使血浆中大量的 LDL 经 LDL 受体途径代谢为胆汁酸而排出体外，从而降低血浆 LDL 水平。胆固醇合成减少也可促使肝合成载脂蛋白 B 减少，使 VLDL 减少，HDL 水平升高。

2. 非调脂作用 他汀类对心脑血管疾病的治疗作用也得益于其多种非调脂作用，这些作用在临床越来越受到重视。他汀类非调脂作用包括：①抑制脂蛋白的氧化修饰作用；②抗炎作用和稳定动脉粥样硬化斑块；③抑制血管平滑肌细胞增殖；④免疫调节；⑤保护血管内皮功能；⑥抑制血小板的黏附、聚集和血栓形成；⑦延缓巨噬细胞泡沫化等，这些作用都有助于防治动脉粥样硬化病变。

3. 肾保护作用 他汀类药物不仅可通过降低胆固醇保护肾脏，还可通过抗炎、免疫抑制、抗骨质疏松等作用，减轻肾脏损伤。

【临床应用】

1. 调血脂 他汀类药物用于原发性高胆固醇血症，杂合子家族性高胆固醇血症，Ⅲ型高脂蛋白血症，以及糖尿病性和肾性高脂血症。

2. 肾病综合征 他汀类药物对肾功能有一定的保护和改善作用，该作用除与调血脂作用有关外，也可能与其抑制肾小球系膜细胞的增殖、延缓肾动脉硬化有关。

3. 血管成形术后的再狭窄 血管成形术后再狭窄的发生与 AS 的形成有类似性，他汀类药物有一定的预防作用。

4. 预防心血管急性事件 他汀类药物可增加 AS 斑块的稳定性或使斑块缩小，减少心肌梗死和脑卒中的发生。

5. 缓解器官移植后的排异反应和治疗骨质疏松

【不良反应】不良反应较轻且少见。部分患者有胃肠道、失眠和皮疹等反应；严重者可出现胆汁淤积和转氨酶升高，停药后可恢复；或出现机制不明的横纹肌溶解症（rhabdomyolysis），早期用药应注意观察肌酶谱和肌肉症状；诱发白内障。

【药物相互作用】与苯氧酸类、大环内酯类抗生素（红霉素和克拉霉素）、烟酸、环孢素 A、贝特类药物合用可增加横纹肌溶解症的发生率或使其加重，应避免合用。

儿童、孕妇、哺乳期及计划妊娠的妇女；过敏或有肌病的患者禁用。低血压、大手术、外伤、急重症感染、严重代谢和内分泌疾病、未控制的癫痫均为诱发肾功能衰竭和横纹肌溶解的危险因素，应禁用所有种类的他汀类药物。

洛伐他汀

洛伐他汀（Lovastatin）是从红曲霉（或土曲霉）中提取的霉菌代谢产物，为无活性的内酯环型，口服 30min 后被吸收并经肝脏水解为开环羟酸呈现药理活性。为第一个应用于临床的 HMG－CoA 还原酶抑制剂。

调血脂作用稳定、可靠，呈剂量依赖性，一般用药2周即可出现效应，4～6周可达到最佳治疗效果。临床主要是用于治疗以胆固醇升高为主的高脂蛋白血症，尤其对伴有LDL升高的患者疗效较好。

辛伐他汀

辛伐他汀（Simvastatin）为洛伐他汀的甲基衍化物，为无活性的内酯环型，调血脂作用较洛伐他汀强，升高HDL和apo–AI的作用强于阿伐他汀。临床试验证明，长期应用能有效地降低胆固醇，延缓动脉粥样硬化病变的进展和恶化，减少心脏事件和不稳定心绞痛的发生。主要用于原发性、继发性高胆固醇血症的治疗，以预防AS的发生，控制冠心病的进展。

普伐他汀

普伐他汀（Pravastatin）为开环活性结构，口服吸收迅速，亲水性强，不易通过血脑屏障。除具有稳定、安全的降脂作用外，还有非降脂作用如抑制单核–巨噬细胞向内皮的聚集和黏附、抗炎等作用，增加斑块稳定性，改变血小板的反应性。对急性冠脉综合征患者，早期应用能迅速改善内皮功能，减少冠脉再狭窄和心血管事件的发生。

阿伐他汀

阿伐他汀（Atorvastatin）口服吸收迅速，不受食物影响，经肝代谢，产生的活性代谢产物的作用占总作用的大部分。在发挥调血脂的同时，尚可抑制血小板活性及改善胰岛素抵抗、抑制氧化应激、改善内皮功能等。

（二）胆汁酸结合树脂

胆固醇在体内代谢的主要途径是在肝内转化成胆汁酸，经胆总管排入肠道，正常情况下，95%可在空肠和回肠被重吸收。胆汁酸结合树脂进入肠道后不被吸收，与胆汁酸牢固结合，阻碍胆汁酸的重吸收，干扰胆汁酸肝肠循环，促进胆固醇排泄，从而大量消耗胆固醇，使TC和LDL–C水平降低。

考来烯胺

考来烯胺（Cholestyramine）为苯乙烯型强碱性阴离子交换树脂，不溶于水，在肠道内不易被吸收。

【药理作用】降低 TC、LDL – C 和载脂蛋白 B 水平，对 HDL 作用不显著，对 TG 无降低作用甚至稍有升高。

口服考来烯胺后，在肠道通过离子交换，与胆汁酸牢固结合成不被吸收的胆汁酸螯合物，阻碍了胆汁酸的重吸收，促进其从肠道排出。胆汁酸大量的丢失，加速肝内 TC 的下降。肝内胆固醇经 7α – 羟化酶的作用加速转化为胆汁酸，胆固醇向胆汁酸转化使肝中胆固醇的含量减少后，代偿性增加肝细胞上 LDL 受体，使大量含胆固醇的 LDL 经受体进入肝细胞而被代谢，血浆 TC 和 LDL 水平降低。

另外，胆汁酸也是外源性胆固醇吸收所依赖的必需物质，被结合的胆汁酸失去活性后，也减少脂质（包括外源性胆固醇）的吸收。

【临床应用】主要用于治疗以 TC 和 LDL – C 升高为主的高胆固醇血症以及 TG 水平正常，又不能使用他汀类的高胆固醇血症患者。对纯合子家族性高脂血症无效。

【药物相互作用】与 HMG – CoA 还原酶抑制剂合用有协同调血脂作用；与普罗布考合用既有协同调脂作用，又可减少不良反应；能减少华法林、地高辛、保泰松、甲状腺素、β 受体阻断药和其他一些阴离子药物的吸收，应在给予本药物前 1h 或 4～6h 后使用。

【不良反应】不良反应较多，常见胃肠道不适、便秘等。长期应用，干扰脂溶性维生素（如维生素 A、D、K）的吸收；影响镁、铁、锌、脂肪及叶酸的吸收；出现出血倾向、骨质疏松、脂肪痢及高氯性血症。应适当补充维生素 A、D、K 等脂溶性维生素及钙盐。

二、主要降低 TG 和 VLDL 的药物

（一）贝特类

本类药物亦称苯氧芳酸类药物，是从氯贝特（Clofibrate）衍生出来的一组化合物，种类较多。主要包括吉非贝齐（Gemfibrozil），非诺贝特（Fenofibrate），苯扎贝特（Benzafibrate）和环丙贝特（Ciprofibrate）等，由于该类调脂药中多数药物的译名中含有"贝特"二字，故常将此类药物称作贝特类调脂药。

【体内过程】口服吸收迅速而完全，血浆蛋白结合率为 92%～96%，不易分布到外周组织，在肝或肾脏代谢，主要与葡萄糖醛酸结合后经肾脏排泄。贝特类药物因结构不同，故代谢、半衰期也不完全相同，如吉非贝特和苯扎贝特为活性形式，吸收后发挥作用快，维持时间短，$t_{1/2}$ 为 1～2h；非诺贝特吸收后，需在体内水解为具有活性的酸性形式发挥作用，其 $t_{1/2}$ 为 20h。

【药理作用】

1. 调血脂作用 贝特类能明显降低血浆 VLDL – C，亦降低 TG，中等程度降低 TC 和 LDL，升高 HDL 水平。贝特类通过激活过氧化物酶增殖激活受体 α（peroxisome proliferation activated receptor – α，PPAR – α）发挥作用。PPAR – α 激活后，可增加脂蛋白脂肪酶（lipoprotein lipase，LPL）和 apoA – I、apoA – Ⅱ的基因表达，下调 apoC – Ⅲ的转录。LPL 能促

进 CM 和 VLDL 分解代谢；apoA–I 增加使 HDL 合成增加。

2. 非调脂作用 贝特类具有抗凝血和降低血浆黏度，增加纤维蛋白溶解以及抗炎和改善胰岛素敏感性等作用。这些与降脂无关的作用对心血管疾病具有一定的治疗作用。

【临床应用】 主要用于治疗以 TG 或 VLDL 升高为主的高脂血症，如Ⅱb、Ⅲ、Ⅳ、Ⅴ型高脂血症；也可用于 2 型糖尿病的高脂蛋白血症治疗。对家族性高乳糜微粒血症、LDL 升高的患者无效。

【不良反应】 一般耐受良好。部分人可致腹痛、腹泻、恶心等。与剂量相关，减少用量，症状可减轻或消失，必要时需停药。少数出现过敏反应。还可见乏力、头痛、失眠、阳痿和轻度一过性转氨酶升高，用药早期应检测肝功能。偶见尿素氮升高。

孕妇、哺乳期妇女、胆石症患者以及肝、肾功能不良者禁用。小儿慎用。

【药物相互作用】 与口服抗凝药合用，因可增强抗凝药物的抗凝活性，应减少抗凝药物的剂量；对糖尿病患者，因其可轻度升高血糖，应适当调整胰岛素或口服降糖药的剂量。

非诺贝特

![非诺贝特的化学结构式]

非诺贝特（Fenofibrate）口服吸收快，约 50% ~ 75% 被吸收，与食物同服能增加吸收，血浆蛋白结合率为 99%，在肝和肾组织代谢，$t_{1/2}$ 为 22h 左右，65% 经肾脏排泄。其降低 TG 及混合性血脂异常较胆固醇作用明显，为血清 TG 升高为主的高脂血症的首选药物。

（二）烟酸类

烟 酸

烟酸（Nicotinic Acid）属 B 族维生素，大剂量时，产生明显的广谱降脂作用，但与其维生素作用无关。由于其不良反应限制了其临床应用，目前多用其副作用较少的衍生物如阿昔莫司（Acipimox）、烟酸肌醇酯和烟酸维生素 E 酯等。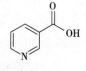

【体内过程】 口服吸收迅速而完全，约 1h 达到血药峰浓度，血浆蛋白结合率低，广泛分布于各组织器官和体液。$t_{1/2}$ 约为 45min。小剂量时多在肝脏代谢，大剂量时原型药物经肾脏排出增加。

【药理作用】

1. 调脂作用 大剂量烟酸抑制肝脏合成 TG 和释放 VLDL，间接使 VLDL 的降解产物 LDL 水平降低；通过脂蛋白酶途径增加 VLDL 的清除，进一步使 TG 水平降低；升高 HDL，减少胆固醇摄取过程中 HDL 中 apoA I 的摄取和分解，增强胆固醇的逆向转运。

2. 非调脂作用 增加 PGI_2 的合成、抑制 TXA_2 的生成以及减少纤维蛋白原含量，抗血小板聚集和扩张血管，抑制血栓形成和缓解动脉粥样硬化。

【临床应用】 为广谱调脂药物，可应用于除Ⅰ型以外的各种高脂血症，对Ⅱb 和Ⅳ型最好。与胆汁酸结合树脂或贝特类合用，可提高疗效。也可用于防治糙皮病等烟酸缺乏症。

【不良反应】副作用较多，常见有面部皮肤潮红、瘙痒等，可能为前列腺素引起的皮肤血管扩张所致，严重者可于服药前30min给予阿司匹林以减轻症状。胃肠刺激症状如恶心、呕吐、腹泻等也常见。大剂量偶见高血糖、高尿酸、肝功能异常和过敏反应。痛风、消化道溃疡、2型糖尿病、肝功能异常者禁用，肾功能不良者慎用。

阿昔莫司

为1980年发现的烟酸异构体。口服吸收快，2h达血药浓度高峰，$t_{1/2}$为2h，以原型经肾脏排泄。药理作用与烟酸相似，但降脂作用更强更持久，不易致血糖和血尿酸升高，不良反应较少而轻。临床主要用于治疗Ⅱb、Ⅲ和Ⅳ型高脂血症，也可用于治疗伴有2型糖尿病或伴有痛风的高脂血症患者。

第二节　抗氧化剂

氧自由基是机体氧化代谢的产物，具有强氧化性，可对LDL进行氧化修饰产生氧化型LDL（oxydized LDL，ox‑LDL）。ox‑LDL具有损伤血管内皮、诱导单核细胞黏附并向内皮下趋化以及促进巨噬细胞泡沫化的作用，促进AS的发生和发展。抗氧化剂如普罗布考（Probucol）、维生素E（Vitamine E）、黄酮类化合物等可阻止ox‑LDL的形成，具有抗动脉粥样硬化作用。

普罗布考

【体内过程】口服吸收不完全（<10%），餐后服用可增加其吸收，生物利用度5%~10%。一次服用临床剂量，24h达血药浓度峰值。$t_{1/2}$为6~10h。吸收后主要分布于脂肪组织，脂肪中浓度可为血药浓度的100倍。可在脂肪蓄积，长期用药停药后，药物仍可在脂肪组织中保留数月。主要经胆汁由肠道排出。

> **药师考点**
>
> 普罗布考的药理作用与机制、临床应用及其不良反应。

【药理作用】

1. 调血脂作用　普罗布考通过影响脂蛋白代谢而调脂，可降低血浆中TC、LDL，对TG和VLDL基本无影响。普罗布考也显著降低HDL（25%），但认为是改变了HDL的结构与代谢功能，使其逆转运胆固醇的能力提高，更有利于HDL来发挥抗动脉粥样硬化的作用。

2. 抗氧化作用　普罗布考为强效脂溶性抗氧化剂，可阻止各种脂蛋白被氧化修饰，防止ox‑LDL的形成及其所致AS作用。

【临床应用】

1. 主要与其他调脂药物合用治疗高胆固醇血症，可使家族性高胆固醇血症患者肌腱等部位的黄色瘤消退。

2. 防治经皮冠状动脉腔内血管成形术（PTCA）后再狭窄。

3. 抗动脉粥样硬化，预防冠心病及心绞痛。

【不良反应】不良反应少而轻，10%患者可出现胃肠道反应。还可致肝功能异常、血管神经性水肿、高血糖、高尿酸、血小板减少等。可延长 Q-T 间期，故禁用于 Q-T 间期延长者，也不宜与有 Q-T 间期延长作用的药物如奎尼丁等合用。孕妇及小儿禁用。

第三节　多烯脂肪酸类

多烯脂肪酸类（polyunsaturated fatty acids，PUFAs）又称多烯不饱和脂肪酸类，根据其不饱和键在脂肪酸链中开始出现的位置不同分为 n-3（或 ω-3）和 n-6（或 ω-6）两型。

n-3 型多烯脂肪酸

n-3 型 PUFAs 包括 α 亚麻油酸、二十碳五烯酸（eicosapentaenoic acid，EPA）和二十二碳六烯酸（docosahexaenoic acid，DHA）等长链 PUFAs，主要存在于海洋生物藻、鱼及贝壳类中。长期服用能预防 AS 的形成，并使斑块消退，药用有多烯康胶丸等鱼油制剂。

【药理作用】

1. 调血脂作用　EPA 和 DHA 有明显调脂作用，降低 TG 和 VLDL-C 的作用较强，升高 HDL。但对 TC 和 LDL 作用弱。DHA 能降低 TC 和 LDL-C，EPA 作用弱。调脂作用可能与抑制肝脏合成 TG 和 ApoB，减少 VLDL 的生成，并促进 VLDL 转化为 LDL，活化脂蛋白脂肪酶（lipoprotein lipase，LPL）促进 VLDL 分解有关。

2. 非调脂作用　抑制血小板聚集，增加红细胞的变形能力，降低血液黏滞度、扩张血管、抗血酸和防治动脉粥样硬化；抑制血管平滑肌细胞的增殖，预防再狭窄等。

【临床应用】主要用于高 TG 性高脂血症，可明显改善心肌梗死患者预后。也可以用于糖尿病并发高脂血症患者。

【不良反应】一般无不良反应，但长期或大量服用，可出现出血倾向。

n-6 型多烯脂肪酸

n-6 型 PUFA 主要来源于植物油，包括亚油酸（Linoleic Acid，LNA）、γ-亚麻油酸（γ-Linoleic Acid，γ-LNA）等。常用月见草油（Evening Primrose Oil）和亚油酸（Linoleic Acid）。有调血脂和抗 AS 作用，用于防治冠心病及心肌梗死等，但作用较弱。

第四节　黏多糖和多糖类

多糖类包括硫酸类肝素（Heparan Sulfate）、硫酸皮肤素（Dermantan Sulfate）、硫酸软骨素（Chondroitin Sulfate）及硫酸葡聚糖（Dextran Sulfate）等。这类药物含有大量阴电荷，结合在血管内皮表面，阻止 LDL 与动脉壁结合，防止白细胞、血小板及有害因子的黏附，产生血管内皮保护作用，保护血管内皮免于损伤，也能抑制血管平滑肌细胞增生，防止再狭窄，同时兼有调脂、抗凝和抑制血小板聚集的作用，临床主要用于防治 AS、心绞痛、心肌梗死以及血管再造术后再狭窄的预防。

藻酸双酯钠

藻酸双酯钠（Polysaccharide Sulfate）为酸性多糖类药物，来源于海洋生物，有类肝素样生理活性。可降低血浆中胆固醇、三酰甘油、LDL、VLDL 水平，升高 HDL 水平。尚具有降低血液黏度、扩张血管、改善微循环等作用。主要适用于高脂蛋白血症。对缺血性心脑血管疾病、高血压也有一定疗效。不良反应发生率为 5% ~ 23%，可见发热、头痛、心悸、烦躁、乏力、嗜睡、白细胞及血小板减少、血压降低、过敏反应等，也可出现子宫或结膜下出血，肝功能及心电图异常等。有出血史及严重肝肾功能不良的患者禁用。

> **药师考点**
>
> 藻酸双酯钠的药理作用及其临床应用。

小　结

- 动脉粥样硬化（atherosclerosis，AS）是缺血性心脑血管疾病的主要病理学基础，近年来，AS 引起的冠心病、脑卒中等心脑血管疾病的发病率与死亡率呈明显上升趋势。AS 的早期或轻症治疗一般采取饮食疗法，无效或重症者则采取药物治疗。常用于防治动脉粥样硬化的药物包括调血脂药、抗氧化剂、多烯脂肪酸类及黏多糖和多糖类等具有动脉内皮保护作用的药物。

- 血浆脂蛋白水平与 AS 的形成有密切关系，调血脂药物的应用广泛，临床主要使用的调血脂药物包括：他汀类、胆酸螯合剂、烟酸类、贝特类等。

- 氧化型 LDL 具有损伤血管内皮、诱导单核细胞黏附并向内皮下趋化以及促进巨噬细胞泡沫化的作用，促进 AS 的发生和发展。普罗布考等抗氧化药物可以减轻氧化损伤，阻止血管内皮损伤的形成和发展，具有抗动脉粥样硬化的作用。

- 其他的抗动脉粥样硬化的药物还有多烯脂肪酸类、黏多糖和多糖类。

（钱海兵）

扫码"练一练"

第五篇
内脏系统和血液
系统药理

扫码"学一学"

第二十三章 呼吸系统药

要点导航

1. 掌握常用平喘药、镇咳药和祛痰药的临床应用和主要不良反应。
2. 熟悉平喘药、镇咳药、祛痰药的分类和代表药物。
3. 了解呼吸系统药物的作用机制。

呼吸系统直接与外界接触，容易受到环境和内在因素的影响而发生各种常见疾病，如上呼吸道感染、支气管炎、支气管哮喘、肺炎、慢性阻塞性肺疾病（COPD）等。哮喘、咳嗽及咳痰是呼吸系统疾病的主要症状，三者往往互为因果，合并存在。例如，支气管痉挛可引起哮喘，同时因呼气阻力增加，使肺泡扩张，刺激牵张感受器，引起咳嗽，并因管腔狭窄而使痰液易于滞留；痰可刺激呼吸道感受器引起咳嗽，还可阻塞细支气管诱发哮喘；咳嗽对呼吸道是一种机械刺激，既能引起黏膜充血、分泌物增加，又可导致支气管痉挛而诱发哮喘。因此，临床常将平喘药（anti‐asthmatic drugs）、镇咳药（antitussives）、祛痰药（expectorants）联合使用，以发挥协同作用而增强疗效。这三类药仅能缓解呼吸系统疾病的症状，属对症治疗药物，应用时还应结合病因，采取相应对因治疗措施，如使用抗菌药、抗病毒药物等。

第一节 平喘药

支气管哮喘（bronchial asthma，简称哮喘）是由多种细胞（如嗜酸性粒细胞、肥大细胞、T细胞、气道上皮细胞等）和细胞组分（如组胺、5‐羟色胺、白三烯、血栓素等）参与的气道慢性炎症性疾病，主要表现为发作性或持续性喘息，可由免疫（过敏性）或非免疫刺激引起。其病理变化主要包括：①可逆性支气管狭窄，主要由于支气管平滑肌痉挛性收缩、支气管黏膜充血性水肿及腺体分泌亢进引起；②持续性支气管阻塞，主要由于支气管平滑肌增生、基膜增厚、腺体增生导致支气管重构；③嗜酸性粒细胞浸润为主的慢性支气管炎症；④支气管高反应性，即支气管对收缩因素（如某些化学物质、冷空气、运动等）的敏感性增高，这与支气管黏膜上皮细胞脱落，感觉神经末梢暴露，对外界刺激敏感化有关。

平喘药是指能够预防、缓解或消除哮喘症状的药物，其主要适应证为哮喘和喘息性支气管炎。近年来对哮喘的治疗已由过去的控制哮喘急性发作，向抗炎、抗过敏等多环节发展，出现了一些新型平喘药。常用的平喘药分为以下两大类。

1. 抗炎抗过敏药

（1）糖皮质激素类药 如倍氯米松、曲安奈德等。

（2）抗过敏药　如色甘酸钠、曲尼司特等。

（3）白三烯调节药　如扎鲁司特、孟鲁司特等。

2. 支气管扩张药

（1）β受体激动药　如异丙肾上腺素、沙丁胺醇等。

（2）茶碱类　如氨茶碱、胆茶碱等。

（3）吸入性抗胆碱药　异丙托溴铵、氧托溴铵等。

药师考点

氨茶碱、倍氯米松、色甘酸钠和二羟丙茶碱的临床应用。

一、抗炎抗过敏平喘药

（一）糖皮质激素类药

糖皮质激素（glucocorticoids，GCs）类药物药理作用广泛，是目前治疗哮喘最有效的抗炎药物，但不良反应较多。现在主要以吸入方式在呼吸道局部应用该类药物，可发挥强大的局部抗炎作用，且全身性不良反应轻微。

【药理作用】

1. 抗炎　抑制多种细胞因子、趋化因子、黏附因子及炎症介质的产生，同时抑制多种参与哮喘发病的炎症细胞、免疫细胞及免疫球蛋白的产生，并抑制炎症细胞与内皮细胞的相互作用，降低毛细血管通透性。

2. 抑制支气管高反应性　由于抑制炎症反应，可降低哮喘患者吸入抗原、胆碱受体激动剂、二氧化硫、冷空气以及运动后支气管收缩的反应，同时有利于支气管黏膜损伤上皮的修复。

3. 增强支气管以及血管平滑肌对儿茶酚胺的敏感性　使体内儿茶酚胺类物质对支气管扩张及血管收缩的作用增强，有利于缓解支气管痉挛和黏膜水肿。

【临床应用】用于支气管扩张药不能很好控制病情的慢性哮喘患者，反复应用本类药物可减少或终止哮喘发作，但不能缓解急性症状。气雾吸入可减少口服激素用量或逐步替代口服激素。对于哮喘持续状态，因不能吸入足够的气雾量，往往不能发挥作用，故不宜应用。

【不良反应】

1. 局部反应　少数患者可发生口腔真菌感染（鹅口疮）与声音嘶哑。每次用药后漱口以减少咽喉部药物残留，可以明显降低发生率。

2. 全身反应　在治疗剂量下对下丘脑–垂体–肾上腺皮质功能无明显抑制作用，但若吸入剂量过大，则可产生明显的抑制作用，导致全身性不良反应的发生。

本类药物主要包括倍氯米松（Beclomethasone）、布地奈德（Budesonide，BUD）、曲安奈德（Triamcinolone Acetonide，TAA）、丙酸氟替卡松（Fluticasone Propionate，FP）及氟尼缩松（Flunisolide，FNS）等。

（二）抗过敏平喘药

本类药物主要抑制变态反应时炎症介质的释放，并抑制非特异性刺激引起的支气管痉挛，部分药物还能拮抗组胺受体，临床主要用于预防或治疗哮喘，还可用于皮肤过敏症等。

色甘酸钠

【体内过程】本品极性较强，粉雾吸入 20mg 后，5% ~ 10% 由肺部吸收，15min 内血浆浓度可达 9ng/ml，$t_{1/2}$ 约 80min。

【药理作用】色甘酸钠（Disodium Cromoglycate）无直接扩张支气管作用，但可抑制特异性抗原以及非特异性刺激引起的支气管痉挛。

1. 抑制抗原引起的肺肥大细胞释放炎症介质　本品可在肥大细胞膜外侧的钙通道部位与 Ca^{2+} 形成复合物，加速钙通道关闭，抑制钙内流，从而稳定肥大细胞膜，阻止抗原诱导的脱颗粒。

2. 抑制非特异性支气管痉挛　二氧化硫、冷空气、甲苯二异氰酸盐、运动等非特异性刺激可诱导感觉神经末梢释放神经多肽（P 物质、神经激肽 A 等），进而诱发支气管平滑肌痉挛和黏膜充血性水肿，增高支气管反应性。本品可抑制感觉神经肽释放，降低支气管高反应性。

【临床应用】　以色甘酸钠为代表的抗过敏平喘药是一类新型平喘药，主要用于预防哮喘发作，须在接触哮喘诱因前 7 ~ 10 天用药。对外源性（过敏性）哮喘疗效较好，亦可用于预防运动性哮喘，对内源性（感染性）哮喘疗效较差。常年发作的慢性哮喘（不论外源性或内源性），长期应用本品后，半数以上病例有不同程度好转。糖皮质激素依赖性哮喘患者，应用本品可以减少激素用量。

【不良反应】少数患者出现咽喉和气管刺激症状，表现为胸部紧迫感，甚至诱发哮喘。必要时可同时吸入 $β_2$ 受体激动药以防止此类不良反应的发生。

除色甘酸钠外，本类药物还有酮替芬（Ketotifen，噻哌酮）、奈多罗米钠（Nedocromil Sodium）、曲尼司特（Tranilast）等。

（三）白三烯调节药

目前用于临床的本类药物主要有半胱氨酰白三烯受体 1（CysLT_1 受体）阻断药和 5 - 脂氧化物酶（5 - LOX）抑制药两类。

扎鲁司特

【体内过程】口服扎鲁司特（Zafirlukast）20mg 或 40mg 后 3h 血浆浓度达到高峰，血浆蛋白结合率 > 99%。本品在合用红霉素、特非那定和茶碱时，其血浆浓度降低；在合用阿司匹林时，其血浆浓度可增高。

【药理作用】扎鲁司特是选择性 CysLT_1 受体阻断药。本品可拮抗 LTD_4 抗原、运动、冷空气等诱导的支气管痉挛；抑制气管炎症；抑制抗原诱导的迟发型支气管收缩反应。

【临床应用】

1. 轻、中度慢性哮喘的预防和治疗　对轻、中度哮喘患者，本品可单用，或作为糖皮质激素的替换药；尤其适用于对阿司匹林敏感或有阿司匹林哮喘的患者；还可用于伴有鼻息肉、过敏性鼻炎的患者。单用不适于治疗急性哮喘。

2. 严重哮喘患者的辅助治疗　严重哮喘患者本品可作为辅助用药，在增强疗效的同时可减少激素用量；也可用于糖皮质激素抵抗型哮喘。

【不良反应】轻度头痛、咽炎、鼻炎、胃肠道反应及转氨酶升高，停药后可消失。妊娠期及哺乳期妇女慎用。

常用的 CysLT$_1$ 受体阻断药还有孟鲁司特（Montelukast）和普仑司特（Pranlukast），其药理作用、临床应用和扎鲁司特相似。

齐留通（Zileuton）为 5 - LOX 抑制药。本品除了抑制半胱氨酰白三烯作用外，还能抑制 LTB$_4$ 的作用。临床应用与扎鲁司特相似。不良反应少，偶见转氨酶升高，停药后可恢复。妊娠期及哺乳期妇女慎用。

二、支气管扩张药

（一）β肾上腺素受体激动药

用于平喘的 β 肾上腺素受体激动药分为非选择性 β 肾上腺素受体激动药和选择性 β$_2$ 肾上腺素受体激动药两类，前者包括肾上腺素、异丙肾上腺素，这些药物除了平喘作用外，对心血管有较强作用，应慎用，且多数不宜口服，效应不持久，久用易耐受；后者对呼吸道的选择性高，疗效较好，不良反应少，且用药途径多样而方便，是控制哮喘症状的首选药。

沙丁胺醇

【体内过程】口服后 65% ~84% 被吸收，1~3h 可达峰浓度，$t_{1/2}$ 为 2.7~5h。气雾吸入后 10~15min 平喘作用达高峰，维持 3~4h，$t_{1/2}$ 为 1.7~7.1h。

> **药师考点**
>
> 沙丁胺醇、克仑特罗、异丙肾上腺素的药理作用和临床应用。

【药理作用】沙丁胺醇（Salbutamol）对支气管平滑肌 β$_2$ 受体的激动作用较强，对心脏 β$_1$ 受体有较弱的激动作用，对 α 受体几乎无作用。本品对呼吸道具有高度选择性，其支气管扩张作用与异丙肾上腺素相近，且作用更持久，对心脏作用较弱。

【作用机制】可兴奋支气管平滑肌 β$_2$ 受体，引发受体构型改变，激活兴奋性 G 蛋白（Gs），活化腺苷酸环化酶（AC），催化细胞内 ATP 转变为 cAMP，增加细胞内 cAMP 合成，进而激活 cAMP 依赖的蛋白激酶 A（PKA），降低细胞内游离钙浓度，引起支气管平滑肌松弛；还具有抑制肥大细胞释放过敏介质、抑制毛细血管通透性增高、促进黏液 - 纤毛系统清除功能等作用。

【临床应用】本类药物起效较快，可用于控制哮喘症状，减轻喘息性支气管炎症状及伴有支气管痉挛的呼吸道疾病。对慢性顽固性哮喘，由于不能有效抑制炎症基本过程，仅能控制症状不能根治，需要配合其他有效的抗感染治疗。

【不良反应】

1. 心脏反应　治疗量时少见，如超过治疗量数倍至数十倍，可见窦性心动过速。

2. 骨骼肌震颤　好发于四肢和面颈部，可随用药时间延长而逐渐减轻或消失。

3. 血钾降低　过量应用或与糖皮质激素合用时，易出现低血钾，应及时补钾。

4. 耐受性　长期应用疗效降低，停药 1~2 周后可恢复敏感性。可有计划地与其他类型平喘药交替使用。

肾上腺素

肾上腺素（Adrenaline，AD）对 α、β 受体均有强大的激动作用。激动支气管平滑肌 β₂ 受体，可扩张支气管平滑肌；激动支气管平滑肌黏膜血管的 α₁ 受体，可收缩血管，减轻黏膜充血性水肿；激动肥大细胞 β₂ 受体，可减少过敏介质释放。因此，可用于支气管哮喘的急性发作。

异丙肾上腺素

异丙肾上腺素（Isoprenaline）对 β₁、β₂ 受体均有明显激动作用，气雾吸入或注射给药，主要用于控制哮喘急性症状。有明显的心脏兴奋作用，可诱发心动过速、心律失常和心绞痛等，故已逐渐被选择性 β₂ 受体激动药取代。

本类药物还包括特布他林（Terbutaline）、克仑特罗（Clenbuterol）、福莫特罗（Formoterol）、氯丙那林（Clorprenaline）等。其中克仑特罗对 β₂ 受体的激动作用强大，支气管松弛作用显著强于沙丁胺醇，而不良反应较少，可通过口服、气雾吸入或直肠给药。

此类药物对伴有多种心血管疾病（如高血压、心律失常）、甲状腺功能亢进、糖尿病等的患者应慎用或禁用。

（二）茶碱类

常用茶碱类（Theophylline）药物主要有氨茶碱（Aminophylline）、茶碱（Theophylline）、二羟丙茶碱（Diprophylline）、胆茶碱（Cholinophylline）、多索茶碱（Doxofylline）等。

氨 茶 碱

【药理作用】作用较广，主要包括：扩张支气管，平喘；强心利尿；扩张冠脉；松弛胆道平滑肌等。

【作用机制】

1. 扩张支气管平滑肌

（1）抑制磷酸二酯酶 PDE，升高支气管平滑肌细胞内 cAMP 水平，进而激活 cAMP 依赖的蛋白激酶，引起支气管平滑肌松弛。

（2）促进内源性肾上腺素释放，间接导致支气管扩张。

（3）阻断腺苷受体，对抗内源性腺苷诱发的支气管收缩。

（4）干扰呼吸道平滑肌钙离子转运，从而产生平滑肌松弛作用。

2. 抗炎作用 抑制肥大细胞、巨噬细胞、嗜酸性粒细胞、T 淋巴细胞等炎症细胞的功能，减少炎症介质释放，降低毛细血管通透性，从而抑制支气管炎症。

3. 增强呼吸肌（主要是膈肌）收缩力 减轻因呼吸道阻塞、呼吸负荷增加而造成的呼吸肌疲劳，这一作用对慢性阻塞性肺部疾病尤为重要。

【临床应用】静脉注射可用于 β₂ 受体激动药不能控制的急性哮喘发作。口服本品可防止慢性哮喘的发作。本品尚可缓解慢性阻塞性肺病及心源性哮喘的喘息症状。

【不良反应】主要有兴奋、不安、失眠、消化道刺激，剂量过大可致心悸、心律失常。

二羟丙茶碱

又名喘定、油茶碱。本药胃肠刺激性较小，对心脏的兴奋作用也弱，主要用于伴有心动过速或不宜使用肾上腺素类药及氨茶碱的哮喘患者。

（三）吸入性抗胆碱药

异丙托溴铵

异丙托溴铵（Ipratropium Bromide）是阿托品的异丙基衍生物，为季铵盐，口服不易吸收，采用气雾吸入给药。本品为非选择性 M 受体阻断药，但对支气管平滑肌具有较高的选择性，松弛支气管平滑肌作用较强，对呼吸道腺体和心血管系统的作用不明显。本品对伴有迷走神经功能亢进的哮喘和喘息性支气管炎疗效较好，对其他类型哮喘的疗效不如 β_2 受体激动药。尤适用于因 β 受体激动药产生肌肉震颤、心动过速而不能耐受该类药物的患者。本品与 β 受体激动药合用可相互增强疗效。不良反应少见，少数患者有口干及过敏反应。前房角狭窄的青光眼、前列腺肥大引起的尿道梗阻者、妊娠及哺乳期妇女慎用。

本类药物还有氧托溴铵（Oxitropium）和异丙东莨菪碱（Isopropylscopolamine），作用与应用和异丙托溴铵相似。

第二节　镇咳药

咳嗽（tussis）是呼吸系统受到刺激时产生的一种保护性反射，能促进呼吸道的痰液和异物排出，以保持呼吸道的清洁和通畅。轻度咳嗽有利于排痰，一般不宜应用镇咳药，以免痰液滞留造成支气管阻塞，甚至窒息。但剧烈而频繁的咳嗽可影响休息和睡眠，甚至诱发一些并发症，如可能引起手术创口裂开、腹直肌撕裂、气胸、尿失禁和晕厥等，故应谨慎使用镇咳药，并配合祛痰药、抗菌药等进行治疗。

镇咳药（antitussives）是一类能抑制咳嗽反射，减轻咳嗽频度和强度的药物。常用镇咳药按其作用部位可分为两大类：①中枢性镇咳药，直接抑制延髓咳嗽中枢，主要药物有可待因（Codeine）、右美沙芬（Dextromethorphan）、喷托维林（Pentoxyverine）、氯哌斯汀（Cloperastine）等；②外周性镇咳药，可抑制咳嗽反射弧中末梢感受器、传入神经或传出神经，通过局部麻醉、缓解对咽喉部黏膜的刺激、解除支气管平滑肌痉挛、消除呼吸道炎症等方式达到镇咳的效果，主要药物有苯佐那酯（Benzonatate）、苯丙哌林（Benproperine）等。

一、中枢性镇咳药

（一）依赖性镇咳药

本类药物中，镇咳作用最强的是吗啡，但因依赖性强，一般不用。

可待因

可待因（Codeine）是阿片生物碱的一种，又称甲基吗啡。

【药理作用】选择性抑制延髓的咳嗽中枢，镇咳作用强大而迅速，镇咳强度约为吗啡的

1/10。具有强效镇痛作用。

【临床应用】是目前最有效的镇咳药，用于其他镇咳药无效的剧烈干咳，对胸膜炎干咳伴有胸痛者尤为适用。不宜用于痰液黏稠、痰量多者，以免影响痰液的排出。

【不良反应】治疗量时不良反应少见，偶有恶心、呕吐、便秘及眩晕，大剂量可抑制呼吸中枢，并可发生烦躁不安等兴奋症状。久用易成瘾。

药师考点

可待因、右美沙芬和喷托维林的药理作用和临床应用。

可待因的同类药物有福尔可定（Pholcodine，吗啉吗啡），本品与可待因有相似的中枢镇咳作用，也有镇静、镇痛作用，成瘾性较可待因弱。用于治疗剧烈干咳和疼痛。

（二）非依赖性镇咳药

由于成瘾性镇咳药存在成瘾、呼吸抑制等不良反应，近年来开发了较多的非成瘾性中枢镇咳药，用于替代可待因等药物。

右美沙芬（Dextromethorphan），镇咳作用与可待因相等或稍强，无镇痛作用，治疗量无抑制呼吸中枢作用，亦无成瘾性和耐受性，不良反应少见。是目前临床应用最广的镇咳药，主要用于干咳，常与抗组胺药合用。还多见于一些感冒咳嗽复方制剂中。

喷托维林（Pentoxyverine），又称咳必清，为人工合成镇咳药。对咳嗽中枢有直接抑制作用，兼有轻度阿托品样作用和局部麻醉作用，反复应用无成瘾性。适用于上呼吸道炎症引起的干咳、阵咳。不良反应轻，可见头晕、口干、便秘等。禁用于多痰患者。青光眼患者慎用。

非成瘾性中枢镇咳药还包括：氯哌斯汀（Cloperastine，氯哌啶）兼有 H_1 受体阻断作用，轻度缓解支气管平滑肌痉挛、支气管黏膜充血水肿。福米诺苯（Fominoben）兼有兴奋呼吸中枢作用，可用于慢性咳嗽及呼吸困难者。普罗吗酯（Promolate）兼有镇静和支气管解痉作用，镇咳作用比可待因弱。

二、外周性镇咳药

苯佐那酯

苯佐那酯（Benzonatate）选择性抑制肺牵张感受器，阻断迷走神经反射，抑制咳嗽冲动的传导，产生镇咳作用。镇咳作用弱于可待因。常见不良反应有轻度嗜睡、头痛、鼻塞及眩晕等。

苯丙哌林

苯丙哌林（Benproperine）主要阻断肺 – 胸膜的牵张感受器而抑制肺迷走神经，有支气管平滑肌解痉作用，无呼吸抑制和致便秘作用。不良反应有疲乏、眩晕、嗜睡、食欲不振及胸闷等。

外周性镇咳药还包括：二氧丙嗪（Dioxopromethazine，双氧异丙嗪）兼有抗组胺、平滑肌解痉、抗炎和局麻作用，并有中枢抑制作用。普诺地嗪（Prenoxdiazine）有局麻及平滑肌解痉作用。那可丁（Noscapine）可用于阵发性咳嗽。依普拉酮（Eprazinone）兼有中枢性镇咳作用，并有镇静、局麻、抗组胺、抗胆碱和黏痰溶解作用。

第三节　祛　痰　药

祛痰药（expectorants）是一类能降低痰液（phlegm）黏稠度，或增加呼吸道黏膜纤毛运动，使痰液易于咳出的药物。祛痰药可排出呼吸道内积痰，减少痰液对呼吸道黏膜的刺激，间接起到镇咳、平喘作用，有利于控制继发感染。祛痰药主要分为两大类：①痰液稀释药，增加痰液中水分含量，稀释痰液，主要药物有氯化铵（Ammonium Chloride）、愈创甘油醚（Glyceryl Guaiacolate）；②黏痰溶解药，通过降低痰液黏稠度，或调节黏液成分，使痰液容易排出，主要药物有乙酰半胱氨酸（Acetylcysteine）、溴己新（Bromhexine）等。

一、痰液稀释药

氯　化　铵

氯化铵（Ammonium Chloride）是本类药物的代表药。口服后，因刺激胃黏膜，反射性兴奋迷走神经，促进支气管腺体分泌；部分药物可分泌至呼吸道，提高管腔内渗透压，保留水分稀释痰液。常作为祛痰合剂的组成部分，用于急性呼吸道炎症、痰液黏稠不易咳出者。剂量过大可引起恶心、呕吐及支气管痉挛。溃疡病及肝肾功能不全者慎用。

> **药师考点**
>
> 氯化铵、溴己新和氨溴索的临床应用。

愈创甘油醚

愈创甘油醚（Glyceryl Guaiacolate）除有祛痰作用外，还有较弱的抗菌防腐作用，可减轻痰液的恶臭味，主要用作祛痰合剂的组成成分。不良反应有恶心、胃肠不适。

二、黏痰溶解药

（一）黏痰溶解药

痰液难于排出的主要原因是痰液黏度过高。痰液黏性主要来自分泌物中黏蛋白和 DNA。由气管、支气管腺体及杯状细胞分泌的酸性黏蛋白是白色黏痰的主要成分，可由不同的化学键（二硫键、氢键等）交叉连接，构成凝胶网而增加痰液黏度。因此破坏黏蛋白中的二硫键，即可降低痰液黏度。此外，呼吸道感染时，大量炎症细胞破坏，释放出的 DNA 与黏蛋白结合形成网状结构，能进一步增加痰液的黏度，形成脓性痰，很难排出。因此，降解痰液中的 DNA 能溶解脓性黏痰。

乙酰半胱氨酸

乙酰半胱氨酸（Acetylcysteine）为巯基化合物，结构中的巯基（—SH）可使黏性痰液中的二硫键（—S—S—）裂解，从而降低痰液黏稠度，使痰液容易咳出。可溶解黏稠的脓性及非脓性黏痰液。用于痰液黏稠、咳痰困难和痰阻气道等。本品有特殊的臭味，对呼吸道有刺激性，哮喘患者及呼吸功能不全的老年人慎用。

脱氧核糖核酸酶

脱氧核糖核酸酶（Deoxyribonuclease，DNAase）是从哺乳动物胰腺提取的核酸内切酶，可使脓性痰中的 DNA 迅速水解成平均为 4 个核苷酸的片段，使原来与 DNA 结合的黏蛋白失去保护，进而产生继发性蛋白溶解，降低痰液黏度，易于咳出。与抗菌药合用，可使抗菌药易于达到感染灶，充分发挥药理作用。用药后可出现咽部疼痛，每次雾化吸入后应立即漱口。长期应用可发生变态反应（皮疹、发热等）。

（二）黏液调节药

本类药物主要作用于气管、支气管的黏液产生细胞，抑制黏多糖的合成，促使其分泌黏滞性低的小分子黏蛋白，从而使呼吸道分泌液的流变性恢复正常，痰液由黏变稀，易于咳出。

溴己新

溴己新（Bromhexine）能抑制呼吸道腺体和杯状细胞合成酸性黏多糖，使之分泌黏滞性较低的小分子黏蛋白。此外能促进呼吸道黏膜的纤毛运动。用于支气管炎、肺气肿、硅沉着肺、慢性肺部炎症、支气管扩张等有白色黏液又不易咳出者。不良反应偶见恶心、胃部不适，少数患者有转氨酶升高，溃疡病患者慎用。

本类药物还有溴己新的活性代谢产物氨溴索（Ambroxol）和溴凡克新（Brovanexine）。氨溴索的作用强于溴己新，且毒性小；溴凡克新还可使痰液中酸性黏多糖纤维裂解，使黏痰液化而易于咳出。

小 结

● 平喘药分为抗炎抗过敏平喘药和支气管扩张药。镇咳药分为中枢性镇咳药和外周性镇咳药。祛痰药分为痰液稀释药和黏痰溶解药。

● 气雾吸入糖皮质激素类药可用于慢性哮喘患者，但不能缓解急性症状。色甘酸钠和扎鲁司特可预防哮喘的发作。

● 气雾吸入或口服选择性 β_2 受体激动药沙丁胺醇可控制哮喘症状，且心脏不良反应较低。静脉注射氨茶碱可控制急性哮喘发作，口服氨茶碱可预防慢性哮喘的急性发作。气雾吸入异丙托溴铵对伴有迷走神经功能亢进的哮喘和喘息性支气管炎有效。

● 中枢性镇咳药可待因和右美沙芬是目前最常用的镇咳药，主要用于无痰干咳；可待因大剂量可抑制呼吸中枢且久用易成瘾，右美沙芬则无此不良反应。以苯佐那酯为代表的外周镇咳药主要通过抑制外周肺牵张感受器等方式发挥镇咳作用，作用弱于中枢镇咳药。

● 口服氯化铵后通过刺激胃黏膜，反射性兴奋迷走神经，促进支气管腺体分泌而发挥稀释痰液作用。乙酰半胱氨酸和溴己新通过溶解黏痰和抑制黏多糖合成的作用机制发挥祛痰作用。

（张晓晨）

扫码"练一练"

第二十四章　消化系统药

要点导航

1. 掌握抗消化性溃疡药的分类、作用特点、临床应用和不良反应。
2. 熟悉止吐药的作用、作用机制和临床应用。
3. 了解助消化药、泻药、止泻药、治疗肝胆疾病药的主要作用和应用。

第一节　抗消化性溃疡药

扫码"学一学"

消化性溃疡是指发生在胃和十二指肠的慢性溃疡，是一多发、常见病。具有自然缓解和反复发作等特点，主要症状是反酸、嗳气及周期性上腹部疼痛。发病机制尚未完全阐明，目前认为是损伤胃肠黏膜的"攻击因子"增强或"防御因子"减弱引起。"攻击因子"包括胃酸、胃蛋白酶、幽门螺杆菌、胃泌素等；"防御因子"有黏液屏障、胃黏膜血流、黏膜修复和前列腺素等。根据作用方式，抗消化性溃疡药可分为抗酸药、抑制胃酸分泌药、胃黏膜保护药和抗幽门螺杆菌药几类。

一、抗酸药

抗酸药（antacids）为无机弱碱性物质，能缓冲或中和过多的胃酸，抑制胃蛋白酶活性，降低或解除胃酸、胃蛋白酶对胃、十二指肠黏膜和溃疡面的侵蚀、刺激，起到缓解疼痛和促进溃疡面愈合的作用。此外，有些抗酸药如氢氧化铝、三硅酸镁等还能形成胶状保护膜，覆盖于胃黏膜和溃疡面，达到对胃黏膜和溃疡面的物理保护作用。本类药物抗酸作用与胃内充盈度有关，通常在餐后 1~1.5h 服用。理想的抗酸药应作用持久，不吸收、不产气、不引起腹泻及便秘，并对肠黏膜及溃疡面有保护、收敛作用。复方制剂如胃舒平、胃得乐等可增强抗酸作用并减少不良反应。

常用抗酸药物有氢氧化镁、三硅酸镁、氧化镁、氢氧化铝、碳酸钙、碳酸氢钠等，其作用差别在于抗酸强度、显效时间、维持时间等。其特点见表 24-1。

表 24-1　抗酸药作用特点

药名	抗酸强度	显效时间	持续时间	收敛作用	产生 CO_2	碱血症	保护溃疡	影响排便
氢氧化镁	强	较快			−	−		轻泻
三硅酸镁	较弱	慢	持久		−	−	+	轻泻
氧化镁	强	慢	持久		−	−		轻泻
氢氧化铝	较强	慢	持久	+	−	−	+	便秘

续表

药名	抗酸强度	显效时间	持续时间	收敛作用	产生 CO_2	碱血症	保护溃疡	影响排便
碳酸钙	强	较快	持久	+	+	−	−	便秘
碳酸氢钠	弱	快	短	−	+	+	−	−
铝碳酸镁	强	快	持久	+	−	−	+	−

二、抑制胃酸分泌药

胃酸主要由胃壁细胞分泌，胃壁细胞有胆碱受体（M_3）、组胺受体（H_2）及促胃泌素受体（CCK_2），受神经递质（ACh）、内分泌（促胃泌素）及旁分泌（组胺、前列腺素）等体内多种内源性物质的调节。组胺直接作用于胃黏膜的壁细胞，与壁细胞上 H_2 受体结合后，活化腺苷酸环化酶，细胞内 cAMP 水平增加，通过一系列生物化学反应，使壁细胞顶端囊泡壁上的 H^+，K^+ – ATP 酶激活，泵出 H^+。胃泌素和乙酰胆碱通过中介受体提高胞内 Ca^{2+} 水平，激活胞内的蛋白激酶，活化 H^+ – K^+ 泵，促进胃酸分泌。所以，H_2 受体阻断药、H^+，K^+ – ATP 酶抑制药、M 受体阻断药和促胃液素受体阻断药均能抑制胃酸分泌。另外，前列腺素类也能抑制胃酸分泌（图 24 – 1）。

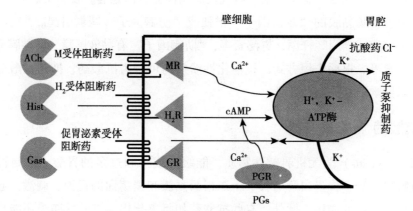

图 24 – 1　抑制胃酸分泌药的作用机制
ACh – 乙酰胆碱；Hist – 组胺；Gast – 促胃液素；PGs – 前列腺素；
MR – M 胆碱受体；H_2R – H_2 受体；GR – 促胃液素受体

（一）H_2 受体阻断药

该类药物选择性阻断壁细胞 H_2 受体，抑制胃酸分泌作用较 M 胆碱受体阻断药强而持久，治疗消化性溃疡疗程短，溃疡愈合率较高，不良反应较少。此外，抗酸药与 H_2 受体阻断药联合应用，可降低胃内 H^+ 浓度，较单用 H_2 受体阻断药更有效。常用药物有西咪替丁（Cimetidine）、雷尼替丁（Ranitidine）、法莫替丁（Famotidine）、尼扎替丁（Nizatidine）和罗沙替丁（Roxatidine）（详见第四十二章 影响自体活性物质的药物）。

（二）H^+，K^+ –ATP 酶抑制药（质子泵抑制药）

H^+，K^+ – ATP 酶又称质子泵，位于壁细胞小管膜上，其功能是将 H^+ 从壁细胞内转运到胃腔，将 K^+ 从胃腔转运到壁细胞内进行 H^+ – K^+ 交换，胃

> **药师考点**
>
> 碳酸氢钠、西咪替丁、雷尼替丁、法莫替丁、奥美拉唑和米索前列醇的药理作用、临床应用及其不良反应。

腔内的 H^+ 与 Cl^- 结合，形成胃酸。质子泵抑制药能特异性地与 H^+，K^+ – ATP 酶结合，使之不可逆地失去活性，从而发挥强大而持久的抑制胃酸分泌作用，并能使胃蛋白酶分泌减少，对幽门螺杆菌也有抑制作用。第一代质子泵抑制剂有奥美拉唑（Omeprazle）；第二代的药物是兰索拉唑（Lansoprazole），而泮他拉唑（Pantoprazole）和雷贝拉唑（Rabeprazole）等属于第三代质子泵抑制剂。该类药物作用和应用相似。

奥美拉唑　　　　　　　　　　兰索拉唑

奥美拉唑

奥美拉唑（Omeprazole）又名洛赛克（Losec），是 1987 年首次推出的第一代质子泵抑制药，治疗消化性溃疡效果明显。

【药理作用】该药能抑制基础胃酸和由组胺、五肽胃泌素及刺激迷走神经引起的胃酸分泌，作用强而持久。本品弱碱性，口服后浓集于壁细胞分泌小管的高酸性环境中，转化为亚磺酰胺类化合物，这些转化物的二硫键与壁细胞分泌膜中 H^+，K^+ – ATP 酶（H^+ 泵）的巯基不可逆地结合，形成酶 – 亚磺酰胺复合物，从而抑制 H^+ 泵功能，直至新 H^+ 泵形成。该药本身具有增加贲门、胃体、胃窦处黏膜血流量作用。另外，由于胃酸分泌减少，会使胃窦 G 细胞分泌促胃液素增加。促胃液素也能增加胃肠黏膜血流量，有利于溃疡的愈合。体外实验有抗幽门螺杆菌作用。

【临床应用】用于胃、十二指肠溃疡，以及手术后溃疡、反流性食管炎、应激性溃疡、急性胃黏膜出血及促胃液素瘤。对于消化性溃疡患者，其他药物包括 H_2 受体阻断药无效时，应用本品能收到较好效果。

【不良反应】主要有头痛、头昏、口干、恶心、腹胀、失眠。偶有皮疹、外周神经炎、男性乳房女性化等。长期应用可持续抑制胃酸分泌，使胃内细菌过度繁殖，长期使用也可引起高促胃液素血症。可抑制肝药酶，使苯妥英钠、地西泮、华法林等代谢减慢，作用增强。长期服用应定期检查胃黏膜有无肿瘤样增生。

（三）M 胆碱受体阻断药

该类药物可以阻断胃壁细胞的 M_3 受体，抑制胃酸分泌；也阻断胃黏膜中的嗜铬细胞、G 细胞表面 M 受体，减少组胺和胃泌素等物质释放，间接减少胃酸的分泌。此外，尚有解痉作用。

哌仑西平（Pirenzepine）能抑制神经兴奋引起的胃酸分泌（胃壁细胞上的受体为 M_3 亚型），治疗剂量仅抑制胃酸分泌。曾用于消化性溃疡治疗多年。因作用较弱，且有抗胆碱的不良反应，现已较少用于溃疡的治疗。

（四）胃泌素受体阻断药

丙谷胺（Proglumide）化学结构与胃泌素相似，可竞争性阻断胃壁细胞上的胃泌素受体，减少胃酸和胃蛋白酶的分泌，并对胃黏膜有保护和促进溃疡愈合作用。临床疗效比 H_2 受体阻断药差，已少用于溃疡病的治疗。

丙谷胺　　　　　　　　　　　　　　　　五肽胃泌素

三、黏膜保护药

胃黏膜屏障包括细胞屏障和黏液 – HCO_3^- 盐屏障。当胃黏膜屏障功能受损时，可导致溃疡发作。黏膜保护药能增强胃黏膜屏障功能，用于消化性溃疡的治疗。该类药物主要有前列腺素衍生物、硫糖铝和铋制剂等。

米索前列醇

【药理作用】存在于胃黏膜中的前列腺素激活胃黏膜上皮细胞的基底侧的前列腺素（PGI_2、PGE_2）受体，促进黏液和 HCO_3^- 的分泌。且能增加胃黏膜的血流量，增强黏膜细胞对损伤因子的抵抗力，促进损伤创面的愈合。

米索前列醇（Misoprostol）为人工合成的 PGE_1 衍生物，能抑制基础胃酸和组胺、促胃液素、食物刺激所致胃酸和胃蛋白酶分泌；促进胃黏膜受损上皮细胞的重建和增殖，增强黏膜细胞屏障。

【临床应用】主要用于胃、十二指肠溃疡及急性胃炎引起的消化道出血。

【不良反应】主要为腹痛、腹泻、恶心、头痛等。能引起子宫收缩，孕妇禁用。

其他常见胃黏膜保护药物的特点见表 24 – 2、表 24 – 3。

表 24 – 2　前列腺素衍生物

药名	作用特点	主要临床用途	主要不良反应与注意事项
恩前列醇 （Enprostil）	PGE_2 衍生物，抑制胃酸分泌和胃泌素释放；保护黏膜作用持久	消化性溃疡的防治	稀便、腹泻。孕妇禁用
利奥前列素 （Rioprostil）	PGE_1 衍生物，抑制胃酸分泌；保护黏膜	消化性溃疡	稀便、腹泻的发生率为 4.5% ~20%
阿巴前列素 （Arbaprostil）	PGE_2 衍生物，抑制胃酸分泌；护黏膜	消化性溃疡	稀便、腹泻的发生率为34%
曲莫前列素 （Trimoprostil）	PGE_2 衍生物，抑制胃酸分泌；保护黏膜	消化性溃疡	腹痛、恶心、呕吐
罗沙前列醇 （Rosaprostol）	抑制胃酸分泌；保护黏膜	消化性溃疡	哮喘患者禁用
依尼前列素 （Enisoprost）	PGE_1 衍生物，抑酸强而持久	消化性溃疡	
美昔前列素 （Mexiprostil）	PGE_1 衍生物，抑制胃酸分泌；保护黏膜	消化性溃疡	不明显
诺氯前列素 （Nocloprost）	PGE_2 衍生物，抑酸作用弱		

表 24-3 其他黏膜保护药

药名	作用特点	主要临床用途	主要不良反应与注意事项
枸橼酸铋钾（Bismuth Potassium Citrate）	在胃内酸性环境中与溃疡面蛋白质结合形成氧化铋胶体覆盖于溃疡面形成保护膜，抵御各种有害刺激，有利于组织修复再生和愈合；能促进黏液、前列腺素分泌和发挥抗胃蛋白酶作用；可使幽门螺杆菌菌体膨胀，破裂，因而发挥抗幽门螺杆菌作用	主要用于胃、十二指肠溃疡，疗效与 H_2 受体阻断药相似，复发率较低	个别患者可出现皮疹、恶心等症状。服药期间口中可能带有氨味，并可使舌、粪染成黑色，停药后消失。长期服用可能引起肾脏毒性，严重肾病患者禁用，孕妇忌用
硫糖铝（胃溃宁）（Sucralfate）	在酸性环境，聚合成带负电的保护胶冻；促 PGE_2 合成；增加胃黏液和 $-HCO_3^-$ 盐分泌；抗 Hp	①消化性溃疡；②慢性糜烂性胃炎；③反流性食道炎	最常见便秘，个别患者有口干、皮疹、头晕等。不宜与多酶片、抗酸药、抑制胃酸分泌药合用
胶体果胶铋（Colloidal Bismuth Pectin）	以生物大分子果胶酸为酸根，在酸性环境中能形成高黏度保护胶体，具有强的黏膜保护作用；促黏液分泌；抗 Hp	①消化性溃疡；②慢性胃炎；③消化道出血	同胶体次枸橼酸铋
替普瑞酮（Teprenone）	增加黏液合成、分泌；促 PGE_2 合成	消化性溃疡	偶见腹痛、腹胀、口干、便秘等
麦滋林（Marzulene）	促 PGE_2 合成；促进黏膜细胞增殖；抗炎；抑制胃蛋白酶活性	消化性溃疡	发生率低，恶心、呕吐、便秘、腹胀等
思密达（Smecta）	一种硅铝酸盐，保护覆盖作用极强；与黏液蛋白结合，黏液层增厚，黏弹性的内聚力增加；抗 Hp	急、慢性腹泻；食管炎、胃炎、结肠炎等相关症状改善用药	

四、抗幽门螺杆菌药

幽门螺杆菌系革兰阴性厌氧菌，目前发现此菌在胃部的感染是导致慢性胃窦炎的主要原因，它能产生有害物质，分解黏液，引起组织炎症。消除幽门螺杆菌可明显降低十二指肠溃疡的复发率。幽门螺杆菌在体外对多种抗菌药非常敏感，但体内单用一种药物疗效较差。对硝基咪唑类（甲硝唑）和大环内酯类（甲基红霉素）已耐药。目前临床常以克拉霉素（Clarithromycin）、阿莫西林（Amoxicillin）、甲硝唑/替硝唑、四环素（Tetracyline）、呋喃唑酮（Furazolidone）、庆大霉素等 2~3 种抗菌药物联合质子泵抑制药和（或）铋剂同时应用，组成三联或四联疗法，取得较好疗效。

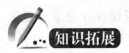 **知识拓展**

幽门螺旋杆菌研究进展

1979 年，病理学医生 Warren 在慢性胃炎患者的胃窦黏膜组织切片上观察到一种弯曲状细菌，1981 年，消化科临床医生 Marshall 与 Warren 合作，证明这种细菌的存在确实与胃炎相关。1982 年 4 月，Marshall 终于从胃黏膜活检样本中成功培养和分离出了这种细菌。接着，Marshall 和 Warren 提出幽门螺杆菌涉及胃炎和消化性溃疡的病因学，1984 年 4 月 5 日，他们的成果发表于在世界权威医学期刊《柳叶刀》（Lancet）上。2005 年 10 月 3 日，瑞典卡罗林斯卡研究院宣布，2005 年度诺贝尔生理学或医学奖授予这两位科学家以表彰他们发现了幽门螺杆菌以及这种细菌在胃炎和胃溃疡等疾病中的作用。体外实验中，幽门螺旋杆菌对多种抗生素都非常敏感。但实际上使用单一的抗生素很难在体内根除该菌。故临床上常采用联合应用方案：质子泵抑制剂加阿莫西林再加甲硝唑或呋喃唑酮；质子泵抑制剂加克拉霉素再加阿莫西林或甲硝唑或呋喃唑酮；枸橼酸铋钾加四环素或阿莫西林再加甲硝唑；枸橼酸铋钾加克拉霉素再加甲硝唑或呋喃唑酮，疗程皆为 7 ~ 14 天。

第二节　消化功能调节药

本节包括止吐与促胃肠动力药、泻药、止泻药、助消化药、治疗肝胆疾病药等。

一、止吐药

呕吐是一种复杂的反射性活动。参与呕吐反射的中枢部位包括呕吐中枢和化学催吐感受区（CTZ）。一些药物或病理产生的有毒物质，直接刺激 CTZ，产生呕吐。CTZ 含有 $5-HT_3$、D_2、M 受体，孤束核富含 $5-HT_3$、D_2、M、H_1 受体，前庭有胆碱能、组胺能神经与呕吐中枢相连。此外，一些外周的刺激也能引起反射导致呕吐。

止吐药应针对病因选择用药，分为以下几类。

1. H_1 受体阻断药　如苯海拉明、茶苯海明、美克洛嗪等，用于预防和治疗晕动呕吐和内耳眩晕病。

2. M 胆碱受体阻断药　如东莨菪碱、苯海索等，抗晕动，预防恶心、呕吐等。

3. $5-HT$ 受体阻断药　如阿洛司琼、昂丹司琼、格拉司琼等，对放、化疗引起的呕吐效果好。

4. 多巴胺（D_2）受体阻断药　如氯丙嗪、硫乙拉嗪、甲氧氯普胺、多潘立酮等，通过影响呕吐中枢、CTZ 或外周胃肠道上的多巴胺受体，发挥作用。用于化学治疗引起的恶心、呕吐。甲氧氯普胺、多潘立酮也可用于消化不良引起的恶心呕吐。

甲氧氯普胺

甲氧氯普胺（Metoclopramide，胃复安，灭吐灵），具有中枢和外周双重作用，具有强大的催吐作用。

【药理作用】甲氧氯普胺具有中枢和外周双重作用，阻断中枢延髓催吐化学感受区（CTZ）的 D_2 受体，具有强大的止吐作用，较大剂量也作用于 $5-HT_3$ 受体，也产生止吐作用，中枢作用也表现为锥体外系反应、焦虑和抑郁。阻断下丘脑多巴胺受体，减少催乳素抑制因子释放，使催乳素分泌增加，有一定催乳作用。阻断外周胃肠多巴胺受体及促乙酰胆碱释放作用，可引起从食管至近段小肠平滑肌运动，加速胃的正向排空，发挥胃肠促动作用。

> **药师考点**
>
> 甲氧氯普胺、西沙必利、多潘立酮和昂丹司琼的药理作用、临床应用及其不良反应。

【临床应用】临床用于肿瘤化疗、放疗、晕动病、胃肠功能失调、脑部疾病、妊娠等多种原因引起的呕吐。可治疗慢性功能性消化不良、反流性食管炎、胆汁反流性胃炎、糖尿病性胃轻瘫。

扫码"学一学"

【不良反应】20%患者有不良反应，常见嗜睡、疲乏无力、头晕、烦躁不安等。偶见锥体外系反应、便秘、腹泻、皮疹、月经紊乱、溢乳等。不宜与抗胆碱药合用。十二指肠溃疡、胃肠道出血、机械性梗阻和穿孔者，普鲁卡因过敏者，孕妇，嗜铬细胞瘤患者禁用。

二、促胃肠动力药

促胃肠动力药是一类能增强并协调胃肠节律性运动的药物，主要用于胃肠功能低下引起的消化道症状。常用药物可分为拟胆碱药（如氨甲酰甲胆碱），除增加胃肠动力外，还促涎液、胃液、胰液增加。多巴胺受体阻断药（如甲氧氯普胺、多潘立酮）和 $5-HT_4$ 受体激动药（西沙比利）能增加食管下括约肌张力，增加胃肠收缩力，增加胃、十二指肠蠕动的协调性，促进胃排空。胃泌素受体激动剂，激动神经和平滑肌促胃动素受体，增加胃肠运动。常见促胃肠动力药物见表 24-4。

表 24-4　常见胃肠促动力药

药名	作用特点	临床应用	不良反应
多潘立酮 （Domperidone）	外周多巴胺受体阻断剂	①胃轻瘫；②胃肠运动障碍；③偏头痛、颅外伤、放疗等各种原因引起的恶心、呕吐；④胃、食管反流病	轻度腹部痉挛；少发生锥体外系反应，但可升高催乳素
西沙必利 （Cisapride）	激动消化道平滑肌 $5-HT_4$ 受体，促乙酰胆碱释放，加强食管、胃肠运动	①胃、食管反流病；②慢性功能性、非溃疡性消化不良、胃轻瘫及便秘	常见胃、食管及腹部痉挛、肠鸣、腹泻、腹痛等。无锥体外系反应和升高催乳素等
曲美布汀 （Trimebutine）	增加顺向排空和推进，解除痉挛性收缩，对胃肠运动具有调节作用。末梢性镇吐	①慢性胃炎引起的腹部胀满感、腹部疼痛、恶心嗳气；②肠易激综合征	少见，发生率仅0.4%，偶见便秘、腹泻、腹鸣、口渴、困倦和心动过速等
昂丹司琼 （Ondansetron）	阻断中枢及迷走神经传入纤维 $5-HT_3$ 受体，产生强大止吐作用	对肿瘤化疗、放疗引起的恶心、呕吐作用迅速强大。对晕动病及多巴胺激动剂去水吗啡引起的呕吐无效	较轻，可有头痛、疲劳或便秘、腹泻
格拉司琼 （Granisetron）	同昂丹司琼，拮抗 $5-HT_3$ 受体，较昂丹司琼强 11 倍	预防和治疗肿瘤化疗、放疗引起的恶心、呕吐	较少，有便秘、眩晕、头痛、乏力等

三、泻药

泻药（laxatives，cathartics）是刺激肠蠕动、软化粪便、润滑肠道促进排便的药物。临床主要用于治疗功能性便秘。依作用机制分为刺激性、渗透性和润滑性泻药三类。泻药应用注意事项：①治疗便秘，尤其是习惯性便秘，首先应从调节饮食、养成定时排便习惯着手。多吃蔬菜、水果等常能收到良好效果。②应根据不同情况选择不同类型泻药。如排除毒物，应选硫酸镁、硫酸钠等盐类泻药。一般便秘，以接触性泻药较常用。老人、动脉瘤、肛门手术等，以润滑性泻药较好。③腹痛患者在诊断不明情况下不能应用泻药。年老体弱、妊娠或月经期妇女不能用作用强烈的泻药。常见药物见表 24-5。

> **药师考点**
>
> 硫酸镁、乳果糖、酚酞和的地芬诺酯临床应用。

表 24 - 5 常见泻药的分类及代表药物

药名	作用特点	主要临床用途	不良反应与注意事项
刺激性泻药			
吡沙可啶（Bisaco-dyl，双醋苯啶）	在肠道被细菌转化为去乙酰基代谢物，抑制 Na^+、K^+ - ATP 酶，阻止水和电解质吸收，使肠内容物增加；亦能增加肠黏膜 PGE_2 而致泻	用于便秘、X 线、内窥镜检查及术前清洁肠腔	腹膜炎、机械性肠梗阻和消化道出血者禁用
酚酞（果导）（Phenolphthalein）	在肠道内与碱性肠液形成可溶性钠盐，促进结肠蠕动，服药后 6~8h 排出软便，作用温和、持久，一次服药作用维持 3~4 天	慢性便秘	有过敏反应，发生肠炎、皮炎及出血倾向等。现少用
蒽醌类（Anthro-quinones）	大黄、番泻叶和芦荟等植物含有蒽醌苷类，口服后被大肠内细菌分解为蒽醌，增加结肠推进性蠕动，用药后 6~8h 排便	急、慢性便秘	
渗透性泻药			
硫酸镁（Magnesium Sulfate，$MgSO_4 \cdot 7H_2O$）	口服难吸收，在肠内形成高渗压，阻止水分吸收，扩张肠道，促肠道蠕动而致泻。口服还能促胆汁分泌；注射给药具有抗惊厥和降压作用	排除肠内毒物、虫体。治疗阻塞性黄疸、慢性胆囊炎等，静脉注射可抗惊厥和抗癫痫	口服大量硫酸镁可引起反射性盆腔充血和失水，月经期、妊娠妇女及老人慎用
乳果糖（Lactulose）	在小肠内不被吸收，提高肠内渗透压而导泻；未吸收部分进入结肠，被结肠菌代谢成乳酸，降低结肠 pH 值，抑制结肠对氨的吸收，降低血氨	慢性门脉高压及肝性脑病	应注意因腹泻而造成水、电解质紊乱，使肝性脑病恶化
食物性纤维素（甲基纤维素、植物纤维素等）	在肠内不被消化吸收，增加肠内容积并保持粪便湿软，有良好通便作用	功能性便秘	
滑润性泻药			
液体石蜡（Liquid Paraffin）	口服不被肠道吸收，滑润肠壁，软化粪便	适用于老人、高血压、心衰及痔疮、肛门术后便秘者	影响脂溶性维生素的吸收
甘油（Glycerol）	50% 液体注入肛门，高渗压刺激肠壁引起排便反应，并有局部润滑作用	适用于儿童及老人	
二辛琥珀酰磺酸钠（多库脂钠，DSS）	是阴离子表面活性剂，口服后使水和脂肪透入粪块中，软化粪便，使粪便易排出	心脏病、高血压、心肌梗死、疝气伴便秘者	忌与矿物油合用，因能促进其吸收而产生不良反应

四、止泻药

腹泻是多种疾病的常见症状，治疗时主要采取对因治疗。例如肠道细菌感染引起的腹泻，应当首先选用抗菌药物。但剧烈而持久的腹泻，可引起脱水和电解质紊乱，应在对因治疗的同时，适当给予止泻药控制症状。常用药物见表 24 - 6。

表 24 - 6 常见止泻药

药名	作用特点	主要临床用途	不良反应与注意事项
洛哌丁胺（Loperamide，苯丁哌胺，易蒙停，Imodium）	作用于胃肠道 μ 阿片受体，抑制肠道蠕动，并阻止乙酰胆碱和前列腺素释放抗平滑肌收缩。止泻作用强、迅速、持久	用于各种急、慢性腹泻	不良反应轻微，但要慎用于细菌性腹泻、溃疡性结肠炎及重症肝损害患者
阿片制剂（阿片酊、复方樟脑酊）	见中枢性镇痛药	严重的非细菌感染性腹泻	头痛、头晕、便秘，久用成瘾

续表

药名	作用特点	主要临床用途	不良反应与注意事项
地芬诺酯（Diphe-noxylate）	为哌替啶的衍生物，作用在外周，对胃肠运动的作用通过激动 μ 阿片受体产生	急慢性功能性腹泻	轻，少见；常用量很少成瘾，大剂量（40～60mg）长期服用引起欣快感
鞣酸蛋白（Tannalbin）	在肠中释出鞣酸能与肠黏膜表面的蛋白质形成沉淀，附着在肠黏膜上，减轻刺激，减少炎性渗出物，发挥收敛止泻作用	各种非细菌性腹泻、消化不良、急性胃肠炎等腹泻	便秘
次碳酸铋（Bismuth Subcarbonate）	同鞣酸蛋白		便秘等，对细菌感染性腹泻应先控制感染后使用
药用炭（Medicinal Activated Charcoal）	不溶性粉末，能吸附大量气体、毒物，起保护、止泻和阻止毒物吸收作用	腹泻及食物中毒后解毒	恶心，长期使用致便秘；服用药用炭可影响小儿营养，禁止长期用于 3 岁以下小儿

五、助消化药

助消化药（digestants）多为消化液的成分或促进消化液分泌的药物，能促进食物的消化及增加食欲，用于消化道分泌机能减弱及消化不良。有些药物能阻止肠道的异常过度发酵，也用于消化不良的治疗。常见助消化药见表 24 - 7。

表 24 - 7　常见助消化药

药名	作用特点	主要临床用途	不良反应与注意事项
稀盐酸（Dilute Hydrochloric Acid）	增加胃内酸度，增强胃蛋白酶活性	慢性胃炎、胃癌、发酵性消化不良等	与胃蛋白酶同服
胃蛋白酶（Pepsin）	消化蛋白	胃蛋白酶缺乏症、食蛋白性食物过多致消化不良、病后恢复期消化功能减退	与稀盐酸同服
胰酶（Pancreatin）	含胰蛋白酶、胰淀粉酶及胰脂肪酶；消化脂肪、蛋白质和淀粉	消化不良、食欲不振、胰液分泌不足等	在酸性溶液中易被破坏，制成肠衣片吞服；与碳酸氢钠同服
乳酶生（Biofermin）	分解糖类产生乳酸，使肠内酸性增高，抑制肠内腐败菌的繁殖，减少发酵和产气	消化不良、肠发酵、腹胀及小儿消化不良性腹泻	冷暗处保存；不宜与抗菌药或吸附剂同时服用
干酵母（Dried Yeast）	含少量 B 族维生素，尚含转化酶和麦糖酶	消化不良、食欲不振、维生素 B 缺乏症的辅助用药	嚼碎服，用量过大可发生腹泻
卡尼汀（Carnitine）	调节胃肠功能，增进食欲，促唾液、胃液、胰液、胆液和肠液分泌	胃酸缺乏症、消化不良、食欲不振、慢性胃炎、高脂血症	胃酸过多，胰腺炎患者禁用或慎用

六、利胆药

利胆药是具有促进胆汁分泌或促进胆囊排空的药物。胆汁酸是胆汁的主要成分，具有引起胆汁流动，调节胆固醇合成和消除，促进脂质和脂溶性维生素的吸收，反馈性抑制胆汁合成等生理功能。许多利胆药的作用涉及胆汁酸。

熊去氧胆酸

熊去氧胆酸可抑制胆固醇吸收,降低胆汁中胆固醇饱和指数,促胆石溶解;抑制肠道吸收胆固醇。临床用于胆固醇性胆石症(胆色素结石、混合性结石无效)、胆囊炎、胆道炎。不良反应有腹泻,胆道完全梗阻及严重肝肾功能减退者禁用。

其他常用药物的作用特点、临床应用、不良反应等见表 24 - 8。

表 24 - 8 常用利胆药

药名	作用特点	主要临床用途	不良反应与注意事项
去氧胆酸 (Deoxycholic Acid)	增加胆汁分泌,使胆汁变稀;促进脂肪消化吸收	①胆囊及胆道功能失调;② 胆 道 感 染;③胆结石	胆道完全梗阻及严重肝肾功能减退者禁用
胆汁酸 (Bileacids)	促胆汁分泌,抑制小肠对胆固醇的吸收和胆固醇的合成	① 胆石症;② 高脂血症	常见腹泻、瘙痒等
硫酸镁 (Magnesium Sulfate)	口服后直接刺激十二指肠,反射性松弛胆总管括约肌,并收缩胆囊	①胆囊炎;②胆石症和阻塞性黄疸	导泻时如浓度过高,可引起脱水;胃肠道有溃疡、破损之处,易造成镁离子大量的吸收而引起中毒
胆维他 (Anethol Trithione)	促进胆汁、胆酸、胆色素分泌,增加肝脏解毒功能	①胆囊炎;② 胆石症;③急慢性肝炎	长期应用引起甲亢,胆管阻塞者禁用

小 结

- 消化系统药物包括抗消化性溃疡药、助消化药、止吐药、泻药、止泻药和利胆药。

- 抗消化性溃疡药主要包括抗酸药、抑制胃酸分泌药、胃黏膜保护药及抗幽门螺旋杆菌药。

- 抑制胃酸分泌药主要有质子泵抑制药奥美拉唑,它特异性抑制胃壁细胞上 H^+,K^+ - ATP 酶功能,对多种原因引起的胃酸分泌有强大和持久的抑制作用,用于十二指肠溃疡、胃溃疡、反流性食管炎、艾卓综合征的治疗;H_2 受体阻断药西咪替丁、雷尼替丁、法莫替丁等,它们通过竞争性阻断壁细胞基底膜的 H_2 受体,为治疗胃和十二指肠溃疡疾病的首选药物;M 受体阻断药哌仑西平等,抑制胃酸作用弱,不良反应多,目前已较少用于溃疡病的治疗;胃泌素受体阻断药丙谷胺等也较少应用。

- 胃黏膜保护药有米索前列醇,能通过抑制基础胃酸分泌,组胺及胃泌素刺激引起的胃酸、胃蛋白酶分泌,增强胃黏膜抵抗力,促进胃黏膜上皮重建和增殖,增加胃血流量等途径抗溃疡病,用于胃、十二指肠溃疡及急性胃炎出血的治疗。

(王 斌)

扫码"练一练"

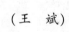

第二十五章　作用于血液系统的药物

要点导航

1. 掌握肝素、香豆素类、维生素 K、链激酶、尿激酶、氨甲苯酸的作用机制、临床应用及不良反应。

2. 熟悉铁剂、叶酸、维生素 B_{12}、阿司匹林、双嘧达莫和噻氯匹定的药理作用及临床应用。

3. 了解凝血因子制剂、右旋糖酐、造血细胞生长因子的作用和用途。

第一节　血液系统药物的分类

血液系统具有运输功能、防御保护功能，并参与内环境稳态维持与体液调节，要实现血液系统的生理功能，一是血液的组成要稳定，二是血液的流动要通畅。

一、血液的组成

血液由血浆和血细胞组成。血细胞包括红细胞、白细胞、血小板，血液中红细胞数目或血红蛋白含量长期低于正常值则出现贫血，白细胞数量长期减少则表现为感染，血小板数目不足则表现为出血。血浆是血液的液体成分，由蛋白质、脂类、无机盐和大量化合物组成，大量失血或大面积烧伤可使血容量降低，血压下降，甚至可导致休克。

二、血液的凝固与抗凝

在生理情况下，体内血液凝固与抗凝、纤维蛋白的形成与纤维蛋白的溶解均保持动态平衡，从而制止出血，防止血管内血栓形成，保持血管内血流通畅。一旦这种平衡遭到破坏，就会出现血栓栓塞性疾病或出血性疾病。

血液的凝固有许多凝血因子的参与，参与凝血的因子有 14 种，以罗码数字编号的有 12 种（表 25 - 1）。血液凝固过程包括 3 个阶段：①凝血酶原激活物的形成：内源性或外源性凝血途径，通过一系列凝血因子的相继激活，最后使因子 X 激活为 Xa，Xa、因子 V、Ca^{2+} 和血小板磷脂（PF_3）结合形成凝血酶原激活物。②凝血酶的形成：因子 Ⅱ（凝血酶原）被凝血酶原激活物激活成因子 Ⅱa（凝血酶）。③纤维蛋白的形成：可溶性因子 Ⅰ（纤维蛋白原）在 Ⅱa 作用下转变成因子 Ⅰa（纤维蛋白），然后聚合成纤维蛋白多聚体，最后形成难溶的纤维蛋白（图 25 -1）。

表 25 - 1　凝血因子及其同义名

因子	同义名	因子	同义名
I	纤维蛋白原（fibrinogen）	VIII	抗血友病因子（antihemophilic factor，AHF）
II	凝血酶原（prothrombin）	IX	血浆凝血激酶（plasma thromboplastin component，PTC）
III	组织凝血激酶（tissue thromboplastin）	X	凝血酶原激酶原（Struart - Prower factor）
IV	Ca²⁺	XI	血浆凝血激酶前质（plasma thromboplastin antecedent，PTA）
V	前加速素（proaccelerin）	XII	接触因子（hageman factor）
VII	前转变素（proconvertin）	XIII	纤维蛋白稳定因子（fabrin - stabilizing factor）

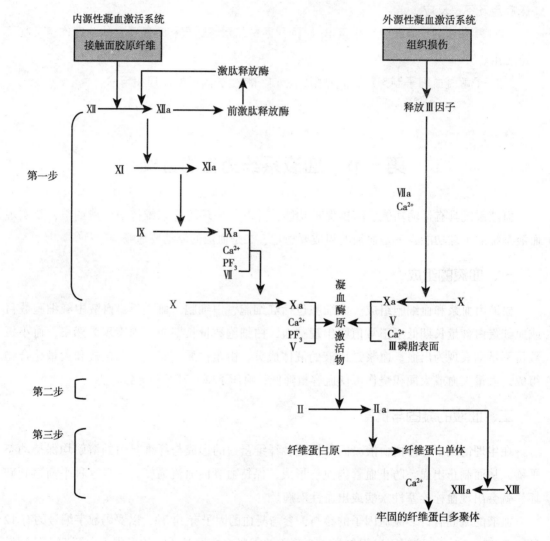

图 25 - 1　血液凝固过程示意图

　　血浆中的抗凝蛋白质包括三类：①丝氨酸蛋白酶抑制物如抗凝血酶Ⅲ（antithrombin Ⅲ，ATⅢ）、C₁抑制物、α₁ - 抗胰蛋白酶（α₁ - AT）、α₂ - 抗纤溶酶（α₂ - AP）、α₂ - 巨球蛋白（α₂ - M）及肝素辅助因子Ⅱ（HCⅡ）；②蛋白质C系统包括蛋白C（protein C，又称为抗凝蛋白C）、蛋白S和蛋白C抑制物等；③内源性组织因子通路抑制物（TFPI）。以上抗凝蛋白缺乏容易引起血栓形成性疾病。

　　纤维蛋白溶解系统也是抗凝系统的重要组成部分，纤溶系统能使体内已产生的纤维蛋白凝块随时得到清除。纤溶系统的激活包括两个阶段：①纤溶酶原（plasminogen）在纤溶酶原激活物作用下转为纤溶酶（plasmin）；②纤维蛋白及纤维蛋白原在纤溶酶参与下转为纤维蛋白降解产物，血栓溶解。

三、作用于血液系统的药物

1. 与抗凝与促凝有关的药物　包括：①抗凝血药；②纤维蛋白溶解药；③抗血小板药；④促凝血药。

2. 促进血细胞生成的药物　如抗贫血药、造血细胞生长因子。

3. 增加血容量的药物　如血容量扩充药等。

第二节　抗凝血药

抗凝血药（anticoagulants）是指抑制凝血过程而阻止血液凝固的药物，临床上主要用于血栓栓塞性疾病的预防和治疗。

肝　素

肝素（Heparin）因首先源于动物肝脏而得名，现药用肝素多自猪肠黏膜或牛肺脏中提取。肝素是一种由葡萄糖胺、葡萄糖醛酸和艾杜糖醛酸交替连接而成黏多糖的硫酸酯，带负电荷，呈强酸性。普通肝素的分子量为 3～30kDa。

> **药师考点**
>
> 肝素、低分子量肝素和华法林的药理作用、临床应用及其不良反应。

【体内过程】 肝素为大分子物质，口服不易吸收，肌内注射易引起局部出血和刺激症状，故常静脉给药。静注后 80% 与血浆蛋白结合，不能通过胸膜、腹膜和胎盘，不进入乳汁。主要在肝脏中被肝素酶所破坏，部分肝素可经肾脏排泄，其余部分经肝网状内皮系统等清除。其 $t_{1/2}$ 随剂量变化。

【药理作用】

1. 抗凝　在体内、体外均有强大抗凝作用，且起效迅速。主要通过激活血浆中的 ATⅢ 而实现抗凝作用。ATⅢ 是丝氨酸蛋白酶的抑制剂，其结构中精氨酸残基，能与凝血因子Ⅱa、Ⅸa、Ⅹa、Ⅺa 和Ⅻa 活性中心的丝氨酸残基结合，使上述凝血因子失活，产生抗凝作用。肝素能与 ATⅢ 所含的赖氨酸残基形成可逆性复合物，引起 ATⅢ 构象改变，暴露出精氨酸活性位点，使 ATⅢ 的精氨酸残基更易与凝血酶的丝氨酸残基结合，从而加速 ATⅢ 对凝血因子Ⅱa、Ⅸa、Ⅹa、Ⅺa 和Ⅻa 等的灭活。肝素可加速此过程达 1000 倍以上。

2. 抗血小板聚集　肝素可抑制凝血酶原诱导的血小板聚集，从而产生抗凝作用。

3. 降血脂　肝素可促进脂蛋白脂酶从组织释放到血浆中，加速乳糜微粒和极低密度脂蛋白（VLDL）分解，发挥调血脂作用。但停用肝素此作用立即消失。

4. 其他　肝素还有抗炎、降低血黏度、促纤溶、抗补体、抑制血管平滑肌增生等作用。肝素可通过调血脂、保护动脉内皮和抗血管平滑肌细胞增殖等作用而产生抗动脉粥样硬化效应。

【临床应用】

1. 血栓栓塞性疾病　肝素能防止血栓形成与扩大，如深部静脉血栓、肺栓塞、脑栓塞、心肌梗死和外周动脉血栓形成等，以及心血管手术及外周静脉术后血栓形成。但对已形成的血栓无溶解作用。

2. 弥漫性血管内凝血（DIC） 用于各种原因如脓毒血症、胎盘早剥、恶性肿瘤溶解等所致的 DIC。早期应用，可防止因纤维蛋白原和其他凝血因子消耗所引起的继发性出血。

3. 体外抗凝 肝素可用作体外抗凝剂，用于心血管手术、心导管检查、血液透析、体外循环等。

【不良反应】

1. 自发性出血 如出血严重应立即停药，并缓慢静注硫酸鱼精蛋白对抗解救。硫酸鱼精蛋白精氨酸含量高，呈强碱性，可以离子键与肝素结合而使之失效，1mg 鱼精蛋白能中和 1mg 肝素。活动性出血、血友病、紫癜、血小板减少症、颅内出血、毛细血管通透性增加、胃肠道溃疡、亚急性心内膜炎、严重高血压患者及先兆流产者禁用肝素。手术期间和手术后不宜用肝素。

2. 血小板减少症 发生率高达 5%～6%，多数发生在给药后 7～10 日，与免疫反应有关。

3. 过敏反应 偶发，如荨麻疹、药热、皮疹、哮喘、鼻炎等。

4. 其他 长期用药还可致脱发、骨质疏松和自发性骨折等。孕妇应用可致早产及死胎，故孕妇禁用。

低分子量肝素

低分子量肝素（low molecular weight heparin，LMWH）是指相对分子量为 1～12kDa 的肝素，从普通肝素分离或由普通肝素降解后再分离而得。与肝素比较具有以下特点：①对血小板的影响较小。LMWH 可选择性抗凝血因子 Xa 活性，而对凝血酶及其他的凝血因子影响较小，使抗血栓作用与致出血作用分离，保持了肝素的抗血栓作用而降低了出血的危险，所引起的出血并发症少。②抗凝血作用强。体内激活的血小板释放的血小板因子 4（PF_4）可抑制普通肝素的作用，而 LMWH 则由于分子量小而较少受 PF_4 的抑制。③生物利用度高、半衰期长，LMWH 皮下注射的 $t_{1/2}$ 为 200～300min，是普通肝素的 2～4 倍。④骨质疏松的发生率低于肝素。

目前 LMWH 将逐渐取代普通肝素用于临床，常用的制剂有依诺肝素、替地肝素、那屈肝素等。

香豆素类

香豆素类（Coumarin）为人工合成口服抗凝血药，包括双香豆素（Dicoumarol）、华法林（Warfarin，苄丙酮香豆素）、醋硝香豆素（Acenocoumarol，新抗凝）等，均具有 4 - 羟基香豆素的基本结构（图 25 - 2），其药理作用与临床用途相似。

【体内过程】华法林口服后吸收快而完全，与血浆蛋白结合率达 99% 以上，可通过胎盘屏障，主要在肝脏代谢，代谢产物经肾排出，$t_{1/2}$ 长。双香豆素吸收慢且不规则，吸收后几乎全部与血浆蛋白结合，与其他血浆蛋白结合率高的药物同服时，可增加双香豆素的游离药物浓度，甚至诱发出血。醋硝香豆素大部以原型经肾脏排出。

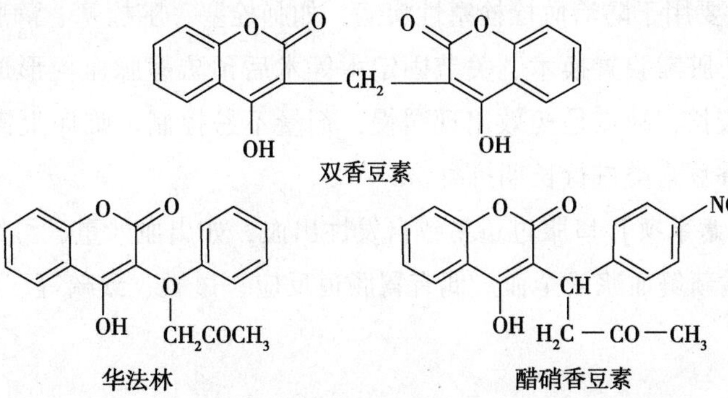

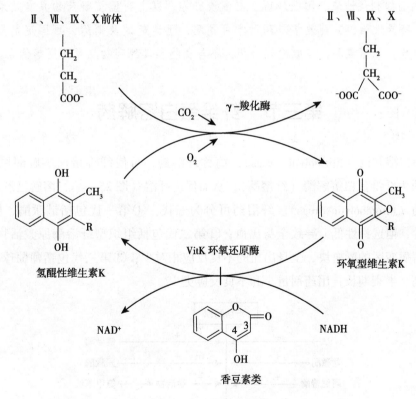

图 25-2 香豆素类药物化学结构

【药理作用】肝脏合成含谷氨酸残基的凝血因子 Ⅱ、Ⅶ、Ⅸ、Ⅹ 的前体物质，必须在氢醌型维生素 K 存在的条件下，经羧化酶作用，才能使谷氨酸的残基 γ 羧化而活化上述凝血因子。维生素 K 是肝脏 γ-羧化酶的辅酶。经过羧化反应，氢醌型维生素 K 转变为环氧型维生素 K，后者可经环氧还原酶作用还原为氢醌型，继续参与羧化反应。

香豆素类药物结构与维生素 K 相似，是维生素 K 拮抗剂，通过抑制肝脏维生素 K 环氧还原酶，阻止维生素 K 从环氧型向氢醌型的转变，阻碍维生素 K 的再利用，影响凝血因子 Ⅱ、Ⅶ、Ⅸ、Ⅹ 的 γ 羧化，阻止其活化，产生抗凝作用（图 25-3）。

图 25-3 香豆素抗凝作用机制

香豆素类药物对已经合成凝血因子 Ⅱ、Ⅶ、Ⅸ、Ⅹ 并无直接对抗作用，必须待这些因子在体内相对耗竭后，才能发挥抗凝效应，所以起效缓慢，仅体内有效。停药后凝血因子恢复正常水平尚需一定时间，故作用维持时间长，停药后作用可维持 2~5 天。能干扰维生素 K 合成、吸收及代谢的药物也会影响香豆素类药物的作用。

【临床应用】主要用于防治血栓栓塞性疾病，如肺栓塞、脑栓塞、静脉血栓、心肌梗死等，也可用于人工心脏瓣膜置换术、关节固定术等术后预防静脉血栓形成。优点是口服有效，作用维持时间较长，缺点是药效出现缓慢，剂量不易控制。临床上需快速抗凝者应先选用肝素，再应用香豆素类进行长期抗凝。

【不良反应与注意事项】口服过量易致自发性出血，如出血严重，可给予大剂量维生素K对抗，必要时可输新鲜血浆或全血。偶有胃肠道反应、过敏、致畸等，早孕妇女禁用。

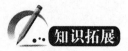 知识拓展

抗凝药物研发动态

抗凝药物被广泛用于血栓栓塞性疾病的预防和治疗。传统抗凝药如肝素、低分子肝素、华法林由于存在某些缺点和不良反应，临床应用受到限制。针对凝血过程中的关键环节成功研发了诸多新型抗凝药物，如凝血酶直接抑制剂（DTI）、FⅩa抑制剂、抑制Ⅸa因子，Ⅶa-组织因子复合物，Ⅴa-Ⅷa因子复合物等，其中DTI和FⅩa抑制剂是最具前途的新型抗凝剂。DTI包括：①水蛭素及其衍生物；②希美加群；③达比加群酯等。FⅩa抑制剂包括：①间接FⅩa抑制剂如磺达肝葵钠、艾卓肝素；②直接FⅩa抑制剂如利伐沙班、阿哌沙班、依多沙班等。以上新型抗凝药物具有效果好，安全度高，特异性强，其药效学与药动学可预测，迅速起效及消除，可固定剂量，有效治疗窗口宽，无需监测，口服途径给药，不与食物和其他药物相互作用等优点。

第三节　纤维蛋白溶解药

纤维蛋白溶解药（fibrinolytic drugs），简称纤溶药，可使纤维蛋白溶解酶原（纤溶酶原）转化成为纤维蛋白溶解酶（纤溶酶），从而促进纤溶（图25-4），溶解已形成的血栓，也称溶栓药（thrombolytic drugs）。纤溶药可分为三代：①第一代包括链激酶、尿激酶等，能溶解血栓，但选择性低，导致全身出血；②第二代包括组织型纤溶酶原激活物等，能选择性地溶解病变区的凝血块，全身出血的不良反应相对少；③第三代包括葡萄球菌激酶等，其选择性高、半衰期长，用药剂量小和不良反应更少。

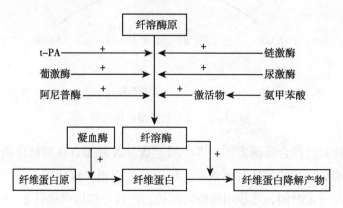

图25-4　纤维蛋白溶解药的作用机制

纤溶药对急性血栓栓塞性疾病如急性心肌梗死、脑梗死等的治疗具有重要意义，但对形成已久、已钙化或陈旧性血栓难以发挥作用。

链 激 酶

药师考点

链激酶、尿激酶和 t – PA 的临床应用。

链激酶（Streptokinase，SK）是从 β – 溶血性链球菌培养液中制得的一种非酶性单链蛋白，分子量约为47kDa，现用基因工程重组产品。链激酶为外源性纤溶酶原激活物，与纤溶酶原结合形成 SK – 纤溶酶原复合物，促进纤溶酶原转变为纤溶酶，从而溶解纤维蛋白，使血栓溶解。临床主要用于急性血栓栓塞性疾病，如急性心肌梗死、深静脉血栓、肺栓塞、眼底血管栓塞、透析通道梗塞、人工瓣膜栓塞等。须早期用药，血栓形成不超过6h疗效最佳。链激酶对病理性和生理性纤维蛋白均有溶解作用，过量可致全身出血，氨甲苯酸可对抗。脑出血、溃疡病出血、严重高血压患者以及近期手术史者、有出血倾向者、分娩未满四周产妇和活动性出血 3 个月内禁用。链激酶有抗原性，可引起皮疹、药热等过敏反应。

其他的纤溶药特点见表25 – 2。

表 25 – 2 其他纤溶药的特点

药名	来源	作用及机制	作用特点
尿激酶（Urokinase，UK）	胚胎肾细胞培养液分离或基因重组技术制备	直接激活纤溶酶原转换成纤溶酶	①不具抗原性，无过敏反应；②对血栓和血浆中纤溶酶原无选择性，可引起全身出血；③作用时间短，$t_{1/2}$ 为 15min
组织纤溶酶原激活剂（Tissue plasminogen activator，t – PA）	人的胎盘组织中提取纯化或用基因重组技术制备	激活与纤维蛋白结合的纤溶酶原转变为纤溶酶	①选择性作用于病理性的纤溶酶原，出血并发症少；②作用时间短，$t_{1/2}$ 为 3 ~ 8min；③一般剂量引起的副作用较小，但剂量过大也可引起出血
阿尼普酶（Anistreplas）	链激酶与乙酰化纤溶酶原的复合物	脱酰化后激活纤溶酶原成为纤溶酶	可选择性地激活血栓中纤溶酶原；②潜伏期较长；③大剂量引起出血反应；④$t_{1/2}$ 为 90 ~ 105min
葡激酶（Staphylokinase，SAK，葡萄球菌激酶）	金黄色葡萄球菌培养液分离或基因重组技术制备	与纤溶酶原结合形成葡激酶 – 纤溶酶原激活物，促进纤溶酶原转变为纤溶酶	①选择性激活血栓中纤溶酶原；②大剂量可引起出血；③抗原作用弱于链激酶；④$t_{1/2}$ 为 70min
雷特普酶（Reteptase）	基因重组技术制备	激活组织纤溶酶原	①疗效高、起效快；②可防止血栓再形成；③可引起全身出血。④作用时间较短，$t_{1/2}$ 为 16 ~ 18min

第四节 抗血小板药

血小板对血栓栓塞性疾病具有重要发病学意义。血小板的黏附、聚集和释放是血栓形成的重要过程。抗血小板药通过抑制血小板黏附、聚集和分泌功能，在止血、抗血栓形成、抗动脉粥样硬化等过程中起着重要作用。常用抗血小板药可分为三类：①影响血小板代谢的药物，如阿司匹林、奥扎格雷、双嘧达莫等；②ADP 拮抗剂，如噻氯匹定、氯吡格雷、普拉格雷、替卡格雷等；③血小板膜蛋白 GpⅡb/Ⅲa 受体拮抗药，如阿昔单抗等；④凝血酶抑制药，如阿加曲班、水蛭素等。

一、影响血小板代谢药

（一）环氧酶抑制药

阿司匹林

阿司匹林（Aspirin）通过抑制环氧酶，减少 TXA_2 生成，抑制血小板聚集而防止血栓形成。临床小剂量防治心脑血栓形成、心绞痛、心肌梗死、一过性脑缺血发作（见解热镇痛抗炎药）。

（二）TXA_2 抑制药

奥扎格雷

奥扎格雷（Ozagrel）抑制 TXA_2 合成酶，减少 TXA_2 生成而抗血小板聚集，并有解除血管痉挛的作用。主要用于蛛网膜下腔出血手术后血管痉挛及其并发脑缺血症状的改善。不良反应有胃肠道反应、过敏、出血倾向等。

（三）磷酸二酯酶抑制药

双嘧达莫

双嘧达莫（Dipyridamole）又称潘生丁（Persantin），对体内外血栓的形成均有抑制作用。其作用机制可能是：①抑制磷酸二酯酶（PDE），使 cAMP 降解减少，血小板内 cAMP 增高；②激活腺苷活性，进而激活血小板腺苷酸环化酶（AC），使 cAMP 生成增加；③轻度抑制血小板环氧酶，使 TXA_2 合成减少；④增强内源性 PGI_2 活性。主要用于血栓栓塞性疾病、人工心脏瓣膜置换术后，防止血小板血栓形成，还可以阻抑动脉粥样硬化早期的病变过程。多与香豆素类、阿司匹林等合用。不良反应有胃肠道反应、血管扩张反应，少数心绞痛患者用药后可出现"冠状动脉窃血"，从而诱发心绞痛。亦有过敏反应。

二、特异性抑制 ADP 活化血小板的药物

噻氯匹定

噻氯匹定（Ticlopidine）能抑制血小板聚集，拮抗血栓形成。其主要作用机制为：①抑制 ADP 诱导的血小板糖蛋白受体（GpⅡb/Ⅲa）与纤维蛋白原结合位点的暴露，因而阻止纤维蛋白原与 GpⅡb/Ⅲa 的结合；②阻碍 ADP 诱导的 α 颗粒分泌，抑制血管壁损伤的黏附反应；③提高血小板 cAMP 水平，产生抗血小板聚集作用。临床用于防治动脉血栓栓塞性疾病，也用于预防外周动脉血栓性疾病的复发及糖尿病性视网膜病。常见的不良反应有皮疹和消化道症状，饭后服可减少其发生；最严重的不良反应是中性粒细胞减少，甚至是全血细胞减少，在用药 3 个月内需定期检查血象。此外，尚有轻度出血、皮疹、肝脏毒性等。

三、血小板膜蛋白 Gp Ⅱ b/ Ⅲ a 受体阻断药

阿昔单抗

阿昔单抗（Abciximab，C7E3Fab），又称"抗血小板凝聚单克隆抗体"、阿伯西马，是 1994 年人工合成的第一个血小板膜糖蛋白 Gp Ⅱ b/ Ⅲ a 受体阻断药。其作用机制为：能与纤维蛋白原竞争 Gp Ⅱ b/ Ⅲ a 受体上的结合位点，防止纤维蛋白原、血小板凝集因子（VWD）、玻璃体结合蛋白及纤维蛋白结合素与激活的血小板结合，从而抑制血小板的聚集，抗血栓形成。临床主要用于不稳定型心绞痛、急性心肌梗死、冠脉成形术后的急性缺血性并发症的预防。最常见的不良反应是出血，活动性出血或有出血倾向的患者禁用。

四、凝血酶抑制药

凝血酶是最强的血小板激活剂，根据药物对凝血酶的作用位点可分为：①阴离子外位点凝血酶抑制药，仅能通过催化位点或阴离子外位点与凝血酶结合，发挥抗凝血作用，如阿加曲班；②双功能凝血酶抑制药，如水蛭素，可与凝血酶的催化位点和阴离子外位点结合。

第五节　促凝血药

促凝血药（coagulants）可通过激活凝血过程而发挥止血作用的药物，又称止血药，用于治疗因凝血因子缺乏、纤溶功能过强或血小板减少等原因所致凝血功能障碍。包括：①促凝血因子活性药，如维生素 K；②凝血因子制剂，如凝血酶、凝血酶原复合物；③抗纤维蛋白溶解药，如氨甲苯酸、氨甲环酸等。

一、促凝血因子活性药

维生素 K

【体内过程】维生素 K（Vitamin K）的基本结构为甲萘醌（图25-5），包括维生素 K_1、K_2、K_3 和 K_4 四种。其中 K_1 存在于绿色植物中，K_2 由肠道细菌合成或由腐败鱼粉所得，两者均为脂溶性，其吸收需要胆汁参与。K_3、K_4 为人工合成品，水溶性，可以直接吸收。

> **药师考点**
>
> 维生素 K 和抗纤维蛋白溶解药的临床应用。

【药理作用】肝脏合成的 Ⅱ、Ⅶ、Ⅸ、Ⅹ 等凝血因子由无活性型向活性型转变，需要这些因子前体的第 10 个谷氨酸残基，在 γ-羧化酶参与下，羧化为 γ-羧基谷氨酸，γ-羧基谷氨酸与 Ca^{2+} 螯合，使凝血因子前体转为活性型，产生凝血作用。维生素 K 是肝脏中 γ-羧化酶的辅酶，γ-羧化酶的活化需要还原的氢醌型维生素 K 氧化为环氧化型维生素 K，以及环氧化型维生素 K 再还原成氢醌型维生素 K（图25-3），才能够完成上述羧化反应。因此，维生素 K 缺乏，肝脏仅合成无活性的凝血因子前体蛋白，导致凝血功能障碍，引起出血。

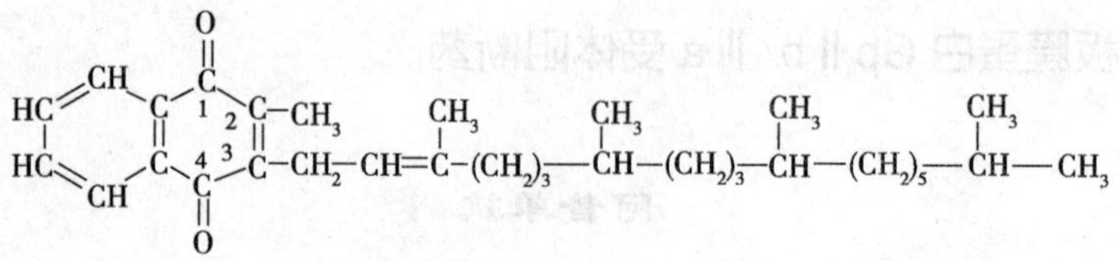

维生素K_1

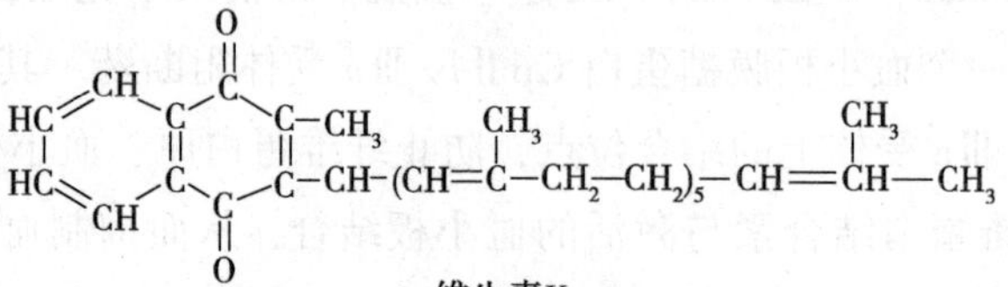

维生素K_2

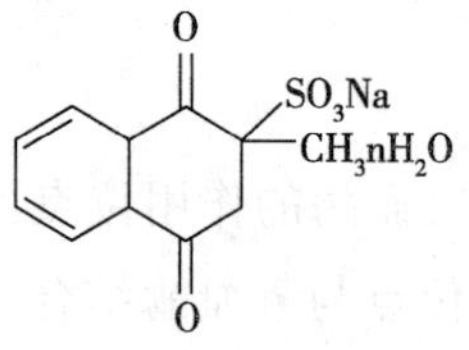

维生素K_3

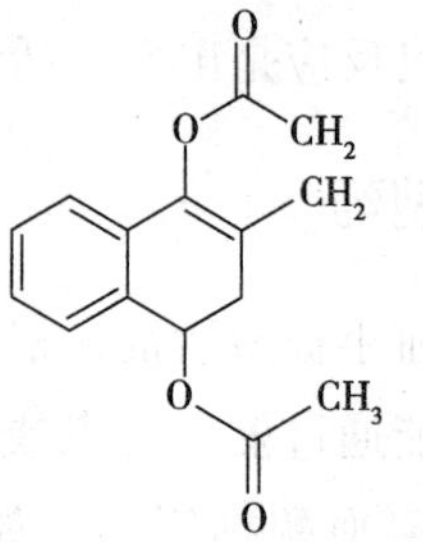

维生素K_4

图 25－5　维生素 K 化学结构

【临床应用】

1. 维生素 K 缺乏引起的出血　包括①维生素 K 吸收不良或利用障碍所致的低凝血酶原血症，如阻塞性黄疸、胆瘘、慢性腹泻、胃肠广泛手术后患者；②长期服用广谱抗菌药引起的出血、新生儿或早产儿出血；③口服抗凝药如香豆素类过量或水杨酸类过量引起的出血。

2. 其他　维生素 K_1 或 K_3 肌注有解痉止痛作用，可用于胆道蛔虫所致的胆绞痛。大剂量维生素 K_1 可用于抗凝血类灭鼠药中毒的解救。

【不良反应】维生素 K 毒性低。维生素 K_1 有血管扩张作用，静注过快，可引起面部潮红、出汗、呼吸困难、胸痛、血压下降、虚脱、甚至休克等；维生素 K_3、K_4 有较强刺激性，口服引起恶心、呕吐等胃肠道反应，宜饭后服；新生儿、早产儿、孕妇及授乳妇女大剂量使用维生素 K_3、K_4 可引起溶血性贫血及高铁血红蛋白症，遗传性葡萄糖－6－磷酸脱氢酶缺乏者也可诱发溶血性贫血。

二、凝血因子制剂

凝血酶

凝血酶（Thrombin）是从牛、兔或猪血中提取精制而成的无菌制剂。该药能切去纤维蛋白原中肽 A 和肽 B，催化纤维蛋白原水解成纤维蛋白。主要用于局部止血，应用于创口，使血液凝固而止血。该药必须直接接触创面才能起止血作用。临床适用于结扎止血困难的小血管、毛细血管以及实质性脏器出血的止血。常与明胶海绵同用。

严禁做血管内、肌内或皮下注射，以防引起局部坏死甚至形成血栓而危及生命；有抗原性，如出现过敏反应症状时应停药；应新鲜配制使用。

凝血酶原复合物

凝血酶原复合物为含有凝血酶原、Ⅶ、Ⅸ、Ⅹ以及少量其他血浆蛋白的混合制剂，临床主要用于预防和治疗因凝血因子缺乏导致的出血，如乙型血友病（先天性凝血因子Ⅸ缺乏）、严重肝病、维生素 K 依赖凝血因子Ⅱ、Ⅶ、Ⅸ、Ⅹ缺乏所致出血以及香豆素类抗凝药过量等诱导的出血；也可用于治疗敌鼠钠中毒引起的出血；对已产生凝血因子Ⅷ抑制性抗体的甲型血友病患者也有预防和治疗出血的作用。

凝血酶原复合物有抗原性，输注过快可引起短暂发热、寒战、头痛、荨麻疹、恶心、呕吐、嗜睡、冷漠、潮红、耳鸣，以及脉率、血压改变甚至过敏性休克，减慢输注速度可缓解。肝病患者易引起 DIC，还可诱发血栓形成，应慎用。

抗血友病球蛋白

又称为抗甲种血友病因子（antihemophilic factor，AHF）或凝血因子Ⅷ（blood coagulation factor Ⅷ）。主要成分为凝血因子Ⅷa，可加速凝血因子Ⅹa 生成，并进一步促进凝血酶原向凝血酶转化的过程。临床主要用于防治甲型血友病（先天性凝血因子Ⅷ缺乏症）、获得性凝血因子Ⅷ缺乏症和血管性假血友病的补充疗法。对乙型血友病无效。大剂量输注时可出现头痛、发热、肺水肿等症状。

三、抗纤维蛋白溶解药

氨甲苯酸　氨甲环酸

氨甲苯酸（Para - Aminomethylbenzoic Acid，PAMBA）又称对羧基苄胺，化学结构类似赖氨酸。氨甲环酸（Tranexamic Acid，AMCHA）的抗纤溶活性为氨甲苯酸的 $7 \sim 10$ 倍。小剂量可竞争性阻断与纤溶酶原与纤维蛋白的结合，抑制纤溶酶原激活，从而抑制纤维蛋白溶解。大剂量可直接抑制纤溶酶的活性，从而抑制纤维蛋白溶解，促进凝血。用于纤溶系统亢进引起的各种出血。常见胃肠道反应，用量过大可促进血栓形成，故有血栓形成倾向或有血栓栓塞病史者禁用或慎用；偶致头痛、头晕、嗜睡等；肾功能不全者慎用。

第六节　抗贫血药

贫血是指循环血液中红细胞数目或血红蛋白含量长期低于正常值的病理现象。常见有三种类型的贫血：①缺铁性贫血，是由于血液损失过多或铁摄入不足所致，主要表现为红细胞体积小，血红蛋白含量低，又称小细胞性低色素型贫血；②巨幼细胞贫血，因叶酸或（和）维生素 B_{12} 缺乏所致贫血，主要表现为红细胞体积大，血红蛋白含量高，又称大细胞高色素型性贫血；③再生障碍性贫血，由于感染、放疗、化疗等因素引起骨髓造血功能被抑制所致的贫血，除红细胞数目减少，还表现有血小板和白细胞数目减少，且药物治疗效果不理想。

抗贫血药是指能促进机体造血机能，补充造血所必需的物质，以改善贫血状态的药物。常用抗贫血药有：①铁剂；②叶酸、维生素 B_{12}；③造血细胞生长因子。临床应根据贫血的类型选择不同的药物治疗。

铁 剂

铁是机体必需的元素，是构成血红蛋白、肌红蛋白等的重要成分。人体铁的来源包括：食物中的外源性铁，每天摄入 10 ~ 15mg 铁，就能满足机体需要；红细胞破坏后所释放的内源性铁，每天约 25mg，可重新用于血红蛋白的合成。故一般情况下机体不缺铁。但在生育年龄妇女，或是生长发育时期的儿童，铁的需要量增加而铁的供应量不足时，或因胃或十二指肠疾病影响铁的吸收，或长期少量失血后，出现铁的缺乏或缺铁性贫血，需要给予铁剂补充治疗。常用铁剂有：硫酸亚铁（Ferrous Sulfate）、富马酸亚铁（Ferrous Fumarate）、葡萄糖酸亚铁（Ferrous Gluconate）、乳酸亚铁（Ferrous Lactate）、枸橼酸铁铵（Ferric Ammonium Citrate）、右旋糖酐铁（Iron Dextran）、山梨醇铁（Iron Sorbitex）等，其中以硫酸亚铁、枸橼酸铁铵和右旋糖酐铁最常用。

> **药师考点**
>
> 铁剂、叶酸、维生素 B_{12} 的临床应用。

【体内过程】口服铁剂以 Fe^{2+} 形式在十二指肠及近端空肠吸收，进入肠黏膜中的 Fe^{2+}、部分转为 Fe^{3+} 与去铁蛋白结合成铁蛋白，滞留在细胞内。进入血液循环后 Fe^{2+} 被迅速氧化成 Fe^{3+}，并与转铁蛋白结合，转运到肝、脾、骨髓等组织中去。进入骨髓的 Fe^{3+} 与幼红细胞膜表面的转铁蛋白受体结合为复合物，然后 Fe^{3+} 从该复合物释放到细胞内还原成 Fe^{2+}，再与线粒体上的原卟啉、珠蛋白结合形成血红蛋白，发育为成熟的红细胞。铁的排泄以肠道、皮肤等含铁细胞的脱落为主要途径，少量经胆汁、尿、汗及乳汁排泄。

铁剂的吸收受诸多因素的影响：①口服铁剂或食物中的高价铁，需经胃酸、果糖、半胱氨酸和维生素 C 等还原成 Fe^{2+} 形式才能吸收；②酸性环境可促进铁的吸收，胃酸缺乏、应用抗酸剂等情况下铁剂吸收减少；③钙剂、磷酸盐、鞣酸、浓茶等可使铁盐沉淀，四环素可与铁剂形成络合物，均可妨碍铁的吸收；④体内铁的储存情况亦可影响铁的吸收，当体内贮铁量多时，血浆铁的转运率低，铁的吸收减少，缺铁时铁的吸收率可达20% ~ 60%。

【药理作用】补充作用。铁为合成血红素的一种重要原料。转运到骨髓的铁吸附在幼红细胞膜上，并进入细胞内的线粒体，与原卟啉结合生成血红素，后者再与珠蛋白结合形成血红蛋白，进而发育为成熟红细胞。

【临床应用】用于防治缺铁性贫血，如慢性失血（月经过多、上消化道溃疡出血、痔疮、钩虫病出血）、营养不良、妊娠、儿童发育期等引起的缺铁性贫血。用药4 ~ 5 天症状逐渐改善，7 ~ 12 天左右即可见网织红细胞增多，约4 ~ 10 周血红蛋白可恢复至正常。待血红蛋白正常后，尚需减半量继续服药2 ~ 3 个月以使体内铁贮存恢复正常。

【不良反应】

1. 胃肠道刺激性 可致恶心、呕吐、腹痛、腹泻等，饭后服用或小剂量递增可减轻刺激性。

2. 便秘 铁可与肠腔硫化氢生成硫化铁，减少了硫化氢对肠蠕动的刺激作用而致便秘，并排出黑便。

3. 急性中毒 儿童误服1g以上铁剂可引起急性中毒反应，表现为恶心、呕吐、腹痛、血性腹泻、惊厥，严重者致休克、死亡等。在中毒早期，以磷酸盐或碳酸盐溶液洗胃，并以特殊解毒剂去铁胺（deferoxamine）注入胃内以结合残留铁剂以解救。

叶 酸

叶酸（Folic Acid）是由蝶啶、对氨基苯甲酸和谷氨酸三部分组成的一种水溶性 B 族维生素。含叶酸丰富的食物有肉类、水果及绿叶蔬菜等，动物细胞自身不能合成对氨苯甲酸，也不能将谷氨酸接到蝶酸，故人体所需要的叶酸直接从食物中摄取。叶酸性质不稳定，易被光和热破坏。正常人每日需要叶酸量 50 ~ 100μg，一般食物中的含量已能充分补足机体对叶酸的需求。

【体内过程】口服后主要在空肠近端通过主动转运快速吸收，小部分经还原及甲基化转变为甲基四氢叶酸，大部分以原型进入血液循环，以 N^5 - 甲基四氢叶酸的形式储存于肝脏中和分布到其他组织器官，在肝脏中储存量约为全身总量的 1/3 ~ 1/2。叶酸及其代谢产物主要经肾排泄，小部分由胆汁经粪便排泄。

【药理作用】叶酸进入体内后，经二氢叶酸还原酶及维生素 B_{12} 的作用，形成有活性四氢叶酸（THFA），THFA 作为甲基（- CH$_3$）、甲酰基（- CHO）等一碳基团的传递体，参与嘌呤、嘧啶等物质的合成（图 25 - 6）。当叶酸缺乏时，一碳基团缺乏，影响了核苷酸的合成，其中最为明显的是胸腺嘧啶核苷酸（dTMP）的合成受阻，导致 DNA 合成减少，细胞分裂与增殖受抑制。由于对 RNA 和蛋白质合成影响较少，使细胞的 DNA/RNA 比值降低，出现细胞增大、胞质丰富、细胞核中染色质疏松分散。红细胞最为明显，表现为巨幼细胞贫血。消化道上皮增殖受抑制，出现舌炎、腹泻。

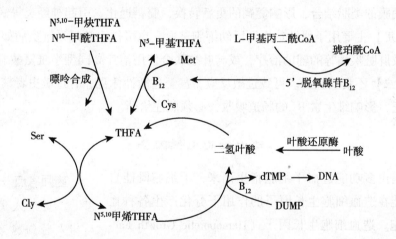

图 25 - 6 叶酸和维生素 B_{12} 的作用

THFA：四氢叶酸；Met：甲硫氨酸；Cys：半胱氨酸；Ser：丝氨酸；Gly：甘氨酸

【临床应用】

1. 巨幼细胞贫血 尤其适用于营养不良、婴儿期、妊娠期叶酸需求增加所致的巨幼细胞贫血。使用叶酸对抗剂如甲氨蝶呤、乙胺嘧啶、甲氧苄啶等所致的巨幼细胞贫血，因二氢叶酸还原酶被抑制，四氢叶酸生成障碍，应用叶酸无效，需选用甲酰四氢叶酸钙治疗。

2. 恶性贫血 大剂量叶酸可纠正血象，但不能改善神经症状，需以应用维生素 B_{12} 为主，叶酸为辅。

3. 其他 还可单用或与维生素 B_{12} 联合使用治疗高同型半胱氨酸血症。

维生素 B$_{12}$

维生素 B$_{12}$（Vitaminum B$_{12}$，钴胺素）属水溶性 B 族维生素，为含钴复合物，广泛存在于动物内脏、牛奶、蛋黄中。体内具有辅酶活性的维生素 B$_{12}$ 为甲钴铵和 5′ – 脱氧腺苷钴铵。正常人每日需要维生素 B$_{12}$ 约 1μg，主要来源于食物，肠道微生物亦能合成少量维生素 B$_{12}$。

【体内过程】维生素 B$_{12}$ 口服后，必须与胃黏膜壁细胞分泌的内因子（一种分子量约为 5kDa 的糖蛋白）结合形成复合物后，方不被消化液破坏，在回肠吸收而迅速入血。萎缩性胃炎、胃次切除术后，因内因子缺乏而致维生素 B$_{12}$ 吸收障碍，可引起恶性贫血。吸收后有 90% 贮存于肝，少量经胆汁、胃液、胰液排入肠内，其中小部分吸收入血，主要经肾排出。

【药理作用】体内维生素 B$_{12}$ 主要参与下列代谢过程，从而促进细胞分裂和维持神经组织髓鞘完整性。

1. 参与同型半胱氨酸甲基化生成蛋氨酸反应 催化这一反应的蛋氨酸合成酶（或称甲基转移酶）的辅基为维生素 B$_{12}$，它参与甲基的转移。维生素 B$_{12}$ 缺乏时，从 N^5 – 甲基四氢叶酸上转移甲基基团的活动减少，导致甲硫氨酸生成受阻，四氢叶酸的再循环利用受到影响，导致叶酸缺乏症；另一方面导致同型半胱氨酸堆积，产生高同型半胱氨酸血症。

2. 参与三羧酸循环代谢反应 甲基丙二酰辅酶 A 变位酶可促使甲基丙二酰辅酶 A 转变为琥珀酰辅酶 A，后者可进入三羧酸循环，脱氧腺苷 B$_{12}$ 是甲基丙二酰辅酶 A 变位酶的辅助因子。维生素 B$_{12}$ 缺乏，此反应不能正常进行，致甲基丙二酰辅酶 A 堆积，合成异常的脂肪酸，与神经鞘膜的类脂结合，影响髓鞘的更新转换，髓鞘退化，引起神经炎等病变。

【临床应用】主要用于恶性贫血及巨幼细胞贫血。也可作为神经系统疾病如神经炎、神经萎缩等以及肝脏疾病等的辅助治疗，或与叶酸联合使用治疗高同型半胱氨酸血症。

【不良反应】不良反应少。可致过敏反应，甚至过敏性休克，有过敏史者禁用。恶性贫血内因子缺乏，影响维生素 B$_{12}$ 的肠道吸收，必须肌注给药。

造血细胞生长因子

血细胞是由多功能造血干细胞衍生而来，干细胞既能自我分裂，又能在造血细胞生长因子的作用下分化产生各种血细胞生成细胞。造血细胞生长因子（Hemopoietic Growth Factor）是由骨髓细胞或外周组织产生能调控造血功能的细胞因子，能促进造血细胞的增殖、分化和成熟。目前临床上常用的造血细胞生长因子有促红细胞生成素、粒细胞刺激因子、粒细胞/巨噬细胞集落刺激因子等，多是基因重组技术产品。

> **药师考点**
>
> 重组人促红素、重组人粒细胞集落刺激因子和重组人粒细胞巨噬细胞集落刺激因子的临床应用。

造血细胞生长因子的作用特点见表 25 – 3。

表 25 – 3　造血细胞生长因子的作用特点

药名	来源	作用及机制	临床用途
促红细胞生成素（Erythropoietin，EPO）	肾皮质近曲小管管周细胞分泌或 DNA 重组技术合成	①与 EPO 受体结合，促使红系干细胞增殖与分化，并促使网织红细胞从骨髓中释放入血，增加外周血液红细胞的数目与血红蛋白含量；②稳定红细胞膜，提高红细胞膜抗氧化功能；③改善血小板功能，有助于止血	多种原因所致的贫血

续表

药名	来源	作用及机制	临床用途
重组人粒细胞集落刺激因子（Recombinant Human Granulocyte Colonys-timulatingfactor，rhG - CSF，非格司亭）	DNA 重组技术	作用于中性粒细胞系细胞膜受体：①促进粒细胞集落形成，使多能造血干细胞由静止期进入细胞周期；②促进造血干细胞向中性粒细胞的增殖、分化与成熟；③促使骨髓成熟粒细胞的释放；④提高中性粒细胞趋化功能及吞噬活性等	多种血液系统疾病所致中性粒细胞减少症
重组人粒细胞 – 巨噬细胞集落刺激因子（Recombinant Human Mol-gramostim，rhGM - CSF，沙格司亭）	DNA 重组技术	与白细胞系细胞膜受体结合：①刺激造血前体细胞增殖与分化；②促进单核细胞和粒细胞的成熟，促进巨核细胞生长；③诱导形成粒细胞、巨噬细胞集落以及粒细胞/巨噬细胞集落；④促进红细胞的增殖和分化	肿瘤放疗或化疗后引起的白细胞减少症；骨髓造血功能障碍所致白细胞低下；再生障碍性贫血及艾滋病的白细胞低下

第七节　血容量扩充药

大量失血或大面积烧伤可使血容量降低，甚至可导致休克。迅速扩充血容量是治疗低血容量休克的基本疗法。除了使用全血和血浆外，也可用人工合成的血容量扩充药。血容量扩充药又称血浆代用品，一般具备以下特点：①有一定的胶体渗透压；②无毒性和无抗原性；③排泄较慢。临床常用的药物有不同分子量的右旋糖酐、羟乙基淀粉、人血白蛋白、琥珀酰明胶等，最常用的是右旋糖酐。

右旋糖酐

右旋糖酐（Dextran）为高分子葡萄糖聚合物，依聚合的葡萄糖分子数目的不同，分为不同分子量的产品，临床常用的有中分子右旋糖酐（dextran 70，右旋糖酐 70）、低分子右旋糖酐（dextran 40，右旋糖酐 40）、小分子右旋糖酐（dextran 10，右旋糖酐 10）。

【药理作用】

1. 扩充血容量　静脉滴注后可提高血浆胶体渗透压而扩充血容量，维持血压。其作用强度与维持时间取决于总滴注量及分子量大小，以右旋糖酐 70 的扩容作用最强，低分子量次之，小分子量较弱。

2. 抗血栓形成和改善微循环　通过稀释血液及覆盖于红细胞、血小板和胶原表面，减少红细胞、血小板的黏附和聚集，降低血液黏稠度；抑制凝血因子Ⅱ激活，可阻止血栓形成，改善微循环。以右旋糖酐 10 最强，右旋糖酐 40 次之。

3. 渗透性利尿　小分子右旋糖酐在体内停留时间较短，静注后从血液中通过肾脏排出体外，故有较强的渗透性利尿作用。

【临床应用】

1. 休克　主要用于低血容量性休克，包括急性失血、创伤、烧伤等原因引起的休克。也可用于中毒性休克，可防止休克后期 DIC。

2. 预防手术后静脉血栓形成　用于肢体再植和血管外科手术等预防术后血栓形成。

3. 血管栓塞性疾病　用于心绞痛、脑血栓形成、脑供血不足、血栓闭塞性脉管炎以及视网膜动静脉血栓等。

4. 体外循环 代替部分血液预充人工心肺机，既节省血液又可改善循环。

【不良反应】

1. 过敏反应 少数患者可出现过敏反应，如皮肤瘙痒、荨麻疹、恶心、呕吐、哮喘，严重者口唇发绀、血压剧降、支气管痉挛，个别患者出现过敏性休克，甚至死亡。有过敏史者慎用。

2. 增加血容量 因扩充血容量而增加心脏负荷，故充血性心力衰竭及其他血容量过多的患者禁用。心、肝、肾功能不良患者慎用，少尿或无尿者禁用。

3. 出血倾向 可引起凝血障碍，使出血时间延长，故严重血小板减少，凝血障碍等出血患者禁用。

4. 其他 偶见发热、寒战、淋巴结肿大、关节炎等。

小 结

● 抗凝血药通过干扰凝血过程的某些环节而阻滞血液凝固，主要用于血栓栓塞性疾病的防治。常用的抗凝血药有：肝素类、凝血酶直接抑制药、香豆素类。

● 抗血小板药主要是通过抑制血小板 AA 代谢，增加血小板内 cAMP 浓度，阻断血小板膜糖蛋白受体，以及减少 TXA_2 的生成等机制来抑制血小板黏附、聚集和释放的功能而达到抗凝血作用。常用药物有阿司匹林、双嘧达莫、噻氯匹定等。

● 纤维蛋白溶解药能使纤溶酶原转变为纤溶酶，加速纤维蛋白降解，导致血栓溶解。对急性血栓栓塞性疾病的治疗具有重要意义，对陈旧血栓无效。常用药物有链激酶、尿激酶、组织型纤溶酶原激活剂等。易引起自发性出血。

● 促凝血药主要是通过参与凝血因子的合成或本身就是凝血因子而止血。维生素 K 临床主要用于维生素 K 缺乏和维生素 K 拮抗药过量引起的出血。

● 抗纤维蛋白溶解药可阻止纤溶酶原的激活，使之不能发挥纤溶作用而发挥止血作用。常用氨甲苯酸、氨甲环酸，临床用于纤维蛋白溶解亢进所致的出血。

● 常见的贫血有缺铁性贫血、巨幼细胞贫血和再生障碍性贫血。常用的抗贫血药有铁剂；叶酸、维生素 B_{12}；生长因子的基因重组产品等。

扫码"练一练"

（黄丽萍）

第二十六章　子宫平滑肌兴奋药和抑制药

要点导航

1. 掌握缩宫素及麦角新碱的作用、作用机制、临床应用与主要不良反应。
2. 熟悉麦角胺和麦角毒的作用和临床应用。
3. 了解其他子宫平滑肌兴奋药和抑制药的特点。

第一节　子宫平滑肌兴奋药

扫码"学一学"

子宫平滑肌兴奋药是一类能选择性地直接兴奋子宫平滑肌，引起子宫收缩的药物。根据其使用剂量及子宫功能状态的不同，可以使子宫产生节律性收缩，从而用于催产、引产；或者使子宫产生强直性收缩，应用于产后出血或产后子宫复原。临床常用药物有缩宫素、前列腺素类、麦角生物碱等。

缩　宫　素

缩宫素（Oxytocin；催产素，Pitocin）为垂体后叶分泌的一种激素，其制剂可从牛、猪垂体后叶提取，目前临床上广泛应用的是人工合成的缩宫素。

> **药师考点**
> 缩宫素的临床应用及其不良反应。

【体内过程】缩宫素是一个含有二硫键的9肽，性质不稳定，遇酸、碱或消化酶易破坏，故口服后在消化道易被破坏而无效；能经口腔和鼻腔黏膜吸收；肌内注射吸收良好，3~5min起效，可维持20~30min，静脉注射显效快，维持时间短，血浆 $t_{1/2}$ 仅为5~12min。缩宫素可透过胎盘屏障，大部分经肝及肾脏破坏消除，小部分以结合的形式随尿液排出。

【药理作用】

1. 兴奋子宫　缩宫素直接兴奋子宫平滑肌，加强子宫的收缩力，增加收缩频率，其作用迅速、短暂。小剂量缩宫素加强子宫节律性收缩，其收缩性质与正常分娩相似，既使子宫底部肌肉发生节律性收缩，又使子宫颈平滑肌松弛，以促进胎儿娩出。随着剂量加大，会引起肌张力持续增高，最后可导致强直性收缩，引起子宫破裂或胎儿窒息，同时可以使子宫肌层内的血管受压迫而起止血作用。子宫平滑肌对缩宫素的敏感性与体内雌激素和孕激素水平有密切关系。雌激素可提高敏感性，孕激素则降低此敏感性；在妊娠早期，孕激素水平高，敏感性低，妊娠后期雌激素水平高，敏感性高。在妊娠20周至39周之间，敏感性可增加8倍。临产时子宫对缩宫素最为敏感，分娩后子宫的敏感性又逐渐降低。临床资料证明：晚期妊娠应用缩宫素引产者，其中反应快者，血中孕酮值低于反应慢者。

人子宫平滑肌胞浆膜上存在特异性的缩宫素受体，缩宫素通过与受体结合而发挥作用。妊娠期间缩宫素受体数量增加。钙通道的开放引起 Ca^{2+} 的内流也参与缩宫素的作用机制。

缩宫素作用于蜕膜的受体，促进 $PGF_{2\alpha}$ 及其代谢物 13，14 二氢 15 – 酮 $PGF_{2\alpha}$（PGFM）的合成。PGFM 能兴奋子宫并使子宫颈变软、展平及扩张。也发现在缩宫素引产成功的孕妇血浆中 $PGF_{2\alpha}$ 和 PGFM 含量明显升高。

2. 其他作用　缩宫素能激动乳腺平滑肌，引起乳腺泡周围的肌上皮细胞收缩，促进排乳。大剂量还能短暂地松弛血管平滑肌，引起血压下降，并有轻度的抗利尿作用。

【临床应用】

1. 催产和引产　对于无产道障碍而宫缩无力的难产，可用小剂量缩宫素加强子宫的收缩性能，促进分娩。对于死胎、过期妊娠或因患严重心脏病等病的孕妇，需提前中断妊娠者，可用缩宫素引产。

2. 产后出血　产后出血时立即皮下或肌内注射较大剂量缩宫素（5 ~ 10U），迅速引起子宫强直性收缩，压迫子宫肌层内血管而止血。但缩宫素作用不持久，应加用麦角制剂使子宫维持收缩状态。

3. 其他　滴鼻可促进排乳。

【不良反应】缩宫素过量易引起子宫持续性强直收缩，可致胎儿窒息或子宫破裂，作催产或引产时，需注意以下两点：①严格掌握剂量，避免发生子宫强直性收缩。②严格掌握禁忌证，凡产道异常、胎位不正、头盆不称、前置胎盘，以及三次妊娠以上的经产妇或有剖腹产史者禁用，以防引起子宫破裂或胎儿窒息。

缩宫素的人工合成品不良反应较少，由牛、猪垂体后叶提取制成的缩宫素，因含杂质，偶见变态反应。

垂体后叶素

垂体后叶素（Pituitrin）是从牛、猪的垂体后叶中提取的粗制品，内含缩宫素和加压素（Vasopressin，抗利尿激素，Antidiuretic Hormone，ADH），故对子宫平滑肌的选择性不高，现不作为子宫平滑肌兴奋药应用。它所含的加压素能与肾脏集合管的受体相结合，增加集合管对水分的再吸收，使尿量明显减少；可用于治疗尿崩症。加压素对未孕子宫有兴奋作用，但对妊娠子宫反而作用不强。加压素还能收缩血管（特别是毛细血管和小动脉），在肺出血时可用来收缩小动脉而止血。它也能收缩冠状血管，故冠心病者禁用。此外，加压素尚有升高血压和兴奋胃肠道平滑肌的作用。

本品不良反应有面色苍白、心悸、胸闷、恶心、腹痛及过敏反应等。

麦角生物碱

麦角生物碱（Ergot Alkaloids，EA），是由麦角菌属（*Claviceps*）侵害多种禾本科植物而产生的生物碱毒素。麦角毒素的活性成分主要是以麦角酸为基本结构的一系列生物碱衍生物，可分为两类：①氨基麦角碱类，以麦角新碱（Ergometrine）为代表；②氨基酸麦角碱类，包括麦角胺（Ergotamine）和麦角毒（Ergotoxine），麦角毒为麦角克碱（Ergocristine）、麦角柯宁碱（Ergocornine）及麦角环肽（Ergocryptine）的混合物。

麦角新碱

【药理作用】麦角新碱口服吸收快而完全，维持时间大约3h。主要作用为兴奋子宫。可以直接作用于子宫平滑肌，增加节律收缩的张力、频率与幅度，作用强大而持久，但对宫体和宫颈的作用无选择性，不利于胎儿娩出，故禁用于催产和引产。作用强度与子宫生理状态有关：妊娠子宫较未孕子宫敏感，分娩前后最敏感。剂量稍大则宫缩加强并延长，静止张力提高，甚至形成持续收缩，可使子宫肌发生强直性收缩，可以使胎盘附着处肌层内血管受到压迫而止血。

【临床应用】

1. 子宫出血　用于产后、流产后由于子宫收缩无力及缩复不良所造成的子宫出血以及月经过多等。

2. 产后子宫复原　该药可加速子宫复原，以防止由于产后子宫复原缓慢而致出血过多及由此引发的感染。

【不良反应】注射给药后可出现恶心、呕吐、面色苍白、头晕，血压升高，偶见过敏反应；严重者出现呼吸困难、血压降低。

催产、引产禁用；妊娠高血压综合征、高血压、冠心病禁用；胎儿及胎盘娩出之前禁用。

麦角胺　麦角毒

麦角胺与麦角毒能收缩末梢血管和脑血管，减少脑动脉搏动幅度，临床上以麦角胺与咖啡因合用，通过收缩脑血管，减少搏动幅度，治疗偏头痛。麦角毒的氢化物具有中枢抑制和血管舒张作用，与异丙嗪、哌替啶合用，组成冬眠合剂。

地诺前列酮

地诺前列酮（Dinoprostone，前列腺素 E_2，PGE_2）为前列素类子宫兴奋药，对妊娠各阶段子宫均有显著的兴奋和收缩作用，对临产前的子宫最为敏感，同时有扩张子宫颈的作用，常用于中期妊娠及足月妊娠引产。由于 PGE_2 能促使子宫收缩，妨碍受精卵着床，因此具有抗早孕作用。

不良反应主要为恶心、呕吐、腹痛、腹泻等胃肠道反应，禁用于青光眼、心脏病及哮喘患者。

第二节　子宫平滑肌抑制药

子宫平滑肌抑制药，又称抗分娩药，抑制子宫平滑肌收缩，减少子宫活动，主要用于防止痛经和早产。常用药物包括：β_2 受体激动药、硫酸镁、钙通道阻滞药、前列腺素合成酶抑制药、缩宫素拮抗药等。

β_2 受体激动药主要有利托君、沙丁胺醇、特布他林、海索那林等。该类药物激动人的子宫平滑肌上的 β_2 肾上腺素受体（占优势），对非妊娠和妊娠子宫均可产生抑制作用，可

扫码"学一学"

用于治疗先兆早产。本类药物可引起心血管系统的不良反应，主要有心率增加、心悸、血压升高及过敏反应等表现。有报道极个别病例出现肺水肿而发生死亡。本类药物禁忌证较多，应严格掌握适应证，在具有抢救条件下、密切观察下使用。

利 托 君

利托君（Ritodrine），又名羟苄麻黄碱。口服易吸收，但首过消除明显，生物利用度为30%左右；血浆蛋白结合率约为32%，能通过胎盘屏障。本药在肝脏代谢后经尿排泄，部分以原型随尿排出。利托君为选择性 β_2 肾上腺素受体激动药，可特异性抑制子宫平滑肌，使子宫收缩强度及收缩频率降低，减少子宫活动而延长妊娠时间。主要用于防止早产。

硫酸镁静脉注射，可抑制子宫平滑肌收缩，妊娠期间应用硫酸镁可以防治早产和妊娠高血压综合征及子痫发作。不宜应用 β_2 受体激动药的产妇，可用本药治疗早产。

钙通道阻滞药，可松弛子宫平滑肌收缩，明显拮抗缩宫素所致的子宫兴奋作用。硝苯地平可用于防治早产。

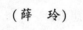

小 结

- 子宫平滑肌兴奋药是指可选择性地兴奋子宫平滑肌的药物，主要有缩宫素、麦角生物碱、垂体后叶素和前列腺素类。

- 缩宫素口服无效，须注射给药，直接兴奋子宫平滑肌，妊娠初期，子宫对缩宫素不敏感，随着妊娠延续敏感性逐渐增强，至分娩时达最强；小剂量使子宫体平滑肌产生节律性收缩，临床用于催生、引产。大剂量引起子宫高频率甚至持续性强直收缩，可致胎儿窒息或子宫破裂。

- 地诺前列酮（PGE_2）、地诺前列素（$PGE_{2\alpha}$），对妊娠各期的子宫均有明显的兴奋作用，对临产前的子宫最为敏感。可用于引产，抗早孕。

- 麦角生物碱能选择性兴奋子宫平滑肌，使子宫收缩，作用强而持久，易引起强直性收缩，对子宫体和子宫颈的作用无明显差别，对妊娠子宫比未孕子宫敏感，主要用于子宫出血和产后子宫复原，不用于催产、引产。

- 子宫平滑肌松弛药能抑制子宫收缩、松弛子宫平滑肌，用于防治早产和痛经。常用利托君、特布他林及沙丁醇胺等。

（薛 玲）

扫码"练一练"

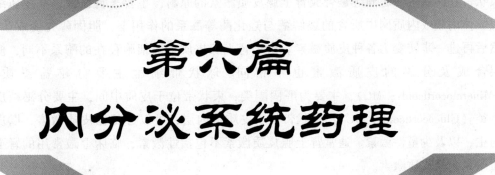

第六篇
内分泌系统药理

第二十七章　肾上腺皮质激素类药

肾上腺皮质激素（adrenocortical hormones）是肾上腺皮质分泌的激素的总称，为环戊烷多氢菲的衍生物，属于类固醇（甾体）激素，故又称类固醇激素或甾体激素。

肾上腺皮质是构成肾上腺外层的内分泌腺组织，其组织结构自外向内分为球状带、束状带和网状带。胆固醇是合成肾上腺皮质激素的原料，主要来自血液，在皮质细胞的线粒体内膜或内质网中所含的裂解酶与羟化酶等酶系的作用下，胆固醇先变成孕烯酮，然后再进一步转变为各种皮质激素。由于肾上腺皮质各层细胞存在的酶系不同，使得各层合成及分泌的皮质激素也不相同。球状带细胞主要分泌盐皮质激素（Mineralocorticoids，MC），主要为醛固酮类；束状带位于皮质中间，主要分泌糖皮质激素类（Glucocorticoids，GC）；网状带位于皮质最内层，可以分泌糖皮质激素，以皮质醇为主，以及少量性激素。通常肾上腺皮质激素不包括性激素，临床上最常用的肾上腺皮质激素为糖皮质激素。

肾上腺皮质激素分泌受下丘脑－垂体－肾上腺皮质轴（HPA 轴）的调节。下丘脑的神经细胞分泌促肾上腺皮质激素释放激素（CRH），主要受生物节律和应激刺激的调节。CRH促进促肾上腺皮质激素（ACTH）的合成和分泌，从而调节肾上腺皮质激素的合成与释放。ACTH 对 CRH 有负反馈调节作用，肾上腺皮质激素又在下丘脑及垂体水平反馈抑制 ACTH 的分泌。体内的 ACTH、CRH 以及肾上腺皮质激素水平，通过反馈调节机制维持相对平衡状态。血浆中肾上腺皮质激素水平升高时，会负反馈于垂体，使 ACTH 合成和分泌减少，同时，也能负反馈于下丘脑，使 CRH 的合成和分泌受抑制。长时间应用人工合成的皮质激素制剂会抑制 HPA 轴，受抑制的 HPA 轴将失去对刺激的反应性，因此，当突然撤除这类药物时，将引起急性肾上腺皮质功能减退的危急症状。

正常人肾上腺皮质激素分泌存在昼夜规律，早晨 8 时左右血中浓度最高，随后逐渐降低，零时到 2 时降至最低点，以后又逐渐升高。这种昼夜节律的基础，是 ACTH 分泌的日周期节律。成人一般每日分泌 20～30mg。如长期每日应用超过 30mg 的肾上腺皮质激素，垂体分泌 ACTH 将减少，可引起肾上腺皮质萎缩。肾上腺皮质激素昼夜分泌规律是临床隔日疗法应用肾上腺皮质类药物的依据。

扫码"学一学"

第一节　糖皮质激素类药物

　　糖皮质激素（Glucocorticoids，GC）主要包括皮质醇和皮质酮，因最初发现有调节糖代谢的功能，被称为糖皮质激素，对机体的发育、生长、代谢以及免疫功能等起着重要调节作用，是机体应激反应的枢纽，在应激反应和应激损伤中起关键性作用。生理剂量的糖皮质激素在体内作用广泛，不仅为糖、蛋白质、脂肪代谢的调控所必需，且具有调节钾、钠和水代谢的作用，对维持机体内外环境平衡起重要作用。药理剂量糖皮质激素主要有抗炎、免疫抑制、抗内毒素和抗休克等作用。临床应用的糖皮质激素类药大多是半合成品，常用药物有可的松（Cortisone）、氢化可的松（Hydrocortisone）、泼尼松（Prednisone，强的松）、泼尼松龙（Prednisolone，强的松龙）、地塞米松（Dexamethasone）等，其作用大同小异，但作用强弱、维持时间长短以及对水盐代谢、糖代谢的影响大小有差异。

　　【构效关系】糖皮质激素的基本结构为甾体（steroids，类固醇）化合物，甾体化合物的母核，由三个六元环及一个五元环组成，四个环分别称为 A、B、C、D 环。A 环 C_3 上的酮基，$C_4 \sim C_5$ 之间的双键以及 C_{20} 上的羰基是保持生理活性的必需基团（图 27 - 1）。

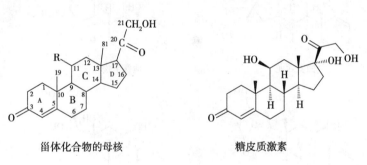

甾体化合物的母核　　　　　　糖皮质激素

图 27 - 1　糖皮质激素的基本结构

　　糖皮质激素 C_{17} 上有羟基，C_{11} 上有氧或羟基，而盐皮质激素 C_{11} 上无氧或虽有氧但与 C_{18} 相结合，C_{17} 上无羟基（图 27 - 1）。

　　为提高糖皮质激素的疗效，减少不良反应，对糖皮质激素的基本结构进行了一系列的结构改造：①$C_1 \sim C_2$ 之间引入双键，可增强抗炎作用及糖代谢作用，水盐代谢作用稍减弱，如可的松（Cortisone）变为泼尼松（Predonisone）和氢化可的松（Hydrocotisone）变为泼尼松龙（Prednisolone）。②C_6 引入甲基，则抗炎作用增强，水盐代谢作用减弱，如泼尼松龙变为甲泼尼松龙(6α - Methylprednisolone)。③氟的引入，泼尼松龙的 C_9 引入氟，C_{16} 引入羟基，即为曲安西龙（Triamcinolone，去炎松），抗炎作用更强，水盐代谢作用更弱；如果将其 C_{16} 以 α - 甲基或 β - 甲基取代羟基，分别变为地塞米松（Dexamethasone）和倍他米松（Betamethasone），则抗炎作用显著增强，几乎无水盐代谢作用，作用维持时间更长；如泼尼松龙 C_6 上再加一个氟，同时在 C_{16} 及 C_{17}上接以缩丙酮，则成为氟轻松（Fluocinolone，肤轻松），抗炎作用则更强，但同时水盐代谢作用也增强，主要外用治疗皮肤病。④其他，当 C_9 以 α - 氯取代 α - 氟，并制成二丙酸酯，即为倍氯米松（Beclomethasone，氯地米松），其抗炎作用比氟轻松和倍他米松强，更持久。

药师考点

　　氢化可的松、泼尼松和地塞米松的体内过程特点、药理作用、主要作用机制、临床应用、不良反应及其禁忌证。

当 C_{21} 上的羟基被酯化，则可以明显延长作用时间（图27-2）。

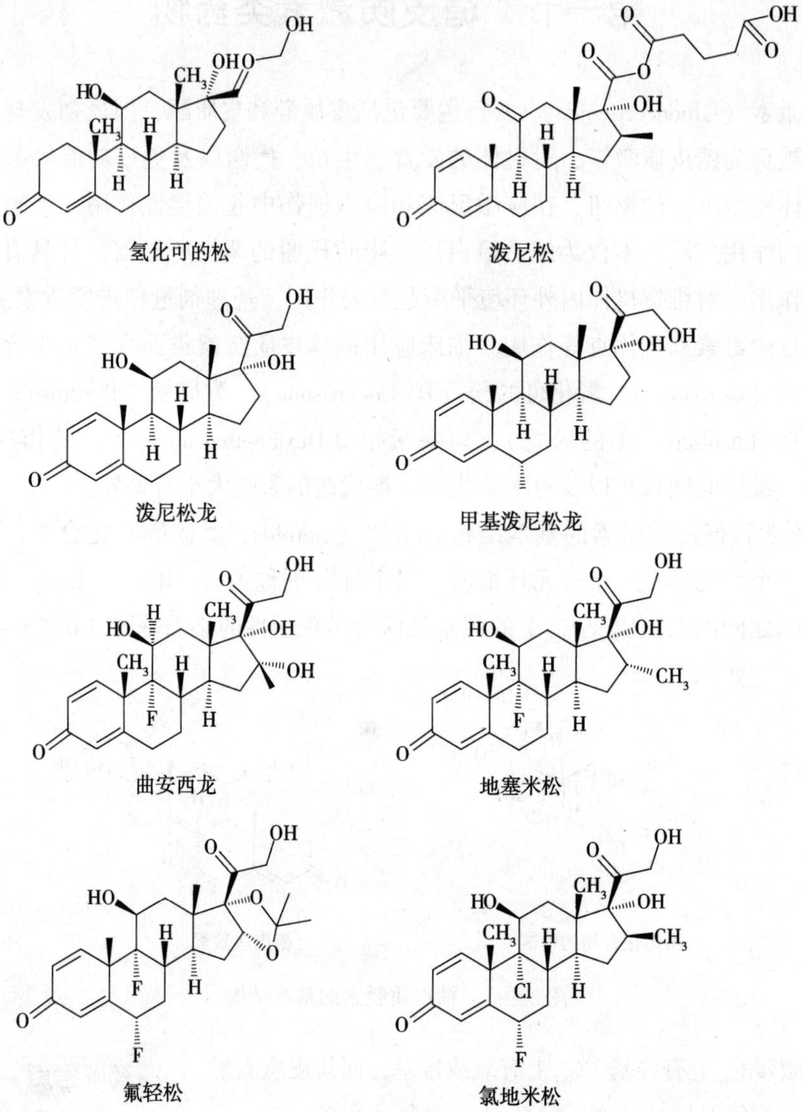

氢化可的松

泼尼松

泼尼松龙

甲基泼尼松龙

曲安西龙

地塞米松

氟轻松

氯地米松

图27-2　几种糖皮质激素的化学结构

【体内过程】糖皮质激素类药物口服或注射都可吸收。口服可的松或氢化可的松后1～2h血药浓度可达高峰。一次给药作用持续 8～12h。氢化可的松入血后约90%与血浆蛋白结合，其中80%与皮质类固醇结合球蛋白（corticosteroid - binding globulin, CBG）结合，10%与白蛋白结合。与血浆蛋白结合后不易进入细胞，因而无生物活性，具有活性的游离型约占10%。CBG 主要在肝脏合成。肝病时 CBG 合成减少，肾脏疾病时则因蛋白质从尿中排出，都使 CBG 水平降低，游离型药物则增加。故肝、肾疾病时糖皮质激素的作用可增强，较易发生不良反应。雌激素促进 CBG 在肝中合成，妊娠、雌激素治疗时 CBG 增高，游离型皮质激素减少，肝、肾疾病时 CBG 合成减少，游离型皮质激素增多。甲泼尼龙不与CBG 结合，仅与白蛋白结合，其药动学呈线性，即药物的转运或消除速率与血药浓度成正比。$C_{11\beta}$ - 位为酮基的可的松和泼尼松等无活性，须在肝内经 11β - 羟基类固醇脱氢酶（11β - HSD）分别转化为 $C_{11\beta}$ - 位为羟基的氢化可的松和泼尼松龙才可起效，故严重肝功能不全的患者只宜应用氢化可的松或泼尼松龙；急性或严重应激状态下，宜使用无需代谢的活性成分－氢化可的松等，直接发挥作用；局部应用 GC 时也只能使用 $C_{11\beta}$ －位是羟基的药物制剂。

糖皮质激素类药物都在肝内转化，代谢物大部分从尿排出。故肝、肾功能不全时 $t_{1/2}$ 可以延长。根据生物半衰期的长短，可将糖皮质激素类药物分为短效、中效和长效三类。可的松、氢化可的松等短效药物 $t_{1/2}$ 约 90min，一次用药效果可维持 8～12h。泼尼松、泼尼松龙、甲泼尼松、曲安西龙等中效药物，$t_{1/2} > 200$min，一次用药药效可维持 12～36h。地塞米松、倍他米松等长效药物 $t_{1/2} > 300$min，一次用药药效可维持 36～72h（表 27－1）。

表 27－1　糖皮质激素类药物分类及特点

类型	药物名称	与受体亲和力	抗炎强度	糖代谢	水盐代谢	等效剂量（mg）	血浆半衰期（min）	生物半衰期（h）	HPA 轴抑制时间（d）
短效类	可的松 Cortisone	0.01	0.8	0.8	0.8	25.00	30	8～12	1.25～1.5
	氢化可的松 Hydrocortisone	1.00	1.0	1.0	1.0	20.00	90	8～12	1.25～1.5
中效类	泼尼松 Prednisone	0.05	3.5	4.0	0.8	5.00	60	12～36	1.25～1.5
	泼尼松龙 Prednisolone	2.20	4.0	4.0	0.8	5.00	200	12～36	1.25～1.5
	甲泼尼龙 Meprednisone	11.90	5.0	5.0	0.5	4.00	180	12～36	1.25～1.5
	曲安西龙 Triamcinolone	1.90	5.0	5.0	0	4.00	>200	12～36	
长效类	地塞米松 Dexamethasone	7.10	30.0	20.0～30.0	0	0.75	3－6	36～54	2.75
	倍他米松 Betamethasone	5.40	25.0～35.0	25.0～30.0	0	0.60	3－6	36～54	3.25

【生理药理作用】

1. 对代谢的影响　生理状况下所分泌的糖皮质激素主要影响机体的代谢过程，超生理剂量（药理剂量）下发挥除代谢作用外的其他药理作用。

（1）糖代谢　糖皮质激素是调节机体糖代谢的重要激素之一，该类药物可通过促进肝糖原及肌糖原异生，减慢葡萄糖分解和减少组织对葡萄糖的利用，并能通过允许作用，增强胰高血糖素升高血糖的作用，而升高血糖。如果糖皮质激素分泌过多（或服用此类激素药物过多）可引起血糖升高，甚至出现糖尿；相反，肾上腺皮质功能低下患者（如艾迪生病），则可出现低血糖。

（2）蛋白质代谢　糖皮质激素促进肝外组织，特别是肌肉组织蛋白质分解，加速氨基酸转移至肝生成肝糖原，血中游离氨基酸的含量和尿氮排量增加，造成负氮平衡。大量长期使用糖皮质激素会抑制蛋白质合成，会影响生长发育，伤口愈合，出现肌肉消瘦、骨质疏松、皮肤变薄、淋巴组织萎缩等。

（3）脂肪代谢　糖皮质激素促进脂肪分解，增强脂肪酸在肝内氧化过程，有利于糖异生作用。大剂量长期应用可增加血浆胆固醇含量，能激活四肢皮下的脂酶，促进皮下脂肪分解，而重新分布在面部、上胸部、颈背部、腹部和臀部，形成面圆、背厚、躯干部发胖而四肢消瘦的向心性肥胖的特殊体形。

（4）水盐代谢　一般对水盐代谢影响较少，但长期应用也能产生较弱的盐皮质激素样作用，使肾小管对 Na^+ 重吸收增多，K^+、H^+ 分泌增多。糖皮质激素能增加肾小球滤过率，在继发性醛固酮增多症时，具有拮抗醛固酮和抗利尿激素的作用，减少肾小管对水的重吸收，而有利尿作用。糖皮质激素还可以减少肠道对钙磷的吸收，抑制肾小管对钙的重吸收，使尿钙排出增加，长期使用会导致骨质疏松。

2. 抗炎作用　糖皮质激素类药有强大的抗炎作用，能抑制感染性和非感染性（过敏性、机械性、化学性）炎症。在急性炎症初期，抑制毛细血管通透性、白细胞浸润及吞噬反应，减少各种炎性介质的释放，从而减轻渗出及局部水肿，缓解炎症引起的红、肿、热、痛；在炎症后期，抑制毛细血管和成纤维细胞的增生及胶原蛋白的合成，防止粘连及瘢痕形成。

GC 的抗炎作用对于引起炎症的病因没有影响，除非是由于免疫性因素引起的炎症。同时，由于 GC 抑制了机体的防御和修复功能，使体内感染的病原微生物较易繁殖和扩散，使伤口不易愈合。因此，在应用 GC 抗炎时要同时注意针对病因的治疗。

3. 免疫抑制及抗过敏

（1）免疫抑制作用　GC 对免疫过程的多个环节都有抑制作用，在常用治疗剂量时首先抑制细胞免疫，大剂量时才抑制体液免疫。表现为：①抑制巨噬细胞对抗原的吞噬处理；②通过抑制 T 淋巴细胞增殖与分化，来抑制细胞免疫；③促进致敏淋巴细胞解体，促进淋巴细胞转移至血管外组织，暂时性地减少循环中淋巴细胞数量；④大剂量通过抑制 B 淋巴细胞增殖及转化为浆细胞，从而减少抗体生成，抑制体液免疫；⑤消除免疫反应导致的炎症反应等。

（2）抗过敏作用　糖皮质激素可抑制抗原－抗体反应所致的肥大细胞膜通透性增加，从而减少组胺、缓激肽、慢反应物质、5－羟色胺等致敏活性介质释放，抑制因过敏反应产生的病理性改变，减轻过敏症状。

4. 抗休克　大剂量糖皮质激素广泛用于治疗各种严重休克，特别是感染中毒性休克，其机制可能与下列因素有关：①抗炎、免疫抑制作用。②兴奋心脏，加强心肌收缩力，保障重要器官的血液供应。③降低血管对某些缩血管活性物质的敏感性，扩张痉挛血管，改善微循环。④稳定溶酶体膜，减少心肌抑制因子（myocardio－depressant factor，MDF）释放。防止 MDF 所致的心肌收缩无力，发挥抗休克作用。

5. 抗内毒素、退热　细菌感染时的高热、乏力、食欲减退等中毒症状多为细菌内毒素所致。糖皮质激素能提高机体对内毒素的耐受力，迅速退热和缓解中毒症状。其退热作用可能与其稳定溶酶体膜，减少内源性致热原的释放，以及抑制下丘脑体温调节中枢对致热原的反应有关。

6. 其他作用

（1）中枢神经系统　对中枢神经系统有兴奋作用，能影响情绪、行为，并能提高中枢神经系统的兴奋性，出现欣快、失眠、激动，甚至精神错乱。

（2）血液系统　能使中性粒细胞增多，红细胞和血红蛋白增多，血小板及纤维蛋白原浓度升高，凝血时间缩短，此外还能减少淋巴细胞、嗜酸性粒细胞数目。

（3）消化系统　能促进胃酸、胃蛋白酶分泌，增进食欲，促进消化，大剂量应用 GC 可诱发和加重溃疡。

（4）骨骼系统　大剂量应用糖皮质激素，可抑制成骨细胞活力，减少骨胶原合成，促进胶原和骨基质分解，使骨质形成发生障碍，因此可致骨质疏松。

【作用机制】GC 发挥作用的经典途径是通过基因组机制，即糖皮质激素与糖皮质激素受体（glucocorticoidreceptor，GR）结合，通过直接和间接的基因调控发挥作用。GR 分为 GRα 和 GRβ 二种亚型。GRα 能结合糖皮质激素，是 GCs 的配体结合蛋白，在绝大多数细胞中均存在表达。静息状态下，GRα 以受体复合物的形式存在于细胞质中。当 GR 与 GC 结合后，复合体中的热休克蛋白 90 等抑制性分子伴侣的构象发生改变并发生解离，GR－GC 复合物进入细胞核，以同型二聚体的形式与糖皮质激素应答元件（GRE）结合，激活抗炎基因，如 IL－10、IκB（NF－κB 抑制剂）、MKP－1、GCs 诱导的亮氨酸拉链（GILZ，具有抑制 AP－1 和 NF－κB 功能）转录；GCs－GR 复合物还可与负性 GREs 结合，抑制炎性因子转录，这一过程也称为直接转录抑制作用；GC－GR 复合物通过作用于转录因子来间接抑制炎性基因的表达以及转录后调控，例如 GC－GC 复合物通过增强核组蛋白去乙酰化酶（HDAC2）的活性，抑制促炎核因子（NF－κB）和激活因子－1（AP－1）的转录，改变其下游相关基因的转录及翻译（图 27－3）。具体表现为：

（1）诱导脂皮素－1（lrpocortin 1）的生成，继之抑制磷脂酶 A_2（PLA_2）的活性，使花生四烯酸（AA）从膜磷脂生成减少，进而前列腺素（PGs）和白三烯（LTs）等炎性介质合成减少，从而能明显减轻炎症组织的毛细血管扩张与渗出，缓解红、肿、热、痛等症状。

（2）抑制 AP－1 和 NF－κB 诱导的基因转录，进而调控炎性因子（TNF－α、IL－1β、IL－2、IL－3、L－6、IL－8 及 IL－11 等）、趋化因子（eotoxin、MIP、RANTES 等）、酶类（iNOS、COX－2 等）以及黏附分子（ICAM－1、VCAM－1 等）的产生与释放，降低炎症的细胞反应与血管反应。

（3）稳定肥大细胞膜，使肥大细胞脱颗粒反应降低，进而减少组胺释放，可减轻组胺引起的血管通透性升高。

（4）稳定溶酶体膜，减少溶酶体内致炎物质的释放，从而减轻炎症过程。

（5）抑制肉芽组织形成。该类药物抑制胶原蛋白的合成、结缔组织黏多糖的合成及成纤维细胞的增殖，抑制肉芽组织增生，防止粘连及瘢痕形成，减轻炎症后遗症。

除以上经典的基因介导的抗炎机制外，GCs 存在不同于基因组作用的快速非基因组作用。研究发现，GC 的非基因组效应可能是通过以下途径实现的：①直接与膜相互作用，大剂量 GCs 以其脂溶性特点可能与胞膜脂质成分相互作用产生非基因组作用，高浓度的 GC 能直接嵌入细胞膜，抑制细胞内炎症介质释放。GCs 可以不依赖 GCR 通过非基因组机制调节某些离子通道；②通过糖皮质激素膜受体（mGCR）介导，GCs 治疗系统性红斑狼疮机制与下调人外周血单核细胞 mGCR 表达有关，单核细胞 mGCR 与类风湿关节炎病情相关；③由经典核受体（cGCR）介导，GCs 与 cGCR 结合后可以从复合体上解离下来的一些特定的蛋白分子，如 SRC 信号通路的激活，与地塞米松快速抑制花生四烯酸释放有关，GCs 快速心血管保护作用是通过结合 cGCR，活化 PI3K 和蛋白激酶 Akt，进而非转录激活内皮细胞 NO 合酶来实现的。

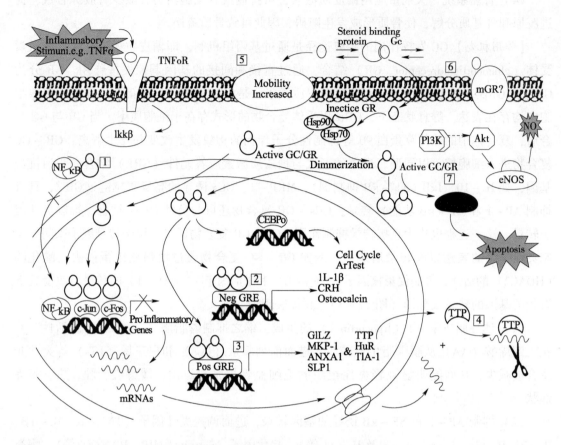

图 27 – 3　GCs 作用方式及其效应机制

GCs 具有多种效应：①通过与 NF – κB、c – Jun 及 c – Fos 等转录因子
相互作用抑制促炎性炎症因子表达；②结合负性糖皮质激素反应原件（GRE）
抑制靶基因转录；③结合正性 GRE 激活靶基因转录；④通过调节 MKP – 1、
TTP 等的表达进而在转录后水平调节效应；⑤直接与膜相互作用的非基因组机制；
⑥通过 mGCR 介导的非基因组机制；⑦通过线粒体介导的效应

【临床应用】

1. 替代疗法　用于治疗垂体前叶功能减退症，肾上腺皮质功能不全症（包括肾上腺危象和阿狄森病）及肾上腺次全切除术后。

2. 自身免疫性疾病　如风湿热、风湿心肌炎、风湿性及类风湿关节炎、系统性红斑狼疮、皮肌炎、硬皮病、自身免疫性溶血性贫血及肾病综合征等。常与其他免疫抑制药如硫唑嘌呤、环孢素等联合应用减轻异体器官移植手术后产生的排异反应。

3. 过敏性疾病　如荨麻疹、枯草热、血清病、血管神经性水肿、过敏性鼻炎、支气管哮喘、严重输血反应、过敏性皮炎、过敏性血小板减少性紫癜、过敏性休克等，用本类药物可迅速缓解症状。

4. 严重感染　利用其抗炎、抗内毒素、抗休克作用，主要用于中毒性感染，如中毒性菌痢、中毒性肺炎、重症伤寒、暴发性流行性脑炎、急性粟粒性肺结核及败血症等，可以增加机体对有害刺激的耐受性，有利于减轻中毒反应，争取抢救时间。但该类药物可降低机体防御机能，又无抗菌作用，故应用时必须与有效而足量的抗菌药物合用，以免感染灶扩散。

5. 抗休克　适用于各种休克，有助于患者度过危险期。对感染中毒性休克，须与抗生素合用。要大剂量、早用药、短时间内突击使用糖皮质激素，产生效果即可停用；对过敏性休克，与首选药肾上腺素合用；对心源性休克，须结合病因治疗；对低血容量性休克，应失补足液体、电解质或血液。

6. 血液病　可用于急性淋巴细胞性白血病、再生障碍性贫血、粒细胞减少症、血小板减少症等。但停药后易复发。

【不良反应】

在使用糖皮质激素过程中应密切监测不良反应，如感染、代谢紊乱（水电解质、血糖、血脂）、体重增加、出血倾向、血压异常、骨质疏松、股骨头坏死等，小儿应监测生长和发育情况。

1. 长期大剂量用药所致的不良反应

（1）肾上腺皮质功能亢进综合征　过量的糖皮质激素可引起物质代谢和水盐代谢紊乱，表现为满月脸、水牛背、向心性肥胖、皮肤及皮下组织变薄、痤疮、多毛、浮肿、低血钾、高血压、糖尿等。停药后可自行消退。

（2）诱发或加重感染　因糖皮质激素抑制机体防御机能，可诱发感染或使体内潜在感染灶扩散，特别是原有疾病已使抵抗力降低者，如肾病综合征、肺结核、再生障碍性贫血等。

（3）消化系统并发症　该类药物能使胃酸、胃蛋白酶分泌增加，抑制胃黏液分泌，降低胃黏膜抵抗力，从而诱发或加重胃、十二指肠溃疡，甚至导致消化道出血或穿孔。少数患者可诱发脂肪肝、胰腺炎。

（4）运动系统并发症　可引起骨质疏松、肌肉萎缩、伤口愈合延迟等。骨质疏松多见于儿童、老人和绝经期妇女，严重者可致自发性骨折。

（5）其他　可致精神失常，有精神病或癫痫病史者禁用或慎用。长期应用可引起高血压和动脉粥样硬化。

2. 停药反应

（1）药源性皮质功能不全　长期服用糖皮质激素，通过负反馈抑制垂体前叶分泌促皮质激素（ACTH），引起肾上腺皮质萎缩和机能不全。停药后，垂体分泌 ACTH 的功能一般需 3~5 个月才能恢复，肾上腺皮质对 ACTH 起反应恢复约需 6~9 个月。在撤药过程中或停药后一段时间内，如遇感染、创伤、手术等应激情况，有些患者可发生肾上腺危象，表现为乏力、恶心、呕吐、低血压、甚至休克等症状，需及时给予足量糖皮质激素抢救。

（2）反跳现象　因患者对激素产生了依赖性或病情尚未完全控制，突然停药或减量过快，可导致原有病症复发或加重，称为反跳现象。停药时，有时会出现肌痛、肌强直、关节痛、疲乏无力、精神消沉、发热等症状。

【禁忌证】严重精神病和癫痫病史患者；活动性消化性溃疡；缺乏有效抗生素的感染；病毒感染；肾上腺皮质功能亢进症；创伤或手术恢复期；骨质疏松、骨折；严重高血压、糖尿病；妊娠初期和产褥期。

【用法与疗程】

1. 大剂量冲击疗法　适用于危重症患者的抢救，常用氢化可的松静脉给药，首剂200~300mg，一日量可超过 1g［以甲泼尼龙为例，7.5~30.0mg/（kg·d）］，疗程小于 5 日。冲击治疗须配合其他有效治疗措施，可迅速见效，若无效大部分情况下不可在短时间内重复冲击治疗。

2. 一般剂量长期疗法 适用于器官移植后排斥反应的预防和治疗及反复发作、多器官受累的慢性自身免疫性疾病，如系统性红斑狼疮、溶血性贫血、系统性血管炎、结节病、大疱性皮肤病等。维持治疗可采用每日或隔日给药，停药前亦应逐步过渡到隔日疗法后逐渐停药。疗程大于3个月。

3. 小剂量替代疗法 适用于原发性或继发性慢性肾上腺皮质功能减退症，并于各种应激情况下适当增加剂量。

根据糖皮质激素分泌的昼夜节律性，维持量服用方法有两种。①每日晨给药法：每天早上7~8时给药一次，应用短效的可的松或氢化可的松等。②隔日晨给药法：每隔一日，早上7~8时给药一次，应用中效的泼尼松或泼尼松龙等。

【药物相互作用】 肝药酶诱导剂，能增强其代谢，降低糖皮质激素类药物的作用。利福平会降低醋酸泼尼松片的疗效，不能合用；降血糖药与糖皮质激素类药物合用产生药理性拮抗作用；利尿酸、呋塞米、氢氯噻嗪等利尿药，与本类药物联合应用可致严重低血钾，并由于其水钠潴留而减弱利尿药的排钠利尿效应；口服抗凝药可使血中凝血酶原降低，抗凝效能增强，合用使出血的危险增加；与水杨酸类解热、镇痛抗炎药（如阿司匹林）合用易致消化性溃疡或出血；与阿托品等抗胆碱药长期并用，可致眼内压升高，使青光眼加剧；与强心苷合用时，可增加低血钾所伴有的心律不齐，并易致洋地黄中毒。

第二节 盐皮质激素

扫码"学一学"

盐皮质激素（Mineralocorticoids）包括醛固酮（Aldosterone）和去氧皮质酮（Desoxycorticosterone）。其化学结构与糖皮质激素不同，C_{17}位上无羟基，C_{11}位上无氧或虽有氧原子却与C_{18}相连。盐皮质激素可促进肾远曲小管对Na^+、Cl^-的再吸收和K^+、H^+分泌，具有明显的保钠排钾作用。能增加细胞外液容积及其Na^+浓度，降低细胞外液K^+浓度。盐皮质激素通过其受体而发挥作用。临床主要用于慢性肾上腺皮质功能减退症、纠正失水失钠和钾潴留等，维持水与电解质的平衡。过量的盐皮质激素可引起高钠血症、低钾血症、高血压和肌无力等不良反应。其糖皮质激素样作用弱，仅为可的松的1/3。

醛固酮在肠内不易吸收，肌内注射后吸收良好，血浆蛋白结合率为70%~80%。迅速在肝脏代谢失活，无蓄积作用。去氧皮质酮在肠内不易吸收，而且易被破坏，在体内代谢转化为孕二醇，从肾脏排泄。

第三节 促皮质激素及皮质激素抑制剂

扫码"学一学"

一、促皮质激素

促肾上腺皮质激素（adrenocorticotropic hormone，ACTH），是一种由39个氨基酸组成的多肽类激素，由垂体前叶嗜碱性粒细胞在下丘脑促皮质激素释放激素（GRH）作用下合成和分泌。正常人 ACTH 的血浆浓度在一天内有节律变化，晨 8 时为 22pg/ml，晚 10～12 时为 9.6pg/ml。ACTH 入血后作用于肾上腺，维持其正常形态并促进肾上腺皮质激素的合成与分泌。ACTH 只有在肾上腺皮质本身功能完好时才能发挥作用。糖皮质激素对下丘脑及腺垂体产生负反馈抑制作用，使 GRH 及 ACTH 分泌减少。ACTH 本身也能负反馈抑制 ACTH 的分泌。应激状态时，下丘脑产生的精氨酸加压素（AVP）能促进 ACTH 的分泌。此外，免疫系统产生的免疫介质也能刺激下丘脑－腺垂体－肾上腺皮质轴，增加 ACTH 及糖皮质激素的分泌。ACTH 缺乏将会引起肾上腺皮质萎缩和分泌功能减退。

ACTH 口服后在胃内被胃蛋白酶破坏而失效，需注射给药。静注起效快，于数分钟内产生作用。静滴 ACTH 20～50U，8h 可使肾上腺皮质达最大兴奋状态。肌注后 4h 作用达峰值，8～12h 后作用消失。ACTH 的血浆半衰期约为 15min。药用 ACTH 制剂多来自牛、羊、猪等动物垂体，易引起过敏反应如皮疹、血管神经性水肿、偶尔产生过敏性休克，现已很少用。人工合成的促皮质素仅有 24 个氨基酸残基，免疫原性明显降低，故过敏反应显著减少。

【药理作用】促皮质素对维持肾上腺正常形态和功能具有重要作用。在肾上腺皮质功能完好的情况下，促皮质素可促进肾上腺皮质合成和分泌糖皮质激素，但作用缓慢，用药 2h 后肾上腺皮质才开始分泌氢化可的松；作用强度亦有限，注射促皮质素后，每日氢化可的松的最高分泌量为 250mg。

【临床应用】主要用于检测长期应用糖皮质激素治疗后停药前后的皮质功能水平，以防止因停药而发生皮质功能不全。或用于诊断垂体前叶－肾上腺皮质功能水平。

【不良反应】可引起皮肤色素沉着，并可产生发热、皮疹、血管神经性水肿等过敏反应，偶可发生过敏性休克。消化道反应少见。长期大剂量应用，可引起代谢紊乱、痤疮、多毛、负氮平衡、骨质疏松、儿童生长抑制、高血压、糖尿病、欣快感、失眠、头痛、精神异常等。

二、皮质激素抑制药

皮质激素抑制药能阻断皮质激素的生物合成，临床上可用于垂体－肾上腺皮质轴的功能检查，替代外科的肾上腺皮质切除，用于肾上腺皮质癌或瘤的治疗。常用的有米托坦（Mitotane）、美替拉酮（Metyratone，甲吡酮）、氨鲁米特（氨基导眠能，Aminoglutethimide）。

米托坦　能选择性地作用于肾上腺皮质细胞，损伤肾上腺皮质正常细胞或瘤细胞，使肾上腺皮质束状带和网状带细胞萎缩、坏死，用药后血中肾上腺皮质类固醇及其代谢产物迅速减少。但对球状带不敏感，故不影响醛固酮的分泌。临床上用于肾上腺皮质癌不宜手术切除者或切除后复发者及皮质癌术后作辅助治疗。过量会引起肾上腺皮质功能不全。不宜与螺内酯合用。

美替拉酮　能抑制胆固醇合成皮质激素过程中的 11-β 羟化酶，使 11-去氧皮质醇不能转化为氢化可的松，干扰体内糖皮质激素的合成。可反馈性促进 ACTH 分泌，导致 11-去氧皮质酮、11-去氧氢化可的松代偿性增加，故尿中 17-羟类固醇的排泄相应增加。临床用于治疗肾上腺皮质肿瘤、产生 ACTH 的肿瘤所致肾上腺皮质功能亢进症以及皮质癌；还可用于垂体释放 ACTH 功能试验。

氨鲁米特 可竞争性抑制碳链裂解酶，阻滞胆固醇转变为各种类固醇激素的生物合成过程。能有效减少肾上腺肿瘤和 ACTH 过度分泌时氢化可的松的增多。

抗真菌药酮康唑（Ketoconazole）和孕酮受体阻断药米非司酮（Mifepristone）也有抑制皮质激素的作用。

小 结

- 肾上腺皮质激素为甾体化合物，主要为盐皮质激素和糖皮质激素。临床常用的皮质激素为糖皮质激素。糖皮质激素的分泌受下丘脑－垂体－肾上腺皮质轴调节。糖皮质激素可在下丘脑和垂体两个水平反馈性抑制 ACTH 的分泌。

- 糖皮质激素类药包括全身用短效类可的松、氢化可的松，中效类泼尼松、泼尼松龙，长效类地塞米松、曲安奈德；外用药物有氟轻松、氟氢可的松，吸入剂倍氯米松等。

- 糖皮质激素类药小剂量只对糖、蛋白质和脂肪等物质的代谢产生调节作用。大剂量产生药理作用——抗炎、抗内毒素、免疫抑制、抗过敏和抗休克，是其临床应用的基础，大剂量时对三大物质代谢的调节是药物不良反应原因之一。

- 盐皮质激素有醛固酮和去氧醛固酮。作用为留钠排钾，用于慢性肾上腺皮质功能减退症。促皮质激素属于多肽类，必须注射给药。临床用于测定肾上腺皮质功能和长期应用糖皮质激素停药前后以加快停药。

- 皮质激素抑制药有米托坦和美替拉酮，能选择性地使肾上腺皮质束状带及网状带细胞萎缩、坏死，可代替外科的肾上腺皮质切除术。

（薛 玲）

扫码"练一练"

第二十八章　胰岛素及口服降血糖药

要点导航

1. 掌握胰岛素及口服降血糖药磺酰脲类、双胍类的作用、作用机制、临床应用与主要不良反应。

2. 熟悉口服降血糖药 α - 葡萄糖苷酶抑制药、胰岛素增敏药的作用、作用机制、临床应用和不良反应。

3. 了解非磺酰脲类促胰岛素分泌药及其他新型降血糖药的特点。

糖尿病（diabetes mellitus，DM）是一种在遗传和环境因素长期共同作用下，由于胰岛素分泌绝对或相对不足引起的渐进性蛋白质、脂肪、水和电解质代谢发生紊乱的综合征，其中以慢性血糖水平增高为主要特征。糖尿病的发病率持续上升，已成为世界发病率和死亡率最高的五种疾病之一。WHO 推荐糖尿病分四种类型：①1 型糖尿病（胰岛素依赖性糖尿病，insulin dependent diabetes mellitus，IDDM），约占 10%，多见于儿童和青少年。② 2 型糖尿病（非胰岛素依赖性糖尿病，non - insulin dependent diabetes mellitus，NIDDM），约占糖尿病群体的 90%，多发生于 40 岁以上人群和老年人，近年其发病年龄有下降趋势。③妊娠糖尿病（gestational diabetes），约占妊娠妇女的 2% ~5%。④其他类型糖尿病（other types），包括胰腺外分泌疾病、药物或化学制剂所致、内分泌疾病、感染以及免疫介导罕见类型糖尿病。

糖尿病的治疗原则为综合治疗，即在饮食治疗、体育锻炼的基础上，根据病情应用降血糖药物控制高血糖、纠正代谢紊乱及防止并发症的发生。1 型糖尿病常规治疗主要是定期注射普通胰岛素治疗；2 型糖尿病常用口服降血糖药治疗或使用胰岛素治疗。

目前降血糖药物可分为：胰岛素，磺酰脲类，双胍类，α - 葡萄糖苷酶抑制剂，胰岛素增敏剂和餐时血糖调节剂等药物。新型降血糖药如胰高血糖素样肽 -1 激动剂、二肽基肽酶 Ⅳ 抑制剂等也逐渐进入临床。

第一节　胰岛素

胰岛素（Insulin）是由胰岛 B 细胞分泌的一种酸性蛋白质，由两条多肽链组成，A 链含 21 个氨基酸残基，B 链含 30 个氨基酸残基，A、B 两链通过两个二硫键共价相连（图 28 - 1）。人胰岛素分子量为 5808。药用胰岛素多从猪、牛胰腺提取。胰岛素结构有种属差异，虽不直接干扰人体发挥作用，但可成为抗原，引起过敏反应。目前可通过 DNA 重组技术人工合成胰岛素，还可将猪胰岛素 B 链第 30 位的丙氨酸用苏氨酸替

药师考点
胰岛素的药理作用、临床应用和不良反应。

扫码"学一学"

代而获得人胰岛素。

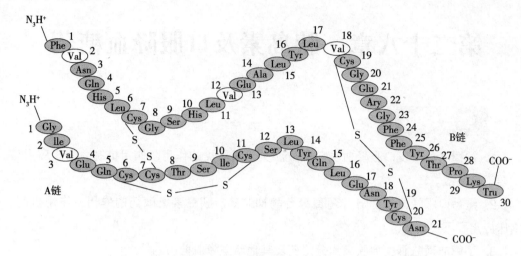

图 28 - 1 人胰岛素的一级结构

【体内过程】普通胰岛素制剂易被肠道消化酶破坏，口服无效，必须注射给药。皮下注射吸收快，尤以前臂外侧和腹壁明显。紧急情况下可静脉滴注。胰岛素血浆 $t_{1/2}$ 仅为 9 ~ 10min，但作用可持续数小时。主要在肝、肾、肌肉组织中灭活，经谷胱甘肽转氨酶还原二硫键，再被蛋白水解酶水解成短肽或氨基酸，也可被肾胰岛素酶直接水解，10% 以原型自尿液排出。因此，严重肝肾功能不良会影响其灭活。

依据起效快慢、活性达峰时间及作用持续长短可将胰岛素制剂分为短效、中效、长效三类（表 28 - 1）。所有中、长效制剂均为混悬剂，不可静脉注射。

表 28 - 1 胰岛素制剂分类及特点

类型	制剂名称	pH	给药途径	作用时间（h）			给药时间与次数
				起效	高峰	持续	
短效类	正规胰岛素（Regular Insulin, RI）	2.5 ~ 3.5	静脉	立即	1/2	2	急救、餐前 15 ~ 30min，3 ~ 4 次/日
			皮下	1/3 ~ 1/2	2 ~ 3	6 ~ 12	
中效类	低精蛋白锌胰岛素（Neutral Protamine Hagedorn, NPH）	7.1 ~ 7.4	皮下	2 ~ 4	8 ~ 12	18 ~ 24	早或晚餐前 30 ~ 60min，1 ~ 2 次/日
	珠蛋白锌胰岛素（Globin Zinc Insulin, GZI）	7.1 ~ 7.4	皮下	2 ~ 4	6 ~ 10	12 ~ 18	早或晚餐前 30 ~ 60min，1 ~ 2 次/日
长效类	鱼精蛋白锌胰岛素（Protamine Zinc Insulin, PZI）	7.1 ~ 7.4	皮下	3 ~ 6	14 ~ 20	24 ~ 36	早或晚餐前 30 ~ 60min，1 次/日

胰岛素给药方式研究进展

由于 INS 不易透过生物膜，在胃肠道被消化酶破坏，故一直以注射给药为主，不仅用药不便，而且长期注射给患者带来躯体和心理上的痛苦，并伴有多种不良反应，导致部分患者依从性较差，治疗效果下降。目前胰岛素注射给药主要有 3 种方式：注射器、胰岛素笔和胰岛素泵。对于胰岛素的非注射途径吸收研究主要涉及肺吸入吸收、经皮吸收、口服吸收、鼻腔吸收、腹腔内吸收、直肠吸收及口腔黏膜吸收等方面，但首个吸入式胰岛素产品 Exubera（EXU）在上市数年后却因销售不佳而退出市场，致使吸入式产品的前景不容乐观。目前认为口服胰岛素是最有发展潜力的，其优点在于较注射吸收更加方便，缺点是胰岛素的口服生物利用度较低，口服制剂的质量标准及稳定性问题尚未解决。因此人们在胰岛素的新剂型研究方面做了大量的工作，以期促进胰岛素在胃肠道黏膜的吸收，其中微囊和微球、纳米粒、脂质体、乳剂、凝胶剂是主要的研究方向。

【药理作用】

1. 代谢作用

（1）糖代谢　胰岛素能加速葡萄糖的氧化和无氧酵解，促进糖原的合成和贮存，促进糖转变为脂肪。胰岛素又能抑制糖原分解和糖异生。总之，使血糖的来源减少，去路增多，从而降低血糖水平。

（2）脂肪代谢　胰岛素促进脂肪合成并抑制其分解，减少游离脂肪酸和酮体的生成，增加脂肪酸和葡萄糖的转运，防止酮症酸中毒的发生。

（3）蛋白质代谢　胰岛素促进核酸、蛋白质的合成，抑制蛋白质分解。

2. 钾离子转运　胰岛素激活细胞膜 Na^+，K^+ – ATP 酶，促进钾离子向细胞内转运，有利于纠正胞内缺钾症状。

3. 加快心率，加强心肌收缩力和减少肾血流量。

【作用机制】已证明靶细胞膜上有胰岛素受体（insulin receptor, Ins R），胰岛素与受体结合，通过第二信使而产生一系列的降血糖、促合成等效应（图 28 – 2）。胰岛素受体是由 2 个 α 亚单位和 2 个 β 亚单位组成的大分子蛋白复合物。α 亚单位在胞外，含胰岛素结合位点，β 亚单位为跨膜蛋白，其胞内部分含有酪氨酸蛋白激酶。胰岛素与 α 亚基结合后迅速引起 β 亚基的自身磷酸化，进而激活 β 亚基上的酪氨酸蛋白激酶，由此导致对细胞内其他活性蛋白级联磷酸化反应，进而产生降血糖等生物效应。

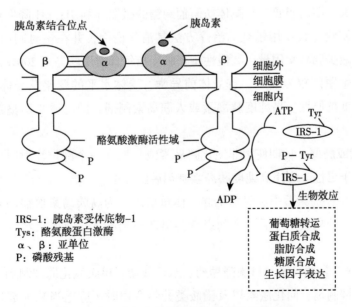

IRS–1：胰岛素受体底物–1
Tys：酪氨酸蛋白激酶
α、β：亚单位
P：磷酸残基

图 28 – 2　胰岛素受体结构及信号转导示意图

【临床应用】

1. 糖尿病　普通胰岛素制剂是治疗 1 型糖尿病的最重要药物，对胰岛素缺乏的各型糖尿病均有效。主要用于：①1 型糖尿病，需终生用药。②2 型糖尿病经饮食控制或用口服降血糖药未能控制者。③发生各种急性或严重并发症的糖尿病者，如糖尿病酮症酸中毒或高渗性非酮症性糖尿病昏迷。酮症酸中毒应立即给予足够胰岛素，纠正失水、电解质紊乱等异常。非酮症性高渗昏迷患者的治疗原则是纠正高血糖、高渗状态及酸中毒，适当补钾，但不宜贸然使用大剂量胰岛素，以免血糖下降太快导致细胞外液中水分向高渗的细胞内转移，引起或加重脑水肿。④合并重度感染、消耗性疾病、高热、妊娠、创伤以及手术的各型糖尿病。

2. 细胞内缺钾　胰岛素与葡萄糖、氯化钾同时使用可促使钾内流，纠正胞内缺钾，同时提供能量。

3. 其他　胰岛素与 ATP 及辅酶 A 组成能量合剂用于急慢性肝炎、肝硬化、肾炎、心衰等患者的辅助治疗，以增加食欲、恢复体力。

【不良反应】

1. 低血糖症　多数因胰岛素过量或未按时按量进食或运动过多等诱因引起，是最常见、也是最严重的不良反应。早期表现为饥饿感、出汗、心悸、焦虑、震颤等症状，严重者可出现昏迷、休克及脑损伤，甚至死亡。为预防低血糖症的严重后果，应严格控制胰岛素用量，并教会患者熟知此反应，轻者可饮用糖水或摄食，严重者应立即静脉注射 50% 葡萄糖。必须注意鉴别低血糖昏迷和酮症酸中毒性昏迷及非酮症性糖尿病昏迷。

2. 过敏反应　较多见，多为皮疹等皮肤过敏，少数发生荨麻疹、血管神经性水肿，偶可引起过敏性休克。可用抗组胺药和糖皮质激素治疗。主因动物来源的胰岛素制剂具有抗原性，或因胰岛素制剂纯度较低所致。可改用抗原性较弱、高纯度胰岛素。

3. 胰岛素抵抗　又称胰岛素耐受性，分为急性和慢性两类。①急性型：并发感染、创伤、手术、情绪激动等所致应激状态时，血中抗胰岛素物质增多而致胰岛素抵抗。如酮症酸中毒时，血中大量游离脂肪酸和酮体妨碍葡萄糖的摄取和利用；pH 降低可减少胰岛素与受体结合，从而使胰岛素作用锐减。治疗方法是消除诱因，并在短时间内给大量胰岛素，待诱因消除后应减少胰岛素用量。②慢性型：临床指每日需用胰岛素 200U 以上，且无并发症的糖尿病。产生原因较为复杂，有受体前异常、受体水平的变化及受体后异常等因素，处理方法可换用低抗原性、高纯度胰岛素或人胰岛素制剂，同时适当调整剂量或加用口服降血糖药。

4. 脂肪萎缩或肥厚　长期使用非纯化胰岛素或长期在一个部位注射时可出现。见于注射部位，女性多于男性，应用高纯度胰岛素制剂后已少见。

5. 其他　注射胰岛素后引起腹部肥胖，体重增加，为高胰岛素血症的表现，尤以老年糖尿病患者多见。胰岛素治疗后，个别患者会出现屈光不正、胰岛素水肿等表现，一般可自愈。

【药物相互作用】胰岛素与口服降糖药、水杨酸盐、单胺氧化酶抑制剂、奥曲肽、血管紧张素 I 转化酶抑制剂、同化激素以及磺胺类药物合用时，应适当减少剂量。与口服避孕药、甲状腺激素、噻嗪类等药物合用时，宜适当增加剂量。此外，β 受体阻断药会掩盖低血糖的症状，乙醇能加强并延长胰岛素的降糖作用，应避免合用。

地特胰岛素

　　地特胰岛素（Insulin Detemir）是通过对人胰岛素分子结构进行修饰获得的胰岛素类似物，保留了人胰岛素的全部生物学特性。该药吸收缓慢，每日只需注射 1 次，能达到平缓、持久、24h 无峰值的血药浓度。降低空腹血糖效果好，低血糖发生率低，可作为 1 型糖尿病首选的基础胰岛素用药。因对体重影响小，可作为空腹血糖升高，尤其肥胖型及口服降糖药不达标的 2 型糖尿病患者的首选用药。降糖作用持久、平缓，且低血糖发生率低的特点，使该药可作为老年及儿童糖尿病患者首选的基础胰岛素用药。

第二节　口服降血糖药

扫码"学一学"

　　常用口服降血糖药包括：磺酰脲类、双胍类、α - 葡萄糖苷酶抑制剂、胰岛素增敏剂及非磺酰脲类促胰岛素分泌药等。该类药物作用较胰岛素弱而慢，不能单独用于控制 1 型糖尿病。

一、磺酰脲类

　　磺酰脲类药物发展较好，第一代药物有甲苯磺丁脲（Tolbutamide，甲糖宁，D860）、氯磺丙脲（Chloropropamide，P - 607）；第二代药物有格列本脲（Glibenclamide，优降糖）、格列吡嗪（Glipizide，美吡达）等，降血糖作用可增加数十倍至数百倍；第三代药物有格列齐特（Glicazide，达美康）等，不仅能降血糖，还能改变血小板功能，对糖尿病易凝血和有血管栓塞倾向的患者有益（表 28 - 2）。

> **药师考点**
> 　　磺酰脲类药物格列本脲、格列齐特的药理作用、临床应用及其不良反应。

表 28 - 2　各代磺酰脲类代表药物的化学结构

药物	R_1	母核	R_2
甲苯磺丁脲	CH_3-⬡$-$	$SO_2NHC-NH-$	$(CH_3)_2-CH$
氯磺丙脲	$Cl-$⬡$-$	$SO_2NHC-NH-$	$(CH_3)_2-CH$
格列本脲	Cl、OCH₃取代苯基 $-C-NH-(CH_2)_2-$	$SO_2NHC-NH-$	环己基
格列吡嗪	CH_3-吡嗪基$-C-NH-(CH_2)_2-$	$SO_2NHC-NH-$	环己基
格列齐特	CH_3-⬡$-$	$SO_2NHC-NH-N$	桥环

　　【体内过程】 本类药物在胃肠道吸收迅速而完全，血浆蛋白结合率高。多数药物在肝内氧化成羟基化合物，并迅速从尿中排出。甲苯磺丁脲作用最弱、维持时间最短，每日给药 3

次；氯磺丙脲 $t_{1/2}$ 最长，且排泄最慢，每日只需给药 1 次。新型磺酰脲类药物作用较强，可维持 24h，每日只需给药 1~2 次。

【药理作用】

1. 降血糖 该类药物对正常人及胰岛功能尚存的糖尿病患者均有降血糖作用，但对 1 型糖尿病患者、切除胰腺的糖尿病患者或严重 2 型糖尿病患者无效。作用机制是：①刺激胰岛 B 细胞释放胰岛素。②增强胰岛素与靶组织及受体的结合能力。长期服用且胰岛素已恢复至给药前水平的情况下，其降血糖作用依然存在，这可能与增加靶细胞膜上胰岛素受体的数目和亲和力有关。③促进葡萄糖的利用以及糖原和脂肪的合成。④增加胰岛细胞对葡萄糖的敏感性，限制肝糖原的生成，降低胰岛素在肝脏的代谢。

2. 抗利尿 氯磺丙脲具有抗利尿作用，能促进抗利尿激素分泌和增强其作用而用于尿崩症的治疗。

3. 影响凝血功能 格列齐特可使血小板数目减少，黏附力减弱，还能刺激纤溶酶原的合成，有利于防治糖尿病患者并发的微血管病变。

【临床应用】

1. 糖尿病 主要用于胰岛功能尚存的 2 型糖尿病且单用饮食控制无效者。对胰岛素产生抵抗的患者使用后能刺激内源性胰岛素分泌而减少胰岛素的用量。

2. 尿崩症 单用氯磺丙脲可使患者尿量明显减少。

【不良反应】

1. 持久性的低血糖症 较严重的不良反应，可引起不可逆性的脑损伤，药物过量所致，老年人及肝肾功能不良者易发生，故老年糖尿病患者及肝肾功能不良者忌用。新型磺酰脲类较少引起低血糖症。

2. 消化道反应 出现恶心、呕吐、腹痛、腹泻等胃肠道不适症状。

3. 中枢反应 大剂量氯磺丙脲可引起精神错乱、嗜睡、眩晕及共济失调等。

4. 其他 引起皮疹、皮炎等皮肤过敏反应。可致肝损害，以氯磺丙脲多见。少数患者有白细胞、血小板减少及溶血性贫血，需定期检查肝功能和血象。

【药物相互作用】磺酰脲类血浆蛋白结合率较高，能与保泰松、水杨酸钠、吲哚美辛、青霉素、双香豆素、磺胺类、丙磺舒等发生竞争，使游离药物浓度上升而引起低血糖反应。氯丙嗪、糖皮质激素、噻嗪类利尿药、口服避孕药均可降低磺酰脲类药物的降血糖作用。大量饮酒能增强磺酰脲类低血糖反应。

二、双胍类

本类药物有苯乙福明（Phenformin，苯乙双胍，降糖灵，DBI）和甲福明（Metformin，二甲双胍，降糖片，DMBG）。苯乙双胍有明显的乳酸性酸血症等严重不良反应，很多国家目前已停止使用，二甲双胍为常用药物。

二甲双胍   苯乙双胍

【体内过程】口服易吸收。二甲双胍口服后约 2h 血药浓度达峰值，不经肝脏代谢，大部分以原型经肾排出，$t_{1/2}$ 约 1.5h。

【药理作用】本类药物对正常人血糖无影响，但明显降低糖尿病患者血糖，并有使体重下降的趋势。降血糖机制可能是：①增加基础状态下葡萄糖的无氧酵解，增加骨骼肌、脂肪组织对葡萄糖的摄取和利用；②抑制肝糖原异生和减少肝脏葡萄糖的输出；③降低葡萄糖在肠道的吸收；④抑制胰高血糖素释放。

> **药师考点**
>
> 双胍类药物二甲双胍药理作用及其临床应用特点。

【临床应用】二甲双胍推荐作为超重和肥胖型 2 型糖尿病患者控制高血糖的一线用药。二甲双胍单独应用或与磺酰脲类联合应用可增加患者对胰岛素的敏感性且不增加体重。二甲双胍亦能显著降低糖尿病相关的血管并发症的危险。

【不良反应】

1. 胃肠反应　包括食欲减退、恶心、呕吐及腹泻等。双胍类药物在影响葡萄糖的吸收时，对维生素 B_{12}、叶酸等的吸收也有影响，长期应用需注意适当补充。

2. 过敏反应　表现为皮肤红斑、荨麻疹等。

3. 乳酸性酸中毒　双胍类药物最严重不良反应。因增加糖的无氧酵解，易致乳酸蓄积，少数患者可引起酮症、乳酸血症，尤以苯乙双胍的发生率高。

肝、肾功能不良，心衰，慢性阻塞性肺疾病等易发生酸中毒的患者及孕妇禁用本类药物。

三、胰岛素增敏药

该类药物能明显增强胰岛素的靶细胞对胰岛素的敏感性，降低骨骼肌、脂肪组织和肝脏的胰岛素抵抗。常用药物为噻唑烷二酮类化合物（Thiazolidinediones，TZDs），包括罗格列酮（Rosiglitazone）、环格列酮（Ciglitazone）、吡格列酮（Pioglitazone）、恩格列酮（Englitazone）等，能改善胰岛 B 细胞功能，显著改善胰岛素抵抗及相关代谢紊乱，对 2 型糖尿病及其心血管并发症均有良好疗效。

【药理作用】

> **药师考点**
>
> 胰岛素增敏剂罗格列酮、吡格列酮的药理作用特点。

1. 改善胰岛素抵抗、降低高血糖　降低骨骼肌、脂肪组织和肝脏的胰岛素抵抗，明显降低糖尿病患者空腹血糖、餐后血糖、血浆胰岛素及游离脂肪酸水平，明显降低患者糖化血红蛋白水平。与磺酰脲类或二甲双胍联合治疗可显著降低胰岛素抵抗，并改善胰岛 B 细胞功能。其改善胰岛素抵抗及降低高血糖的机制与竞争性激活过氧化物酶增殖活化受体 γ（peroxisome proliferation activating receptor γ，PPAR – γ），调节胰岛素反应性基因的转录有关（图 28 – 3）。

2. 改善脂肪代谢紊乱　罗格列酮显著降低 2 型糖尿病患者三酰甘油水平，增加总胆固醇和 HDL – C 水平。

3. 防治 2 型糖尿病血管并发症　能抑制血小板聚集、炎症反应和内皮细胞的增生，抗动脉粥样硬化。能减轻肾小球的病理改变，延缓蛋白尿的发生。

【临床应用】主要用于治疗胰岛素抵抗和 2 型糖尿病。

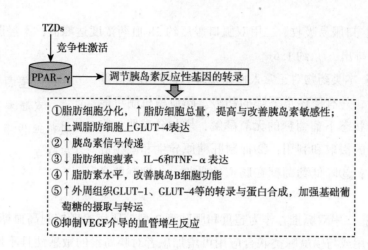

图 28 – 3   噻唑烷二酮类化合物作用机制示意图

【不良反应】该类药物有良好的安全性和耐受性，低血糖发生率低。常见的不良反应是体重增加和水肿，与胰岛素联合使用时表现更为明显，潜在心衰危险患者应注意。其他不良反应有嗜睡、肌肉和骨骼痛、头痛、消化道症状等。

罗格列酮

罗格列酮（Rosiglitazone）能明显降低空腹、餐后的血糖和糖化血红蛋白（HbA$_{1c}$）水平及胰岛素和 C – 肽水平。口服吸收迅速，绝对生物利用度为 99%，达峰时间为 1h，$t_{1/2}$ 为 3 ~ 4h。本品仅适用于其他降糖药无法达到血糖控制目标的 2 型糖尿病患者。单独应用甚少引起低血糖反应，未见因药物引起的肝功能衰竭，但有增加糖尿病患者心力衰竭的风险。老年患者易出现轻至中度水肿及轻度贫血，老年女性糖尿病患者有增加骨折的风险，65 岁以上老年患者慎用本品。

吡格列酮

吡格列酮（Pioglitazone）增强肝细胞、骨骼肌对胰岛素的敏感性，降低血浆胆固醇水平并改善脂蛋白比例。口服吸收良好，达峰时间为 1 ~ 3h，$t_{1/2}$ 为 3h。适用于 2 型糖尿病，可单独应用，也可与磺酰脲类或双胍类合用。未见有肝毒性的报道，其他不良反应与注意事项与罗格列酮相似。但少数患者服用本品出现上呼吸道感染、头痛及肌痛。

四、α – 葡萄糖苷酶抑制药

食物中糖类成分主要为淀粉，在唾液、胰淀粉酶作用下生成寡糖。寡糖在 α – 葡萄糖苷酶作用下生成单糖后被小肠吸收。α – 葡萄糖苷酶抑制药是竞争水解糖类的糖苷水解酶，减慢糖类水解及产生葡萄糖的速度并延缓葡萄糖的吸收，从而降低餐后高血糖。临床主要用于轻、中度 2 型糖尿病患者，主要与磺酰脲类或双胍类配合用于餐后血糖控制不理想的糖尿病患者，也可单用于饮食控制而餐后血糖仍高的轻症糖尿病。主要不良反应为胃肠道反应，由于糖类在肠道滞留和酵解产气，会出现暖气、恶心、肠鸣、腹气胀等症状。溃疡病、肠道炎症及腹泻患者不宜使用。用于临床的药物主要有阿卡波糖（Acarbose，拜糖平）、米格列醇（Miglitol）及伏格列波糖（Voglibose）。

> **药师考点**
> α – 葡萄糖苷酶抑制药阿卡波糖的临床应用及其主要不良反应。

五、非磺酰脲类促胰岛素分泌药

瑞格列奈（Repaglinide）能有效刺激胰岛素的分泌，降低餐后血糖水平较快。为第一个在进餐时服用的葡萄糖调节药物，又被称为"餐时血糖调节剂"。最大优点是促进糖尿病患者胰岛素生理性分泌曲线的恢复。临床用于饮食控制及运动锻炼不能有效控制血糖的 2 型糖尿病患者，与二甲双胍合用有协同作用。常见不良反应有低血糖、头痛、腹泻等症状。同类药物尚有那格列奈（Nateglinide）。

六、其他新型降血糖药

其他新型降血糖药见表28 – 3。

表 28 – 3　其他新型降血糖药

药物分类	代表药物	特点	临床应用
胰高血糖素样肽 – 1 激动剂	依克那肽（Exenatide）	长效激动胰高血糖素样肽 – 1（GLP – 1）受体，以依赖血糖增高的方式控制血糖水平。胃肠反应为最常见副作用	采用二甲双胍、磺酰脲类制剂，或两种药物联合治疗达不到目标血糖水平的患者
二肽基肽酶Ⅳ抑制剂	磷酸西他列汀（Sitagliptin Phosphate）	升高血清 GLP – 1 水平，导致葡萄糖刺激的胰岛素分泌增加，发挥降血糖作用	耐受性良好。不适用于 GLP – 1 分泌有障碍的患者
脂肪酸代谢干扰剂	依托莫司（Etomoxir）	抑制肉碱酯酰转移酶Ⅰ而明显减少 2 型糖尿病患者的脂肪酸氧化，增加葡萄糖的利用，有降血糖、降血脂和抗酮血症作用	1、2 型糖尿病均有疗效
胰淀粉样多肽类似物	普兰林肽（Pramlintide）	延缓葡萄糖的吸收，抑制胰高血糖素的分泌，减少肝糖生成和释放，降低糖尿病患者体内血糖波动频率和波动幅度，改善血糖控制	1、2 型糖尿病胰岛素治疗的辅助治疗，不能替代胰岛素
醛糖还原酶抑制剂	依帕司他（Epalrestat）	有效改善机体聚醇代谢通路异常，达到预防和延缓糖尿病并发症的目的	有效预防及改善糖尿病并发的末梢神经障碍、振动感觉异常等症状

小　结

- 糖尿病分 1 型，即胰岛素依赖性糖尿病（IDDM），和 2 型，即非胰岛素依赖性糖尿病（NIDDM）。NIDDM 至少占患者总数的 90% 以上。

- 注射用普通胰岛素制剂是治疗 IDDM 的最重要药物，对胰岛素缺乏的各型糖尿病均有效。适用于 NIDDM 经饮食控制或用口服降血糖药未能控制者、合并重度感染、消耗性疾病、高热、妊娠、创伤以及手术的各型糖尿病及发生各种急性或严重并发症的糖尿病患者。不良反应主要有低血糖反应、胰岛素抵抗及注射部位脂肪萎缩或增厚。

- 口服降血糖药物主要用于经饮食控制或锻炼不能有效控制血糖水平的 2 型糖尿病患者的治疗。包括胰岛素增敏药（罗格列酮）、磺酰脲类（格列本脲）、双胍类（二甲双胍）、α – 葡萄糖苷酶抑制剂（阿卡波糖）、餐时血糖调节剂（瑞格列奈）等。

- 糖尿病尚无有效根治的办法，控制血糖以减少并发症的发生是其主要治疗目标，需通过综合治疗措施（科普教育、饮食、体育锻炼、血糖监测）来提高患者的生活质量。

扫码"练一练"

（曾　南）

第二十九章 甲状腺激素与抗甲状腺药

要点导航

1. 掌握硫脲类抗甲状腺药的作用、作用机制、应用。
2. 熟悉甲状腺激素的生物合成及作用，抗甲状腺药的分类。
3. 了解其他抗甲状腺药的特点；硫脲类抗甲状腺药的不良反应。

甲状腺是体内最大的内分泌腺体，正常甲状腺分泌足量的甲状腺激素三碘甲状腺原氨酸（3，5，3′-triiodothyronine，T_3）和四碘甲状腺原氨酸（甲状腺素，3，5，3′，5′-tetraiodathyonine，T_4），以维持机体正常生长发育、正常体温及正常能量水平，它们作用相同，但作用强度与持续时间不同。

甲状腺功能亢进症（hyperthyroidism，简称甲亢）指血中甲状腺激素过多，作用于全身各组织所引起的临床综合征。典型病变为高代谢，产热过多，身体消瘦，弥漫性甲状腺肿，突眼以及神经、心血管、胃肠等系统受累。其中以毒性弥漫性甲状腺肿（Graves disease）最为常见。

甲状腺功能减退可出现心动过缓、畏寒等表现，由儿童时期甲状腺分泌不足所致。

治疗甲亢可用手术切除，也可用药物暂时或长期消除甲亢症状。这类药物统称抗甲状腺药（antithyroid agents）。目前常用的有硫脲类（thioureas）、碘和碘化物（iodine and iodide）、放射性碘（radioiodine）和肾上腺素受体阻断药（adrenoceptor blockers）等。

第一节 甲状腺激素

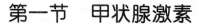

甲状腺激素由甲状腺腺泡中的甲状腺球蛋白（throglobulin，TG）经碘化、偶联而成。其包括 T_3 和 T_4，是维持机体正常发育和控制基础代谢所必需的激素。

甲状腺激素在机体内合成、贮存、释放和调节的过程如下。

1. 合成 血中的碘化物被甲状腺细胞的碘泵主动摄取，在氧化酶的作用下氧化成活性碘，活性碘与甲状腺球蛋白（TG）上的酪氨酸残基结合，生成一碘酪氨酸（MIT）和二碘酪氨酸（DIT），在过氧化酶的作用下，2 分子 DIT 偶联成 T_4，1 分子 MIT 与 1 分子 DIT 偶联成 T_3。

2. 贮存与释放 合成的 T_3、T_4 与甲状腺球蛋白结合贮存在甲状腺滤泡的胶质中，以胞吐及蛋白水解的方式释放出 T_3、T_4。

3. 调节 下丘脑分泌促甲状腺释放激素（thyrotropin releasing hormone，TRH）调节垂体释放促甲状腺激素（thyroid stimulating hormone，TSH）。TSH 可促进甲状腺细胞增生及 T_3、T_4 的合成与释放。当血液中 T_3、T_4 浓度增高时，又可负反馈抑制垂体 TSH 的合成和释放。

【体内过程】T_3、T_4口服易吸收，生物利用度分别为90%～95%和50%～75%，但T_4容易受肠内容物影响而吸收不恒定。两者与血浆蛋白的结合率均在99%以上。T_4对蛋白的亲和力高于T_3，T_3的游离量（0.5%）约为T_4（0.05%）的10倍，加之部分T_4（约35%）在效应器组织内脱碘成T_3后才产生效应，所以T_3作用快、强而短，T_4反之。T_3、T_4主要在肝、肾线粒体内脱碘，并和葡萄糖醛酸或硫酸结合经肾排泄。T_3、T_4也可通过胎盘，也进入乳汁，在妊娠和授乳期间应用应注意。

【药理作用】

1. 维持正常生长发育　适量的甲状腺素促进蛋白质合成，促进骨骼及中枢神经系统的生长发育。在脑发育期间，如因缺碘、母体用抗甲状腺药或先天缺陷而致甲状腺功能不足，可致胚胎神经细胞轴突和树突形成发生障碍，神经髓鞘的形成延缓，由此产生智力低下、身材矮小的克汀病

> **药师考点**
> 甲状腺激素的药理作用、临床应用和注意事项。

（cretinism）。甲状腺激素对胎儿肺脏的发育也很重要，实验发现切除动物胚胎的甲状腺则导致胎儿肺发育不全。成年人甲状腺功能不全时可引起黏液性水肿，中枢神经兴奋性降低及记忆力降低等。

2. 促进代谢　促进糖原分解和糖的氧化，增加耗氧量，提高基础代谢；也促进脂肪、蛋白质、糖类、水、电解质等代谢。

3. 提高交感神经系统的敏感性　甲状腺功能亢进时机体对交感神经递质及肾上腺髓质激素的敏感性增高，出现皮肤发红、神经过敏、急躁、震颤、心率加快、肠蠕动频率增加等。

4. 心血管效应　甲状腺激素可直接参与心肌基因表达的调节。甲状腺功能亢进时可出现心动过速、心脏肥大、外周血管阻力下降、脉压升高。甲状腺功能减退时，可出现心动过缓、心排血指数下降、心包积液、外周血管阻力升高、脉压降低、平均动脉压升高。

【临床应用】

1. 甲状腺功能减退症　①克汀病：功能减退始于胎儿或新生儿，应尽早诊治。②黏液性水肿：一般服用甲状腺片，从小剂量开始，逐渐增大至足量。儿童和青年可迅速采用足量。而老年、循环系统严重疾病及垂体功能减退者则须慎用，以防过量诱发或加重心脏病。

2. 单纯性甲状腺肿　缺碘所致者应补碘，原因不明者给予适量甲状腺激素，补充内源性激素的不足，并可抑制TSH过多分泌，早期应用可使腺体缩小。

【不良反应】过量可引起甲状腺功亢进的临床症状。轻者体温及基础代谢率均高于正常，表现出汗多、体重减轻、神经过敏、失眠、心悸等；重者则出现呕吐、腹泻、发热、脉搏快而不规则，在老年人和心脏病患者中，可发生心绞痛和心肌梗死，宜用β受体阻断药对抗。毒性反应一旦发生，立即停用甲状腺素，待症状消失后再从小剂量开始服用。

第二节　抗甲状腺药

抗甲状腺药（antithyroid drugs）目前常用有硫脲类、碘和碘化物、放射性碘、β肾上腺素受体阻断药。

扫码"学一学"

一、硫脲类

硫脲类可分为两类：①硫氧嘧啶类，包括甲硫氧嘧啶（Methylthiouracil）、丙硫氧嘧啶（Propylthiouracil，PTU）。②咪唑类，包括甲巯咪唑（Thiamazole，他巴唑）、卡比马唑（Carbimazole，甲亢平）。甲硫氧嘧啶、丙硫氧嘧啶是治疗甲亢的主要药物，他巴唑的活性约是丙硫氧嘧啶的 10 倍。

甲硫氧嘧啶　　　　丙硫氧嘧啶　　　　甲巯咪唑

【体内过程】口服吸收迅速，生物利用度约 80%，2h 血药浓度可达峰值，血浆蛋白结合率约 75%，分布于全身各组织，但以甲状腺中浓度较高。主要是肝脏代谢，约 60% 被代谢，也可与葡萄糖醛酸结合而排泄，代谢较快，半衰期约 2h。

【药理作用】

1. 抑制甲状腺激素的合成　丙硫氧嘧啶通过抑制甲状腺过氧化物酶中介的酪氨酸的碘化及偶联，使氧化碘不能结合到甲状腺球蛋白上，从而抑制甲状腺激素的生物合成，但不影响碘的摄取。它对已合成的甲状腺激素无效，故须待体内储存的激素消耗到一定程度后才能显效，起效较慢，症状改善常需 2~3 周，基础代谢率恢复正常需 1~2 个月。

2. 抑制外周组织 T_4 转化为 T_3　丙硫氧嘧啶能抑制外周组织的 T_4 转化为 T_3，迅速控制血清中生物活性较强的 T_3 水平，因此在重症甲亢、甲亢危象时该药可列为首选。

3. 免疫抑制作用　目前认为，甲亢的发病与自身免疫机制异常有关。丙硫氧嘧啶能轻度抑制免疫球蛋白的生成，使血循环中甲状腺刺激性免疫球蛋白（thyroid simulating immunoglobulin，TSI）下降，因此对甲亢患者除能控制高代谢症状外，也有一定的对因治疗作用。

【临床应用】

1. 甲亢的内科治疗　适用于轻症不需手术治疗，或不宜手术或 [131]I 治疗者，如儿童、青少年、术后复发及中、重度患者及年老体弱或兼有心、肝、肾、出血性疾病等患者。开始治疗可给予大剂量以对甲状腺激素合成产生最大抑制作用。经 1~3 个月后症状明显减轻，当基础代谢率接近正常时，药量即可递减，直至维持量，疗程 1~2 年。内科治疗可使 40%~70% 患者获得痊愈，疗程过短则易复发。

> **药师考点**
>
> 甲巯咪唑和丙硫氧嘧啶的药理作用、临床应用及其不良反应。

2. 甲亢手术治疗的术前准备　为减少甲状腺次全切除手术患者在麻醉和手术后的并发症，防止术后发生甲状腺危象，在手术前应先服用丙硫氧嘧啶，使甲状腺功能恢复或接近正常。但用丙硫氧嘧啶后 TSH 分泌增多，致使腺体增生，组织脆而充血，因此手术前两周左右加服大量碘剂，使腺体坚实，减少充血，以利手术进行及减少出血。

3. 甲状腺危象的治疗　甲状腺危象时，通常应立即给予大量碘剂，以阻止甲状腺激素释放，并用其他综合措施消除诱因、控制症状。应用大量硫脲类（较一般用量增大 1 倍）作辅助，此时更常选用丙硫氧嘧啶，大剂量应用一般不超过 1 周。

【不良反应】

1. 过敏反应　最常见的有皮疹、发热、荨麻疹等轻度过敏反应，大部分早期发生，停药后可自行消退，一般不需停药也可消失。

2. 消化道反应　出现厌食、呕吐、腹痛、腹泻等消化道反应，罕见黄疸性肝炎。

3. 粒细胞缺乏症　是最严重的不良反应，一般发生在治疗后的 2 ~ 3 个月内，发生率为 0.3% ~ 0.6%，故应定期检查血象。注意与甲亢本身引起的白细胞偏低相区别。

4. 甲状腺肿及甲状腺功能减退　长期用药后可使血清甲状腺激素水平显著下降，反馈性增加 TSH 分泌而引起腺体代偿性增生，腺体增大、充血，甲状腺功能减退，及时发现并停药常可自愈。

二、碘及碘化物

碘化物是治疗甲状腺疾病最古老的药物。常用的有碘化钾（potassium iodide），碘化钠（sodium iodide）和复方碘溶液（aqueous iodine solution，卢戈液，Lugol′s solution）等，均以碘化物形式从胃肠道吸收，以无机碘离子形式存在于血液循环中，除被甲状腺摄取外也可见于胆汁、唾液、汗液、泪液及乳汁中。

【药理作用】小剂量的碘是合成甲状腺激素的原料，用于治疗单纯性甲状腺肿。不良反应较轻，但长期服用可诱发甲亢，也可诱发甲状腺功能减退和甲状腺肿。大剂量碘化物对甲亢患者和正常人都能产生抗甲状腺作用，主要是抑制甲状腺激素的释放，还可抑制甲状腺激素的合成，并抑制垂体分泌 TSH，使甲状腺组织退化、腺体缩小、血管网减少，有利于手术的进行。

> **药师考点**
> 碘、碘化物和放射性碘的临床应用。

【临床应用】

1. 防治单纯性甲状腺肿　小剂量碘由于防治单纯性甲状腺肿，早期患者用碘化钾（10mg/d）或复方碘溶液（0.1 ~ 0.5ml/d）疗效好，晚期病例疗效差。如腺体太大或已有压迫症状者应考虑手术治疗。

2. 大剂量碘的应用只限于以下情况

（1）甲亢的手术前准备　一般在术前两周给予复方碘溶液，能抑制 TSH 致使腺体增生作用，使甲状腺组织退化、血管减少，腺体缩小，利于手术进行及减少出血。

（2）甲状腺危象的治疗　可将碘化物加到 10% 葡萄糖溶液中静脉滴注，也可服用复方碘溶液，并在两周内逐渐停服，需同时配合服用硫脲类药物。

【不良反应】

1. 急性反应　可于用药后即刻或几小时后发生，血管神经性水肿是突出的症状，上呼吸道水肿及严重喉头水肿，可造成窒息。

2. 一般反应　口内铜腥味，口腔与咽喉烧灼感，唾液分泌增多，眼刺激等症状。

3. 诱发甲状腺功能紊乱　长期服用碘化物可诱发甲亢，也可能诱发甲状腺功能减退和甲状腺肿，原有甲状腺炎者更易发生。碘还可进入乳汁，通过胎盘，引起新生儿甲状腺肿，故孕妇及哺乳期妇女应慎用。

三、放射性碘

碘的放射性同位素有^{131}I、^{125}I、^{123}I 等几种。^{125}I 的 $t_{1/2}$ 太长（60 日），^{123}I 的 $t_{1/2}$ 太短（13h），

均不便于应用。临床应用的放射性碘（Radioiodine）^{131}I 的 $t_{1/2}$ 约 8 日，用药后 1 个月可消除其放射性的 90%，56 天消除 99%，因而应用广泛。

【药理作用】利用甲状腺高度摄碘能力，^{131}I 被甲状腺摄取后，参与甲状腺激素的合成，并贮存在滤泡的胶质中，产生 β 射线（99%）和 γ 射线（1%）。β 射线射程 0.5～2mm，辐射损伤只限于甲状腺实质，又因增生细胞较周围组织对辐射更敏感，损伤很少波及其他组织，所以 ^{131}I 起到类似手术切除部分甲状腺的作用，具有简便、安全、疗效明显等优点。γ 射线可在体外测得，因而可用作甲状腺摄碘功能测定。

【临床应用】

1. 甲亢治疗　只适用于甲亢因各种原因不能手术或药物治疗无效及术后复发的病例。20 岁以下患者，妊娠或哺乳妇女及肾功能不良者均不宜用。在放射性碘治疗前 3～7 日，停用其他抗甲状腺药物，不会影响放射性碘的治疗效果。在放射性碘作用消失的同时，开始服用其他抗甲状腺药物。

2. 甲状腺摄碘功能测定　口服 ^{131}I 后 1、3 及 24h 各测定 1 次甲状腺的放射性，计算摄碘率，并画出摄碘曲线。甲亢时 3h 摄碘率超过 30%～50%，24h 超过 45%～50%，且摄碘高峰前移，甲状腺功能减退患者与此相反。

【不良反应】剂量过大时易致甲状腺功能减退，所以应严格掌握剂量密切观察有无不良反应，一旦发现功能低下症状，可补充甲状腺激素对抗。

四、β 受体阻断药

普萘洛尔等 β 受体阻断药适用于不宜用抗甲状腺药，不宜手术及不宜用 ^{131}I 治疗的患者，主要通过其阻断 β 受体的作用而改善甲亢的症状。此外还能抑制外周 T_4 脱碘成为 T_3。通常选用无内在拟交感活性的药物，对常用的甲状腺功能测定

> **药师考点**
>
> 普萘洛尔治疗甲亢的临床应用。

试验影响较小，又不干扰硫脲类药物对甲状腺的作用，且作用迅速，对甲亢所致的心率加快、心收缩力增强等交感神经活动增强的表现很有效，也能适当减少甲状腺激素的分泌，但单用时其控制症状的作用有限，若与硫脲类药物合用则疗效迅速而显著。临床主要用于控制甲状腺功能亢进的症状，甲亢手术前准备和甲状腺危象的辅助治疗。

小　结

● 甲状腺激素包括三碘甲状腺原氨酸（T_3）和四碘甲状腺原氨酸（T_4），其分泌可维持机体正常发育、正常体温及正常能量水平。可应用于呆小病、黏性水肿、单纯性甲状腺肿的治疗，过量使用易引起甲状腺功能亢进。

● 抗甲状腺药是指能阻碍甲状腺激素合成或改变组织对甲状腺激素反应性的药物，常用药物有硫脲类、碘和碘化物、放射性碘、β 肾上腺素受体阻断药。

（林国彪）

扫码"练一练"

扫码"学一学"

第三十章　性激素类药、避孕药及影响性功能的药物

要点导航

1. 掌握雌激素类、孕激素类和雄激素类药物的临床应用及不良反应。

2. 熟悉常用避孕药（主要抑制排卵）的药理作用及不良反应；雌激素、孕激素和雄激素类的药理作用。

3. 了解同化激素的作用；性激素的分泌与调节；其他类型避孕药的特点。

性激素（sex hormones）是性腺分泌的激素，主要包括雌激素、孕激素和雄激素，属甾体化合物。性激素除用于治疗某些疾病外，目前主要用作避孕药。

性激素的产生和分泌受下丘脑 – 垂体前叶的调节。下丘脑分泌促性腺激素释放激素（gonadotropin – releasing hormone，GnRH），促进垂体前叶分泌促卵泡素（follicle stimulating hormone，FSH）和黄体生成素（luteinizing hormone，LH）。对于女性，FSH 刺激卵巢滤泡的发育与成熟，使其分泌雌激素；LH 促进卵巢黄体生成，使其分泌孕激素。对男性，FSH 可促进睾丸间质细胞分泌雄激素，对生精过程有启动作用。

性激素对下丘脑及垂体前叶的分泌有正、负反馈作用，可通过三种途径实现：①长反馈，为性激素对下丘脑及垂体前叶的反馈作用。如在排卵前，雌激素水平较高可直接或通过下丘脑促进垂体分泌 LH，导致排卵，这一反馈过程是正反馈调节；在月经周期的黄体期，由于血中雌激素、孕激素都高，从而减少 GnRH 的分泌，抑制排卵，这一反馈过程是负反馈调节。②短反馈，是指垂体分泌 FSH、LH，通过负反馈作用减少下丘脑 GnRH 的释放。③超短反馈，是下丘脑分泌的 GnRH 反作用于下丘脑，实现自行调节。

第一节　性激素类药

一、雌性激素类药及抗雌性激素药

（一）雌性激素类药

天然雌激素（estrogens）主要有雌二醇（Estradiol）、雌酮（Estrone）及雌三醇（Esrtiol），由卵巢、胎盘及肾上腺皮质分泌。常用药物是人工合成的高效和长效甾体类衍生物，如炔雌醇（Ethinylestradiol）、炔雌醚（Quinestrol）。此外也合成了一些有雌激素活性的非甾体化合物，如己烯雌酚（Diethylstibestrol），它虽不属甾体类，但其立体构型可以看成是天然雌激素已断裂的多环状结构。

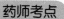

雌二醇　　　　　　　　　炔雌醇

己烯雌酚

【体内过程】 口服可吸收，但易在肝脏内迅速代谢，生物利用度低，需注射给药。人工合成的炔雌醇、炔雌醚或己烯雌酚等在肝内破坏较慢，口服效果好，作用较持久。油溶液制剂或与脂肪酸化合成脂，作肌内注射，可延缓吸收，延长其作用时间。炔雌醚在体内可储存于脂肪组织中，一次口服作用可维持 7～10 天。血浆中雌激素与性激素结合球蛋白特异性结合，也可与白蛋白非特异性地结合，其大部分代谢产物以葡萄糖醛酸及硫酸结合的形式从肾脏排出，也有部分从胆道排泄并形成肝肠循环。

【药理作用】

1. 生殖系统

（1）子宫　雌激素可促使子宫肌层和内膜增殖变厚，其引起的内膜异常增殖可引起子宫出血，和孕激素共同形成月经周期；增加子宫平滑肌对缩宫素的敏感性；使子宫颈管腺体分泌黏液，有利于精子的穿透及存活。

> **药师考点**
>
> 雌二醇、戊酸雌二醇、炔雌醇、雌三醇的临床应用。

（2）输卵管　促进输卵管肌层发育及收缩，使管腔上皮细胞分泌增加及纤毛生长。

（3）阴道　刺激阴道上皮增生，促进阴道黏膜增厚及成熟、浅表层细胞角化、细胞内糖原储存，维持阴道的自净作用。

2. 抑制排卵和泌乳　小剂量可促进排卵，刺激乳腺导管及腺泡的生长发育；较大剂量可作用于下丘脑 - 垂体系统，发挥抗排卵作用；并能抑制乳汁分泌，但对催乳素分泌并不减少。此外，还有对抗雄激素的作用。

3. 影响代谢　雌激素有轻度的水钠潴留和升高血压作用；能增加骨骼的钙盐沉积，加速骨骺闭合；大剂量能升高血清三酰甘油和磷脂，降低血清胆固醇，降低胆酸的分泌，也可使糖耐量降低。

4. 其他　雌激素可增加凝血因子 Ⅱ、Ⅶ、Ⅸ、Ⅹ 的活性，促进血液凝固；促进神经细胞的生长、分化、存活与再生。

【临床应用】

1. 围绝经期综合征（又称更年期综合征）　更年期妇女由于卵巢功能降低，雌激素分泌不足，垂体促性腺激素分泌增多，出现内分泌平衡失调的一系列症状，如面颈红热、恶心、失眠、情绪不安等。绝经期和老年性骨质疏松症，可使用雌激素与雄激素联合治疗，减少骨质疏松。对绝经期妇女，可应用小剂量的雌激素预防冠心病和心肌梗死等心血管疾病。

2. 卵巢功能不全与闭经　原发性或继发性卵巢功能低下可用雌激素作替代治疗，以促进外生殖器、子宫及第二性征的发育；与孕激素合用可形成人工月经。

3. 功能性子宫出血 雌激素可促进子宫内膜增生，修复出血创面而止血，也可适当配伍孕激素，以调整月经周期，可用于因雌激素水平波动引起的不规则出血或雌激素水平低下，子宫内膜创面修复不良引起的出血。

4. 乳房胀痛及退乳 有些妇女停止授乳后可发生乳房胀痛，大剂量雌激素可反馈性抑制垂体催乳素的分泌，使乳汁分泌减少而退乳消痛。

5. 晚期乳腺癌 能缓解绝经五年以上的乳腺癌患者的症状。绝经后卵巢停止分泌雌二醇，而肾上腺分泌的雄烯二酮在周围组织可转化为雌酮，它对乳腺的持续作用，可引起乳腺癌。但绝经期以前的患者禁用，因为雌激素可促进肿瘤的生长。

6. 前列腺癌 大剂量雌激素明显抑制垂体促性腺激素分泌，使睾丸萎缩及雄激素分泌减少，同时能拮抗雄激素，故对前列腺癌有治疗作用。

7. 避孕 与孕激素合用可避孕（见本章第二节）。

8. 痤疮 雌激素抑制雄激素分泌以治疗青春期痤疮，并有拮抗雄性激素的作用。

【不良反应】常见恶心、呕吐、食欲不振、头晕等，小剂量开始并逐渐增加剂量或反应发生后减少剂量均可减轻反应。长期大量应用可致子宫内膜过度增生而引起出血，有子宫出血倾向者及子宫内膜炎患者慎用。除前列腺癌及绝经期后乳腺癌者外，禁用于其他肿瘤患者。

（二）抗雌性激素类药

该类药物可分为纯雌激素拮抗药如氯米芬（Clomiphene）、他莫昔芬（Tamoxifen）等，选择性雌激素受体调节药如雷洛昔芬（Raloxifene）及芳香化酶抑制药。

氯 米 芬

氯米芬（Clomiphene，克罗米酚，氯地蒽酚胺）的化学结构与己烯雌酚相似，是三苯乙烯衍生物。该药有较弱的雌激素活性和中等程度的抗雌激素作用，能促进垂体前叶分泌促性腺激素，从而诱使排卵。临床用于月经紊乱及长期服用避孕药后发生的闭经，对无排卵型及精子缺失性不育症，以及乳房纤维囊性疾病和晚期乳腺癌也有一定疗效。长期大剂量连续服用可引起卵巢肥大，卵巢囊肿患者禁用。

> **药师考点**
>
> 氯米芬、他莫昔芬的药理作用特点及其临床应用。

他 莫 昔 芬

他莫昔芬（Tamoxifen，TAM，三苯氧胺）能与乳腺癌细胞的雌激素受体结合，抑制雌激素依赖性的肿瘤细胞。因此多用于已绝经的晚期乳腺癌患者的姑息治疗，且能预防对侧乳腺癌发病。此外，也可用于治疗骨质疏松。不良反应有子宫内膜增生、红斑、静脉血栓等。

二、孕激素类药及抗孕激素类药

（一）孕激素类药

天然孕激素（progestogens）主要是黄体分泌的黄体酮（Progesterone，孕酮）。临床应用的孕激素均系人工合成品及其衍生物。常用的有黄体酮（Progesterone），17 - α 羟孕酮类如甲羟孕酮（Medroxyprogesterone）、甲地孕酮（Megestrol），19 - 去甲睾丸酮类如炔诺酮（Norethisterone）、炔诺孕酮（Norgestrel）、双醋炔诺酮（Ethynodiol Diacetate）等。

黄体酮　　　　　　　　甲地孕酮　　　　　　　　炔诺酮

【体内过程】黄体酮口服后在胃肠道及肝脏迅速破坏，效果差，须注射给药。血浆中的黄体酮大部分与血浆蛋白结合，游离的仅占3%。其代谢产物主要与葡萄糖醛酸结合，从肾排出。人工合成的炔诺酮、甲地孕酮等，可以口服，在肝脏代谢较慢。油溶液肌内注射可发挥长效作用。

【药理作用】

1. 生殖系统　①在月经后期，黄体酮在雌激素作用的基础上，使子宫内膜由增殖期转为分泌期，有利于孕卵着床和胚胎发育。②在妊娠期降低子宫对缩宫素的敏感性，有保胎作用。③大剂量的孕激素可抑制垂体前叶 LH 分泌，起负反馈作用，抑制排卵，有避孕作用。④促使乳腺腺泡发育，为哺乳作准备。

> **药师考点**
>
> 甲羟孕酮的药理作用、黄体酮、临床应用及其不良反应。

2. 神经系统　黄体酮使月经周期黄体相的基础体温轻度升高。黄体酮有中枢抑制和催眠作用，还能增加呼吸中枢对 CO_2 的通气反应，从而降低 CO_2 分压。

3. 利尿　竞争性地对抗醛固酮，从而促进 Na^+ 和 Cl^- 的排泄而利尿。

4. 其他　黄体酮可促进蛋白分解，增加尿素氮的排泄；增加低密度脂蛋白，对高密度脂蛋白无或仅有轻微影响；此外，孕激素是肝药酶诱导剂，可促进药物代谢。

【临床应用】

1. 功能性子宫出血　对黄体功能不足所致子宫内膜不规则的成熟与脱落而引起的子宫出血，应用孕激素可使子宫内膜协调一致地转为分泌期，停药 3 ~ 5 日发生撤退性出血。

2. 痛经及子宫内膜异位症　孕激素可通过抑制排卵并减轻子宫痉挛性收缩而止痛，采用长周期、大剂量孕激素也可使异位的子宫内膜退化。

3. 流产　对黄体功能不足所致的先兆性流产和习惯性流产有一定的安胎作用，但疗效不确切。

4. 子宫内膜腺癌、前列腺肥大或癌症　大剂量孕激素可使子宫内膜癌细胞分泌耗竭而致退化，可反馈性地抑制垂体前叶分泌间质细胞刺激激素，也可减少睾酮分泌，促进前列腺细胞萎缩退化。

【不良反应】较少，常见的不良反应为子宫出血、经量的减少，甚至停经。偶见恶心、呕吐及头痛、乳房胀痛、腹胀等。大剂量使用 19 - 去甲睾酮类可致肝功能障碍，使女性胎儿男性化。大剂量黄体酮可引起胎儿生殖器畸形。

（二）抗孕激素类药

抗孕激素类药包括：①孕酮受体阻断药，如孕三烯酮（Gestrinone）、米非司酮（Mifepristone）；② 3β - 羟甾脱氢酶（3β - SDH）抑制剂，如曲洛司坦（Trilostane）、环氧司坦（Epostane）和阿扎斯丁（Azastene）。

米非司酮

米非司酮（Mifepristone）几乎无孕激素活性，米非司酮同时具有抗孕激素和抗皮质激素活性，还具有较弱的雄激素活性。米非司酮口服有效，生物利用度高，血浆蛋白结合率高，血浆 $t_{1/2}$ 长，不宜持续给药。米非司酮有抗着床作用，单

> **药师考点**
> 米非司酮的药理作用及其临床应用。

用可作为房事后避孕的有效措施。具有抗早孕作用，可终止早期妊娠。有可能出现的严重不良反应是阴道出血，但一般无须特殊处理。贫血、正在接受抗凝治疗和糖皮质激素治疗的女性患者不宜使用该药。

三、雄激素类药及同化激素

天然雄激素（androgens）主要由睾丸间质细胞分泌，睾酮（Testosterone）是其主要成分。临床上多用人工合成的睾酮衍生物，如甲睾酮（Android；甲基睾酮，Methyltestosterone）、丙酸睾酮（Andronate），丙酸睾丸素（Testosterone Propionate）和苯乙酸睾酮（苯乙酸睾丸素，Testosterone Phenylacetate）等。某些人工合成的睾酮衍生物雄激素作用减弱，而有较强的同化作用，称同化激素（Anabolic Hormone），如苯丙酸诺龙（Nandrolone Phenylpropionate）、美雄酮（Metandienone，去氢甲睾酮）、司坦唑醇（Stanozolol）等。

睾酮　　　　　丙酸睾酮　　　　　美雄酮

（一）雄激素类药

【体内过程】睾酮口服首过效应强，易被肝代谢，口服无效。其酯类化合物极性低，一般用其油剂皮下植入或肌内注射，吸收慢，作用时间长。甲睾酮口服吸收迅速且完全，又不易被肝脏破坏，因此口服效果较好，也可舌下给药。

【药理作用】

1. 生殖系统 促进男性生殖器官和第二性征的发育及成熟，并使之保持。大剂量反馈抑制垂体前叶分泌促性腺激素，有抗雌激素作用。

> **药师考点**
>
> 甲睾酮的药理作用、临床应用及其不良反应。

2. 同化作用 雄激素能促进蛋白质的合成，减少分解，体重增加，减少尿氮排泄，同时有水、钠、钙、磷潴留现象。

3. 骨髓造血功能 大剂量雄激素可促进肾脏分泌促红细胞生成素，并能刺激骨髓造血功能，使红细胞生成增加。

4. 其他 促进免疫球蛋白合成，增强机体免疫和巨噬细胞功能；雄激素还有类似糖皮质激素的抗炎作用。

【临床应用】

1. 睾丸功能不全 采用替代疗法治疗无睾症或类无睾症（睾丸功能不足），男子性功能低下。

2. 功能性子宫出血 对抗雌激素作用使子宫平滑肌及其血管收缩、内膜萎缩而止血，更年期患者较适用。

3. 晚期乳腺癌 对晚期乳腺癌或乳腺癌转移者，采用雄激素治疗可使部分病例的病情得到缓解。

4. 其他 用丙酸睾酮或甲睾酮可使骨髓功能改善，因而可以用于再生障碍性贫血及其他贫血；雄激素单用或与其他药物合用发挥避孕作用。

【不良反应】可导致女性男性化、男性女性化、水肿等，对肝脏有一定毒性，故肾炎、肾病综合征及心力衰竭患者慎用，肝功能障碍、孕妇和前列腺癌患者禁用。

（二）同化激素类药

本类药物主要用于蛋白质同化或吸收不良，以及蛋白质分解亢进或损失过多等情况，如营养不良、严重烧伤、手术后恢复期、老年骨质疏松等。服用时应同时增加食物中的蛋白质成分，是体育竞赛的违禁药物。不良反应同雄性激素相似。

第二节 避孕药

生殖过程包括精子和卵子的形成与成熟、排卵、受精、着床以及胚胎发育等许多环节。阻断其中任何一个环节，都能达到避孕和中止妊娠的目的。避孕药主要分为甾体避孕药、外用避孕药、男性避孕药三类，各类药物具有各自的特点与用法（表30-1）。

> **药师考点**
>
> 常用避孕药的适应证、注意事项。

表30-1　主要避孕药的特点与用法

分类	制剂名称	组成		特点与用法
		孕激素	雌激素	
甾体避孕药	短效口服避孕药	复方炔诺酮片（口服避孕药片I号） 炔诺酮0.625mg	炔雌醇35μg	从月经周期第5日起，每晚服药1片，连服22天，不能间断。一般停药后2~4天就可以发生撤退性出血，形成人工月经周期。下次服药仍从月经来潮第5天起。如停药7天仍未来月经，则应立即开始服下一周期的药物。偶尔漏服时，应于24h内补服1片。短效避孕药避孕效果好，避孕成功率达99.5%
		复方甲地孕酮片（口服避孕药片n号） 甲地孕酮1mg	炔雌醇35μg	
		复方炔诺孕酮甲片 炔诺孕酮0.3mg	炔雌醇30μg	
	长效口服避孕药	复方炔诺孕酮乙片（长效避孕片） 炔诺孕酮12mg	炔雌醚3mg	服法是从月经来潮当日算起，第5天服1片，最初2次间隔20天，以后每月服1次，每次服1片
		复方氯地孕酮片 氯地孕酮12mg	炔雌醚3mg	
		复方次甲氯地孕酮片 16-次甲氯地孕酮12mg	炔雌醚3mg	
	长效注射避孕药	复方己酸孕酮注射液（避孕针1号） 己酸孕酮250mg	戊酸雌二醇5mg	首次于月经周期第5天深部肌注2支，以后每隔28天或每次月经周期第11~12天注射1次
		复方甲地孕酮注射液 甲地孕酮25mg	环戊丙酸雌二醇5mg	
	探亲避孕药（抗着床药）	甲地孕酮片（探亲1号） 甲地孕酮2mg		优点是服法较灵活，可在探亲期间临时服用，避孕效果良好，成功率在99.50%~99.9%，但其避孕效果低于短效口服避孕药，不能作为常规使用
		炔诺酮片（探亲避孕片） 炔诺酮5mg		
		双炔失碳酯（53号避孕片） 双炔失碳酯7.5mg		
外用避孕药	杀精子剂	壬苯醇醚 辛苯醇醚 苯醇醚		苯醇醚有较强的杀精作用，毒性小，又不杀伤阴道杆菌。苯醇醚药膜进入阴道后迅速溶解，释放出苯醇醚而发挥杀精作用，且药膜溶解后呈黏稠性状，又可阻碍精子运动，避孕效果良好，副作用小
男性避孕药		棉酚	—	—	棉酚是通过抑制精子生成而达到抗生育的作用。停药后逐渐恢复。不良反应有胃肠道刺激症状、心悸、肝功能改变等。少数服药者发生低血钾无力症状
		环丙氯地孕酮	—	—	大剂量时可抑制促性腺激素分泌，减少睾丸内内雄激素结合蛋白的产生，抑制精子生成，干扰精子的成熟过程

第三节　影响性功能的药物

阳痿是男性性功能障碍中的一种，根据病因的不同可分为功能性（精神或心理）和器质性（血管障碍性、神经障碍性及内分泌障碍性）两类。多数的患者为功能性阳痿，治疗首先强调精神心理治疗，药物是重要辅助治疗，必要时可手术治疗。常用的药物主要有：选择性磷酸二酯酶Ⅴ（PDF－Ⅴ）抑制剂如西地那非；雄性激素类如甲睾酮；α_2受体阻断药如育亨宾；中药如鹿茸等。

西地那非

西地那非（Sildenafil，Viagra）是直接对男性性器官起作用的口服治疗药物。自1998年以来，临床应用枸橼酸西地那非（Sildenafil Citrate）治疗性功能障碍取得突破性进展。

药师考点

西地那非的药理作用、应用及其不良反应。

【体内过程】西地那非口服吸收快，绝对生物利用度约为40%，1h达峰，$t_{1/2}$为4h。主要经肝脏代谢，少部分经肾排泄，大部分以代谢产物的形式通过粪便排泄。

【药理作用】西地那非通过抑制阴茎海绵体内的磷酸二酯酶Ⅴ对cGMP降解，增强NO的作用，NO激活鸟苷酸环化酶，导致cGMP的水平升高，刺激蛋白激酶（GC）、细胞膜Ca^{2+}泵、钙激活性的钾通道，导致细胞内Ca^{2+}水平降低，可以使阴茎海绵体平滑肌松弛，血液流入而使阴茎勃起，其本身对海绵体没有松弛作用。另外，西地那非还有抗血小板聚集、抗血栓形成、扩张外周血管等作用。

【临床应用】口服治疗心理性和器质性原因引起的阴茎勃起功能障碍。

【不良反应】常见有头痛、潮红、消化不良、鼻塞及视觉异常等。视觉异常为轻度和一过性的，主要表现为视物色淡、光感增强或视物模糊。心血管系统的影响表现为各种类型的心律失常、脑出血、猝死等。65岁老人及肝肾功能不良者应该慎用。

小 结

- 性激素包括雌激素、孕激素和雄激素。雌激素类主要有雌二醇、雌三醇、炔雌醇、炔雌醚等，具有促进女性性征和性器官发育，抑制排卵和泌乳等作用。孕激素有黄体酮、17－α羟孕酮类、19－去甲睾丸酮类等。黄体酮在雌激素作用的基础上，帮助孕卵着床和胚胎发育；降低子宫对缩宫素的敏感性，有利于胎儿安全生长；抑制排卵；促使乳腺腺泡发育。雄激素有甲睾酮、丙酸睾酮和苯乙酸睾酮等，有促进男性性器官及副性器官发育并保持其成熟状态、直接刺激骨髓造血功能、同化作用等。

- 避孕药可分为甾体避孕药、外用避孕药、男性避孕药三类。

- 影响性功能的药物主要有西地那非。

扫码"练一练"

（林国彪）

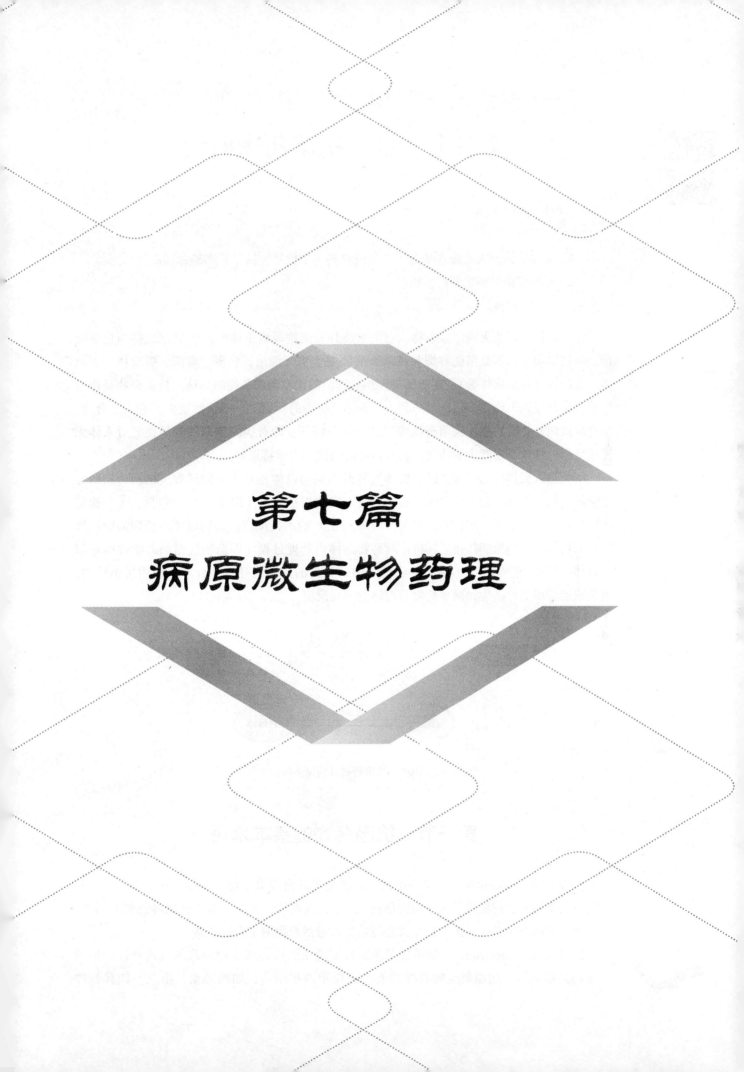

第七篇
病原微生物药理

第三十一章　抗菌药物概论

 要点导航

1. 掌握抗菌药物的基本术语、抗菌药物的作用机制、抗菌药物的合理应用原则。
2. 熟悉细菌耐药性的产生机制。

在体内抑制或杀灭病原微生物、寄生虫或肿瘤细胞等病原体的药物治疗统称为化学治疗。抗病原微生物药是指能够抑制或杀灭病原微生物（细菌、病毒、真菌、螺旋体、衣原体、支原体、立克次体等），用于感染性疾病防治的化学治疗药物的总称。抗菌药物是指对细菌有抑制或杀灭作用，用于预防和治疗细菌性感染的药物，包括天然抗生素和人工合成、半合成抗菌药物。理想的抗菌药物应当具有如下特征，即对病原体高度选择性、对人体无毒或低毒、细菌不易产生耐药性、具有很好的药代动力学特点等。

细菌进入机体引起疾病，以及机体康复是细菌与机体相互作用的过程。抗菌药物的药理学研究往往涉及药物、病原体、宿主三者之间的相互关系（图31-1），包括：①药物对病原体的抑制或杀灭作用，以及对机体（即宿主）的不良反应；②病原体对药物的耐药性以及对机体产生的致病作用；③机体对药物的体内处理过程（即药物代谢动力学过程）以及机体抗病原微生物感染的能力。药理学的研究目的是为了开发并合理地使用抗菌药物，避免或延缓耐药性产生，减少药物对机体的不良反应。

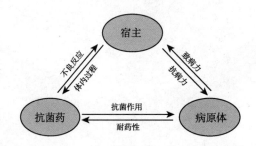

图31-1　机体、抗菌药物及病原体的相互作用关系

第一节　抗菌药物的基本术语

1. 抗生素（antibiotics）　某些细菌、放线菌和真菌等微生物在代谢过程中产生的对其他病原微生物具有抑制或杀灭作用的物质。其中，天然抗生素是由微生物培养液提取得到；人工半合成的抗生素是对天然抗生素进行结构改造后获得的半合成产品。

2. 抗菌谱（spectrum）　是指抗菌药物抑制或杀灭病原微生物的范围或选择性。广谱抗菌药是指对多种病原微生物有抑制或杀灭作用的抗菌药，如四环素，第三、四代氟喹诺酮类，广谱青霉素类和广谱头孢菌素类。而窄谱抗菌药指仅对一种或有限的几种病原微生物有抑制或杀灭作用的抗菌药物，如异烟肼仅对结核分枝杆菌有作用，而对其他细菌无效；青霉素类只对革兰阳性菌及少数革兰阴性菌有作用。抗菌药物的抗菌谱是临床选用药物的基础。

3. 抗菌活性（antibacterial activity） 指药物抑制或杀灭病原菌的能力。不同抗菌药物对细菌的作用方式不同，有的表现为杀菌作用（bactericidal effect），而有的则表现为抑菌作用（bacteriostatic effect）。

> **药师考点**
>
> 抗菌谱、抗菌活性、化疗指数和抗菌后效应概念。

4. 杀菌剂（bactericidal drugs） 指具有杀灭病原菌作用的抗菌药物，如青霉素类、头孢菌素类、氨基糖苷类等。

5. 抑菌剂（bacteriostatic drugs） 指仅具有抑制细菌生长繁殖而无杀灭细菌作用的抗菌药物，如四环素类、红霉素类、磺胺类等。

评价抗菌药物体外抗菌活性大小（作用强度）可以采用最低抑菌浓度（MIC）或最低杀菌浓度（MBC）两个指标。最低抑菌浓度（minimum inhibitory concentration，MIC）是指在体外培养18~24h后能抑制供试细菌生长的最低药物浓度。最低杀菌浓度（minimum bactericidal concentration，MBC）是指能够杀灭供试细菌或使其减少99.99%的最低药物浓度。有些药物的MIC和MBC很接近，如氨基糖苷类；有些药物的MBC比MIC大，如β-内酰胺类。

6. 抗菌后效应（post-antibiotic effect，PAE） 细菌与抗菌药物短暂接触后，抗菌药物浓度下降，低于MIC或消失后，细菌生长仍受到持续抑制的效应。如氨基糖苷类抗生素、氟喹诺酮类等具有较长的PAE，又被称为浓度依赖性抗菌药。

7. 首次接触效应（first expose effect） 抗菌药物在初次接触细菌时有强大的抗菌效应，再度接触或连续与细菌接触，并不明显地增强或再次出现这种明显的效应，需要间隔相当时间（数小时）以后，才会再起作用。氨基糖苷类抗生素有明显的首次接触效应。

8. 化疗指数（Chemotherapeutic index，CI） 是评价化疗药物安全性的重要参数。一般可用感染动物的LD_{50}/ED_{50}或LD_5/ED_{95}表示，即$CI = LD_{50}/ED_{50}$或$CI = LD_5/ED_{95}$。一般而言，化疗指数越大，表明疗效越高，毒性越低，用药越安全；但化疗指数大并非绝对安全，有时不能作为安全性评价的唯一指标，例如尽管青霉素的化疗指数很大，但在小于常用量时，也有可能引起过敏性休克甚至死亡。

第二节 抗菌药物的作用机制

抗菌药物可特异性地干扰病原微生物的生化代谢过程，影响其结构和功能，使其失去正常生长繁殖能力，从而产生抑菌或杀菌作用。根据抗菌药物对细菌结构和功能的干扰环节不同，其作用机制可分为下列几类（图31-2）。

> **药师考点**
>
> 抗菌药物的作用机制。

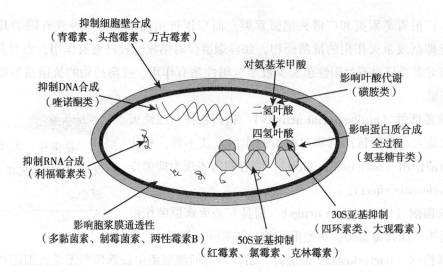

图 31-2　抗菌药物的主要作用机制示意图

一、干扰细菌细胞壁合成

细胞壁位于细胞质膜之外，是维持细菌体内环境及正常生长的重要结构。细菌细胞壁的组成根据细菌种类的不同而有所不同。革兰阳性细菌细胞壁主要由肽聚糖（peptidogly-can，也称黏肽）构成，其含量占细胞壁干重的 50%～80%，胞壁坚韧。β-内酰胺类抗生素能通过抑制转肽酶的作用，阻碍黏肽合成过程中的交叉联结，从而导致细胞壁缺损；由于菌体内渗透压较高，约为血浆渗透压的 3～4 倍，因而菌体内的高渗透压使水分内渗，菌体肿胀、变形；加之细菌胞壁自溶酶活性被激活，细菌最终破裂溶解而死亡。

二、增加细菌胞质膜的通透性

细菌的胞质膜位于细胞壁内侧，是由类脂质和蛋白质分子构成的半透膜，具有渗透屏障、合成黏肽和脂多糖及运输物质的功能。多黏菌素类抗菌药能选择性地与细菌胞质膜中的磷脂结合，制霉菌素、两性霉素 B 和咪唑类药物能与真菌胞质膜中的麦角固醇类结合，使胞质膜受损，膜通透性增加，从而造成菌体内物质外漏导致死亡。

三、抑制细菌蛋白质合成

核糖体是蛋白质合成的重要场所。与哺乳动物不同，细菌的核糖体是由 30S 和 50S 亚基组成的 70S 复合体。部分抗菌药对细菌核糖体有高度选择性，能抑制细菌的 70S 核糖体，影响其蛋白质合成，进而产生抑菌或杀菌作用。细菌蛋白质的合成包括起始、肽链延伸及合成终止三个阶段，抑制蛋白合成的药物分别作用于细菌蛋白质合成的不同阶段。如氨基糖苷类和四环素类能特异性地作用于 30S 亚基，大环内酯类、氯霉素和林可霉素能选择性地作用于 50S 亚基。

四、抗叶酸代谢

与哺乳动物细胞能直接利用周围环境中的叶酸（folic acid）不同，大多数致病菌必须自身合成叶酸供菌体使用。磺胺类药和甲氧苄啶（TMP）通过干扰敏感细菌叶酸合成的不同环节而抑制细菌生长繁殖。

五、抑制核酸代谢

利福平可以特异性地抑制细菌 DNA 依赖的 RNA 多聚酶，阻碍 mRNA 的合成；喹诺酮类药物可以抑制 DNA 回旋酶，妨碍细菌 DNA 的复制，从而达到杀灭细菌的目的。

第三节　细菌耐药性及其产生机制

一、细菌耐药性的产生及其种类

细菌耐药性（resistance）又称抗药性，是指细菌反复接触抗菌药物后对药物的敏感性降低甚至消失的现象。细菌对药物的敏感性降低或不敏感，致使药物疗效降低或无效。细菌耐药性分为固有耐药、获得性耐药和交叉耐药。固有耐药

> **药师考点**
>
> 细菌的耐药性种类及其产生机制。

性又称天然耐药性，是由细菌染色体基因决定，代代相传，不会改变，如链球菌对氨基糖苷类抗生素天然耐药。获得性耐药是指细菌与抗菌药物接触后，由质粒介导，通过改变自身代谢途径而产生的耐药性，如金黄色葡萄球菌产生 β - 内酰胺酶而对 β - 内酰胺类抗生素产生耐药。细菌的获得性耐药可因不再接触抗菌药物而消失，也可能由质粒将耐药基因转移给染色体而代代相传，形成固有耐药。

细菌对某一药物产生耐药后，对其他药物也不再敏感的特性称为交叉耐药性，多出现于化学结构相似的抗菌药之间。如细菌对一种磺胺药产生耐药后，对其余的磺胺药物也不再敏感，称为完全交叉耐药性。此外，细菌对某一类抗菌药物的不同品种之间，也可以表现为单向交叉耐药。如在氨基糖苷类抗生素中链霉素与庆大霉素、卡那霉素、新霉素之间就存在单向交叉耐药性，即对链霉素不敏感的细菌有可能对庆大霉素、卡那霉素、新霉素仍然敏感；而对庆大霉素、卡那霉素、新霉素不敏感的细菌对链霉素也不会敏感。

多重耐药（multidrug - resistance，MDR）是指细菌对多种抗菌药物耐药。多重耐药细菌是指临床上出现的对 3 类或 3 类以上抗菌药物同时呈现耐药的细菌。常见多重耐药细菌包括耐甲氧西林金黄色葡萄球菌（MRSA）、耐万古霉素肠球菌（VRE）、耐碳青霉烯类肠杆菌科细菌（CRE）、耐碳青霉烯类鲍曼不动杆菌（CR - AB）、多重耐药/泛耐药铜绿假单胞菌（MDR/PDR - PA）等。近年来，某些细菌抗药性越来越强（被称为超级细菌），所引起的感染呈现复杂性、难治性特点，给感染性疾病的治疗造成极大的困难，也加快了临床对新抗菌药物的需求。

二、细菌耐药性产生的主要机制

（一）产生灭活抗菌药物的酶

细菌产生改变药物结构的灭活酶，使抗菌药物在作用于细菌之前即被酶破坏而失去抗菌作用，是耐药性产生的最重要机制之一。这些灭活酶可由质粒介导和染色体基因表达。如细菌产生的 β - 内酰胺酶可以水解破坏青霉素类和头孢菌素类的抗菌活性结构——β - 内酰胺环，使其失去杀菌活性。革兰阴性菌产生的乙酰转移酶可以使氨基糖苷类的抗菌必需结构 - NH$_2$乙酰化而失去对细菌的作用。

（二）细菌体内抗菌药物靶位结构改变

抗菌药物影响细菌生化代谢过程的作用部位（又称靶位），耐药菌可通过多种途径影响抗菌药对靶位的作用，如：①降低靶蛋白与抗生素的亲和力，使抗生素不能与之结合。②增加靶蛋白数量，即使药物存在时仍然有足够数量的靶蛋白可以维持细菌的正常功能和形态。③合成新的功能相同但与抗菌药亲和力降低的靶蛋白。④产生靶位酶代谢拮抗物，如耐链霉素菌株的核糖体 30S 亚基上的 P10 蛋白质（链霉素结合位点）发生结构改变后，链霉素与之结合力下降，作用减弱。耐喹诺酮类细菌由于基因突变引起自身 DNA 回旋酶 A 亚基变异，降低了喹诺酮类药物与该酶的亲和力，使其失去杀菌作用。耐磺胺菌株经突变或质粒转移使二氢叶酸合成酶（靶位酶）与磺胺亲和力降低；金黄色葡萄球菌则增加自身产生对氨基苯甲酸的量，与磺胺药竞争二氢叶酸合成酶，上述两种耐药方式均使磺胺的抗菌作用降低甚至消失。

（三）降低细菌外膜的通透性

细菌接触抗菌药物后，可以通过改变通道蛋白的性质和数量来降低细菌的膜通透性，使药物不易进入靶部位而产生获得性耐药。如革兰阴性菌外膜孔蛋白量减少或孔径减小，使经由这些通道进入的物质减少；耐喹诺酮类细菌基因突变，使喹诺酮进入菌体的特异孔道蛋白的表达减少，喹诺酮类不易进入菌体，在菌体内蓄积量减少。在铜绿假单胞菌还存在特异的 OprD 蛋白通道，该通道允许亚胺培南进入菌体，而当该蛋白通道丢失时，同样产生特异性耐药。

（四）加强主动流出系统

一些细菌，如大肠埃希菌、金黄色葡萄球菌、铜绿假单胞菌和空肠弯曲杆菌等均有主动流出系统，流出系统由转运子、附加蛋白和外膜蛋白三种蛋白组成，又称为三联外排系统，三种蛋白的联合作用可将药物泵出细菌体。由于细菌加强主动流出系统活性而致耐药的抗菌药物有四环素、氯霉素、氟喹诺酮类、大环内酯类和 β - 内酰胺类。如耐四环素细菌由质粒编码的排出因子在细菌细胞膜上表达，介导了 Mg^{2+} 依赖性药物外排，使四环素不能在菌体内蓄积而产生耐药性。

三、耐药基因的转移方式

基因突变是细菌耐药性产生的原因之一，其耐药基因能垂直传递给子代，但更多情况下通过水平方式在细菌间转移。这些方式包括：

1. 接合（conjugation） 细菌间通过性菌毛（sex fimbria）或桥接相互沟通，将遗传物质如质粒或染色质的 DNA 从供体菌转移给受体菌。编码多重耐药基因的 DNA 可经此途径转移，是耐药扩散的重要机制之一。

2. 转导（transduction） 以噬菌体及含有 DNA 的质粒为媒介，将供体菌的耐药基因转移到受体菌内，并将此特征传递给后代。转导机制一般只发生在同种细菌间，如葡萄球菌和链球菌就以这种方式转移耐药性。

3. 转化（transformation） 少数敏感细菌还可将周围环境中的游离 DNA（裸 DNA，naked DNA）掺入自身染色体中，当此 DNA 中含有耐药基因时，细菌就转变为耐药菌。肺炎球菌耐青霉素的分子基础即是转化的典型表现。由于转化机制可能仅发生在同株或分类学上非常接近的细菌之间，这种方式介导细菌耐药的临床意义相对较小。

第四节 抗菌药物的合理应用

抗菌药物已成为临床应用最广泛的治疗感染性疾病药物之一。在抗菌药物挽救了许多患者生命的同时，也出现了由于抗菌药物不合理应用导致的不良后果。为提高细菌性感染的抗菌治疗水平，保障患者用药安全及减少细菌耐药性，必须十分重视抗菌药的合理应用。

> **药师考点**
>
> 抗菌药物的合理应用原则。

一、抗菌药物合理应用原则

1. 尽早明确病原诊断 根据患者的症状、体征，或者在患者出现症状之前，尽早从患者感染部位、血、尿、痰液等取样培养分离病原菌，并进行体外抗菌药物敏感试验，从而有针对性地选用抗菌药物；由真菌、结核分枝杆菌、螺旋体、支原体、衣原体、立克次体及部分原虫等病原微生物所致的感染也有指征应用抗菌药物。缺乏细菌及上述病原微生物感染的证据、诊断不能成立者和病毒性感染者均没有指征应用抗菌药物。

2. 按适应证选药 各种抗菌药物具有不同的抗菌谱，即使是具有相同抗菌谱的抗菌药物其药效学（抗菌谱和抗菌活性）和药代动力学（吸收、分布、代谢和排泄）特点也可能不同，因此其临床适应证也有所不同。应根据病原菌种类及细菌药物敏感试验结果，按照抗菌药物的抗菌作用特点及其体内过程特点，正确选用抗菌药物。应用抗菌药物有效控制感染，必须在感染部位达到有效的抗菌浓度。尤其是对于药物分布较少的器官组织感染，应尽量选用在这些部位能达到有效浓度的药物。

根据药代动力学/药效学（PK/PD）相互作用理论，抗菌药物可以分为浓度依赖性与时间依赖性两类。浓度依赖性是指在一定范围内药物浓度越高，杀菌活性越强，抗菌作用的充分发挥需要药物具有足够的浓度。时间依赖性是指药物发挥作用需要维持一定时间，在药物浓度达到对细菌 MIC 值的 4~5 倍时，杀菌速率达到饱和状态，药物浓度继续增高时其杀菌活性和杀菌速率无明显改变，但杀菌活性与药物浓度超过 MIC 值时间的长短有关，血或组织内药物浓度低于 MIC 值时，细菌可迅速重新生长繁殖。因此，临床必须根据各种药物的 PK/PD 特性采取不同的给药方案，以达到合理用药的目的。

3. 根据患者状况合理选药 患者的病理、生理、免疫等自身因素均影响到抗菌药物的选择。因此选用药物时，还要考虑患者的全身状况和肝、肾功能状态，有肝功能不全的患者应避免使用主要经肝代谢或对肝有损害的药物；有肾功能不全的患者应避免使用主要经肾排泄或对肾有损害的药物。此外，抗菌药的合理应用还要考虑患者的遗传、免疫功能及有无过敏史等全身状况。

4. 谨慎实施预防性用药 预防性用药的目的是为了防止细菌可能引起的感染。不适当的预防用药可引起病原菌高度耐药，发生继发性感染而难以控制。因此，为避免耐药菌株的产生，对没有感染指征的预防性用药一定要十分谨慎，加以严格控制。

5. 防止抗菌药物的不合理使用 ①病毒感染：除非伴有继发感染或细菌感染，抗菌药物对其通常无治疗作用，一般不应使用抗菌药物。②原因未明的发热：对于发热最重要的是明确病因，因而不宜立即使用抗菌药物，以免掩盖典型临床症状和影响病原体的检出而延误诊断及治疗。③局部应用：除非皮肤感染必须局部应用抗菌药物，应尽量避免皮肤黏膜的局部用药，否则可引起细菌耐药和变态反应的发生。④剂量要适宜，疗程要足够：剂量过小达不到治疗目的且易发生耐药；剂量过大则可能产生严重的不良反应。疗程过短可能导致疾病复发或转为慢性、迁延性感染；疗程过长则会加重肝肾负担，增加发生耐药性的可能性。

二、抗菌药物的联合应用

临床上对绝大多数感染性疾病的治疗，一般只用一种抗菌药物即可。不必要或不合理地联合应用抗菌药物，不仅会增加不良反应及费用，耐药菌也更易出现，而且有时反而会由于药物相互间发生拮抗作用而降低疗效。因此，通过合理的联合用药，可以提高疗效，降低毒性，扩大抗菌谱，延缓或减少耐药性的产生。

（一）联合用药的指征

1. 不明病原菌引起的严重感染，包括免疫缺陷者的严重感染。

2. 单一抗菌药物不能控制的感染，如需氧菌及厌氧菌混合感染，两种或两种以上病原菌感染。

3. 需长程治疗，但病原菌易对某些抗菌药物产生耐药性的感染，如结核病、深部真菌病等。

4. 若药物具有协同抗菌作用，联合用药时应将毒性大的抗菌药物剂量减少，如两性霉素 B 与氟胞嘧啶联合治疗隐球菌脑膜炎时，两性霉素 B 的剂量可适当减少，从而减少其毒性反应。

（二）联合用药的可能效果

根据其作用性质，抗菌药物可分为四类：Ⅰ类为繁殖期杀菌剂，如 β - 内酰胺类抗生素；Ⅱ类为静止期杀菌剂，如氨基糖苷类、多黏菌素类抗生素；Ⅲ类为速效抑菌剂，如四环素类、大环内酯类、林可霉素类及氯霉素；Ⅳ类为慢效抑菌剂，如磺胺类药物等。体内或体外实验证明，上述各类抗菌药物联用的可能效果为：

Ⅰ类 + Ⅱ类 = 协同，如青霉素与链霉素或庆大霉素配伍治疗肠球菌心内膜炎，原因是Ⅰ类药物使细菌细胞壁缺损，使Ⅱ类药物易于进入菌体内的作用靶位；Ⅰ类 + Ⅲ类 = 拮抗，如青霉素与四环素类合用，原因是Ⅲ类药物可迅速抑制细菌细胞蛋白质合成，使细菌处于静止状态，致使Ⅰ类药物抗菌活性减弱，难以发挥其繁殖期杀菌作用；Ⅲ类 + Ⅳ类 = 相加，因两类均为抑菌药；Ⅱ类 + Ⅲ类也可获得相加或协同作用；Ⅰ类 + Ⅳ类 = 无关或相加，因Ⅳ类为慢效抑菌药，并不影响Ⅰ类的杀菌活性。如青霉素与磺胺嘧啶（SD）合用于治疗流行性脑膜炎时可发生相加作用，提高疗效。

联合用药时宜选用具有协同或相加抗菌作用的药物联合，如青霉素类、头孢菌素类等其他 β - 内酰胺类与氨基糖苷类联合。此外，必须注意联合用药后药物不良反应将增多。如果将作用机制或作用方式相同的抗菌药物联用，不但不增效，反而增加毒性反应（如两种氨基糖苷类药物联用），甚至因为竞争同一作用靶位而出现拮抗现象（如氯霉素 + 大环内酯类或林可霉素类），因此一般不宜联用。两类药物有同类毒性时，也不宜联用。

小 结

● 抗菌药物是指对细菌有抑制或杀灭作用，用于预防和治疗细菌性感染的药物，包括天然抗生素和人工合成、半合成抗菌药物。理想的抗菌药物应当具有对病原体有高度选择性、对人体无毒或低毒、细菌不易产生耐药性、具有很好的药代动力学等优势特点。

● 根据抗菌药物对细菌结构和功能的干扰环节不同，其抗菌作用机制包括干扰细菌细胞壁合成、增加细菌胞质膜的通透性、抑制细菌蛋白质合成、抗叶酸代谢和抑制核酸代谢等方面。

● 细菌耐药性的出现可导致抗菌药物的疗效降低或无效，可分为固有耐药、获得性耐药和交叉耐药，尤其是多重耐药给感染性疾病的治疗造成极大的困难，也加快了临床对新型抗菌药物的需求。细菌耐药性产生的主要机制包括产生灭活抗菌药物的酶、细菌体内抗菌药物靶位结构改变、降低外膜的通透性、加强主动流出系统等。

● 为实现细菌性感染的抗菌治疗有效、安全，减少细菌耐药性，必须坚持抗菌药物的合理应用原则：明确病因、针对性用药；根据 PK/PD 原理指导临床应用；根据患者病理生理状况合理选药；严格控制抗菌药物的预防性应用；防止和杜绝抗菌药物滥用；防止联合用药的滥用。

（陈思敏）

扫码"练一练"

第三十二章 人工合成抗菌药

> **要点导航**
>
> 1. 掌握喹诺酮类和磺胺类药物的抗菌作用及机制、临床应用和不良反应，甲氧苄啶的作用特点、应用和不良反应。
> 2. 熟悉常用喹诺酮类和磺胺类药物的抗菌特点、临床应用。
> 3. 了解其他人工合成抗菌药的特点及应用。

人工合成抗菌药是一类能杀灭或抑制病原菌的化学合成药物。主要包括喹诺酮类（quinolones），磺胺类（sulfonamides）、甲氧苄啶（trimethoprim）、硝基呋喃类（nitrofurans）和硝基咪唑类（nitroimidazoles）。

第一节 喹诺酮类抗菌药

喹诺酮类（quinolones）抗菌药是一类含有 4 – 喹诺酮母核结构的人工合成抗菌药，具有抗菌谱广，抗菌作用强，口服吸收好，组织浓度高，与其他抗菌药无交叉耐药性以及不良反应相对较少等特点。目前该类药物依据开发时间及抗菌特点可分为四代：第一代（1962～1969）以萘啶酸（Nalidixic Acid）为代表，其抗菌谱窄，仅对大多数革兰阴性菌有效，但抗菌活性弱，口服难吸收，不良反应多，仅用于泌尿道感染，现已淘汰；第二代（1969～1979）以吡哌酸为代表，抗菌谱由革兰阴性菌扩大到部分革兰阳性菌，对铜绿假单胞菌也有抗菌活性，但血药浓度低，仅用于尿路和肠道感染，现也少用；第三代（1980～1996）为氟喹诺酮类药物，如诺氟沙星（Norfloxacin）、环丙沙星（Ciprofloxacin）、氧氟沙星（Ofloxacin）、依诺沙星（Enoxacin）等，其特点是在母核 6 位碳上引入氟原子，7 位碳上引入哌嗪环或甲基噁唑环（图 32 – 1），使抗菌谱扩大到革兰阳性球菌、支原体、衣原体、军团菌、结核分枝杆菌、铜绿假单胞菌及肠杆菌等，抗菌活性明显增强，口服生物利用度和血药浓度较高，且体内分布广，半衰期延长；第四代（1997～）为新的氟喹诺酮类药物，如莫西沙星（Moxifloxacin）、加替沙星（Gatifloxacin）、曲伐沙星（Trovafloxacin）、格帕沙星（Grepafloxacin）等，抗菌谱进一步扩大，保持了对革兰阴性杆菌的抗菌活性，增强对需氧革兰阳性菌、衣原体、支原体、军团菌及对部分厌氧菌和耐药菌的抗菌活性，体内分布广，半衰期长，不良反应轻。因加替沙星和莫西沙星对耐药的肺炎链球菌有较好疗效，被称为"呼吸道喹诺酮类药物"。目前氟喹诺酮类药物被广泛应用于抗感染疾病，成为研究的热点。

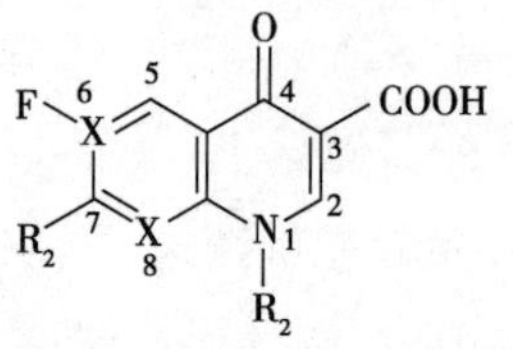

图 32 – 1 氟喹诺酮类药物的基本结构

一、喹诺酮类药物的共同特点

【体内过程】大多氟喹诺酮类抗菌药口服吸收迅速、完全、血药浓度高，除诺氟沙星和环丙沙星外，生物利用度均>80%，钙、镁、锌等阳离子可和氟喹诺酮类药物螯合，影响其吸收。血浆蛋白结合率较低，大多在14%～30%，在组织和体液中分布广泛，能进入多种组织器官（肺、肝、肾、膀胱、前列腺、卵巢、输卵管及子宫内膜）且浓度高于血药浓度。环丙沙星、氧氟沙星及培氟沙星可进入脑脊液并达到有效治疗浓度。左氧氟沙星组织穿透性强，可进入细胞内发挥抗菌作用。多数药物以原型经肾脏排出，少数药物在肝脏代谢经粪便排出。诺氟沙星、培氟沙星和环丙沙星尿中排泄较少。氧氟沙星和环丙沙星在胆汁中的浓度远远超过血药浓度。环丙沙星和诺氟沙星的 $t_{1/2}$ 为3～5h，第四代药物的 $t_{1/2}$ 明显延长，其中司氟沙星可长达16h。

> **药师考点**
> 喹诺酮类的药动学特点、抗菌作用及机制、临床应用和不良反应。

【药理作用】喹诺酮类药物为静止期杀菌药。第一代抗菌谱窄，主要对大肠埃希菌、痢疾杆菌、变形杆菌、伤寒杆菌等革兰阴性菌有杀灭作用。第二代抗菌谱扩大，对肠杆菌科细菌有强大的抗菌活性，有弱的抗铜绿假单胞菌作用，但对革兰阳性菌作用差。第三代和第四代药物抗菌谱进一步扩大，抗革兰阴性菌活性进一步增强，尤其对革兰阴性杆菌如铜绿假单胞菌有强的杀菌作用，对革兰阳性菌如金黄色葡萄球菌、肠球菌、肺炎链球菌等及衣原体、支原体、军团菌及结核分枝杆菌亦有较强的抗菌活性。莫西沙星和曲伐沙星还具有抗厌氧菌作用。多数喹诺酮类药物具有抗生素后效应。

【作用机制】喹诺酮类药物抗菌作用机制主要是抑制革兰阴性细菌的 DNA 回旋酶和革兰阳性菌的拓扑异构酶Ⅳ。

细菌的 DNA 分子的长度一般超过1000 μm，需要形成负超螺旋结构才能装配到细菌细胞（1～2μm）中，在细菌 DNA 复制和转录时需要先解旋，形成正超螺旋。DNA 回旋酶是由2个 A 亚基和2个 B 亚基组成，A 亚基能将 DNA 正超螺旋后链打开形成缺口，B 亚基结合 ATP，催化使其水解提供能量，使 DNA 前链经缺口后移，然后 A 亚基将缺口封闭，形成 DNA 负超螺旋结构。拓扑异构酶Ⅳ也是由2个 A 亚基和2个 B 亚基组成，在 DNA 复制后期子代 DNA 解环链过程中，A 亚基参与 DNA 的断裂和连接，B 亚基参与催化 ATP 水解和 DNA 前链的后移。二者均为细菌生长过程中必需酶，受到抑制后，使细菌生长抑制，最终导致细菌死亡（图 32－2）。

喹诺酮类药物可以作用于 DNA 回旋酶或拓扑异构酶Ⅳ的 A 亚基，嵌入 DNA 断裂的双链中间，形成药物-DNA-酶复合物，影响酶的正常功能，导致 DNA 复制和转录错误或影响子代的解环链，引起细菌死亡。哺乳类动物细胞也含有与细菌 DNA 回旋酶相似的拓扑异构酶Ⅱ，但对喹诺酮类药物不敏感，因而喹诺酮类药物在治疗剂量下应用，对人体的毒性较低。

此外，在某些特殊情况下，DNA 回旋酶基因发生突变，但未发现细菌对喹诺酮类药物的耐药性，提示喹诺酮类药物还存在其他的抗菌机制。如诱导细菌 DNA 的紧急修复系统（SOS），引起 DNA 错误复制，导致基因突变；使细菌产生新的肽聚糖水解酶或自溶酶，引起细胞壁糖肽降解，导致细菌死亡。

【耐药性】喹诺酮类药物的耐药性发展较快，常见的耐药菌有铜绿假单胞菌、沙雷菌、肠球菌和金黄色葡萄球菌等。耐药性的产生与细菌改变药物作用的靶位结构，降低胞浆膜对药物的通透性和增强主动排出功能等有关。喹诺酮类药物之间存在交叉耐药性，但与其他抗菌药之间没有明显的交叉耐药性。

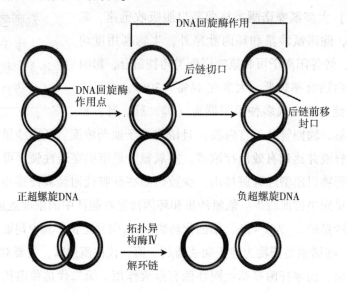

图 32-2   DNA 回旋酶和拓扑异构酶Ⅳ对 DNA 结构的影响

【临床应用】目前临床主要应用第三、四代喹诺酮类抗菌药，依据抗菌谱、抗菌活性及不良反应等特点，适用于敏感菌引起的感染。

1. 呼吸道感染   用于肺炎球菌、嗜血流感杆菌、肺炎杆菌、大肠埃希菌、铜绿假单胞菌、金黄色葡萄球菌等敏感菌引起的肺炎和支气管炎。环丙沙星和左氧氟沙星可用于结核病和非典型分枝杆菌引起的感染，左氧氟沙星、加替沙星和莫西沙星可用于衣原体、支原体和军团菌引起的上、下呼吸道感染。加替沙星、莫西沙星对链球菌属抗菌活性强，成为社区治疗下呼吸道感染常用药物之一。

2. 泌尿生殖道感染   可用于肠杆菌、变形杆菌、铜绿假单胞菌、淋病奈瑟菌、衣原体等引起的单纯性、复杂性泌尿系统感染、细菌性前列腺炎、尿道炎、宫颈炎。

3. 肠道感染   可用于弯曲菌属、产毒大肠埃希菌、志贺菌属、沙门菌属引起的细菌性肠炎、痢疾、旅行性腹泻。

4. 其他   除诺氟沙星外，其他药物均可用于包括革兰阴性杆菌所致的骨髓炎、骨关节炎、皮肤软组织感染、五官科感染、化脓性脑膜炎和败血症等。

【不良反应】第三、四代氟喹诺酮类抗菌药不良反应轻微。常见不良反应有：

1. 胃肠道反应   如恶心、呕吐、食欲不振、消化不良、上腹不适、腹痛、腹泻等。一般停药后症状消失。

2. 中枢神经系统反应   因含有氟原子，使药物脂溶性增加，容易进入血脑屏障，影响中枢神经系统反应，轻者为失眠、头晕、头痛等，停药后可缓解；重者可出现复视、幻觉、幻视、抽搐或癫痫样发作等，虽偶见，但有精神病和癫痫史患者应避免应用。诺氟沙星、氧氟沙星、环丙沙星、依诺沙星和培氟沙星等药物可抑制脑内抑制性神经递质γ-氨基丁酸（GABA）和受体结合，使中枢兴奋性增高，导致抽搐或癫痫样发作。氟喹诺酮类与非甾体抗炎药或茶碱类药物合用时易出现中枢毒性。

3. 过敏反应   偶见红斑、皮肤瘙痒、皮疹、血管神经性水肿等，个别患者会出现光敏性皮炎，用药期间应避免皮肤直接暴露于阳光下。司氟沙星、洛美沙星的光毒性较高，左氧氟沙星的光毒性较低。

4. 其他　该类药物可引起转氨酶升高，引起肝损伤，停药后可缓解；主要以原型经肾排出，大剂量可致尿结晶，影响肾功能；部分氟喹诺酮类药物（如莫西沙星、加替沙星、左氧氟沙星和司帕沙星）可以延长心脏 Q－T 间期；幼龄动物使用该类药物后出现软骨组织损伤，少数患者可出现肌无力、肌肉痛、关节疼痛、僵硬、肿胀等症状，培氟沙星、诺氟沙星、环丙沙星等可引起肌腱炎。故儿童、孕妇及哺乳期妇女禁用。

【药物相互作用】①喹诺酮类药物可以和含铁、镁、铝等阳离子发生螯合，影响其吸收，不宜和含这些离子的食品和抗酸药同时服用。②喹诺酮类药物能抑制茶碱类、咖啡因和华法林等在肝脏代谢，提高它们的血药浓度，应避免同服。③与抗心律失常药胺碘酮、奎尼丁、普鲁卡因胺及红霉素等合用可增加心脏毒性。

二、氟喹诺酮类常用抗菌药

诺氟沙星

诺氟沙星（Norfloxacin，氟哌酸）是第三代中第一个氟喹诺酮类抗菌药，口服吸收迅速但不完全，生物利用度仅为 35% ~ 45%，易受食物影响，血药浓度低，在肾脏和前列腺中的药物浓度可高达血药浓度的 6.6 和 7.7 倍，胆汁中浓度也高于血药浓度，在粪便中可高达给药量的 53%。抗菌谱广，对革兰阴性菌作用强，对金黄色葡萄球菌、肺炎球菌、溶血性链球菌亦有效。临床主要应用于敏感菌所致的肠道和泌尿生殖系统感染，也可用于呼吸道、皮肤软组织及五官科感染。常见的不良反应有胃肠道反应，头痛、头晕、失眠等中枢神经系统症状，少数患者有光敏反应。

环丙沙星

环丙沙星（Ciprofloxacin，环丙氟哌酸）口服吸收快但不完全，生物利用度为 38% ~ 60%，血浆蛋白结合率为 20% ~ 40%，体内分布广泛且能达到有效治疗浓度，在胆汁中浓度高于血药浓度，脑膜炎时，可进入脑脊液并达到治疗浓度，半衰期为 3.3 ~ 4.9h，部分药物在肝脏代谢，原型药物经肾脏排出。抗菌谱与氟哌酸相似，对革兰阴性杆菌的抗菌活性强，体外实验显示其是目前临床应用的喹诺酮类药物中抗菌活性

> **药师考点**
>
> 诺氟沙星、环丙沙星、左氧氟沙星、司帕沙星和加替沙星等的抗菌作用特点及其临床应用。

最高者，对铜绿假单胞菌、肠球菌、肺炎链球菌、金黄色葡萄球菌、军团菌、淋病奈瑟菌及流感杆菌的抗菌活性亦优于其他同类药物。对氨基糖苷类及第三代头孢菌素类耐药的菌株仍有效。临床主要用于敏感菌引起的泌尿生殖系统、胃肠道、呼吸道、五官科、皮肤软组织感染。也可用于伤寒和结核病的二线治疗和流行性脑脊髓膜炎、化脓性脑膜炎的治疗。

左氧氟沙星

左氧氟沙星（Levofloxacin，可乐必妥）为氧氟沙星的左旋体，水溶性好，易做成注射剂。体内分布广泛，以原型药物从尿中排出。抗菌谱同氧氟沙星，但临床用量为氧氟沙星

的 1/2，抗菌活性为氧氟沙星的 2 倍。抗葡萄球菌和链球菌的活性是环丙沙星的 2 ~ 4 倍，抗厌氧菌的活性为环丙沙星的 4 倍，抗肠杆菌活性与环丙沙星相当。对支原体、衣原体及军团菌也有较强的杀灭作用。临床主要用于敏感菌引起的中、重度感染。主要不良反应为胃肠道反应，是目前已上市的同类药物中不良反应最小者。

司帕沙星

司帕沙星（Sparfloxacin，司氟沙星）是长效制剂，$t_{1/2}$ 可长达 16h，血浆蛋白结合率为 42% ~ 44%，组织穿透性好，广泛分布于多种组织及体液中，也可进入脑脊液。以原型经胆汁排泄，形成肝肠循环。抗菌谱广，对肺炎球菌、葡萄球菌、链球菌等革兰阳性菌的作用为环丙沙星的 2 ~ 4 倍，对肠杆菌科和铜绿假单胞菌的体内抗菌活性优于环丙沙星，强于氧氟沙星，对厌氧菌、支原体属、衣原体属亦有很强抗菌活性。临床主要用于敏感菌所致呼吸道、泌尿道、妇科、耳鼻喉及皮肤软组织感染等，也可作为二线药治疗结核病。不良反应除胃肠道反应外，偶见转氨酶升高和神经系统反应，光敏反应发生率高。

加替沙星

加替沙星（Gatifloxacin）为 8 - 甲氧基氟喹诺酮类外消旋体化合物，血浆蛋白结合率为 20%，$t_{1/2}$ 为 8 ~ 12h，在肺实质和肺泡巨噬细胞中可达较高浓度，80% ~ 90% 的原型药物经肾脏排出。对各种导致呼吸系统疾病的病原体、耐甲氧西林金黄色葡萄球菌（MRSA）及粪肠球菌、厌氧菌均有明显的抗菌活性，抗肠杆菌科细菌的活性与环丙沙星相似或略差，抗铜绿假单胞菌的作用为环丙沙星的 1/4。临床主要用于呼吸道、泌尿系统、皮肤软组织及五官科感染。主要的不良反应为影响血糖代谢，出现低血糖症和高血糖症。

莫西沙星

莫西沙星（Moxifloxacin）是广谱和具有抗菌活性的 8 - 甲氧基氟喹诺酮类抗菌药。对粪肠球菌、幽门螺杆菌、肺炎支原体和衣原体、分枝杆菌、军团菌等均有良好作用，对肺炎球菌和链球菌等革兰阳性菌的作用强于其他喹诺酮类。本品口服吸收良好，生物利用度约 90%，0.5 ~ 4h 达峰，$t_{1/2}$ 约为 12h，在肺组织中可达到很高浓度。主要用于成人（大于 18 岁）的上呼吸道和下呼吸道感染，如：急性窦炎、慢性支气管炎急性发作、社区获得性肺炎，以及皮肤和软组织感染。常见不良反应为恶心、腹泻、眩晕、头痛、腹痛、呕吐；肝酶升高，皮肤过敏等。

第二节 磺胺类抗菌药

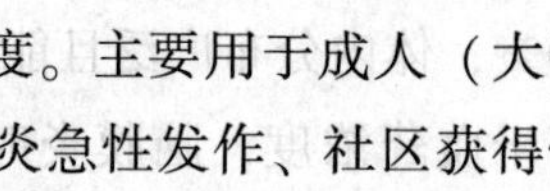

磺胺类药物是人类最早用于治疗全身感染的人工合成抗菌药物，基本的化学结构为对氨基苯磺酰胺（图 32 - 3）。随着高效低毒抗生素、喹诺酮类抗菌药及耐药性的出现，磺胺类药物的应用已逐渐减少，但其对流脑、鼠疫等严重感染的良好疗

$$H_2N-\!\!\!\!\bigcirc\!\!\!\!-SO_2NHR$$

图 32 - 3 磺胺类抗菌药的基本化学结构

效，特别是与甲氧苄啶的协同增效作用，以及性质稳定、使用方便、价格低廉等特点，在

抗感染治疗中仍受到重视。

【分类】依据临床应用可将磺胺类药物分成三类（表32-1）。①用于全身感染的磺胺药：磺胺嘧啶（Sulfadiazine，SD），磺胺甲噁唑（Sulfamethoxazole，SMZ）等。②用于肠道感染的磺胺药：柳氮磺吡啶（Sulfasalazine，SASP）。③外用磺胺药：磺胺米隆（Sulfamylon，SML），磺胺嘧啶银（Sulfadiazine silver，SD-Ag）。

依据半衰期长短，又可将用于全身感染的磺胺药分成三类（表32-1）：①短效：$t_{1/2} < 10h$，磺胺异噁唑（Sulfafurazole，SIZ）和磺胺二甲嘧啶（Sulfadimidine，SM_2）。②中效：$10h < t_{1/2} < 24h$，磺胺嘧啶（Sulfadiazine，SD）和磺胺甲噁唑（Sulfamethoxazole，SMZ）。③长效：$t_{1/2} > 24h$，磺胺多辛（Sulfadoxine，SDM）和磺胺间甲氧嘧啶（Sulfamonomethoxine，SMM）。

【体内过程】多数磺胺类药物口服容易吸收，血浆蛋白结合率除磺胺嘧啶为20%~25%外，其余大多在80%~90%，可广泛分布于全身组织和细胞外液，其中磺胺嘧啶容易通过血脑屏障进入脑脊液，在脑脊液中的浓度较高，脑膜炎时可达血药浓度的80%~90%，也可进入乳汁和透过胎盘屏障。主要在

> **药师考点**
> 磺胺类的抗菌作用及机制、临床应用和不良反应。

肝脏经乙酰化代谢，代谢产物无抗菌活性，原型及代谢产物经肾小球滤过从尿液排泄，排泄速度与血浆蛋白结合率及肾小管重吸收率有关。乙酰化代谢物在尿中溶解度较低，在中性和酸性环境中沉淀形成结晶尿，导致肾损伤。也有少量药物经胆汁、乳汁、唾液等分泌途径排出。

表 32-1　常用磺胺类药物分类、作用特点及临床应用

分类		药物	作用特点	临床应用
全身应用磺胺类药	短效类	磺胺异噁唑（SIZ）	生物利用度高为100%，吸收排泄快，乙酰化率低，不易形成结晶尿	泌尿道感染
		磺胺二甲嘧啶（SM_2）	少见血尿、结晶尿	敏感菌引起的轻中度感染
	中效类	磺胺嘧啶（SD）	吸收容易但慢，血浆蛋白结合率低，易透过血脑屏障进入脑脊液，尿中易析出结晶	预防和治疗流行性脑脊髓膜炎，与乙胺嘧啶合用治疗急性弓形体病
		磺胺甲噁唑（SMZ）	吸收和排泄均较慢，脑脊液浓度低于SD，较少引起肾损伤	泌尿道感染、中耳炎、呼吸道支原体感染，伤寒及预防流行性脑脊髓膜炎
	长效类	磺胺间甲氧嘧啶（SMM）	较少引起肾损伤	敏感菌引起的轻中度感染
		磺胺多辛（SDM）	抗菌活性低，血药浓度维持时间长	与乙胺嘧啶合用预防疟疾和治疗耐氯喹的恶性疟疾
肠道应用类药		柳氮磺吡啶（SASP）	口服难吸收，本身无抗菌活性，在肠道分解成有活性的磺胺吡啶和5-氨基水杨酸	溃疡性结肠炎，肠道术前预防感染
外用类药		磺胺米隆（SML）	抗铜绿假单胞菌及破伤风杆菌活性强，且不受脓液及坏死组织影响，渗透性好	烧伤或大面积创伤后感染
		磺胺嘧啶银（SD-Ag）	具有抗菌和收敛、促进创面干燥、结痂和愈合，抗铜绿假单胞菌活性强于SML	烧伤、创伤感染
		磺胺醋酰（SA）	穿透力强，抗沙眼衣原体和引起眼部感染的细菌的活性强	沙眼和眼部感染

【药理作用】磺胺类药物属于广谱抑菌剂，对脑膜炎奈瑟菌、淋球菌、流感杆菌、鼠疫

杆菌、大肠埃希菌、痢疾杆菌、变形杆菌、肺炎杆菌、铜绿假单胞菌、溶血性链球菌、肺炎球菌，金黄色葡萄球菌、沙眼衣原体、放线菌及原虫都有明显的抑制作用。但对立克次体、支原体和螺旋体无效。

【作用机制】四氢叶酸（Tetrahydrofolic Acid，FH$_4$）作为一碳基团载体，参与合成 DNA 前体物质—嘌呤和嘧啶，是细胞分裂增殖必需的辅酶。哺乳类动物可以直接利用外源性叶酸，经还原形成四氢叶酸，但细菌只能利用周围环境中的对氨基苯甲酸（Paraminobenzonic acid，PABA）、二氢蝶啶（Dihydropteridine）及谷氨酸在二氢叶酸合成酶的作用下合成二氢叶酸，再经二氢叶酸还原酶形成四氢叶酸。

磺胺类药物的化学结构与 PABA 相似，可与 PABA 竞争二氢叶酸合成酶，干扰细菌二氢叶酸的合成，抑制细菌 DNA、RNA 及蛋白质的合成，从而抑制细菌的生长繁殖（图 32 - 4）。

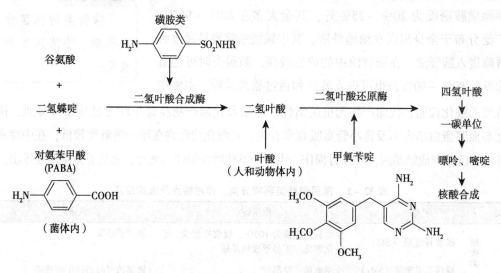

图 32 - 4 磺胺类药物和甲氧苄啶的抗菌作用机制

【耐药性】细菌对磺胺类药物的耐药性可通过质粒转移或随机突变产生。耐药性是不可逆的，主要原因有：①细菌二氢叶酸合成酶经突变或质粒转移导致磺胺类药物与之亲和力降低，不能有效地与 PABA 竞争；②微生物可通过选择或突变而增加天然底物 PABA，抵消磺胺类对二氢叶酸合成酶的抑制；③某些耐药菌株对磺胺类药物的通透性降低。

【临床应用】

1. 全身感染 口服易吸收的磺胺类药物可用于敏感菌所致的泌尿系统感染、流行性脑脊髓膜炎、呼吸系统感染等。可代替青霉素用于青霉素过敏患者的链球菌感染和风湿热复发的治疗。

2. 肠道感染 口服难吸收的磺胺类药物可用于急、慢性溃疡性结肠炎、肠道术前准备和菌痢。

3. 局部感染 磺胺米隆和磺胺嘧啶银有抗铜绿假单胞菌和收敛创面的作用，可用于烧伤和大面积创伤后的感染。磺胺醋酰钠可治疗沙眼和细菌性结膜炎。

【不良反应】

1. 泌尿系统损害 磺胺类药物的乙酰化代谢产物在尿液中溶解度较低，在酸性尿液中容易形成结晶，损伤肾脏，出现蛋白尿、血尿或尿路阻塞。SD 和 SM$_2$ 多见。同服等量碳酸氢钠或适当增加饮水量可预防结晶尿形成。

2. 过敏反应　常见皮疹、荨麻疹、药热、血管神经性水肿等。严重者可出现剥脱性皮炎、渗出性多形性红斑等，应立即停药。长效制剂易出现过敏反应，各种磺胺药之间有交叉过敏反应。

3. 血液系统反应　可出现粒细胞减少症、血小板减少症及再生障碍性贫血等，发生率低。缺乏葡萄糖 6 - 磷酸脱氢酶患者易出现溶血性贫血。

4. 其他　可出现恶心、呕吐、上腹不适、头痛、头晕、乏力等症状；能从血浆蛋白结合位点置换胆红素，游离的胆红素进入中枢神经系统引起核黄疸，新生儿更容易出现胆红素脑病。故驾驶员、高空作业者、新生儿、早产儿、孕妇和哺乳期妇女不宜使用磺胺类药物。磺胺类药物还可损伤肝功能，严重者出现急性肝坏死，肝功能减退者应避免应用。

第三节　其他合成抗菌药

甲氧苄啶

甲氧苄啶（Trimethoprim，TMP）是二氢叶酸还原酶抑制剂，口服吸收快速而完全，分布于全身各种组织和体液中，在脑脊液、胆汁、痰液中浓度较高，脱甲基化是其主要代谢途径，80% ~ 90% 原型药物从肾脏排出。

> **药师考点**
> 甲氧苄啶的抗菌作用机制及其特点。

抗菌谱与磺胺类相似但抗菌作用强，单用易产生耐药性，通常和磺胺类药物合用。甲氧苄啶抑制二氢叶酸还原酶，磺胺类药物抑制二氢叶酸合成酶，二者共同阻断四氢叶酸的合成，干扰嘌呤、嘧啶合成，最终导致细菌 DNA 合成受阻，抑制细菌的生长繁殖，抗菌作用比单独应用增强数倍，甚至出现杀菌作用，减少耐药性产生。常用的制剂有复方甲噁唑片（SMZ + TMP，复方新诺明）、双嘧啶片（SD + TMP）、增效联磺片（SD + SMZ + TMP）。

与哺乳类动物相比，细菌的二氢叶酸还原酶对甲氧苄啶亲和力较高，因而 TMP 的毒性较低，可引起恶心、呕吐、皮疹等反应，但长期大剂量应用可引起叶酸缺乏，导致巨幼细胞贫血、白细胞减少及血小板减少，可补充叶酸制剂治疗。

复方新诺明

复方新诺明（Co - trimoxazole）是甲氧苄啶（TMP）和磺胺甲噁唑按 1:5 比例制成的复方制剂，由于二者配伍后，可使细菌的叶酸代谢受到双重抑制，因而抗菌作用比两药单独等量应用时的作用强，由抑菌作用转为杀菌作用，减少耐药性的产生。用于单纯性、慢性、反复发作性泌尿道感染，治疗伤寒杆菌及其他沙门菌属引起的感染疗效好；可用于敏感志贺杆菌所致的肠道感染，静脉注射用于治疗霍乱、副霍乱及旅行者腹泻；对敏感菌引起的呼吸道感染，特别是嗜血流感杆菌、肺炎链球菌引起的慢性支气管炎急性发作；也可用于肺炎球菌和流感杆菌所致的小儿急性中耳炎。复方新诺明是目前治疗卡氏肺囊虫感染和奴卡菌感染的主要选用药物。

硝基咪唑类

硝基咪唑类药物已经发现了四代，常用的药物有甲硝唑（Metronidazole）、替硝唑（Tinidazole)、奥硝唑（Ornidazole）、塞克硝唑（Secnidazole）等。

硝基咪唑类药物对厌氧菌、阿米巴原虫及滴虫有杀灭作用，主要用于各种厌氧菌所致的腹腔、盆腔感染、牙周脓肿、骨髓炎、脓胸等，急、慢性阿米巴痢疾、阿米巴肝脓肿、生殖道滴虫感染等。常用的药物有甲硝唑（Metronidazole）和替硝唑（Tinidazole）。不良反应以消化道反应最常见，头晕、头痛、肢体麻木、肌无力、共济失调等神经系统症状，过敏反应和白细胞减少等。

硝基呋喃类

硝基呋喃类药物主要有呋喃妥因（Nitrofurantoin）和呋喃唑酮（Furazolidone）。前者抗菌谱广，不易耐药，口服吸收迅速，但血药浓度低，尿液浓度高，在酸性尿中杀菌作用增强，主要用于急、慢性尿路感染。常见胃肠道反应，长期应用或肾功能不全患者可出现多发性神经炎，急性肺炎，长期治疗可引起肺间质纤维化，葡萄糖－6－磷酸脱氢酶缺乏者、新生儿和孕妇可出现溶血。后者又名痢特灵，口服难吸收，胃肠道浓度高，主要用于治疗痢疾、肠炎，也可用于幽门螺杆菌所致的胃溃疡。

小 结

- 人工合成抗菌药分为喹诺酮类、磺胺类及甲氧苄啶、硝基咪唑类、硝基呋喃类抗菌药。

- 氟喹诺酮类药物具有广谱、高效、不良反应较低等特点，是目前临床治疗细菌感染性疾病的常用药物。主要作用靶位是细菌的 DNA 回旋酶和拓扑异构酶Ⅳ。适用于敏感病原菌所致的呼吸道感染、尿路感染、前列腺炎、淋病及革兰阴性杆菌所致的骨髓炎和骨关节炎、皮肤软组织感染、五官科感染等。常见胃肠道、中枢神经系统不良反应，停药可消退。偶见过敏反应、肝肾损害，软骨损伤、关节痛、肌痛等。

- 磺胺类药物抑制细菌体内二氢叶酸合成酶干扰正常叶酸合成，导致 DNA 合成障碍，抑制细菌生长繁殖。对某些细菌感染如流脑、鼠疫、沙眼、伤寒及烧伤有良好疗效。特别是与 TMP（抑制二氢叶酸还原酶）组成的复方制剂，扩大抗菌谱、增强抗菌活性，减少耐药性，在临床应用中受到青睐。

- 硝基呋喃类抗菌谱广，抗菌作用强，不易耐药，主要用于尿道感染、肠炎等。

- 硝基咪唑类对大多数厌氧菌、阿米巴原虫和滴虫有较强的杀菌活性，不易耐药，主要用于厌氧菌感染性疾病如腹腔、盆腔感染、牙周肿痛、骨髓炎等及阿米巴痢疾、滴虫病。代表药物有甲硝唑、替硝唑。

（方　芳）

扫码"练一练"

第三十三章　β-内酰胺类抗生素

扫码"学一学"

> **要点导航**
>
> 1. 掌握青霉素G的理化性质、抗菌作用及机制、临床应用与主要不良反应的防治；半合成青霉素类药物的分类、作用特点和应用。
>
> 2. 熟悉头孢菌素类药物的分类、作用特点、应用和不良反应；非典型β-内酰胺类抗生素的作用特点及应用。

β-内酰胺类抗生素是临床最常用抗菌药物，其化学结构中均含有β-内酰胺环。包括：青霉素类、头孢菌素类、头霉素类、碳青霉烯类、单环类、氧头孢烯类和β-内酰胺酶抑制药。本类药物具有抗菌活性强、毒性低、适应证广及临床疗效好等特点。青霉素类和头孢菌素类是最常见的β-内酰胺类抗生素。青霉素的基本结构是由母核6-氨基青霉烷酸（6-amino-penicillanic acid，6-APA）和侧链R-组成，头孢菌素由母核7-氨基头孢烷酸（7-aminocephalosporanic acid，7-ACA）与不同的侧链R-组成，（图33-1）。

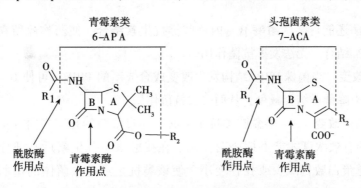

图33-1　青霉素类与头孢菌素类的基本结构

第一节　药物抗菌机制和耐药性

【抗菌机制】β-内酰胺类抗生素主要从以下两个方面发挥抗菌作用。

1. 抑制细菌细胞壁合成　作用于细菌细胞膜上的青霉素结合蛋白（penicillin binding proteins，PBPs），抑制转肽酶（transpeptidase）的活性，干扰细菌细胞壁的合成。细菌的细胞壁主要由肽聚糖（peptidoglycan），又称黏肽（mucopeptide）构成。N-乙酰葡萄糖胺（N-acetylglucosamine，GNAC）与N-乙酰胞壁酸（N-acetylmuranic acid，MNAC）以β-1,4糖苷键连接，构成肽聚糖骨架。肽链在转肽酶的作用下形成交叉联接的网状结构，从而使细胞壁的结构稳定。PBPs具有转肽酶的作用，能催化转肽反应。β-内酰胺类抗生素与肽链末端的D-丙氨酰-D-丙氨酸结构相近，能与PBPs活性位点结合，从而抑制转肽酶的活性。

青霉素结合蛋白的数目、种类、分子量大小、功能因菌株不同差异非常明显。例如，金黄色葡萄球菌有 4 种 PBPs，而大肠埃希菌有 6 种 PBPs。当 β-内酰胺类抗生素与大肠埃希菌的 PBP_{1a} 和 PBP_{1b} 结合，影响菌体的延长，可导致细菌的死亡破裂，与 PBP_2 结合可导致细菌变成不稳定的球体，从而促使细菌发生溶菌后死亡，与 PBP_3 结合可使细菌终止于丝状体期，最终发生死亡。而与 $PBP_{4\sim6}$ 结合则对细菌无影响。

2. 触发细菌胞壁自溶酶的活性，导致菌体破裂死亡　β-内酰胺类抗生素与 PBPs 结合，造成细菌细胞壁缺损，导致菌体肿胀、破裂、死亡，最终有赖于细胞壁自溶酶活性的激活，产生自溶或水解。PBPs 与自溶酶之间的关系有待于进一步的研究。

本类药物具有以下抗菌作用特点：①对人和哺乳动物毒性低，对真菌无效，因为人、哺乳动物和真菌细胞没有细胞壁结构。②对革兰阳性菌作用强，对革兰阴性菌作用弱，因为革兰阳性菌细胞壁主要由黏肽组成。③对繁殖期细菌作用强，对静止期细菌作用弱，因为细菌细胞壁的合成主要在繁殖期进行。

【耐药机制】随着 β-内酰胺类药物在临床中使用越来越广泛，加上滥用药物情况日益严重，目前多数细菌对本类药物呈现出耐药状态。其耐药机制主要包括以下几个方面。

1. 产生 β-内酰胺酶（β-lactamase）　β-内酰胺酶能使该类抗生素中活性基团β-内酰胺环水解开环而失活，这是最常见的耐药机制。目前发现的 β-内酰胺酶已有 300 余种，革兰阳性菌能产生大量的 β-内酰胺酶并分泌到细胞外，其中以青霉素酶为主，革兰阴性菌产生 β-内酰胺酶的量相对较少，多数是广谱型，对青霉素类、头孢菌素类均有水解作用。

β-内酰胺酶还能与某些耐酶 β-内酰胺类抗生素结合，使药物停留在胞浆膜外间隙中，不能与 PBPs 结合，无法发挥抗菌作用。

2. PBPs 的改变　当菌株 PBPs 结构发生改变或合成新的 PBPs，可使 β-内酰胺类抗生素对 PBPs 亲和力降低或结合减少，从而失去抗菌作用。

3. 孔道蛋白的改变　β-内酰胺类抗生素必须通过细菌的孔道蛋白（porin）进入菌体内，达到一定的有效浓度才能发挥杀菌作用。在接触该类抗生素后，部分菌株可产生基因突变，使孔道蛋白数目减少或孔径变小，使该类抗生素进入菌体的量明显减少，呈现耐药。

4. 增强药物主动外排　在细菌的细胞膜上存在跨膜蛋白，具有主动外排作用，一些耐药菌株可以启动自身对药物的主动外排系统，从而减少药物进入菌体的量，产生耐药。

5. 缺乏自溶酶　当 β-内酰胺类抗生素的杀菌作用下降或仅有抑菌作用时，原因之一是细菌缺少了自溶酶。

第二节　青霉素类

一、天然青霉素

天然青霉素是从青霉菌培养液中提取得到，主要有 G、F、K、X、双氢五种，其中青霉素 G 化学性质相对稳定，是临床治疗敏感菌所致各种感染的首选药物。

青霉素 G

青霉素 G（Penicillin G，Benzylpenicillin，苄青霉素）是一种有机酸，临床常用其钠盐或钾盐。其干燥粉末在室温中稳定，保存数年仍有抗菌活性，但水溶液极不稳定，室温中放置 24h 大部分降解失效，且降解产物具有抗原性，易致过敏反应，故临床应用需现用现配。

本药剂量用国际单位（U）表示，理论效价为青霉素 G 钠 1670U≈1mg，青霉素 G 钾 1598U≈1mg，其他青霉素均以 mg 为剂量单位。

【体内过程】青霉素 G 口服易被胃酸及消化酶破坏，故不宜口服。临床常采用肌内注射或静脉滴注给药。肌内注射吸收迅速且完全，注射后 0.5～1h 血药浓度可达高峰。因其脂溶性低，主要分布于细胞外液。能广泛分布到达肝、胆、肾、肠道、精液、关节腔等组织部位，也可通过胎盘屏障进入胎儿体内。房水和脑脊液中浓度较低，但炎症时，药物较易进入，可达有效浓度。青霉素 G 主要以原型从肾小管分泌排出，$t_{1/2}$ 为 0.5～1h。

青霉素 G 钠盐或钾盐水溶液为短效制剂。为延长青霉素 G 的作用时间，可选用青霉素长效制剂。如普鲁卡因青霉素（Procaine Benzylpenicillin，双效西林）和油剂苄星青霉素（Benzathine Benzylpenicillin，Bicillin，长效西林）。肌内注射后药物在注射部位缓慢吸收，作用时间延长，给药次数减少。但由于其吸收缓慢，血药浓度低，仅用于轻度感染或预防感染。

【药理作用】青霉素 G 抗菌谱窄，仅对敏感菌作用强，属于繁殖期杀菌药。对其敏感的病原菌主要包括革兰阳性菌（球菌和杆菌）、革兰阴性球菌、螺旋体和放线菌。

1. 革兰阳性球菌 对溶血性链球菌、肺炎球菌、草绿色链球菌、不产生 β-内酰胺酶的金黄色葡萄球菌作用强。

2. 革兰阳性杆菌 对白喉棒状杆菌、炭疽芽孢杆菌、厌氧的破伤风梭菌、产气荚膜杆菌、肉毒杆菌等有效。

3. 革兰阴性球菌 脑膜炎奈瑟菌、淋病奈瑟菌对青霉素敏感，但近年来发现，较多淋病奈瑟菌对本药耐药，故不作为首选药。

4. 螺旋体和放线菌 梅毒螺旋体、钩端螺旋体、回归热螺旋体、牛放线杆菌对青霉素敏感。

【临床应用】主要治疗对青霉素敏感的革兰阳性菌（球菌和杆菌）、革兰阴性球菌、螺旋体和放线菌引起的感染。如溶血性链球菌引起的咽炎、扁桃体炎、蜂窝织炎、丹毒、猩红热、产褥热、化脓性关节炎及败血症等；肺炎球菌引起的大叶性肺炎、支气管肺炎；草绿色链球菌引起的呼吸道感染、脑膜炎、心内膜炎和败血症等；金黄色葡萄球菌感染引起的疖、痈、脓肿、骨髓炎等；与相应的抗毒素合用治疗破伤风、白喉、炭疽病；大剂量青霉素 G 与 SD 合用治疗脑膜炎奈瑟菌引起的流行性脑脊髓膜炎；大剂量静脉滴注青霉素 G 治疗钩端螺旋体病、梅毒、回归热等。

【不良反应】

1. 过敏反应 为青霉素 G 最常见的不良反应。包括药疹、药热、接触性皮炎等，严重者可发生过敏性休克。过敏性休克的发生率占用药人群的 0.4~1.0/万，死亡率为 0.1/万。过敏性休克大多发生在用药的 30min 内，过敏者可出现皮肤瘙痒、喉头水肿、支气管痉挛、呼吸困难、面色苍白、血压骤降、循环衰竭等症状。过敏反应发生的原因为青霉素水溶液中降解产物青霉烯酸、青霉噻唑等可成为半抗原，进入机体后与蛋白质、多肽分子结合成为全抗原，刺激机体产生抗体，当第二次应用青霉素时，抗原抗体结合，引起各种类型的变态反应。

过敏性休克可采用以下防治措施：①详细询问过敏史和家族过敏史，对青霉素过敏者禁用；②凡初次使用、停药间隔 24h 以上，或用药过程中青霉素更换批号时都应进行皮肤过敏试验，反应阳性者禁用；③青霉素应现用现配；④避免滥用或局部用药；⑤避免在饥饿时注射青霉素；⑥注射后应观察 30min，无过敏反应者可离开；⑦皮试或注射青霉素时，应作好急救准备。一旦发生过敏性休克，应立即皮下或肌内注射 0.1% 肾上腺素 0.5~1.0mg，必要时可稀释后缓慢静脉注射或滴注。同时给予升压药、糖皮质激素以及吸氧、人工呼吸等急救措施，防止过敏性休克引起的死亡。

2. 赫氏反应 青霉素治疗梅毒或钩端螺旋体病、炭疽时，可出现寒战、发热、咽痛、肌痛、头痛等症状加剧现象，称赫氏反应（Herxheimer reaction）。多发生于治疗开始的 6~8h，于 12~24h 消退，这可能与大量病原菌被杀死，释放内毒素致热原有关。

3. 局部反应 肌内注射可引起局部疼痛、红肿、硬结等。

4. 其他 大剂量青霉素钾盐或钠盐静脉给药，可引起高钾血症、高钠血症，甚至引起心脏功能抑制。鞘内注射可引起肌肉痉挛、抽搐、癫痫样发作、昏迷等反应。

【药物相互作用】

1. 丙磺舒、乙酰水杨酸、吲哚美辛、保泰松可竞争性地抑制 β-内酰胺类抗生素从肾小管的分泌排出，合用时可提高 β-内酰胺类抗生素的血药浓度，延长作用时间。

2. 与氨基糖苷类抗生素合用时，可发挥协同抗菌作用，但不可同时混合静脉给药。

3. 与四环素、氯霉素及大环内酯类等快速抑菌剂合用可产生拮抗作用，因为这些药物可迅速抑制细菌蛋白质合成，使细菌处于静止状态，影响细菌胞壁的合成。

4. β-内酰胺类抗生素不能与铜、锌、汞等重金属配伍，否则会影响药物活性。

5. 与林可霉素、万古霉素、四环素、红霉素、去甲肾上腺素、间羟胺、苯妥英钠、异丙嗪、B 族维生素、维生素 C 等混合易引起溶液浑浊，不可静脉给药。

二、半合成青霉素

青霉素 G 虽然具有高效、低毒等优点，但由于其抗菌谱窄，不耐酸，口服无效，不耐青霉素酶等缺点，在临床应用受到了极大的限制。1959 年以来，人们以青霉素母核 6-APA 为原料，在 R 位连接不同侧链，先后合成了多种半合成青霉素。根据药物的作用特点分为五类。

（一）耐酸青霉素

本类药物耐酸，口服吸收良好，是其主要优点，抗菌谱与青霉素 G 相同，但抗菌活性不及青霉素 G，不耐酶。本类药物代表品种包括青霉素 V（Penicillin V）、非奈西林（Phenethicillin）。

青霉素 V

青霉素 V（PenicillinV，苯氧甲青霉素）耐酸，口服吸收较好，生物利用度约 60%，约 45min 达药峰浓度。血浆蛋白结合率约为 80%，体内分布较广。30% 经肝脏代谢，代谢产物与药物原型从肾脏排泄，$t_{1/2}$ 约为 1~2h。临床用于敏感菌引起的轻度感染及预防用药。不良反应可见变态反应及轻度的胃肠道反应。

（二）耐酶青霉素

本类药物通过酰基侧链（R_1）的空间屏障作用，保护 β−内酰胺环，使其不易被青霉素酶破坏。本类药物对产青霉素酶的耐药金黄色葡萄球菌有强大的杀菌作用，对链球菌属有效，但抗菌活性不如青霉素 G。代表药物为甲氧西林（Methicillin）、苯唑西林（Oxacillin）、氯唑西林（Cloxacillin）、氟氯西林（Flucloxacillin）、双氯西林（Dicloxacillin）等。

甲氧西林是第一个耐酶青霉素，但对酸不稳定，不可口服。近年来，耐甲氧西林的金黄色葡萄球菌不断增多，系产生了新的 PBPs，与 β−内酰胺酶无关，该耐药菌株对所有的 β−内酰胺类抗生素均耐药，称为耐甲氧西林的金黄色葡萄球菌（MRSA）。除甲氧西林外的其余品种均耐酸，可口服及注射。抗菌活性依次为双氯西林 > 氟氯西林 > 氯唑西林 > 苯唑西林。

双氯西林

双氯西林（Dicloxacillin，双氯青霉素），口服吸收良好，血浆蛋白结合率约为 95%~97%。主要分布于细胞外液。约 10% 被肝脏代谢，60% 以原型从肾脏排泄，$t_{1/2}$ 约 30~45min。本品主要用于耐药金黄色葡萄球菌感染的治疗。不良反应除可见与青霉素 G 交叉过敏现象外，个别可发生皮疹或荨麻疹，偶有胃肠道反应，如嗳气、恶心、腹胀、腹痛、口干等。

> **药师考点**
>
> 青霉素、苄星青霉素、氨苄西林、阿莫西林、哌拉西林的临床应用。

（三）广谱青霉素

本类药物抗菌谱广，对革兰阳性菌和阴性菌均有杀菌作用，对革兰阳性菌的作用略逊于青霉素 G，但对革兰阴性菌的作用优于青霉素 G。耐酸、可口服，不耐酶，对耐药金黄色葡萄球菌无效。代表药物为氨苄西林（Ampicillin）、阿莫西林（Amoxicillin）。

氨苄西林

氨苄西林（Ampicillin，氨苄青霉素）可口服，但吸收不完全，严重感染仍需注射给药。体内分布广，胆汁中浓度可达血药浓度的 9 倍，主要以原型从肾脏排泄，$t_{1/2}$ 为 1~1.5h。由于其结构为青霉素苄基上的一个氢被氨基取代，使药物易透过细菌外膜的脂多糖和磷脂层，故对革兰阴性杆菌有较强的抗菌作用，但对铜绿假单胞菌、肺炎杆菌不敏感，对革兰阳性菌作用不及青霉素，但对肠球菌较敏感。主要用于敏感菌如百日咳杆菌、流感杆菌、布氏杆菌、变形杆菌、大肠埃希菌、伤寒杆菌等引起的呼吸道、消化道、泌尿道、胆道感染，特别是伤寒、副伤寒感染的治疗。严重病例合用氨基糖苷类抗生素。本品与青霉素 G 有交叉过敏现象，偶有胃肠道反应，二重感染等。

阿莫西林

阿莫西林（Amoxicillin，羟氨苄青霉素）耐酸，口服吸收迅速且完全。1h 血药浓度达高峰，血药浓度约为口服相同量氨苄西林的 2.5 倍，30% 左右药物经肝脏转化，8h 尿中排泄达 70%，$t_{1/2}$ 约为 1h。本品在尿液、胆汁中有较高浓度，并能渗入痰液达到有效抗菌浓度。主要用于敏感菌等引起的呼吸道感染、咽炎、扁桃体炎、急慢性支气管炎、肺炎、尿路感染、皮肤及软组织感染等，对耐药金黄色葡萄球菌无效。偶有腹泻、恶心、呕吐等胃肠反应及皮疹，长期应用或儿童患者应注意二重感染的发生。

（四）抗铜绿假单胞菌广谱青霉素

本类药物能与铜绿假单胞菌生存必需的 PBPs 形成多位点结合，发挥杀菌作用，其作用特点是广谱，对革兰阳性及阴性菌均有作用。但对革兰阳性菌的作用不及青霉素 G，对铜绿假单胞菌和变形杆菌作用较强。不耐酶，对产青霉素酶的金黄色葡萄球菌无效。本类药物不耐酸，需注射给药。代表药物有羧苄西林（Carbenicillin，羧苄青霉素），哌拉西林（Piperacillin，氧哌嗪青霉素）。

羧苄西林血浆蛋白结合率约为 50%，哌拉西林血浆蛋白结合率较低，约为 20%。两种药物在体内分布与青霉素 G 相似，其中，羧苄西林在脑内药物浓度较高，两药 $t_{1/2}$ 约为 1h。本类药物对革兰阴性菌作用强，尤其对铜绿假单胞菌有特效，哌拉西林作用强于羧苄西林。常用于治疗烧伤继发的铜绿假单胞菌感染。也可用于铜绿假单胞菌、变形杆菌、大肠杆菌以及其他肠杆菌所致的各种感染，如腹腔感染、肺部感染、尿路感染、妇科感染及败血症等。与氨基苷类抗生素联合应用效果更佳，但两药避免同一容器给药，以防失效。有青霉素交叉过敏现象，羧苄西林大剂量注射应防止电解质紊乱、神经系统毒性及出血。哌拉西林可出现皮疹、皮肤瘙痒等反应，少数患者可出现胃肠道反应。

本类药物供注射的还有替卡西林（Ticarcillin）、阿洛西林（Azlocillin）、美洛西林（Mezlocillin）等。供口服的药物主要为羧苄西林的酯化物，在体内水解出羧苄西林而发挥活性，如卡非西林（Carfecillin）等。

（五）抗革兰阴性菌青霉素

本类药物属于窄谱抗生素，对肠杆菌科和其他一些革兰阴性菌有较好的抗菌作用，但对铜绿假单胞菌无效。美西林（Mecillinam）主要用大肠埃希菌和某些敏感菌引起的尿路感染。替莫西林（Temocillin）对多种质粒或染色体编码的 β-内酰胺酶稳定，临床可用于革兰阴性菌所致泌尿道和软组织感染的治疗。本类药物不良反应以胃肠道反应为主、个别患者可出现皮疹、嗜酸粒细胞增多等。

第三节　头孢菌素类

头孢菌素类抗生素以头孢菌素 C 水解得到 7-氨基头孢烷酸（7-ACA）母核接上不同的侧链而制成的半合成抗生素。本类抗生素与青霉素比较，具有相似的理化性质、生物活性、作用机制及临床应用。同时，本类抗生素具有抗菌谱广、抗菌活性强、对 β-内酰胺酶稳定、变态反应少、毒性低的优点。近年来该类抗生素发展迅速。根据头孢菌素的抗菌谱、抗菌活性、对β-内酰胺酶稳定性、肾毒性和临床应用的差异，目前可将头孢菌素类药物分为四代。

第一代头孢菌素：供注射用的药物有头孢噻吩（Cefalothin）、头孢噻啶（Cefaloridine）、头孢唑啉（Cefazolin）、头孢替唑（Ceftezole）、头孢匹啉（Cefapirin）、头孢拉定（Cefradine）等。口服的有头孢氨苄（Cefalexin）、头孢羟氨苄（Cefadroxil）、头孢沙定（Cefroxadine）等。

第二代头孢菌素：供注射用的药物有头孢呋辛（Cefuroxime）、头孢孟多（Cefamandole）、头孢替安（Cefotiam）、头孢尼西（Cefonicid）等。供口服的有头孢呋辛酯（Cefuroxime Axetil）、头孢克洛（Cefaclor）等。

第三代头孢菌素：供注射的药物有头孢噻肟（Cefotaxime）、头孢曲松（Ceftriaxone）、头孢地嗪（Cefodizime）、头孢他啶（Ceftazidime）、头孢哌酮（Cefoperazone）等，供口服的有头孢克肟（Cefixime）、头孢特仑酯（Cefterampivoxil）、头孢他美酯（Cefetamepivoxil）等。

第四代头孢菌素：供注射的药物有头孢匹罗（Cefpirome）、头孢吡肟（Cefepime）、头孢利定（Cefelidin）等。

【体内过程】凡能口服的头孢菌素类药均能耐酸，胃肠吸收好。口服给药和注射给药吸收后，药物均能广泛分布于机体各组织中，易透过胎盘屏障，在心包膜、胸膜及关节腔中也能获得较高的药物浓度。第三代头孢菌素多数品种能分布至前列腺、房水、胆汁、脑脊液中且浓度较高。多数药物主要经肾脏排泄，头孢哌酮、头孢曲松主要经胆道排泄。大部分药物 $t_{1/2}$ 较短（0.5~2h），个别药物可达3h，第三代头孢菌素中的头孢曲松 $t_{1/2}$ 可达8h。

【抗菌作用】本类药物为繁殖期杀菌药，抗菌机制与青霉素相同，能与细菌细胞膜上的PBPs结合，阻止黏肽合成，抑制细胞壁合成。四代药物的作用特点如下（表33-1）。

表33-1　四代头孢菌素类作用特点

药物	革兰阳性菌	革兰阴性菌	铜绿假单胞菌	厌氧菌	革兰阳性菌产生的β-内酰胺酶稳定性	革兰阴性菌产生的β-内酰胺酶稳定性	肾脏毒性
第一代	+++	+	-	-	+++		++
第二代	++	++	-	+	++	++	+
第三代	+	+++	+++	+	+	+++	±
第四代	+++	+++	+++	*	+++	+++	未见报道

第一代头孢菌素对革兰阳性菌的作用强于第二、三代头孢菌素，对金黄色葡萄球菌产生的β-内酰胺酶的稳定性强；对革兰阴性菌的作用弱于第二、三代头孢菌素，对革兰阴性杆菌产生的β-内酰胺酶不稳定；对铜绿假单胞菌、耐药的肠杆菌和厌氧菌无效；部分品种肾脏毒性明显。

第二代头孢菌素对革兰阳性球菌作用略逊于第一代，但强于第三代头孢菌素；对革兰阴性杆菌作用强于第一代，对革兰阴性杆菌产生的β-内酰胺酶较第一代更稳定；对厌氧菌有一定作用，但对铜绿假单胞菌无效；肾脏毒性较第一代低。

第三代头孢菌素对革兰阳性菌的抗菌活性不及第一、二代头孢菌素；对革兰阴性菌均有较强的作用，对流感杆菌、淋球菌也有良好的抗菌活性，对革兰阴性杆菌产生的 β – 内酰胺酶高度稳定；对肾脏基本无毒性。

第四代头孢菌素对革兰阳性菌、革兰阴性菌均有良好的抗菌活性：对革兰阳性球菌的作用较第三代强，但弱于第一代；对耐第三代头孢菌素的革兰阴性杆菌有效，对枸橼酸菌属、肠杆菌属、沙雷菌属、铜绿假单胞菌有效，对耐甲氧西林金黄色葡萄球菌、耐甲氧西林表皮葡萄球菌无效；对 β – 内酰胺酶的稳定性更高，尤其对超广谱酶稳定；目前尚未见肾毒性报道。

【临床应用】

1. 第一代头孢菌素主要用于治疗敏感革兰阳性菌所致的呼吸道、泌尿道、皮肤及软组织感染。

2. 第二代头孢菌素可作为敏感革兰阴性菌感染的首选药物。对革兰阳性菌及流感杆菌也有较强作用，适用于治疗敏感菌所致呼吸道、胆道、泌尿道、皮肤和软组织、骨关节、妇科感染及耐青霉素的淋病奈瑟菌感染。

3. 第三代头孢菌素主要用于耐药的革兰阴性杆菌所致的严重感染，以及革兰阴性菌为主要致病菌、兼有厌氧菌和革兰阳性菌的混合感染且病情危重者。

4. 第四代头孢菌素可用于对第三代头孢菌素耐药的细菌所致的各系统的严重感染。

【不良反应】

1. 过敏反应　多为皮疹、药热等，发生率和严重程度均低于青霉素，偶见过敏性休克。与青霉素类抗生素存在交叉过敏现象，青霉素过敏者慎用。

2. 肾毒性　第一代药物如头孢噻啶、头孢噻吩等大剂量使用后，肾毒性较大，可造成近曲小管损伤，出现蛋白尿、血尿、血浆尿素氮升高，甚至急性肾功能衰竭，应避免与其他有肾毒性的药物如氨基糖苷类抗生素、高效利尿药等联合应用。第二代药物肾毒性小，第三代药物基本无肾毒性，第四代药物肾毒性目前尚未见报道。

3. 凝血功能障碍　大剂量的头孢孟多、头孢哌酮可干扰体内维生素 K 的合成，引起低凝血酶原血症或血小板减少而造成出血。可用维生素 K 预防和治疗。

4. 双硫仑样反应　头孢哌酮、头孢曲松、头孢孟多等头孢类药物与乙醇合用，能影响乙醇在体内的代谢，出现与戒酒药双硫仑类似的现象，表现为面部潮红、恶心、呕吐、出汗和烦躁不安，严重者出现呼吸困难，心律紊乱，血压下降，甚至引起休克，称为双硫仑样反应。因此使用此类药物及停药一周内应避免服用含乙醇的食物及药物。

5. 其他　口服给药时可发生胃肠道反应，静脉给药可发生静脉炎。第三、四代头孢菌素偶致二重感染。大剂量使用头孢菌素偶致头痛、头晕、抽搐等中枢神经系统反应。

> **药师考点**
>
> 头孢唑林、头孢氨苄、头孢拉定、头孢呋辛、头孢克洛、头孢地尼、头孢克肟、头孢噻肟、头孢曲松、头孢哌酮、头孢他啶、头孢吡肟的临床应用。

头孢噻吩

头孢噻吩（Cefalothin），第一代头孢菌素，注射给药，吸收迅速而完全，生物利用度高。广泛分布于各种组织和体液中，本品适用于耐青霉素金黄色葡萄球菌（甲氧西林耐药者除外）和敏感革兰阴性杆菌所致的呼吸道感染、软组织感染、尿路感染、败血症等，病情严重者可与氨基糖苷类抗生素联合应用，但应警惕可能加重肾毒性。该品不宜用于细菌性脑膜炎患者。有头孢菌素过敏和青霉素过敏性休克史者禁用。

头孢羟氨苄

头孢羟氨苄（Cefadroxil），第一代头孢菌素，口服给药，吸收良好，受食物的影响小，$t_{1/2}$ 为 1.5h。对金黄色葡萄球菌（包括耐青霉素 G 菌株）、肺炎链球菌、A 组溶血性链球菌及大肠埃希菌、志贺菌属、流感嗜血杆菌等有效，临床主要用于敏感菌所引起的呼吸道、泌尿道、胆道、皮肤软组织等感染。口服后可见胃肠道反应。

头孢呋辛

头孢呋辛（Cefuroxime），第二代头孢菌素，注射给药，$t_{1/2}$ 为 1~2h。对革兰阴性杆菌作用强大，临床主要用于敏感的革兰阴性杆菌所致的呼吸道、泌尿道、皮肤、软组织、骨、关节等部位及妇科感染。对肝、肾均有一定损害。

头孢克洛

头孢克洛（Cefaclor），第二代头孢菌素，口服给药后吸收迅速，体内分布较广。对产青霉素酶的金黄色葡萄球菌、溶血性链球菌、肺炎球菌、大肠埃希菌、肺炎杆菌、流感嗜血杆菌等有良好的抗菌活性。临床主要用于敏感菌所致的呼吸道、泌尿道、皮肤、软组织感染，以及中耳炎等。用药后可引起肾损害，胃部不适、食欲不振、嗳气等胃肠道反应。偶有瘙痒、皮疹等过敏反应发生，长期使用可引起二重感染。

头孢噻肟

头孢噻肟（Cefotaxime），属于第三代头孢菌素，抗菌谱广，对大肠埃希菌、奇异变形杆菌、克雷伯菌属和沙门菌属等肠杆菌科细菌有强大活性。适用于敏感细菌所致的呼吸道、泌尿道、生殖道、腹腔、盆腔、皮肤、软组织、骨、关节部位感染及败血症。可以作为婴幼儿脑膜炎的选用药物，但不能肌内注射给药。主要不良反应为过敏反应，肌注部位疼痛感，长期用药可引起二重感染。

头孢哌酮

头孢哌酮（Cefoperazone），第三代头孢菌素，注射给药，$t_{1/2}$ 约 2h。对大多数革兰阴性菌作用强，大肠埃希菌、奇异变形杆菌、流感杆菌、克雷伯杆菌、沙门杆菌对本品敏感，对铜绿假单胞菌作用较强。对革兰阳性菌的作用较弱，仅对溶血性链球菌和肺炎链球菌较为敏感。临床主要用于敏感菌所致的呼吸道、泌尿道、胆道、皮肤、软组织、骨、关节、腹膜、胸膜、五官等部位的感染，也可用于脑膜炎和败血症。大剂量应用时可有出血倾向。

头孢他啶

头孢他啶（Ceftazidime），第三代头孢菌素，注射给药，体内分布广泛，易通过胎盘屏障，$t_{1/2}$ 约 2h。对多种 β-内酰胺酶稳定，抗菌活性强。对革兰阴性菌的抗菌作用强，尤其对铜绿假单胞菌抗菌活性为目前最强，对革兰阳性菌的作用与第一代头孢菌素近似或较弱。

对某些厌氧菌也有一定的抗菌活性，但对脆弱类杆菌抗菌作用差。临床用于铜绿假单胞菌引起的感染及敏感革兰阴性菌所致的下呼吸道、泌尿生殖系统、皮肤、软组织、骨、关节、胸腔、腹腔感染，也可用于脑膜炎、败血症。不良反应主要有过敏反应和胃肠道反应，过量使用可产生神经系统症状如癫痫、昏迷、脑病、抽搐等。

头孢匹罗

头孢匹罗（Cefpirome）第四代头孢菌素，注射给药，生物利用度高，体内分布广，$t_{1/2}$约2h。对革兰阳性菌和阴性菌均有强大的抗菌活性，对多种耐药菌株也具有良好疗效。临床主要用于治疗敏感细菌引起的严重的呼吸道、泌尿道及皮肤、软组织等感染，尤其适用于严重的多重耐药菌感染和医院内感染。不良反应主要有胃肠道反应和过敏反应，治疗时间较长时可发生血小板减少及二重感染。

表 33-2　其他常用头孢菌素类代表药物

药物名称	作用特点	适应证	不良反应
头孢唑林、头孢拉定	第一代头孢菌素、对革兰阳性球菌及杆菌作用良好	敏感菌引起的呼吸道感染、败血症、尿路感染、心内膜炎、骨髓炎、胆道系统、皮肤软组织、眼耳鼻喉感染	较轻、可见胃肠道不良反应、药疹。偶见血清转氨酶升高、碱性磷酸酶升高、血栓性静脉炎
头孢地尼、头孢克肟	口服第三代头孢菌素、对革兰阳性菌和革兰阴性菌有较好的抗菌活性	敏感菌引起的呼吸道感染、泌尿生殖系统感染、皮肤软组织、眼耳鼻喉感染	可见胃肠道不良反应、药疹，偶见血清转氨酶升高、嗜酸性粒细胞升高。长期连续应用，可引起二重感染
头孢曲松	肌注第三代头孢菌素，对铜绿假单胞菌有抗菌活性	同头孢地尼、头孢克肟	
头孢吡肟	第四代头孢菌素，对多种革兰阳性和阴性菌有较强的抗菌活性，对厌氧菌无效	敏感菌引起的呼吸道感染，尿路生殖道感染，皮肤软组织感染，骨、关节感染及其他严重全身感染	可见胃肠道不良反应、皮疹、头痛

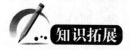

知识拓展

第五代头孢菌素研究进展

自头孢菌素问世以来，以其广谱、高效、低毒被广泛应用于临床。在全球抗感染药物市场中，头孢菌素类药物约占50%的市场份额。然而，抗菌药物的不合理使用使细菌的耐药问题成为世界性难题。当前，治疗耐甲氧西林金黄色葡萄球菌（MRSA）等革兰阳性耐药菌感染以及提高对超广谱 β-内酰胺酶（ESBLs）、金属 β-内酰胺酶（MBLs）的稳定性成为第五代头孢菌素类药物研究的热点。目前已上市的第五代头孢菌素类药物包括头孢吡普（Ceftobiprole）和头孢洛林（Ceftaroline）。

头孢吡普是第一个对 MRSA 和万古霉素耐药金黄色葡萄球菌（VRSA）有效的头孢菌素类药物，目前已获准用于治疗包括糖尿病足感染在内的复杂性皮肤及皮肤软组织感染（cSSSIs）。

头孢洛林酯是头孢洛林的前药。目前已获准用于治疗成人社区获得性细菌性肠炎（CABP）和急性细菌性皮肤和软组织感染（ABSSSI），包括 MRSA 所致的感染。

第五代头孢菌素的问世将成为治疗多药耐药菌感染的新型药物，具有广阔的应用前景。

第四节　其他β－内酰胺类抗生素

本类抗生素的化学结构中虽有β－内酰胺环，但无青霉素类与头孢菌素类典型的结构，故又称为非典型β－内酰胺类抗生素。本类药物包括头霉素类、碳青霉烯类、单环类、氧头孢烯类及β－内酰胺酶抑制剂。

一、头霉素类

> **药师考点**
>
> 其他β－内酰胺类抗菌药物分类、作用特点、典型不良反应。

头霉素（cepharmycins）其结构与头孢菌素相似，仅在7－ACA的C_7上增加了一个氧甲基，使其对β－内酰胺酶的稳定性增强。本类药物抗菌谱广，对革兰阳性菌、革兰阴性菌抗菌活性与第二代头孢菌素类药物相似，其突出特点是抗厌氧菌作用强大，强于所有第三代头孢菌素类药物。目前临床主要使用的是其衍生物头孢西丁（Cefoxitin），该类药物还有头孢美唑（Cefmetazole）、头孢替坦（Cefotetan）、头孢拉宗（Cefbuperazone）、头孢米诺（Cefminox）等。

头孢西丁（Cefoxitin）是头霉素C的半合成衍生物，抗菌谱广、对质粒和染色体介导革兰阴性菌产生的β－内酰胺酶有高度稳定的特点，故对革兰阴性菌作用较强，对革兰阳性菌的作用较头孢噻吩弱，对厌氧菌有良好的作用。该药体内分布广泛，在脑脊液中浓度高，以原型从肾排出。用于治疗厌氧菌和需氧菌所致的盆腔、腹腔及妇科的混合感染。亦可用于肠道手术、阑尾炎术前的预防用药。常见不良反应有皮疹、静脉炎、蛋白尿、嗜酸性粒细胞增多等。一般不宜与头孢菌素合用，以免发生拮抗作用。

头孢美唑口服不吸收，静脉注射后吸收迅速，体内分布广泛，大部分以原型经肾脏排出、该品种对β－内酰胺酶高度稳定，适用于对头孢美唑敏感的金黄色葡萄球菌、大肠埃希菌、肺炎克雷伯杆菌、变形杆菌等所引起的感染的治疗。

头孢米诺其抗菌活性与第三代头孢菌素相似，对革兰阳性和阴性菌有强大的活性，尤其是对革兰阴性菌作用更强。对厌氧球菌的活性较头孢西丁差。静脉给药，适用于大肠埃希菌、肺炎克雷伯杆菌、变形杆菌、流感嗜血杆菌引起感染性疾病。对肠球菌无效。头孢美唑与头孢米诺与头孢菌素类以及头霉素类其他产品有交叉过敏现象，长期服用可继发二重感染。

二、碳青霉烯类

碳青霉烯类（Carbopenems）结构与青霉素类相似，区别是噻唑环中的C_2和C_3间为不饱和键，1位上S为C取代。目前临床常用的有亚胺培南（Imipenem，亚胺硫霉素）、美罗培南（Meropenem）和帕尼培南（Panipenem）等。该类药物对PBPs亲和力强，具有抗菌谱广、抗菌活性强、对β－内酰胺酶稳定等特点。

亚胺培南（Imipenem）是甲砜霉素（Thienamycin）的脒基衍生物。因甲砜霉素极易被肾脱氢肽酶水解失活，且不耐酸不能口服，故临床上与肽酶抑制剂西司他丁（Cilastatin）1:1 组成的复方制剂，称为泰能（Tienam）。本品抗菌谱广，除对军团菌、沙眼衣原体和肺炎支原体无效外，对其他大多数革兰阳性和阴性菌均有效。临床用于多重耐药菌引起的严重感染、医院内感染和严重需氧与厌氧菌混合感染。常见不良反应有恶心、呕吐、腹泻、药疹、静脉炎、一过性氨基转移酶升高。剂量过大可造成肾功损害，个别患者可引起癫痫发作。美罗培南抗菌活性是亚胺培南的 15 倍。目前，不同菌株对美罗培南耐药率率较低、临床疗效较理想。厄他培南对人类肾脱氢肽酶 - Ⅰ 稳定，不需与西司他丁等联合应用。临床应用与亚胺培南相似。

三、单环类

单环 β - 内酰胺类（monobactams）药物由于结构的改变，使其对需氧革兰阴性杆菌包括铜绿假单胞菌有较强的抗菌作用，对革兰阴性菌产生的 β - 内酰胺酶稳定，对革兰阳性杆菌及厌氧菌无效。代表药物有氨曲南（Aztreonam）和卡芦莫南（Carumonan）。

氨 曲 南

氨曲南（Aztreonam）是第一个人工合成的单环 β - 内酰胺类抗生素。口服不吸收，肌内注射吸收好，体内分布广泛，能透过血 - 脑屏障，主要经肾脏排泄，$t_{1/2}$ 约 1.7h。抗菌谱窄，革兰阳性菌对其天然耐药，对革兰阴性菌作用强，对多种质粒和染色体介导的 β - 内酰胺酶稳定，临床疗效好。主要用于需氧革兰阴性杆菌引起的呼吸道、腹腔、盆腔感染的治疗，与氨基苷类抗生素联合应用有协同杀菌的作用。与青霉素、头孢菌素无交叉过敏反应，可用于对青霉素过敏的患者。不良反应少而轻，常见的有皮疹、胃肠道反应等。

四、氧头孢烯类

氧头孢烯类（Oxacephalosporins）是 7 - ACA 上的 S 被 O 取代的一类药物，代表药是拉氧头孢（Latamoxef）、氟氧头孢（Flomoxef）。本类药物抗菌谱广，抗菌活性强，对多种 β - 内酰胺酶稳定，与第三代头孢菌素相似。可用于尿路、呼吸道、妇科、胆道感染及脑膜炎、败血症等的治疗。不良反应发生率约 2% ~ 3%，以皮疹多见，还有药热、嗜酸性粒细胞增多、肝药酶活性升高，偶见低凝血酶原血症和出血症状，可用维生素 K 预防，严重者可致死亡，故临床应用受到限制。

五、β - 内酰胺酶抑制剂

本类药物自身抗菌活性微弱，不单用，其结构与 β - 内酰胺类抗生素相似，能与细菌产生的 β - 内酰胺酶结合，使之失去活性。本类药物有克拉维酸（Clavulanic Acid，棒酸）、舒巴坦（Sulbactam，青霉烷砜）和三唑巴坦（Tazobactam）。主要与其他 β - 内酰胺类抗生素合用，提高抗菌活性，扩大抗菌谱，治疗多种严重感染。对不产酶的细菌没有增效作用。克拉维酸对多种革兰阳性菌、革兰阴性菌产生的 β - 内酰胺酶有抑制作用，舒巴坦的抑酶范围较克拉维酸广，三唑巴坦的抑酶活性优于克拉维酸和舒巴坦，能够抑制铜绿假单胞菌产生的β－内酰胺酶。

克拉维酸

克拉维酸（Clavulanic Acid，棒酸）是由链丝菌培养液中获得的广谱酶抑制剂，口服吸收良好，可注射给药，体内分布广泛，不易透过血－脑屏障，$t_{1/2}$为 0.8～1.5h。抗菌谱广、毒性低，但抗菌活性弱，与β－内酰胺类抗生素联合使用，可明显增强抗菌作用并减少后者用量。常用复方制剂有：①奥格门丁（Augmentin，力百汀）：阿莫西林与克拉维酸按 4:1 或 2:1 合用，口服制剂。主要用于产酶金黄色葡萄球菌、肠球菌、肠杆科细菌等引起的呼吸道，皮肤软组织、尿道、盆腔等感染及淋球菌性尿道炎。不良反应有胃肠道反应、皮疹等，但较轻。②泰门丁（Timentin，特美汀）：替卡西林与克拉维酸 30:1 或 15:1 合用，注射制剂。主要用于产酶需氧、厌氧菌所致的下呼吸道、盆腔、腹腔、尿路等感染及败血症的治疗。有皮疹、胃肠反应、嗜酸性粒细胞增多等不良反应。

小　结

- β－内酰胺类抗生素是临床最常用抗菌药物，有青霉素类、头孢菌素类、头霉素类、碳青霉烯类、单环类、氧头孢烯类和β－内酰胺酶抑制药。其化学结构中均含有活性基团β－内酰胺环。

- β－内酰胺类抗生素抗菌作用机制为：①作用于细菌细胞膜上的 PBPs，抑制转肽酶的活性，干扰细菌细胞壁的合成。②触发细菌胞壁自溶酶的活性，导致菌体破裂死亡。

- 青霉素 G，不能口服，水溶液不稳定，临床应用需现配现用。抗菌谱窄，临床用于敏感革兰阳性菌（球菌和杆菌）、革兰阴性球菌、螺旋体和放线菌感染治疗。可发生变态反应，严重时可见过敏性休克，给药前需皮试，并做好急救准备。

- 半合成青霉素在以青霉素母核 6－APA 为原料，在 R 位连接不同侧链，先后合成了耐酸、耐酶、广谱、抗铜绿假单胞菌、抗革兰阴性菌青霉素，克服了青霉素不耐酸、不耐酶、抗菌谱窄等缺点。临床应用各有侧重。

- 头孢菌素类抗生素分为四代，抗菌谱广、抗菌活性强、对β－内酰胺酶稳定、变态反应少、毒性低，临床应用广泛。

- 头霉素类、碳青霉烯类、单环类、氧头孢烯类及β－内酰胺酶抑制剂，又称为非典型β－内酰胺类抗生素。

（刘　蓉）

扫码"练—练"

第三十四章 大环内酯类、林可霉素类及其他抗生素

要点导航

1. 掌握大环内酯类、林可霉素类的抗菌作用机制、临床应用及主要不良反应。
2. 熟悉万古霉素类抗生素的抗菌作用特点、作用机制、主要临床应用及不良反应。
3. 了解大环内酯类常用药物的作用特点，多黏菌素 B 和多黏菌素 E 的抗菌谱、作用机制、临床应用与不良反应。

第一节 大环内酯类

大环内酯类抗生素（macrolide antibiotics）是一类具有一个或多个脱氧糖的多元环碳化合物。按照来源，分为天然和半合成两类。按化学结构，常见的大环内酯类抗生素有 12 元环、14 元环、15 元环和 16 元环大环内酯类。其中 14 元环、15 元环大环内酯类具有抗菌作用。第一个用于临床的大环内酯类是红霉素（Erythromycin），于 1952 年上市，属第一代大环内酯类。克拉霉素（Clarithromycin）和阿奇霉素（Azithromycin）是新一代的大环内酯衍生物。泰利霉素（Telithromycin）是首个批准上市的半合成大环酮内酯类抗生素，其抗菌谱与大环内酯类相似，对耐大环内酯类的革兰阴性菌有抗菌作用，属第三代药物。

一、大环内酯类的共性

【体内过程】本类药物不耐酸，酯化衍生物口服吸收有所提高。血药浓度低，组织中浓度相对较高，痰、皮下组织及胆汁中的药物浓度高于血药浓度，但透过血脑屏障量少，炎症时组织通透性有所提高。主要经胆汁排泄，可发生肝肠循环。

> **药师考点**
>
> 大环内酯类的抗菌作用特点、分类和临床应用典型不良反应和禁忌证。

【药理作用】大环内酯类抗菌谱较窄，第一代药物主要对大多数革兰阳性菌、厌氧球菌和包括奈瑟菌、嗜血杆菌及白喉棒状杆菌在内的部分革兰阴性菌有强大的抗菌活性，对嗜肺军团菌、弯曲菌、支原体、衣原体、弓形虫、非典型分枝杆菌等也具有良好作用。对产生 β - 内酰胺酶的葡萄球菌和耐甲氧西林金黄色葡萄球菌（MRSA）有一定抗菌活性。第二代大环内酯类药物抗菌谱扩大，增强了对革兰阴性菌的抗菌活性。第三代药物对大环内酯类敏感菌及耐药病原体均有良好抗菌活性。大环内酯类通常被认为是抑菌药，在高浓度时也可杀菌，碱性环境中抗菌活性增强。

【作用机制】大环内酯类通过与细菌核糖体 50S 亚基的特异位点不可逆地结合，抑制核糖核蛋白体的位移过程。其结合位点与林可霉素类和氯霉素类相同或相似。大环内酯类也可使肽酰 tRNA 在肽链延长阶段较早地从核糖体上解离来抑制细菌蛋白质合成。

【耐药性】细菌对红霉素耐药日益成为严重的临床问题。目前，大多数在医院分离出的葡萄球菌对红霉素耐药。大环内酯类抗生素之间有部分交叉耐药性。耐药的机制有：①微生物占据抗生素结合位点或增强外排系统，从而降低细胞内药物浓度；②细菌核糖体 RNA 的 23S 位的一个腺嘌呤甲基化，导致药物与细菌核糖体 50S 亚基的亲和力下降；③细菌产生由质粒介导的红霉素酯酶，灭活药物。

【不良反应】上消化道不适为大环内酯类常见的不良反应，可降低患者对于红霉素的依从性，该反应也是克拉霉素和阿奇霉素最常见的副作用。胆汁淤积性黄疸，多发生于应用酯类红霉素时，应用其他制剂时也有报道，可能与患者对酯类化合物的高敏性有关。大剂量使用红霉素，有暂时性耳聋的报道。红霉素、阿奇霉素和泰利霉素可在肝脏蓄积，故肝功能低下患者应慎用。

【药物相互作用】红霉素、克拉霉素和泰利霉素可抑制很多药物在肝脏中的代谢，引起化合物在体内蓄积至中毒浓度。因大环内酯类可抑制肠道中参与地高辛代谢的细菌，故大环内酯类与地高辛配伍使用时，地高辛在某些患者体内经肝肠循环途径的吸收会有所增加。阿奇霉素与其他药物的相互作用报道少见。

二、常用药物

红 霉 素

红霉素是 14 元环的天然大环内酯类抗生素。红霉素的母核对胃酸不稳定，食物影响其吸收，红霉素肠溶片或酯化物口服给药吸收完全，静脉给药引起血栓的可能性大。红霉素在体内分布广泛，可分布至前列腺，是少数可在巨噬细胞蓄积的抗生素，但难以经血脑屏障跨膜转运。大部分药物在肝脏代谢，可抑制 CYP450 酶系统。活性代谢产物可经胆汁排泄，进行肝肠循环，无活性代谢物经尿液排泄。

> **药师考点**
> 红霉素、罗红霉素、克拉霉素、阿奇霉素的适应证、注意事项等。

红霉素的抗菌谱与青霉素相似，对革兰阳性菌作用强，对革兰阴性菌如淋病奈瑟菌、百日咳杆菌、布氏杆菌属、弯曲杆菌属，嗜肺军团菌、流感嗜血杆菌等也有较强的抑制作用。对某些螺旋体、支原体、衣原体及立克次体等也有作用。对青霉素产生耐药性的菌株，对红霉素仍敏感。临床上，红霉素可作为青霉素过敏患者的替代药物，用于溶血性链球菌、肺炎链球菌等敏感菌株所致的上、下呼吸道感染；敏感溶血性链球菌引起的猩红热及蜂窝织炎；白喉及白喉带菌者。红霉素还可用于军团菌病；支原体属、衣原体属等所致的呼吸道及泌尿生殖系统感染。红霉素其他临床应用有口腔感染、空肠弯曲菌肠炎、百日咳等。

罗红霉素

罗红霉素（Roxithromycin）是 14 元环的半合成大环内酯类抗生素。其抗菌谱和抗菌作用与红霉素相似。罗红霉素对胃酸较稳定，口服生物利用度及血药浓度明显高于其他大环内酯类，且组织渗透性好，$t_{1/2}$ 较长。罗红霉素对金黄色葡萄球菌、肺炎链球菌、化脓性链球菌的体外抗菌活性不如红霉素，但体内抗菌活性强于红霉素。

克拉霉素

克拉霉素（Clarithromycin）为红霉素甲基化物，是 14 元环的半合成大环内酯类抗生素。其体内过程与红霉素基本相似，对胃酸稳定性增加，食物可促进其吸收，生物利用度提高，在肺、扁桃体及皮肤等组织中有较高的浓度。克拉霉素的 14 - 羟基代谢产物仍有抗菌作用。克拉霉素可影响茶碱和卡巴西平的代谢。因克拉霉素及其代谢物经肝、肾消除，肾功能低下的患者应调整药物剂量。

克拉霉素抗菌谱和抗菌作用与红霉素相似。对革兰阳性菌作用强，对流感嗜血杆菌及细胞内病原微生物如：衣原体、脲原体、军团菌、莫拉克斯菌和幽门螺杆菌等的作用强于红霉素。与红霉素之间存在交叉耐药性。临床主要用于呼吸道、泌尿生殖系统及皮肤软组织感染。

阿奇霉素

阿奇霉素（Azithromycin）是目前唯一的 15 元大环内酯类抗生素。对胃酸稳定，口服吸收良好，可静脉滴注给药。血清药物浓度低，组织分布良好，嗜中性粒细胞、巨噬细胞和成纤维细胞中的药物浓度高，表观分布容积大，$t_{1/2}$ 长。阿奇霉素抗菌谱很广，与其他大环内酯类相比抗菌活性较强。革兰阳性菌、革兰阴性菌、厌氧菌、支原体、衣原体、螺旋体等均对其敏感。其中对链球菌和葡萄球菌的作用弱于红霉素，治疗流感杆菌和莫拉克斯菌所致的呼吸道感染的疗效明显优于红霉素。临床用于衣原体所致的尿道炎，对分枝菌属引起的传染性感染和获得性免疫缺陷症状有效。15 元环大环内酯类抗生素的不良反应率较 14 元环明显降低。

泰利霉素

泰利霉素（Telithromycin）为红霉素的衍生物，是半合成的酮内酯类抗生素。对胃酸稳定，口服吸收良好，组织细胞穿透力强，大部分在肝脏中代谢，经胆道和尿道排泄。其抗菌谱与阿奇霉素相似，抗菌作用更强。因酮内酯结构使其对某些细菌核糖体的结合力高于其他大环内酯类，且对甲基化反应和细菌外排作用比较稳定，因此对许多耐大环内酯类的菌株，尤其是革兰阴性菌等有较强的抗菌活性。临床主要用于呼吸道感染的治疗，如社区获得性肺炎、慢性支气管炎急性发作、急性上颌窦炎、咽炎、扁桃体炎等。泰利霉素可使一些患者的 Q-T 间期延长，应避免用于 Q-T 间期延长及潜在的心律失常患者。肾病患者慎用泰利霉素，重症肌无力禁用泰利霉素。

第二节　林可霉素类

林可霉素类抗生素包括林可霉素（Lincomycin）和克林霉素（Clindamycin），林可霉素为天然抗生素，是从链丝菌培养液中提取获得。克林霉素为半合成抗生素，是林可霉素的衍生物。林可霉素和克林霉素的抗菌谱和抗菌机制相同。克林霉素的生物利用度和抗菌活性均优于林可霉素，且毒性较低，是本类药物中的临床常用药。

克林霉素

【体内过程】克林霉素口服吸收良好，还可肌注和静脉滴注给药。克林霉素体内分布广泛，在骨组织中浓度高，但不易进入脑脊液，即使脑膜炎时，在中枢也不能达到有效浓度。克林霉素在肝脏发生氧化反应而灭活，可经胆汁分泌，或经

> **药师考点**
> 克林霉素的适应证、注意事项等。

肾小球滤过后随尿液排泄。尿液中的克林霉素低于抗菌浓度。克林霉素在肝、肾功能衰竭的患者体内有蓄积现象。

【药理作用】克林霉素对非肠球菌和革兰阴性球菌有明显的抗菌作用，抗菌特点表现为对各类厌氧菌，如脆弱拟杆菌，有强大抗菌活性。

克林霉素的作用机制与红霉素相同，能与核蛋白体 50S 亚基结合，抑制肽酰基转移酶，使蛋白质肽链的延伸受阻。由于林可霉素类在细菌核糖体 50S 亚基上的结合位点与红霉素和氯霉素相同或相近，因此，林可霉素类与红霉素或氯霉素可互相竞争结合部位，出现拮抗作用，不宜合用。

【耐药性】细菌对林可霉素类的耐药机制与红霉素相同。林可霉素和克林霉素与大环内

酯类存在交叉耐药性；大多数细菌对林可霉素和克林霉素存在完全交叉耐药性。对红霉素敏感的肠球菌属和革兰阴性需氧杆菌由于外膜通透性降低而对林可霉素类先天性耐药。

【临床应用】

1. 厌氧菌感染 可用于敏感厌氧菌引起的严重感染，还可用于厌氧菌引起的腹腔和盆腔感染，尤其对脆弱拟杆菌所致的感染疗效好。由于在引起呼吸道感染的各类杆菌中出现较多的抗青霉素菌株，故林可霉素类对吸入性肺炎、阻塞性肺炎和肺脓肿的疗效优于青霉素类。

2. 需氧革兰阳性球菌感染 用于对青霉素无效或对青霉素过敏的革兰阳性菌感染，如呼吸道、关节与软组织、骨组织、胆道等的感染以及脓毒症、心内膜炎等。克林霉素可作为治疗金黄色葡萄球菌引起的骨髓炎的首选药物。

【不良反应】皮疹是克林霉素常见的不良反应。克林霉素最严重的不良反应是致死性伪膜性肠炎，是因肠道难辨梭形芽孢杆菌二重感染，由其产生坏死性毒素所致。口服甲硝唑对该症状有效，若疗效不佳，可用万古霉素进行治疗。

第三节 万古霉素类与多黏菌素类

万古霉素类与多黏菌素类均属于多肽类抗生素，包括万古霉素与去甲万古霉素、替考拉宁、达托霉素、杆菌肽、多黏菌素类等。上述药物虽然抗菌谱较窄，但抗菌活性强，均属于杀菌药。多数药物由于毒性较大，尤其是肾毒性较为突出，临床上一般不作为治疗的首选药物。但随着耐药性问题日益严重，本类药物的临床价值又重新得到重视。

一、万古霉素类

万古霉素

万古霉素（Vancomycin）是从链霉菌培养液中分离获得的结构复杂的三环糖肽类化合物，为第一代多肽抗生素。因其抗多重耐药，如对耐甲氧西林金黄色葡萄球菌（MRSA）和肠球菌有效，在临床中日益受到重视。但近年来，由于越来越多的万古霉素耐药菌株的出现，其地位渐渐被利奈唑胺（Linezolid）和达托霉素（Daptomycin）所取代。

药师考点

万古霉素、去甲万古霉素、替考拉宁、多黏菌素 E、多黏菌素 B 的抗菌作用特点、典型不良反应和禁忌证、适应证和注意事项。

【体内过程】万古霉素口服不吸收，肌注给药可引起注射局部剧痛和坏死，故其给药途径为缓慢静脉滴注。万古霉素体内分布广泛，可进入各组织、体液，脑膜炎时可透过血脑屏障（BBB），进入脑脊液。体内仅小部分被代谢，超过 90% 的万古霉素经肾小球滤过后随尿液排泄。

【药理作用】对革兰阳性菌具有强大的抗菌活性，包括草绿色和溶血性链球菌、肺炎球菌等；对破伤风杆菌、白喉杆菌、炭疽杆菌和产气荚膜杆菌等作用亦强。尤其对 MRSA 和耐甲氧西林表皮葡萄球菌（MRSE）抗菌作用强大。

万古霉素可干扰敏感菌细胞壁的合成，为速效杀菌药。万古霉素与细菌细胞壁骨架肽聚糖的五肽前体化合物侧链中的 D－丙氨酰－D－丙氨酰部位结合，抑制肽聚糖聚合反应的转糖苷过程，还可通过抑制细菌膜磷脂的合成，破坏细胞膜，发挥抗菌作用。

【耐药性】细菌不易对万古霉素产生耐药性，目前发现的耐药菌株有：耐万古霉素肠球菌（VRE）和耐万古霉素金黄色葡萄球菌（VRSA）。耐药性产生机制有：①细菌通过质粒介导，对万古霉素的通透性降低；②细菌与万古霉素的结合减少，如细菌细胞壁中的 D - 丙氨酰被 D - 乳酸取代。

【临床应用】万古霉素不作常规用药，仅用于严重的革兰阳性球菌感染，鉴于耐药菌株的出现，应严格按适应证用药。万古霉素临床用于 MRSA、MRSE 所致感染，如败血症、肺炎、骨髓炎等；万古霉素与氨基糖苷类抗生素有抗菌协同作用，可合用治疗肠球菌所致的心内膜炎；口服万古霉素仅限于治疗难辨梭形芽孢杆菌或葡萄球菌所致，具有潜在致死性的伪膜性结肠炎。

【不良反应】万古霉素副作用严重，可引起药热、寒战等。注射给药，可引起注射局部的静脉炎，静滴过快时，因促进组胺释放，可在后颈部、上肢及上身出现皮肤潮红、红斑、荨麻疹等症状，称为"红人综合征（red man syndrome）"；还可表现为心动过速和低血压，甚至休克。万古霉素与静脉滴注有关的不良反应，可从以下几个方面进行防治：给药前 1h，预先给予抗组胺药；减慢滴速；停药 2h，再次给药时增加溶剂的量；使用抗组胺药和糖皮质激素进行治疗。肾功能衰竭患者应用万古霉素，可因药物体内蓄积导致剂量依赖性听力损伤。

【药物相互作用】与有耳、肾毒性的药物合用，如髓祥利尿药、氨基糖苷类、多黏菌素类等，可增加其耳、肾毒性；与抗组胺药、吩噻嗪类合用时，可掩盖其耳鸣、头昏、眩晕等耳毒性症状；与肌松药合用可增加神经肌肉阻滞作用；与碱性溶液有配伍禁忌，与重金属接触可产生沉淀。

去甲万古霉素

去甲万古霉素（Norvancomycin）化学结构较万古霉素少 1 个甲基，其抗菌谱、药理作用及机制与万古霉素基本相同，对 MRSA 和 MRSE 作用较万古霉素强，抗脆弱拟杆菌作用很强，肠球菌属的多数对其亦敏感，而大多数的革兰阴性杆菌对其耐药。该药与其他抗生素间无交叉耐药性。临床主要在其他常用抗生素无效或发生伪膜性结肠炎时应用。不宜与氯霉素、甾体激素等混合静滴，因可与之产生沉淀。去甲万古霉素很少引起"红人综合征"。

替考拉宁

替考拉宁（Teicoplanin）与万古霉素化学结构相近，但半衰期明显延长，与万古霉素抗菌谱相似，药理作用及机制相同，抗菌活性更强，尤其对金黄色葡萄球菌和链球菌属更有效。临床适应证与万古霉素相同。由于替考拉宁肾毒性及耳毒性较万古霉素小，故可用于中性粒细胞减少和对万古霉素过敏患者敏感菌感染的治疗。

不良反应较万古霉素少见而轻微，耳、肾毒性少见，最常见者为肌内注射时局部轻微疼痛，暂时性的肝功能异常。对于重症感染患者和肾功能异常者，仍需进行血药浓度监测。偶见恶心、呕吐、眩晕、颤抖、嗜酸性粒细胞增多，粒细胞减少、血小板增多等。偶有支气管痉挛、药热等过敏反应，极少引起"红人综合征"。

达托霉素

达托霉素（Daptomycin）为第二代糖肽类抗生素，其化学结构新颖，是环脂肽类化合物。达托霉素以静脉滴注方式给药，其血浆蛋白结合率可达 90% ~95%，体内分布广泛，难以透过血 – 脑屏障，部分在肝脏代谢，原型及代谢物经肾清除。

达托霉素是窄谱杀菌药，仅对革兰阳性菌有效，包括：对甲氧西林敏感和耐药的金黄色葡萄球菌，耐青霉素的肺炎双球菌，链球菌，杰士棒状杆菌和肠球菌（含 VRE）等。达托霉素作用机制与众不同，该药可与细菌细胞膜结合，引起细胞膜快速去极化，进而改变细胞膜的性质，影响细胞膜的多种功能，并抑制胞内 DNA、RNA 和蛋白质的合成，发挥剂量依赖性杀菌作用。

临床用于治疗由敏感的革兰阳性菌株引起的皮肤及软组织感染，如脓肿、手术切口感染和皮肤溃疡。还可用于由金黄色葡萄球菌引起的右侧感染性心内膜炎及复杂性皮肤与软组织感染并发的菌血症。

达托霉素最常见的不良反应有便秘、恶心、头痛、失眠。达托霉素还可升高转氨酶和肌酸磷酸激酶，用药期间应每周检测指标变化。为避免可能的肌肉毒性，应用达托霉素期间应停用 HMG – CoA 抑制剂。

二、杆菌肽

杆菌肽是自苔藓样杆菌或枯草杆菌培养液中分离获得的多肽类混合物，其中主要含杆菌肽 A。杆菌肽对大多数革兰阳性菌，特别是金黄色葡萄球菌和链球菌属有强大的抗菌作用，对淋球菌、脑膜炎球菌等革兰阴性球菌和某些螺旋体、放线菌属也有一定的抑制作用，但所有的革兰阴性杆菌、真菌和诺卡菌属均对其耐药。

杆菌肽属于慢性杀菌药。作用机制为选择性地抑制细菌细胞壁合成过程中的脱磷酸化，阻碍细胞壁合成，导致细菌死亡。细菌对其产生耐药性较慢，与其他抗生素也无交叉耐药性。由于杆菌肽有严重的肾毒性，目前临床仅作局部应用，用于敏感菌引起的皮肤伤口、软组织、眼、耳、鼻、喉和口腔等感染的治疗。

三、多黏菌素类

多黏菌素类（polymyxins）是一组从多黏杆菌培养液中发现的多肽类抗生素。多黏菌素类由一个脂肪酸，一个氨基酸和一个 L – 二氨基丁酸组成，其平均分子量为 1400，带正电荷。多黏菌素硫化物非常稳定可溶于水。由于严重的肾毒性和神经毒性，多黏菌素类临床应用受到限制，目前临床使用的有多黏菌素 B（Polymyxin B）和多黏菌素 E（Polymyxin E）。

【体内过程】多黏菌素类口服给药不易经肠道吸收。注射给药后血药浓度和组织药物浓度低。本类药物与细胞碎片、磷脂酸、脓性渗出物及革兰阴性菌产生的内毒素可紧密结合，故穿透力弱，不易进入细胞内，组织分布较差。药物代谢较慢，主要经肾排泄，尿液中药物浓度高，肾功能不全者清除更慢。

【药理作用】多黏菌素类为窄谱杀菌药，对多数革兰阴性杆菌有抗菌活性，包括假单胞菌属。革兰阳性菌、变形杆菌和脑膜炎双球菌对其高度耐药。在对多黏菌素类敏感的细菌种群中，耐药突变菌株少见。多黏菌素类的药物作用与阳离子表面活性剂相似，其化学结构中带正电荷的部分可与革兰阴性杆菌细胞膜磷脂中带负电荷的磷脂酰乙醇胺结合，从而破坏细胞膜的通透性和转运功能。

【临床应用】多黏菌素类临床主要为局部应用，口服可用于肠道术前准备和消化道感染。局部外用于敏感菌引起的五官、皮肤、黏膜感染及烧伤后铜绿假单胞菌所致的创面感染。还可用于治疗铜绿假单胞菌引起的、其他抗菌药无效的败血症、泌尿道和烧伤创面感染；亦用于大肠埃希菌、肺炎杆菌等引起的全身感染，如脑膜炎、败血症等。

【不良反应】多黏菌素类局部用药时局部反应和过敏反应少见。本类药物入血后毒性较大，在治疗量下即可出现明显的不良反应。主要表现在肾毒性及神经毒性方面，肾毒性的主要症状为蛋白尿和血尿，肾功能不全患者，氮潴留症状加重；神经系统的症状有感觉异常、眩晕和共济失调等。及时停药，随药物排泄，症状可部分恢复。血药浓度超过 $30\mu g/ml$，导致呼吸麻痹，应采用人工呼吸进行抢救，还可注射葡萄糖酸钙。

小 结

- 大环内酯类能抑制细菌蛋白质的合成，代表药物红霉素对多种革兰阳性及阴性球菌和杆菌、螺旋体、肺炎支原体及螺杆菌、部分立克次体、衣原体有抑制作用，对军团菌病、弯曲杆菌所致的败血症或肠炎、支原体肺炎、沙眼衣原体所致的婴儿肺炎及结肠炎、白喉带菌者可作为首选药之一。

- 林可霉素类骨组织中的药物浓度高，是治疗金黄色葡萄球菌所致的急、慢性骨髓炎及关节感染的首选药，也可用于各种厌氧菌感染或厌氧菌与需氧菌的混合感染。

- 多肽类抗生素中的万古霉素类主要用于治疗严重革兰阳性菌感染，特别是耐青霉素金黄色葡萄球菌引起的严重感染和对 β－内酰胺类抗生素过敏者的严重感染；多黏菌素类目前临床仅限于局部使用，常用于革兰阳性菌引起的皮肤感染和五官科感染的局部治疗。

（王志琪）

扫码"练一练"

扫码"学一学"

第三十五章　氨基糖苷类抗生素

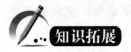

要点导航

1. 掌握氨基糖苷类抗生素的抗菌作用机制、抗菌谱、临床应用和不良反应。

2. 熟悉氨基糖苷类抗生素的体内过程特点、耐药性。熟悉链霉素、庆大霉素、阿米卡星、异帕米星和奈替米星等药物的抗菌作用特点及临床应用。

3. 了解氨基糖苷类抗生素的理化性质。

本类抗生素的化学结构基本相似，均由氨基糖分子和非糖部分的苷元通过醚键连接而成，故称氨基糖苷类（aminoglycosides）。分为天然来源和人工半合成两大类。天然来源的包括由链霉菌属培养液中提取获得的链霉素（Streptomycin）、卡那霉素（Kanamycin）、妥布霉素（Tobramycin）、新霉素（Neomycin）、大观霉素（Spectinomycin）等，由小单孢菌属培养液中提取获得的庆大霉素（Gentamicin）、西索米星（Sisomicin）、小诺米星（Micronomicin）等。人工半合成的主要有阿米卡星（Amikacin，丁胺卡那霉素）、奈替米星（Netilmicin）、依替米星（Etimicin）、异帕米星（Isepamicin）等。由于化学结构相近，决定了这类抗生素具有一些共性。

知识拓展

氨基糖苷类抗生素发展简介

链霉素是 1944 年用于临床的第一个氨基糖苷类抗生素，因对结核分枝杆菌有抗菌活性，是第一个治疗肺结核的药物，现仍为治疗结核病的二线药物。美国微生物学家 S. A. Waksman（"抗生素"这一术语是其首次提出）因发现和制成了链霉素而获得 1952 年诺贝尔生理学或医学奖。1957 年应用于临床的卡那霉素因对需氧革兰阴性杆菌严重感染和粟粒性结核的显著疗效而成为第一代氨基糖苷类的代表药，但对假单胞菌类感染无效，加之严重的肾毒性、耳毒性和多种对其耐药菌株的出现，被新一代的氨基糖苷类取代。庆大霉素和妥布霉素是第二代氨基糖苷类抗生素，对第一代无效的假单胞菌类和耐药菌株也具有抗菌活性，临床广泛应用。阿米卡星和奈替米星均为第三代氨基糖苷类抗生素，对庆大霉素和卡那霉素耐药菌株有抗菌活性，对耐头孢菌素和耐甲氧西林菌株也有效，以及肾毒性、耳毒性低，使其比第一代、第二代氨基糖苷类更有优势。氨基糖苷类抗生素目前仍为临床治疗需氧革兰阴性杆菌严重感染的主要抗菌药物之一，尤适用于肺囊性纤维性变及进行腹膜透析的患者。

第一节　氨基糖苷类抗生素的共同特性

【体内过程】本类药物化学性质稳定，均呈碱性而其盐易溶于水。由于为强极性化合物，脂溶性小，故口服很难吸收，仅作胃肠消毒用，而常作肌内注射和静脉滴注。主要分布于细胞外液，胞内浓度较低，故对细胞内细菌感染效果差，也不能通过血脑屏障，甚至脑膜炎时也难在脑脊液达到有效浓度，但在肾皮质，内耳内、外淋巴液内可有高浓度药物蓄积，这是本类抗生素产生肾毒性和耳毒性的主要原因。主要以原型由肾小球滤过排泄，尿药浓度高，可用于泌尿道感染。肾功能不全时其排泄减慢，肾毒性加大，应注意调整剂量及时间。

【药理作用】虽然大多数抑制微生物蛋白质合成的抗生素为抑菌药，但氨基糖苷类抗生素却有杀菌作用，属静止期杀菌药。

其杀菌作用特点：①抗菌谱较广，主要对各种需氧革兰阴性杆菌包括铜绿假单胞菌等有强大的抗菌活性，对葡萄球菌包括耐青霉素金黄色葡萄球菌、耐甲氧西林金黄色葡萄球菌（MRSA）、耐甲氧西林表皮葡萄球菌（MRSE）等革兰阳性球菌也有较好作用，部分药物具有抗结核分枝杆菌作用，但对革兰阳性杆菌和革兰阴性球菌作用差，对厌氧菌无效。与β-内酰胺类抗生素有协同作用。②其杀菌速率和杀菌时程为浓度依赖性。③氨基糖苷类抗生素对革兰阴性杆菌和革兰阳性球菌具有较长时间的抗生素后效应（post antibiotic effect，PAE），其PAE呈浓度依赖性。④均有初次接触效应（first exposure effect，FEE），即细菌首次接触氨基糖苷类抗生素时，能被迅速杀死。⑤在碱性环境中氨基糖苷类抗生素抗菌活性增强。

【作用机制】

1. 对细菌蛋白质合成的多个环节均有抑制作用　包括：①与细菌核糖体30S亚基结合，抑制30S始动复合物的形成；②阻止氨酰tRNA（亦称氨基酰tRNA）在A位的正确定位，干扰功能性核糖体的组装，抑制70S始动复合物的形成；③选择性地与30S亚基上的靶蛋白（如P10）结合，使A位

> **药师考点**
>
> 氨基糖苷类抗生素的抗菌作用机制、抗菌谱、临床应用和不良反应。

歪曲，诱导tRNA与mRNA密码三联体错误匹配，引起完整核糖体的30S亚基错读遗传密码，导致合成异常、无功能的蛋白质；④阻碍终止密码子与A位结合，使已合成的肽链不能释放，阻止70S完整核糖体解离，造成细菌体内的核糖体耗竭（图35-1）。

氨基糖苷类抗生素须经细胞外膜的亲水孔渗入并通过细胞内膜上氧依赖性主动跨膜转运系统进入细菌细胞内发挥抗菌作用，因厌氧菌缺乏此转运系统，故氨基糖苷类抗生素对厌氧菌几乎无抗菌作用。氯霉素可抑制这种转运系统。

2. 使细菌胞膜通透性增加　带正电荷的氨基糖苷类抗生素可通过离子吸附作用附着于细菌体细胞膜带负电荷的磷脂上造成胞膜缺损，胞膜通透性增加，胞内钾离子、核苷酸、酶等重要物质外漏而导致细菌死亡。

【耐药性】普遍存在耐药性，本类药物间存在交叉耐药性，耐药机制为：

1. 产生钝化酶　主要通过质粒介导产生修饰和灭活氨基糖苷类抗生素的修饰酶或钝化酶，包括乙酰化酶、磷化酶和腺苷化酶，使氨基糖苷类抗生素的氨基或羟基乙酰化、磷酸

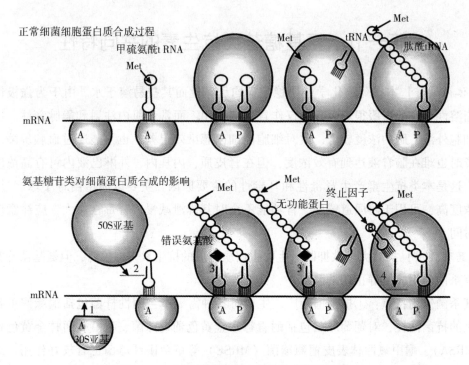

图 35 – 1　氨基糖苷类抗生素的抗菌作用机制

1. 抑制 30S 始动复合物的形成；2. 抑制 70S 始动复合物的形成；
3. 诱导 tRNA 与 mRNA 错误匹配，导致合成异常、无功能的蛋白质；
4. 阻碍终止密码子与 A 位结合

化和腺苷化，不能与细菌核糖体结合，从而失去抗菌活性，该类多种抗生素可被同一种酶钝化，而同一种该类抗生素又可被多种酶钝化，故细菌对该类抗生素相互间存在部分或完全的交叉耐药。

2. 改变膜通透性　通过外膜膜孔蛋白结构的改变，降低了对氨基糖苷类抗生素的通透性，菌体内药物浓度下降。

3. 修饰靶位，降低对药物的亲和力　肠球菌属细菌和结核杆菌的突变株对链霉素耐药，是由于细菌对链霉素靶位蛋白的修饰作用，使链霉素不能与之结合而发生耐药。

【临床应用】氨基糖苷类抗生素主要用于敏感需氧革兰阴性杆菌所致的全身感染。对于败血症、脑膜炎等严重感染可与第三代头孢菌素及氟喹诺酮类等合用。口服可用于消化道感染、肠道术前准备等。结核病可选用链霉素，非典型的分枝杆菌感染主要选用阿米卡星。

【不良反应】

1. 耳毒性　为渐进性的，且常不可逆。包括前庭功能障碍和耳蜗听神经损伤。前庭功能损害表现为眩晕、恶心、呕吐、眼球震颤、视力减退和共济失调，其发生率依次为新霉素 > 卡那霉素 > 链霉素 > 西索米星 > 庆大霉素 > 妥布霉素 > 奈替米星。耳蜗听神经损伤表现为耳鸣、听力减退和永久性耳聋，其发生率依次为新霉素 > 卡那霉素 > 阿米卡星 > 西索米星 > 庆大霉素 > 妥布霉素 > 链霉素。需注意只能经仪器监测显示的"亚临床耳毒性"反应。耳毒性发生机制与药物在内耳淋巴液浓度较高，阻碍了内耳柯蒂氏器内、外毛细胞的糖代谢和能量利用，导致细胞膜 Na^+，K^+ – ATP 酶功能障碍，使毛细胞受损等因素有关。

为防止和减少耳毒性的发生，应用本类抗生素时应经常询问患者是否有耳鸣、眩晕等早期症状，并进行听力监测。应避免同时使用有耳毒性的药物（呋塞米、依他尼酸、红霉素、甘露醇、镇吐药、顺铂等），也应避免与能掩盖其耳毒性的苯海拉明、美克洛嗪、布可力嗪等抗组胺药合用，并注意给药剂量，最好监测治疗剂量的血药浓度。

2. 肾毒性　由于本类药物主要经肾排泄和在肾皮质内蓄积，其主要损害近曲小管上皮细胞，中毒初期表现为尿浓缩功能障碍，随后出现蛋白尿、管型尿，严重者可发生氮质血症及无尿等，其发生率依次为新霉素＞卡那霉素＞庆大霉素＞妥布霉素＞阿米卡星＞奈替米星＞链霉素。

应避免同时应用能增加肾毒性的药物（头孢菌素类、右旋糖酐、环丝氨酸、万古霉素、多黏菌素、杆菌肽、两性霉素 B 等），并注意给药剂量，监测血药浓度。老年人及肾功能不全者宜减量使用或慎用。

3. 神经肌肉阻断作用　表现为心肌抑制、血压下降、肢体瘫痪和呼吸衰竭，与剂量及给药途径有关，常见于大剂量腹膜内或胸膜内应用后，偶见于肌内或静脉注射后。原因可能是药物与钙离子络合，或与钙离子竞争，抑制神经末梢释放乙酰胆碱并降低突触后膜对乙酰胆碱的敏感性，使神经肌肉接头处传递阻断。其发生率依次为新霉素＞链霉素＞卡那霉素＞奈替米星＞阿米卡星＞庆大霉素＞妥布霉素。肾功能减退、血钙过低、同时使用肌松剂、全身麻醉药时易发生，重症肌无力患者尤易发生。葡萄糖酸钙和新斯的明能翻转这种阻断作用，可用于解救此类不良反应。

4. 变态反应　偶可见严重的过敏性休克，尤其是链霉素。防治措施同青霉素。

本类药物与 β - 内酰胺类抗生素合用时不能混合于同一容器，因 β - 内酰胺环结构易使氨基糖苷类抗菌活性降低。

第二节　常用氨基糖苷类抗生素

链 霉 素

链霉素（Streptomycin）抗菌谱较广，对多数革兰阴性菌有较强抗菌作用，特别是对结核分枝杆菌具有抗菌活性。目前临床主要用于：①与四环素联合应用，是鼠疫的首选药；②单独用于兔热病，效果良好；③与四环素联合，可用于布氏杆菌病治疗；④与青霉素合用，治疗草绿色链球菌、肠球菌引起的感染性心内膜炎，⑤与氨苄西林合用，作为预防呼吸、胃肠及泌尿系统术后敏感细菌感染；⑥与异烟肼、利福平联合，用于结核病的初治阶段，延缓耐药性的发生。

> **药师考点**
>
> 　链霉素、庆大霉素、阿米卡星和奈替米星等药物的抗菌作用及临床应用。

在氨基糖苷类抗生素中，链霉素最易引起变态反应，以皮疹、发热、血管神经性水肿多见，也可发生过敏性休克，通常于注射后 10min 内突然出现，发生率虽较青霉素少，但死亡率却很高。因此，注射前应作皮试。链霉素最常见的毒性反应为耳毒性，其前庭功能损害较耳蜗听神经损伤出现早，且发生率高。其次为神经肌肉阻断作用；少见肾毒性。

庆 大 霉 素

庆大霉素（Gentamicin）对革兰阴性杆菌具有较强的抗菌作用，是治疗各种革兰阴性杆菌感染的主要抗菌药，尤其对沙雷菌属作用最强，为氨基糖苷类抗生素中的首选药。目前临床主要用于：①与广谱半合成青霉素类或头孢菌素类抗生素联合用于治疗严重革兰阴性杆菌感染，或病因未明的革兰阴性杆菌混合感染；②与羧苄西林合用，用于铜绿假单胞菌所致的严重感染，但庆大霉素与青霉素类或头孢菌素类抗生素不可同时混合滴注，因后者可使庆大霉素的抗菌活性降低；③与β-内酰胺类抗生素联合治疗肠球菌或革兰阴性杆菌或铜绿假单胞菌所致的心内膜炎；④与甲硝唑或氯霉素联合用于盆腔、腹腔需氧与厌氧菌混合感染治疗；⑤用于尿路、人工心瓣膜手术前的预防术后感染；⑥口服可用于肠道感染或肠道术前准备。

不良反应有前庭神经功能损害，但较链霉素少见，对肾脏毒性则较多见。因本药有神经肌肉阻断作用，不宜作静脉推注或大剂量快速静脉滴注，以防呼吸抑制的发生。

妥布霉素

妥布霉素（Tobramycin）抗菌作用与庆大霉素相似，在革兰阳性菌仅对葡萄球菌有效，但对铜绿假单胞菌的作用较庆大霉素强 2~5 倍，而且对庆大霉素耐药者仍有效。妥布霉素对其他革兰阴性杆菌的抗菌活性弱于庆大霉素，一般不作为首选药。对铜绿假单胞菌感染或需较长时间用药者，以妥布霉素为宜。

卡那霉素

卡那霉素（Kanamycin）有 A、B、C 三种组分，以卡那霉素 A 为主。对多数需氧革兰阴性杆菌和结核分枝杆菌有一定的抗菌作用。目前主要与其他抗结核药联合应用治疗耐药性结核病，还可口服作为术前肠道准备。该药的耳毒性、肾毒性较大，应进行血液浓度的监测，肾功能不良者禁用。

不良反应主要表现为耳毒性和肾毒性，但均较庆大霉素轻。

阿米卡星

阿米卡星（Amikacin，丁胺卡那霉素）是抗菌谱最广的氨基糖苷类抗生素，其对许多肠道革兰阴性杆菌和铜绿假单胞菌所产生的钝化酶稳定，故对一些耐常用氨基糖苷类的菌株（包括铜绿假单胞菌）所致感染仍然有效，为治疗此类感染的首选药物，与β-内酰胺类抗生素合用，治疗中性粒细胞减少或其他免疫缺陷者合并严重的革兰阴性杆菌感染，疗效满意。

其耳毒性主要表现为耳蜗听神经损伤，发生率较高；前庭功能损伤发生率与庆大霉素和妥布霉素相近。肾毒性较庆大霉素和妥布霉素低，较少引起神经肌肉阻断作用。

奈替米星

奈替米星（Netilmicin）显著特点是对多种氨基糖苷类钝化酶稳定，因此对 MRSA 及对常用氨基糖苷类耐药菌有较好抗菌活性。临床用于敏感菌所致的严重感染，是治疗各种革兰阴性杆菌感染的主要抗菌药，但不用于初发的、其他安全有效口服抗菌药物能有效控制的尿路感染。其耳、肾毒性发生率在常用的氨基糖苷类抗生素中较低。但不可任意加大剂量或延长疗程，若每日剂量 >6mg/kg 或疗程长于 15 日，则有可能产生耳、肾毒性。

异帕米星

异帕米星（Isepamicin）抗菌谱与阿米卡星相似，其对阿米卡星敏感的肠杆菌科细菌的作用比阿米卡星强2倍，对普通变形杆菌的作用与阿米卡星相同，对奇异变形杆菌和铜绿假单胞菌的作用与阿米卡星相同或稍差，对凝固酶阳性及阴性葡萄球菌以及耐甲氧西林葡萄球菌均有良好作用，对淋球菌及脑膜炎球菌作用差，对流感杆菌具有中度作用，对肠球菌属无活性。其最大特点为对细菌产生的多数氨基糖苷类钝化酶稳定。主要用于革兰阴性杆菌所致败血症、呼吸道、泌尿道、腹腔及术后等感染，尤其适用于对庆大霉素或其他氨基糖苷类耐药的革兰阴性杆菌感染。耳毒性和肾毒性少见。

小　结

- 氨基糖苷类抗生素临床应用广泛，常用氨基糖苷类抗生素有链霉素、庆大霉素、阿米卡星、异帕米星和奈替米星等药物。
- 氨基糖苷类抗生素有以下共性：

（1）极性强，解离度较大，口服难吸收，多采用非肠道途径给药，具有相似的体内过程。

（2）对细菌蛋白质合成的多个环节均有抑制作用，及破坏细菌胞浆膜的完整性而发挥抗菌作用。

（3）静止期杀菌药。其杀菌作用特点：①主要对各种需氧革兰阴性杆菌包括铜绿假单胞菌等有强大的抗菌活性，部分药物具有抗结核杆菌作用，但对革兰阳性杆菌和革兰阴性球菌作用差，对厌氧菌无效。②其杀菌速率和杀菌时程为浓度依赖性。③具有较长时间的抗生素后效应。④均有初次接触效应。

（4）临床主要用于敏感需氧革兰阴性杆菌所致的全身感染。

（5）不良反应相似：耳毒性、肾毒性、神经肌肉麻痹、过敏反应。

（6）普遍存在耐药性，各药物间存在交叉耐药性。

（杨德森）

扫码"练一练"

扫码“学一学”

第三十六章　四环素类及氯霉素类抗生素

要点导航

1. 掌握四环素类抗生素的抗菌作用与机制、临床应用及不良反应。

2. 熟悉四环素类抗生素的体内过程特点、耐药性；四环素、米诺霉素、多西环素、美他环素和替加环素等的抗菌作用特点及其临床应用；氯霉素体内过程特点、抗菌作用及机制、耐药性、临床应用和不良反应。

3. 了解氯霉素体内过程特点；甲砜霉素的抗菌作用、临床应用及不良反应。

四环素类与氯霉素类抗生素的抗菌谱很广，包括革兰阳性菌，革兰阴性菌，立克次体，衣原体，支原体，螺旋体和阿米巴原虫，属广谱抗生素（broad－spectrum antibiotics）。

第一节　四环素类抗生素

四环素类抗生素均具有共同的氢化骈四苯（四个环）基本结构，并因此得名，不同品种为环上5、6、7位上取代基团不同（图36－1）。四环素分为天然及半合成两类。天然品有四环素（Tetracycline）、土霉素（Oxytetracycline）、金霉素（Chlortetracycline）、地美环素（Demeclocycline）等，半合成品有多西环素（Doxycycline）、米诺环素（Minocycline）等。常用者为多西环素米诺环素。

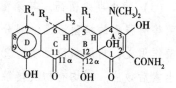

图36－1　四环素类抗生素的基本结构

一、四环素类抗生素的共同特性

【体内过程】

药师考点

四环素类抗生素的共同特性：抗菌作用与机制、临床应用及其不良反应。

1. 吸收　四环素类口服能吸收但不完全，影响口服吸收率的因素包括：①多价阳离子：Mg^{2+}、Ca^{2+}、Al^{3+}、Fe^{2+}与四环素类抗生素形成难溶难吸收的络合物，因此含这些离子的药物如铁剂、食物及奶制品等均可妨碍其吸收；宜空腹服用，若服用铁剂，二药服药间隔应在3h以上。②胃液中酸度增高，药物溶解完全，吸收较好。③与碱性药如碳酸氢钠、H_2受体阻断药或抗酸药合用，使四环素类抗生素吸收减少；酸性药如维生素C则促进四环素类抗生素吸收。

2. 分布　血浆蛋白结合率差异性较大（40%～80%），组织分布广泛，主要集中于肝、肾、脾、皮肤、骨、骨髓、牙齿及釉质等组织；能透过胎盘屏障，沉积于新形成的牙齿和骨骼，与这些部位的钙离子结合而影响其发育，并产生损害作用；易渗透到大多数组织和体液中，但除多西环素和米诺环素外在脑脊液均难达到有效治疗浓度。

3. 代谢与排泄　四环素类部分在肝脏代谢，并经胆道和肾脏排泄，大多数四环素类存在肝肠循环，胆汁中药物浓度较高，有利于治疗胆道感染。部分以原型经肾小球滤过排泄，尿液中药物浓度较高，有利于治疗尿路感染。

除多西环素外，肾功能不全时所有四环素类都可蓄积体内并加重肾损害。多西环素因主要经肠道排泄，可供肾功能不全时使用。四环素类的 $t_{1/2}$ 差别较大，可根据 $t_{1/2}$ 分为：短效类（$t_{1/2}$ 为 6～8h），四环素、土霉素；中效类（$t_{1/2}$ 为 12h），美他霉素；长效类（$t_{1/2}$ 为 16～18h），多西环素、米诺环素。

【药理作用】属广谱抗生素，其抗菌谱包括常见的革兰阳性与革兰阴性需氧菌和厌氧菌、立克次体、螺旋体、支原体、衣原体及某些原虫等。大多数常用四环素类抗生素的抗菌活性近似，但多西环素、米诺环素、替加环素对耐四环素菌株仍有较强抗菌活性。

四环素类对革兰阳性菌的抗菌活性较革兰阴性菌强。在革兰阳性菌中，葡萄球菌敏感性最高，化脓性链球菌与肺炎球菌其次，李斯特菌、放线菌、奴卡菌、梭状芽孢杆菌、炭疽杆菌等也均敏感，但肠球菌属则对四环素类不敏感。在革兰阴性菌中，四环素类对大肠埃希菌、大多数弧菌属、弯曲杆菌、布鲁菌属和某些嗜血杆菌属良好抗菌活性，对淋病奈瑟球菌和脑膜炎奈瑟球菌有一定抗菌活性，对沙门菌属和志贺菌属的活性有限，但对变形杆菌和铜绿假单胞菌无作用。四环素对 70% 以上的厌氧菌有抗菌活性，如脆弱杆菌、放线菌等，以部分合成四环素类作用较好。但其作用不如克林霉素、氯霉素及甲硝唑，故临床一般不选用四环素类治疗厌氧菌感染。

【作用机制】四环素类抗生素能特异性地与细菌核糖体 30S 亚基 A 位特异性结合，阻止蛋白质合成始动复合物的形成和阻断氨酰 tRNA（亦称氨基酰 tRNA）进入 A 位，从而抑制肽链的延长和蛋白质的合成；尚可引起细菌细胞膜通透性的改变，使胞内核苷酸等重要成分外漏，从而抑制 DNA 的复制，系快速抑菌药，高浓度时亦具杀菌作用（图 36-2）。

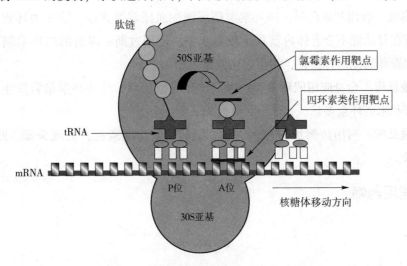

图 36-2　四环素类抗生素及氯霉素的作用靶点

【耐药性】对四环素类耐药菌株的日益增加限制了它们的临床应用，但对天然四环素耐药的细菌对半合成四环素可能仍敏感。细菌对四环素类的耐药机制主要有三种：①细菌外排泵蛋白大量表达，促使四环素类被排出细胞外；②细菌核糖体保护蛋白大量表达，保护细菌的蛋白质合成过程不受四环素类药物的影响；③某些细菌可产生灭活或钝化四环素的酶。

【临床应用】 四环素类对立克次体引起的斑疹伤寒和恙虫病等有特效；对衣原体感染如鹦鹉热衣原体引起的鹦鹉热，肺炎衣原体引起的肺炎，沙眼衣原体引起的性病性淋巴肉芽肿、非特异性尿道炎、输卵管炎及沙眼等也常为首选药；对螺旋体感染如回归热，鼠疫杆菌引起的鼠疫，霍乱弧菌引起的霍乱，布鲁菌引起的布鲁病，肉芽肿鞘杆菌引起的腹股沟肉芽肿，幽门螺杆菌引起的消化性溃疡等也有疗效。使用本类药物时首选多西环素。

【不良反应】

1. 胃肠道反应 是这类药物最常见的反应。早期是由于药物的直接刺激，后期是由于对肠道菌群的影响。主要表现有腹泻、恶心和食欲下降。

2. 二重感染 正常人体的口腔、鼻咽部、消化道等处有多种微生物寄生，相互拮抗而维持相对平衡的共生状态。长期使用广谱抗生素，使敏感菌受到抑制，而一些不敏感菌如真菌或耐药菌乘机大量繁殖，造成新的感染，称为二重感染，又称菌群交替症，多见于老、幼、体弱、抵抗力低的患者及合用糖皮质激素或抗恶性肿瘤药的患者。

常见的二重感染包括：①真菌感染，多由白色念珠菌引起，表现为鹅口疮、肠炎，应立即停药并同时进行抗真菌治疗。②对四环素耐药的难辨梭状芽孢杆菌引起的伪膜性肠炎，即由细菌产生一种毒性较强的外毒素，引起肠壁坏死、体液渗出、剧烈腹泻导致脱水或休克等症状，可危及生命，应立即停药并选用万古霉素或甲硝唑治疗。

3. 对牙齿和骨骼发育的影响 四环素类能与新形成的牙齿和骨组织中的沉积钙结合而影响其发育，造成恒齿永久性棕色色素沉着，牙釉质发育不良、畸形或生长抑制。因此，孕妇或 6 岁以下儿童不应使用四环素类。长期应用四环素类药还可以影响骨髓功能。

4. 肝毒性 四环素类药可损害肝功能或造成肝坏死，特别是在妊娠或肝功能已受损的情况下。

5. 肾毒性 合用利尿药时，四环素类药可增加血尿素氮含量。除多西环素外，其他四环素类药可在肾功能不全者体内蓄积达中毒水平。使用过期和降解的四环素制剂可导致肾小管性酸中毒和其他的肾损害，并引起血尿素氮增加。

6. 光敏反应 全身应用四环素类药可以诱发光敏反应，地美环素最常发生，多西环素也较四环素和米诺环素多见。

7. 前庭反应 与用药剂量有关。超量可引起前庭功能紊乱，出现头晕、眩晕、恶心、呕吐等症状。

二、常用药物

四 环 素

四环素（Tetracycline）为天然四环素类抗生素。口服后 2~4h 达血药峰浓度，组织分布较广，可渗入胸腔和腹腔，易沉积于骨髓、骨骼和牙齿，也可进入乳汁及胎儿循环。能通过胆汁经肠道排泄，其胆汁浓度约为血药浓度的 5~20 倍，且部分在肠道重吸收，形成肝肠循环。正常口服量的四环素有 55% 以原型从尿中排泄，$t_{1/2}$ 为 6~9h，碱化尿液可增加其尿

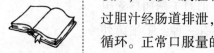

中排出量。

四环素为广谱速效抑菌剂，曾经为治疗敏感菌感染首选或次选药物。但由于细菌对四环素耐药性明显增强，以及一些抗菌活性强且毒性低的新型抗菌药陆续应用于临床，四环素的临床应用明显受到限制，一般不作为首选药物。上述的四环素类药物不良反应在四环素使用中常见。

多西环素

多西环素（Doxycycline，脱氧土霉素，强力霉素）为土霉素的脱氧衍生物。口服后吸收完全而且迅速，不受同服食物影响，吸收率可达 90% ~95%。口服后 2h 达血药峰浓度，由于显著的肝肠循环，$t_{1/2}$ 为 12~22h，有效治疗浓度可维持在 24h 以上，故可每日服药一次。与血浆蛋白结合率高，能很快分布到全身并易进入细胞内，脑脊液中浓度也较高。口服后有 90% 由粪便排泄，主要为无活性的结合物或螯合物，对肠道菌群影响极小，很少引起腹泻或二重感染。注射给药后有 20% 由尿排出，肾功能减退时，由粪便排出量增加，故肾衰患者也可使用。

抗菌谱与四环素相似，但抗菌活性比四环素强，对耐四环素的金黄色葡萄球菌仍有效。具有速效、强效和长效的特点，现作为四环素类抗生素临床应用的首选药，尤适于肾外感染伴肾功能不全患者。与其他四环素类间存在交叉耐药性。

不良反应常见胃肠道反应，如恶心、呕吐、腹泻、上腹部不适、口腔炎及肛门炎等，易致光敏反应。其他不良反应较四环素少见。

米诺环素

米诺环素（Minocycline，二甲胺四环素）系四环素的人工半合成产品。米诺环素的脂溶性明显高于其他四环素类抗生素，口服吸收迅速而完全，吸收率可高达 95%。本药吸收不受牛奶等食物影响，但仍能与抗酸药及含有铁、铝、钙等阳离子的药物形成络合物，而降低其口服吸收率。口服后 2~3h 达血药峰浓度，有效治疗浓度可维持 12h 以上，口服和注射能达相同血药浓度。组织渗透性高于多西环素，在肝、胆、肺、扁桃体、泪及痰液等均能达有效治疗浓度，特别是对前列腺组织穿透性更好；能进入乳汁、羊水、在脑脊液的浓度高于其他四环素类药，这可能是其引起前庭耳毒性的原因。米诺环素在体内很少代谢，34% 服用量经肝肠循环由粪便排出，尿排出量仅为 5% ~10%，系四环素类中最低者，故本药可应用于肾、肝功能损害的患者。通常该药 $t_{1/2}$ 为 14~18h，肾衰时略有延长，也会增加药物由胆汁的排出。

抗菌谱与四环素相似，抗菌活性比四环素强 2~4 倍，对耐四环素菌株也有良好的抗菌作用，对革兰阳性菌的作用强于革兰阴性菌，尤其对葡萄球菌的作用更强。对肺炎支原体、沙眼衣原体和立克次体等也有较好抑制作用。临床主要用于治疗上述各种敏感病原体所致的感染，包括沙眼衣原体所致的性病、淋病、奴卡菌病和酒糟鼻等。因为米诺环素极易穿透皮肤，特别适合于治疗痤疮。

不良反应为前庭功能改变，引起眩晕、耳鸣、恶心、呕吐和共济失调等，给药后可很快出现，女性多于男性，老年人多于年轻人，12% ~52% 的患者可因反应严重而被迫停药，停药后 24~48h 后可以恢复。长期服用者还可出现皮肤色素沉着，需停药后几个月才能消退。其他不良反应较四环素少见。

美他环素

美他环素（Metacycline）口服可吸收，血浆蛋白结合率 80%，在体内分布广。主要以原型自尿排泄，约占给药量的 50%，$t_{1/2}$ 为 16h。许多立克次体属、支原体属、衣原体属、某些非典型分枝杆菌属、螺旋体对其敏感，但肠球菌属对其耐药。某些四环素或土霉素耐药的菌株对美他环素仍可敏感。用于衣原体感染、立克次体病、支原体肺炎、回归热等非细菌性感染及敏感细菌所致胃肠道、泌尿系统、呼吸系统、皮肤软组织感染等。治疗布鲁菌病和鼠疫时需与氨基糖苷类联合应用。不良反应有胃肠道症状，也可发生肝脂肪变性，某些患者日晒时可能有光敏现象。

替加环素

替加环素（Tigecycline）是美国 FDA 于 2005 年批准上市的第一个新型静脉注射用甘氨酰四环素类抗生素。替加环素给药后有 22% 以原型经尿液排泄，其平均消除半衰期范围为 27（单剂量 100mg）~42h（多剂量），因此，每 12h 用药一次，并且不需根据肾功能受损情况调整剂量，使用比较方便。

抗菌作用机制与四环素类药物相似，但其对核糖体 A 位的亲和力比其他常用四环素类药物强。有广谱抗微生物活性，其抗菌活性比四环素强。现研究表明，替加环素能避免病原微生物对抗菌药的两种主要耐药机制：外排泵和核糖体保护，故不仅对耐四环素类菌株有良好的抗菌作用，而且对其他抗菌药的耐药菌株也有效（铜绿假单胞菌除外），如甲氧西林耐药的金黄色葡萄球菌（MRSA）和表皮葡萄球菌（MRSE）、青霉素耐药的肺炎链球菌（PRSP）、万古霉素耐药的肠球菌（VRE）及超广谱 β-内酰胺酶耐药菌株（ESBL）等。目前替加环素被批准用于大肠埃希菌、粪肠球菌（仅万古霉素敏感株）、金黄色葡萄球菌、无乳链球菌、咽峡链球菌属、脓性链球菌和脆弱拟杆菌、多形拟杆菌、单形拟杆菌、普通拟杆菌、费氏柠檬酸杆菌、阴沟汤肝菌、产酸克雷伯菌、肺炎克雷菌、产气荚膜梭菌、微小消化链球菌等引起的成人腹内感染和复杂皮肤及其软组织感染。替加环素为医生们提供了一种新的、可在治疗初期当病因尚未明了时供选择的广谱抗生素。

常见不良反应为恶心、呕吐和腹泻，其他不良反应目前少见。

第二节 氯霉素类抗生素

氯霉素

氯霉素（Chloromycetin）最初由委内瑞拉链丝菌的培养液提取，目前临床使用人工合成的左旋体。

【体内过程】氯霉素有多种剂型，口服制剂有氯霉素和氯霉素棕榈酸酯，注射剂为氯霉素琥珀酸酯，后两者为前体药，须经水解才能释放出有抗菌活性的氯霉素。氯霉素口服吸收迅速而完全，0.5h 可达有效治疗浓度，2~3h 达血药峰浓度；氯霉素棕榈酸酯口服后需在十二指肠水解成氯霉素才能吸收，峰浓度出现较晚。而氯霉素琥珀酸酯供静脉注射，在体内水解成氯霉素前已有20%～30%由肾脏排泄，降低了生物利用度。氯霉素脂溶性高，分布广泛，有较强的组织穿透力，易透过血脑屏障，脑脊液中药物可达有效治疗浓度，还能透过血眼屏障，无论全身或局部用药均可达到有效治疗浓度，氯霉素尚可进入细胞内，抑制胞内菌，对伤寒杆菌等细胞内感染有效。氯霉素大部分在肝脏与葡萄糖醛酸结合，经肾脏排泄，尿中原型药物占5%～15%，但已达到有效治疗浓度。新生儿服药后，可因其体内缺乏葡萄糖醛酸酶转移酶，使氯霉素在体内的消除过程减慢，须警惕体内蓄积而发生毒性反应。氯霉素为肝药酶抑制剂，若与某些经肝药酶代谢的药物合用，可使后者的血药浓度异常增高。若氯霉素与肝药酶诱导剂合用，则使氯霉素代谢加速而血药浓度降低。

【药理作用】属广谱抗生素，低浓度抑菌，系快速抑菌药，高浓度时亦具杀菌作用。对革兰阴性菌的抗菌活性强于革兰阳性菌，对革兰阳性菌的作用弱于青霉素类和四环素类。伤寒杆菌及副伤寒杆菌、布鲁菌及百日咳杆菌对其敏感。厌氧菌、立克次体、螺旋体、衣原体和支原体也对其敏感。对结核分枝杆菌、病毒、真菌及原虫无作用。

> **药师考点**
>
> 氯霉素的体内过程特点、抗菌作用及机制、临床应用和不良反应。

【作用机制】氯霉素主要与细菌核糖体50S亚基上的肽酰转移酶作用位点可逆性结合，阻止P位肽链的末端羧基与A位上氨酰tRNA的氨基发生反应，从而阻止肽链延伸，使蛋白质合成受阻（图36-2）。

需注意由于哺乳动物骨髓造血细胞线粒体的70S核糖体与细菌70S核糖体相似，高剂量的氯霉素也能抑制这些细胞器的蛋白质合成，产生骨髓抑制的毒性反应。而且氯霉素在50S亚基上的结合位点与大环内酯类和林可霉素的结合位点十分接近，故它们同时应用可因相互竞争相近的结合位点而产生拮抗作用或交叉耐药性。

【耐药性】各种细菌对氯霉素均可产生耐药性，其机制主要有：①由质粒介导，在乙酰基转移酶作用下，氯霉素转化成乙酰化衍生物而失去活性；②由细菌细胞膜渗透性降低所致，较常见于铜绿假单胞菌、大肠埃希菌、志贺菌属等；③通过基因突变获得，伤寒杆菌的耐药性发生较慢可能与此有关。

【临床应用】由于严重的不良反应、细菌耐药性等原因，氯霉素目前几乎不再作为全身治疗药，但仍可应用如下：①多种细菌性脑膜炎、脑脓肿或用于治疗其他药物如青霉素类疗效不佳的脑膜炎患者。②用于治疗伤寒杆菌及其他沙门菌属感染，多药耐药的流感嗜血杆菌感染；③对立克次体病等严重感染也有相当疗效；④眼科局部用药治疗敏感菌引起的各种眼部感染。

【不良反应】

1. 抑制骨髓造血功能　是其主要不良反应，又分为两种情况：一是可逆性白细胞减少，较常见，表现为贫血、白细胞下降或血小板减少症，这与剂量、疗程有关，停药可恢复。另一是不可逆的再生障碍性贫血，虽少见，但死亡率却很高，与剂量、疗程无关，为防止发生，应避免滥用，勤查血象，有药源性造血系统毒性既往史或家族史者，不宜使用。

2. 灰婴综合征（gray syndrome）　新生儿、早产儿应用剂量过大，常于用药后4日即发生循环衰竭，患者出现腹胀、呕吐、呼吸急促及进行性皮肤苍白等，称为灰婴综合征，死亡率高。与其肝脏发育不全，缺乏葡萄糖醛酸酶转移酶，对氯霉素代谢能力有限，导致药物在体内蓄积有关。及早停药，积极治疗，可于停药后 24～36h 逐渐恢复。禁用于新生儿、早产儿，葡萄糖－6－磷酸脱氢酶（G－6－PD）缺陷者，妊娠后期及哺乳期妇女。

3. 其他 口服用药时出现胃肠道反应，还可引起精神病患者严重失眠、幻视、幻觉、狂躁、猜疑、抑郁等精神症状。禁用于精神病患者。偶见皮疹、药物热、血管神经性水肿等过敏反应；还可见菌群失调所致的维生素缺乏、二重感染。

甲砜霉素

甲砜霉素（Thiamphenicol）是氯霉素的衍生物，口服吸收完全，血中游离型药物多，药物在肝内不与葡萄糖醛酸结合，故抗菌活力较强。因存在肝肠循环，所以在胆汁中浓度较高。甲砜霉素 70%～90% 以原型由肾脏排泄，肾功能损伤者应减少药量。其抗菌谱及抗菌作用、抗菌机制、主要适应证与氯霉素相同，但细菌对甲砜霉素的耐药性产生较慢。主要不良反应与氯霉素相同但稍轻。

小 结

- 四环素类抗生素和氯霉素属于广谱抗生素。
- 四环素类抗生素的共性：①体内过程：部分药物（如四环素）口服吸收率受食物、某些金属离子和酸碱环境影响。可沉积于新形成的牙齿和骨骼。②抗菌作用：对革兰阳性菌的抗菌活性较革兰阴性菌强，与细菌核糖体 30S 亚基的 A 位结合，阻止蛋白质合成始动复合物形成和氨酰 tRNA 进入，从而抑制肽链的延伸和蛋白质合成。③临床目前仍为治疗立克次体、支原体、衣原体和某些螺旋体感染的首选药。④不良反应：胃肠道刺激；二重感染；损害骨骼和牙齿；过敏反应等。
- 氯霉素：①体内过程：易透过血脑屏障，脑脊液中可达有效治疗浓度。②抗菌作用：对革兰阴性菌的抗菌活性较革兰阳性菌强，与细菌核糖体 50S 亚基上的肽酰转移酶作用位点结合，阻止 P 位肽链的末端羧基与 A 位上氨酰 tRNA 的氨基发生反应，从而阻止肽链延伸和蛋白质合成。③临床不作为全身治疗的首选药物。④不良反应：抑制骨髓造血功能、灰婴综合征。

（杨德森）

扫码"练一练"

第三十七章　抗结核病药与抗麻风病药

> **要点导航**
>
> 1. 掌握异烟肼、利福平的作用和用途，熟悉其不良反应。
> 2. 熟悉一、二线抗结核药物的名称。
> 3. 了解其他常用抗结核药物的特点和抗结核药的用药原则；常用抗麻风病药的作用和用途。

结核病（tuberculosis）是由结核分枝杆菌引起的慢性传染病，以肺结核最常见，也可累及全身各个器官和组织，如肠、肾、脑及其他器官。结核病归纳起来可分为两大类：肺结核和肺外结核。肺结核包括原发性肺结核、继发性肺结核两类。肺外结核有肠结核、结核性腹膜炎、结核性脑炎、淋巴结核、骨结核、肾结核、肠结核等。

结核病的治疗原则是早期、联用、适量、规律和全程用药。

目前抗结核病药（antituberculous drugs）分为两类：一是一线抗结核药，疗效较高，不良反应较少，是适合常规应用的首选药，如异烟肼（H）、利福平（R）、乙胺丁醇（E）、链霉素（S）和吡嗪酰胺（Z）等。二是二线抗结核药，指对以上药物产生耐药或者患者免疫力低下，或毒性较大或疗效较低的药物，如对氨基水杨酸（P）、乙硫异烟胺、丙硫异烟胺、卡那霉素、卷曲霉素、阿米卡星等。此外，近几年又开发出一些疗效较好、毒副作用相对较小的新一代的抗结核药，如司帕沙星、利福定等。

第一节　抗结核病药

一、常用的抗结核病药

异 烟 肼

异烟肼（Isoniazid，INH，又名雷米封，Rimifon），是治疗结核病的主要药物，1945年有报道烟酰胺有抗结核病作用，之后发现与烟酰胺结构相似的包括异烟酸在内的许多嘧啶衍生物也具有类似的抗结核病作用。而异烟肼是异烟酸的肼类衍生物，性质稳定，易溶于水，1952年开始用于临床，是目前最常用抗结核病药物之一。

【体内过程】口服易吸收，1~2h血药浓度达峰，含铝盐的抗酸剂可干扰其吸收。异烟肼穿透力强，可广泛分布于全身组织细胞和体液中，在脑脊液、胸水、腹水、胆汁、关节腔、干酪样病灶及淋巴结中都可达到一定浓度，且易通过血脑屏障。异烟肼肝内代谢，约

75%~95%的异烟肼在肝中被代谢为乙酰异烟肼、异烟酸等，最后与少量原型药一起由肾脏排出。异烟肼在肝内乙酰化速度受遗传基因影响，有明显的种族和个体差异，分为快代谢型（$t_{1/2}$平均为70min）和慢代谢型（$t_{1/2}$约3h）。前者尿中乙酰化异烟肼较多，后者尿中游离异烟肼较多。慢性者在白种人中占50%~60%，在中国人中慢代谢型约占25.6%，快代谢型约占49.3%。临床用药时应注意调整给药方案。

【药理作用】异烟肼对于繁殖期细菌有杀菌作用，对静止期结核分枝杆菌有抑制作用。对结核分枝杆菌有高度选择性，抗菌力强，对细胞内外的结核分枝杆菌均有作用，所以称为全效杀菌药。分枝菌酸是结核分枝杆菌细胞壁的重要组成部分，只存在于分枝杆菌中，异烟肼通过抑制分枝菌酸的合成，使细菌丧失耐酸性、疏水性和增殖力而死亡。单用时容易产生耐药性，与其他抗结核药合用无交叉耐药性，所以临床常联合用药。

> **药师考点**
> 异烟肼体内过程特点、抗菌作用和机制、临床应用及其不良反应。

【临床应用】异烟肼是治疗各类型结核病的一线用药，对早期轻症肺结核或预防用药时可单用，规范化治疗时必须与其他一线抗结核药合用。对急性粟粒性结核和结核性脑膜炎应增大剂量，延长疗程，必要时静脉滴注给药。

【不良反应】异烟肼不良反应与剂量有关，治疗量时不良反应少而轻，发生率约为5.4%，毒性反应发生率为1.7%。

1. 神经系统 外周神经炎多见于营养不良及慢乙酰化型患者，表现为手、脚震颤及麻木。过量时可引起中枢神经系统毒性，出现头痛、头晕、惊厥、精神错乱，偶见中毒性脑病或中毒性精神病，可同服维生素B_6预防。癫痫或精神病患者慎用该药。

2. 肝脏毒性 肝毒性以35岁以上及快代谢型患者较多见，引起转氨酶升高、食欲减退、腹胀及黄疸等，严重者可出现肝小叶坏死甚至死亡，用药期间应定期检查肝功能，肝功能不良者慎用。

3. 其他 可发生药热、皮疹；偶尔可引起粒细胞缺乏、血小板减少、再生障碍性贫血等；用药期间也可能产生脉管炎及关节炎综合征。

【药物相互作用】饮酒、吸烟和与利福平合用时，能增加肝毒性；与乙酰氨基酚合用，发生肝毒性的危险增加。异烟肼为肝药酶抑制剂，可使双香豆素抗凝血药、苯妥英钠及交感胺的代谢减慢，血药浓度升高，合用时应降低剂量。与肾上腺皮质激素（尤其泼尼松龙）合用时，本药在肝内的代谢及排泄增加，血药浓度降低而影响疗效，快乙酰化者更为显著。

利福平

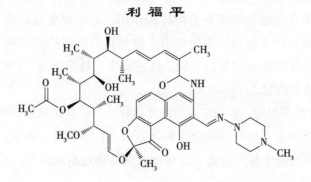

利福平（Rifampicin，RFP，R，又名甲哌利福霉素，Rifamycinoid Antibitics），是人工半合成的利福霉素的衍生物，为橘红色结晶性粉末。具有高效低毒、口服方便等优点。

【体内过程】口服吸收迅速而完全，2～4h血药浓度达峰，但个体差异很大。食物和对氨基水杨酸可减少其吸收。$t_{1/2}$约为4h，有效血药浓度可维持8～12h。吸收后分布于全身各组织，穿透力强，能进入细胞、结核空洞、痰液及胎儿体内。脑膜炎时，脑脊液中浓度可达血药浓度的20%，达到有效抗菌浓度。该药主要在肝内代谢成为去乙酰基利福平，其抑菌作用为利福平的1/8～1/10，同时毒性也降低。利福平可诱导肝药酶，加快自身及其他药物的代谢。主要从胆汁排泄，形成肝肠循环，约60%经粪便和尿液排泄，患者的尿、粪、泪液、痰等均可染成橘红色。

【药理作用】利福平能特异性地抑制细菌DNA依赖的RNA多聚酶，抑制该酶的活性，阻碍mRNA合成，对动物细胞的RNA多聚酶则无影响。利福平具有广谱抗菌作用，对结核分枝杆菌、麻风杆菌和革兰阳性球菌特别是耐药性金葡菌都有很强的抗菌作用，对革兰阴性菌、某些病毒和沙眼衣原体也有抑制作用。低浓度抑菌，高浓度杀菌，且由于穿透力强，对细胞内、外的结核分枝杆菌均有作用。抗结核效力与异烟肼相近而较链霉素强。与异烟肼、乙胺丁醇等合用有协同作用，并能延缓耐药性的产生。

【临床应用】利福平是目前治疗结核病最有效的药物之一，单用易产生耐药性，常与其他抗结核药合用用于各种结核病及重症患者。与异烟肼合用对重症患者的初治效果最好，与乙胺丁醇及吡嗪酰胺合用对复治患者的治疗效果也佳，也可用于治疗麻风病和耐药金黄色葡萄球菌及其他敏感细菌所致的感染。局部用药可用于沙眼、急性结膜炎及病毒性角膜炎的治疗。

【不良反应】常见恶心、呕吐、食欲不振、腹痛、腹泻。少数患者出现黄疸、肝肿大。有肝病、嗜酒者及老年患者，或与异烟肼合用时较易发生。对动物有致畸作用。妊娠早期的妇女和肝功能不良者慎用。

乙胺丁醇

乙胺丁醇（Ethambutol，EMB或EB，E）是人工合成的乙二胺衍生物，水溶性好、热稳定，现作为一线药应用，右旋体抗结核作用最强，左旋体无效。

【体内过程】口服吸收迅速，2～4h血药浓度达峰值，$t_{1/2}$为3～4h，广泛分布于全身各组织和体液。20%的药物从粪便排出，50%以原型从尿液中排出，肾功能不全者可能有蓄积作用，肾功不良者慎用或禁用。

【药理作用】乙胺丁醇对几乎所有类型繁殖期的结核分枝杆菌均具高度抗菌活性，对其他细菌无效。单用可产生耐药性，与其他抗结核药间没有交叉耐药性，主要与利福平或异烟肼等合用。乙胺丁醇用于对链霉素和对氨基水杨酸钠有反应或禁忌的患者。乙胺丁醇抗菌机制可能是与Mg^{2+}结合，干扰菌体RNA的合成。

【临床应用】乙胺丁醇与异烟肼合用治疗各种类型的结核病，特别适用于经链霉素和异烟肼治疗无效的患者，不宜应用于 5 岁以下儿童。

【不良反应】可见胃肠道反应、皮疹、血小板减少症及高尿酸血症等。严重不良反应为视神经炎，多发生在服药后 2~6 个月内，表现为弱视、视野缩小、红绿色盲或分辨能力减退，应定期检查视力。发生率与剂量、疗程有关，早发现及时停药，数周至数月可自行消失。

链 霉 素

链霉素（Streptomycin）抗结核作用较异烟肼和利福平弱，在体内仅呈现抑菌作用。单用毒性较大且易产生耐药性，但与其他药物合用可减低用量从而使毒性反应发生率降低，并且延缓耐药性的发生。因穿透力弱，不易透入细胞内及脑脊液和纤维化、干酪化病灶，所以对结核性脑膜炎等疗效较差。

> **药师考点**
>
> 链霉素、对氨基水杨酸、吡嗪酰胺抗结核病的药理作用特点。

与其他抗结核药合用于浸润性肺结核、粟粒性结核等，对急性渗出型病灶疗效好。抗菌机制、不良反应见氨基糖苷类抗生素。

对氨基水杨酸

对氨基水杨酸（Para－Aminosalicylic Acid，PAS）为二线抗结核药，主要用其钠盐和钙盐，钠盐水溶液不稳定，见光可分解变色，故应新鲜配制，避光条件下使用。口服吸收迅速良好，2h 达峰值，$t_{1/2}$ 为 1h，

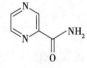

分布于全身组织、体液及干酪样病灶中，不易透入脑脊液及细胞内，但在脑膜炎时可达治疗浓度，肝内代谢，肾脏排泄。仅对胞外结核分枝杆菌有抑菌作用，耐药性发生缓慢，与其他抗结核病药合用，可以延缓耐药性的发生，但不宜和利福平合用。常见不良反应为恶心、呕吐、厌食、腹痛及腹泻，饭后服药或服抗酸药可以减轻反应。

吡嗪酰胺

吡嗪酰胺（Pyrazinamide，PZA）为烟酰胺的吡嗪同系物，在中性环境中无活性，酸性环境中抗菌作用增强。口服迅速吸收，分布于各组织与体液中，$t_{1/2}$ 为 6h，经肝代谢为吡嗪酸，约 70% 经尿排泄。单用易产生耐药性，与其他抗结核药无交叉耐药性，用于各种结核的低剂量、短程化疗。高剂量、长期用药可引起肝损害及关节痛等。另外还能抑制尿酸盐排泄，诱发痛风。

其他抗结核病药见表 37－1。

表 37－1 其他抗结核病药的作用特点

药物	作用	应用	不良反应
利福喷汀与利福定 （Rifapentine，Rifandine）	抗结核作用强于利福平，对革兰阳性及阴性菌也有作用。后者与利福平交叉耐药	合用其他抗结核药治疗结核病。用于对其他抗生素耐药的金黄色葡萄球菌感染	胃肠道反应，转氨酶升高，白细胞、血小板减少，皮疹等
罗红霉素 （Roxithromycin，RXM）	新大环内酯类抗生素中抗结核最强的一个，作用比异烟肼弱	与异烟肼或利福平合用有协同作用	不良反应少，偶见皮疹、皮肤瘙痒、头痛、头晕等

二、抗结核病药的应用原则

结核病的治疗原则是早期、适量、联用、规律和全程用药。

1. 早期用药 结核病变早期主要是渗出性炎症反应，病灶内结核分枝杆菌生长旺盛，对抗结核药敏感，病菌易被抑制或杀灭；在早期病灶局部血液循环没有障碍，药物容易渗入而发挥抗菌作用，所以早期用药可获得较好疗效。

2. 联合用药 联合两种或两种以上抗结核病药使用可以增强疗效，延缓耐药性的产生，降低毒性。临床根据病情情况采取两联、三联或四联用药方案，一般在选用异烟肼、利福平基础上加用其他药，但毒性相似的药物不宜合用。

3. 坚持全程规律用药 结核分枝杆菌分裂周期长，增殖缓慢，易产生变异，所以对各类结核病采用强化期和继续期全程规范用药治疗，以确保疗效、预防耐药和复发。目前提倡采用 6~9 个月的短疗程法。常用的治疗方案为：2HRZ/4HR，最初 2 个月每日并用异烟肼、利福平和吡嗪酰胺强化治疗，继续期以异烟肼、利福平连续治疗 4~7 个月，或根据患者的病情调整用药方案。

4. 适量 是指用药剂量要适当。药量不足，组织内药物难以达到有效浓度，且易诱发细菌产生耐药性使治疗失败；药物剂量过大则容易产生严重不良反应而使治疗难以继续。

第二节 抗麻风病药

麻风（leprosy）是由分枝杆菌属的麻风杆菌感染引起的慢性传染病，主要侵犯皮肤、周围神经、黏膜和淋巴结，有的病例可累及深部组织和内脏器官。临床表现为麻木性皮肤损害、神经粗大，严重者甚至肢端残废。麻风病根据其病理变化分为结核样型、瘤型、界线型及其他型 4 型，其中以结核样型最多，瘤型传染性强。

抗麻风病药（antileprotic drugs）主要包括氨苯砜、利福平和氯法齐明等。

氨 苯 砜

氨苯砜（Dapsone，DDS）属砜类化合物，是治疗各型麻风病的首选药，抗菌谱与磺胺类药物相似。

【体内过程】 口服吸收完全，4~8h 血药浓度达高峰，$t_{1/2}$ 为 10~50h，可分布于全身组织及体液中，肝和肾中浓度最高，其次为皮肤和肌肉，而病变皮肤的药物浓度又高于正常皮肤。药物在小肠吸收后通过肝肠循环重吸收回血液，消除较慢，有蓄积性，宜采用周期性间隔给药方案，以免发生蓄积中毒。该药可经胆汁排泄，也可在肝脏内乙酰化后从尿中排出。

【药理作用】 氨苯砜对麻风杆菌具有较强抑制作用，用量小，疗效较高。氨苯砜抗麻风杆菌作用可被 PABA 拮抗，单用氨苯砜易产生耐药性，与其他抗麻风病药如利福平、硫脲类等合用可延缓耐药性的产生。

【临床应用】适用于伴有黏膜病变显著的麻风病患者。单用氨苯砜 3~6 个月临床症状即可改善，细菌完全消失至少需要 1~3 年。因此在治疗过程中不应随意减少用量或过早停药。

【不良反应】氨苯砜毒性较大，主要是溶血性贫血与发绀，尤其是葡萄糖–6–磷酸脱氢酶（G6PD）缺乏患者较易发生；还可出现高铁血红蛋白血症。口服该药可出现胃肠道反应、皮疹、药热、头痛、失眠等症状；治疗早期或增量过快，患者可发生麻风症状加剧的反应（麻风反应），常于用药后 1~4 周发生，此时应停药并给予糖皮质激素治疗；还可引起剥脱性皮炎、中毒性肝炎、中毒性精神病等严重不良反应，导致麻风症状加重、病变发展。

严重贫血、G6PD 缺乏、肝肾功能不良、过敏者及精神病患者禁用。

氯法齐明

氯法齐明（Clofazimine，B663）对麻风杆菌有抑制作用，作用缓慢，用药 50 日后见效。一般情况下，与氨苯砜或利福平联合应用治疗各型麻风病。不良反应主要有胃肠道反应、皮肤色素沉着。该药可通过胎盘与进入乳汁，使新生儿和哺乳儿皮肤染色。

利福平（RFP）对麻风杆菌有快速杀灭作用，毒性小，一般作氨苯砜联合应用的药物使用。

巯苯咪唑（Mercaptopheny Limidazole，麻风宁）是新型抗麻风病药，抗麻风作用比砜类药物效果好，疗程短、毒性低，不易蓄积，用于各型麻风病及对砜类药过敏者。不良反应为局限性皮肤瘙痒和"砜综合征"，也可产生耐药性。

此外，沙利度胺（Thalidomide，反应停）为谷氨酸衍生物，是一种镇静剂，对麻风病无治疗作用，但与抗麻风病药同用以减少麻风反应，治疗各型麻风反应，对淋巴结肿大、结节性红斑、发热、关节痛及神经痛等疗效较好。本品对胎儿有严重的致畸性，常见的不良反应有口鼻黏膜干燥、倦怠、嗜睡、眩晕、皮疹、便秘、恶心、腹痛、面部浮肿，可能会引起多发性神经炎、过敏反应等。

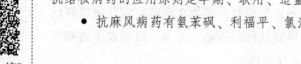

小 结

- 抗结核病药包括抗生素类、合成药物等。抗生素有氨基糖苷类的链霉素等，利福霉素类的利福平、利福定等。合成药物有异烟肼、吡嗪酰胺、乙胺丁醇、对氨基水杨酸等。抗结核病药的应用原则是早期、联用、适量、规律和全程用药。

- 抗麻风病药有氨苯砜、利福平、氯法齐明、沙利度胺等。

（林国彪）

扫码"练一练"

第三十八章 抗真菌药与抗病毒药

扫码"学一学"

> **要点导航**
>
> 1. 掌握抗真菌药物的分类及代表药物抗菌作用及临床应用；抗病毒药物的分类及代表药物的药理作用、临床应用和不良反应。
> 2. 熟悉拉米夫定、阿德福韦酯和干扰素的药理作用、临床应用及其不良反应。
> 3. 了解扎西他滨、司他夫定、去羟肌苷、曲氟尿苷的作用特点。

第一节 抗真菌药

真菌感染可分为浅部和深部真菌感染（全身性真菌感染）两类。常见的浅部真菌病由各种表皮癣菌属、小孢霉菌属和毛癣菌属引起，多侵犯皮肤、毛发、指（趾）甲和黏膜等部位，表现为头癣、体癣、花斑癣，发病率高，但致死率低。深部真菌病的主要病原菌则有白色念珠菌、新型隐球菌、曲霉菌等，其中以念珠菌病、隐球菌病和侵袭性曲霉菌病最常见，多侵犯内脏器官和深部组织，其发病率低，但致死率高（可达 80%）。近年来由于在手术、癌症、艾滋病及严重感染性疾病的治疗中大量使用广谱抗微生物药，破坏了正常人体内各种微生物的生态平衡，同时由于使用抗肿瘤药及皮质激素类等具有免疫抑制的药物，降低了人类对真菌的抵抗力，人类真菌感染性疾病的发病率有上升趋势，病情加重，一般抗菌药对真菌无效。

抗真菌药物（antifungal agents）是指具有抑制真菌生长繁殖或杀灭真菌作用的药物。临床常根据抗真菌药的作用部位将抗真菌药分为抗浅部真菌感染药和抗深部真菌感染药。目前临床治疗浅部真菌感染的药物主要有特比萘芬、咪康唑、克霉唑、酮康唑、伊曲康唑以及灰黄霉素、制霉菌素等；用于治疗深部真菌感染的药物主要有两性霉素 B、氟胞嘧啶、氟康唑、伊曲康唑和酮康唑等。许多抗真菌药兼有抗表浅部和深部真菌作用，临床上有些抗真菌药既可局部用药亦可全身用药。

一、抗浅部真菌感染药

（一）唑类抗真菌药

唑类抗真菌药包括咪唑类（imidazoles）和三唑类（triazoles）。咪唑类与三唑类为广谱抗真菌药，咪唑类中克霉唑（Clotrimazoie）、咪康唑（Miconazole）和益康唑（Econazole）主要作为局部用药；三唑类有氟康唑（Fluconazole）和伊曲康唑（Itraconazole），可作全身用药。近年来，第二代三唑类抗真菌药如伏立康唑（Voriconazole）、泊沙康唑（Posaconazole）和拉夫康唑（Ravuconazole）具有广谱、高效、低毒等特点，克服了第一代药物抗菌谱窄、生物利用度低及耐药性等问题（图 38－1）。

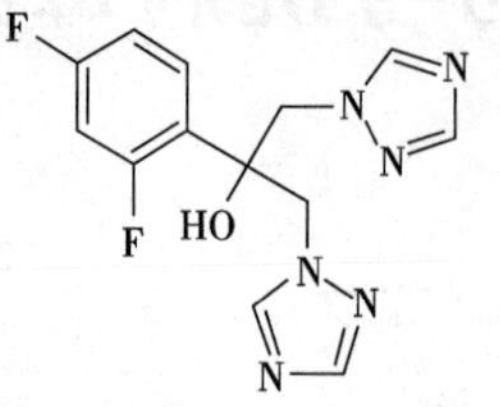

氟康唑

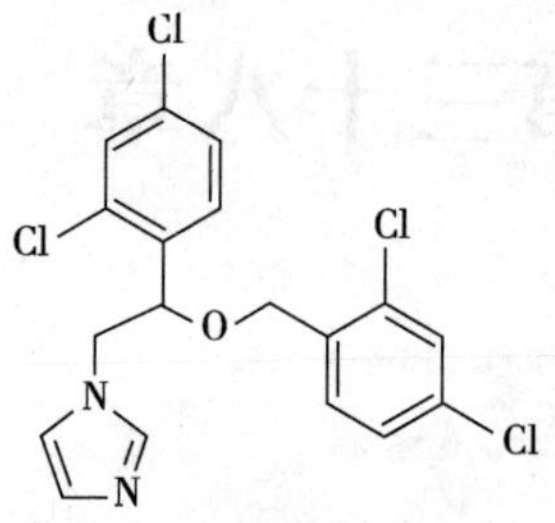

咪康唑

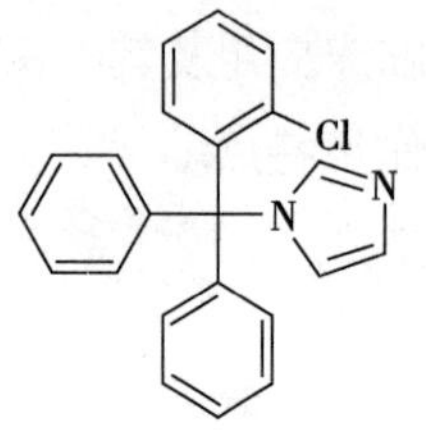

克霉唑

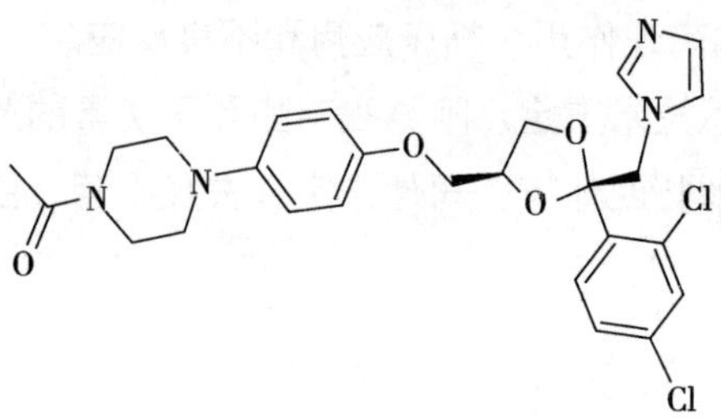

酮康唑

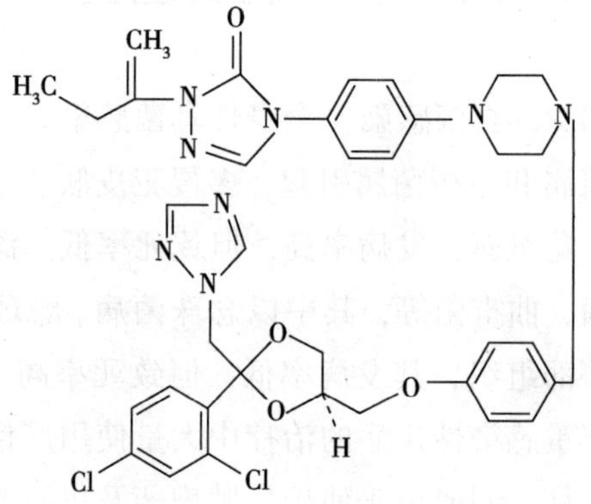

伊曲康唑

图 38－1　各代唑类代表药物的化学结构

酮 康 唑

酮康唑（Ketoconazole）是第一个广谱口服抗真菌药，口服可有效治疗深部、皮下及浅表真菌感染。

> **药师考点**
>
> 特比萘芬、咪康唑、酮康唑和克霉唑的抗菌作用及其临床应用。

【体内过程】口服后吸收良好，胃酸内溶解易吸收，胃酸酸度降低时，可使吸收减少，故与食品、抗酸药或抑制胃酸分泌的药物同服可降低酮康唑的生物利用度。血浆蛋白结合率在 80% 以上，药物吸收后在体内广泛分布，可至炎症的关节液、唾液、胆汁、尿液、乳汁、肌腱、皮肤软组织等，但脑脊液中药物浓度不及血中的 1%。药物 $t_{1/2}$ 为 6.5～9h，经肝代谢，主要由胆汁排泄，仅 13% 由肾脏排出。

【药理作用】能选择性抑制真菌细胞膜上依赖细胞色素 P450 的 14－α－去甲基酶，导致 14－α－甲基固醇蓄积，抑制真菌细胞膜麦角固醇的合成，膜通透性增加，细胞内重要物质外漏，致使真菌死亡；此外，14－α－甲基固醇还作用于细胞膜上的 ATP 酶，干扰真菌的正常代谢。

【临床应用】酮康唑治疗各种浅部和深部真菌感染有效，如皮肤真菌感染、指甲癣、局部用药无效的阴道白色念珠菌感染及胃肠霉菌感染等，以及白色念珠菌、粪孢子菌、组织胞浆菌等引起的全身感染。也可用于预防白色念珠菌感染的复发。口腔和皮肤黏膜念珠菌感染需 2 周疗程；深部真菌感染疗程为 6 ~ 12 周或更长。因其不良反应，目前口服方式给药少见，被疗效好、副作用轻的氟康唑或伊曲康唑取代。

【不良反应】酮康唑最常见的不良反应有恶心、厌食和呕吐，与服用剂量有关，餐后、睡前或分次服用可减少以上不良反应的发生。有时可引起过敏性皮炎，由于本药可抑制睾酮和肾上腺皮质激素合成，约 10% 女性患者出现月经紊乱，男性患者则可引起乳房发育和性欲减退。本药最严重的副作用为肝毒性，发生率为 0.01% ~ 0.02%，常见无症状、可逆性的血清转氨酶升高，应及早停药，偶有严重肝坏死发生，动物实验表明本药有致畸作用。

氟 康 唑

氟康唑（Fluconazole）为三唑类广谱抗真菌药，抗菌谱与酮康唑相似。其特点有：①抗菌活性比酮康唑强 5 ~ 20 倍。②口服吸收不受食物及胃酸 pH 值影响，吸收率可达 80%。③体内分布广泛，脑脊液中药物浓度较高，可达血药浓度的 50 ~ 90%。④在肝中代谢量极少，本药对肝药酶的抑制作用小，90% 以上的药物以原型经尿排出体外，$t_{1/2}$ 约为 25 ~ 30h，肾功不良者明显延长。临床主要用于：①全身性或局部念珠菌、隐球菌等真菌感染，对白色念珠菌、新型隐球菌及多种皮肤癣菌均有明显抑菌活性。②预防化学治疗患者或艾滋病患者真菌感染。较常见的不良反应有轻度消化道反应、头晕、头痛、偶见脱发，转氨酶升高。

克 霉 唑

克霉唑（Clotrimazole）对表浅部真菌及某些深部真菌均有抗菌作用。口服吸收差，静脉给药不良反应多而且严重。本药仅局部用于治疗浅表部真菌感染。

咪 康 唑

咪康唑（Miconazole）抗真菌谱广，口服难以吸收，口服不良反应主要是消化道症状和皮疹等变态反应，静脉给药出现畏寒、发热、静脉炎、贫血、高脂血症和心律不齐。由于咪康唑口服吸收少，静脉给药后不良反应又多见，因此目前主要制成 2% 霜剂和 2% 洗剂用于皮肤癣菌或念珠菌所致皮肤黏膜感染，疗效优于克霉唑。临床主要用于治疗皮肤黏膜和指甲的真菌感染。

（二）丙烯胺类抗真菌药

丙烯胺类（allylamines）抗真菌药，是近年来研制的真菌细胞壁合成抑制药，为可逆性、非竞争性的角鲨烯环氧酶竞争性抑制剂。丙烯胺类抗真菌药能抑制角鲨烯环氧化酶（squalene epoxidase），使角鲨烯不能转化为羊毛固醇，继而阻断羊毛固醇向麦角固醇的转化，影响真菌细胞膜的结构和功能而产生抑菌或杀菌效应。临床用药物有特比萘芬和布替萘芬。本类药物具有抗真菌谱广、杀菌作用强、毒性小、与其他药物相互作用少等特点。

特比萘芬

【体内过程】特比萘芬（Terbinafine，TBF）口服吸收良好且迅速，血浆蛋白结合率高达99%，进入血液循环后，广泛分布于全身组织。连续服药在皮肤中药物浓度比血药浓度高75%，停药后在皮肤角质层、甲板和毛囊等组织可长时间维持较高浓度，尤其适合治疗皮肤癣菌疾病。本药在肝代谢，灭活产物主要经肾脏排泄，无蓄积作用。$t_{1/2}$为17h。

【药理作用】对皮肤真菌、曲霉菌、皮炎芽生菌、荚膜组织胞浆菌等浅表部真菌有明显抗菌作用。体外抗皮肤真菌活性比酮康唑高20～30倍，比伊曲康唑高10倍。此外对酵母菌、白色念珠菌也有抑菌效应。

【临床应用】用于治疗由皮肤癣菌引起的甲癣、手癣、体癣和足癣等疗效较好，作用优于灰黄霉素和伊曲康唑，但对酵母菌、白色念珠菌引起的甲癣无效。

【不良反应】主要为胃肠道反应，发生率5%～10%，较轻微，其次可出现皮肤瘙痒、荨麻疹、皮疹，较少发生肝功能损害。

二、抗深部真菌感染药

（一）唑类抗真菌药

伊曲康唑

伊曲康唑（Itraconazole）抗真菌谱较酮康唑广，抗真菌作用机制与酮康唑相似，作用强于酮康唑，但副作用比酮康唑少。对大部分表浅部和深部真菌有效。

【体内过程】伊曲康唑脂溶性高，口服吸收较好，与食物同服可增加药物吸收。原型药和其代谢物的血浆蛋白结合率大于99%，不易进入脑脊液。在肺、肾脏、肝脏、骨骼、胃、脾脏和肌肉中的药物浓度比相应的血浆浓度高2～3倍，皮肤、脂肪组织和指甲中药物浓度比血药浓度高10倍以上。连续用药4周后停药7天，血液中药物已检测不到，但皮肤中药物仍可保持治疗浓度达2～4周。主要经肝脏代谢，其代谢产物羟基伊曲康唑仍具抗真菌活性，肾功能不全对药物消除无明显影响，$t_{1/2}$为15～20h。

【临床应用】伊曲康唑是治疗暗色孢科真菌、孢子丝菌、组织胞浆菌和芽生菌感染（不包括感染重危者及病变累及脑膜者）的首选药物。治疗侵袭性曲霉菌病作用明显，新型隐球菌感染有效，但效果不如两性霉素B和氟康唑。该药在尿中的活性成分甚少，因此不宜用于治疗念珠菌所致尿路感染。伊曲康唑可用于治疗表浅部真菌感染，如手足癣、体癣、股癣、甲癣、花斑癣、真菌性结膜炎和口腔、阴道念珠菌感染。

【不良反应】多数用药者耐受良好，剂量过大（400mg/d）时常见的不良反应有恶心、呕吐、头痛、头晕、皮肤瘙痒、药疹等。大鼠实验表明本药有致畸作用，孕妇禁用。

（二）多烯类抗生素

两性霉素 B

【体内过程】两性霉素 B（Amphotericin B）口服和肌注均难吸收，且局部刺激性大，故临床采用缓慢静脉滴注给药。一次静脉滴注，有效浓度可维持 24h 以上。不易透过血脑屏障，体内消除缓慢。药物浓度在肝脏、脾脏中较高，肾脏次之，每日 2%～5% 以原型从尿中排出，停药后药物大多在 3～4 天内排出，在一年后还可自尿中检出，停药一年内仍可出现肾脏毒性。

> **药师考点**
>
> 两性霉素 B、氟胞嘧啶、氟康唑和伊曲康唑的抗菌作用及其临床应用。

【药理作用】两性霉素 B 又名庐山霉素（Fungilin），是从链丝菌培养液中提取的抗真菌抗生素。抗菌谱广，几乎对所有的真菌均有抗菌作用。对多种深部真菌如新型隐球菌、白色念珠菌、皮炎芽生菌、荚膜组织胞质菌、曲霉菌、毛霉菌等有强大抑制作用，高浓度有杀菌作用。两性霉素 B 能选择性地与真菌细胞膜上的重要成分麦角固醇相结合形成膜孔，从而增加细胞膜的通透性，导致胞内重要物质（如钾离子、核苷酸和氨基酸等）外漏而致死。由于同时对哺乳动物的细胞膜类固醇也有作用，故对人体毒性较大，人体肾小管细胞膜和红细胞膜上有类固醇，故易引起肾损伤和红细胞膜损伤。

【临床应用】本药是目前治疗深部真菌感染的首选药，静脉滴注给药用于真菌性肺炎、心内膜炎、尿路感染等；治疗脑膜炎时，采用鞘内注射；口服可用于肠道真菌感染。局部可用于治疗指甲、皮肤黏膜等浅部真菌感染。

【不良反应】随两性霉素 B 累积剂量的增多，可对肾脏、肝脏、血液、心血管系统和神经系统等引发严重毒性反应，从而限制了其临床应用。最常见的急性毒性反应是静滴初期及静滴过程中出现寒战、高热、头痛、恶心和呕吐，静脉滴注过快和电解质紊乱可引起惊厥、心律失常。肾脏损伤，表现为氮质血症，可致蛋白尿，伴有肾小管酸中毒及钾离子和镁离子排出增多。肝损伤虽较少见，但可致肝细胞坏死，急性肝功能衰竭。静脉注射部位可引起血栓性静脉炎，鞘内注射可引起肾部及下肢疼痛。

第二节 抗病毒药

病毒是仅含有一种核酸（DNA 或 RNA），必须在活细胞中才能增殖的寄生微生物。病毒自身缺乏酶系统，它通过感染寄生在宿主细胞内，依赖宿主细胞合成所需的核酸和蛋白质进行生存、复制和传播。病毒通过注射式侵入、细胞内吞、膜融合等方式进入宿主细胞；病毒利用宿主细胞的代谢系统，按照病毒的遗传信息进行病毒核酸和蛋白质的生物合成，在细胞核内或细胞质内，病毒颗粒装配成熟；最后从宿主细胞释放出，再感染新的细胞。抗病毒药物可通过阻止上述任何一个环节而达到抑制病毒增殖的目的。由于病毒核酸和宿主核酸在本质上无差异，抗病毒药在抑制病毒的同时亦产生对宿主细胞的毒性。目前，临床应用的抗病毒药物主要是针对流感、疱疹、人类免疫缺陷和肝炎等病毒感染。

一、抗流感病毒药

流感病毒主要包括 A 型和 B 型流感病毒，为 RNA 病毒。抗流感病毒药主要包括金刚烷胺、金刚乙胺、奥司他韦、扎那米韦。

金刚烷胺　　　金刚乙胺　　　　　奥司他韦　　　　　　扎那米韦

金刚烷胺　金刚乙胺

金刚烷胺（Amantadine）为对称的三环癸烷。金刚乙胺（Rimantadine）是金刚烷胺的衍生物，具有相似药理作用但副作用小。两者均可特异性地抑制甲型流感病毒。

【体内过程】两药口服均易吸收，体内分布广泛。金刚烷胺几乎全部以原型由尿排出，$t_{1/2}$ 为 12～16h，肾功能减退者应适当减少剂量或慎用。

【药理作用】两药通过作用于具有离子通道的 M2 蛋白阻止病毒脱壳及其 RNA 的释放，干扰病毒进入细胞，使病毒早期复制被中断，也能通过影响凝集素的构型而干扰病毒装配，从而发挥抗流感病毒作用。金刚烷胺尚有抗震颤麻痹作用。

【临床应用】仅用于亚洲甲型流感的预防和治疗，在甲型流感流行期间服用可防止 50%～90% 接触者发病，治疗用药必须在发病后 24～48h 内服用，否则疗效差或无效。

【不良反应】常见不良反应有胃肠道反应和中枢神经系统症状，包括恶心、食欲不振、头晕、失眠、共济失调等。停药后不良反应即消失。大剂量金刚烷胺能引起严重神经毒性反应，出现精神错乱、幻觉，可能诱发癫痫发作、精神病症状。动物实验见致畸作用，孕妇应慎用。

奥司他韦

奥司他韦（Oseltamivir）别名为达菲，是神经酰胺酶抑制剂，通过抑制病毒的释放来治疗甲型及乙型流感病毒感染。

【体内过程】口服给药易被胃肠道吸收，经肠壁酯酶和肝脏迅速转化为活性代谢产物进入体循环，体内分布广泛，分布容积约 23L，活性代谢产物 $t_{1/2}$ 为 6～10h，能到达被流感病毒侵犯的靶组织。活性代谢产物不再被进一步代谢，超过 90% 活性代谢产物直接由肾排泄。

【药理作用】奥司他韦是前体药物，其活性代谢产物对甲型和乙型流感病毒神经酰胺酶具有抑制作用，但对人体的神经氨酸酶的抑制作用远低于对流感病毒的作用。通过抑制病毒神经氨酸酶，阻止新形成的病毒颗粒从被感染细胞向外释放，进而阻止病毒在宿主细胞之间的扩散和传播。

【临床应用】用于治疗甲型或乙型流感病毒引起的流行性感冒。适用于甲型 H1 N1 型和 H5 N1 型高危人群的预防和患者的治疗。也是公认的抗禽流感病毒最有效的药物之一。

【不良反应】不良反应发生率 5%～10%，最常见的有恶心、呕吐，其次为失眠、头痛和腹痛。症状是一过性的，常在第一次服药时发生，绝大多数患者可以耐受。

扎那米韦

扎那米韦（Uanamivir）口服吸收率低（约 5%），故口服无效，作用机制和临床应用与奥司他韦相同。一般采用鼻内用药或干粉吸入给药，生物利用度约 20%，几乎不在体内代谢，肝肾毒性小。临床用于流感的预防和治疗，早期治疗可降低疾病的严重程度，减少呼吸道并发症。局部使用一般患者耐受良好，哮喘或气道慢性阻塞性疾病的患者可出现肺功能状态恶化。

二、抗疱疹病毒药

抗疱疹病毒药为核苷类及其类似物，其中包括阿昔洛韦、阿糖腺苷、曲氟尿苷等。

阿昔洛韦　　　　　　　阿糖腺苷　　　　　　　曲氟尿苷

阿昔洛韦

阿昔洛韦（Acyclovir，ACV）又名无环鸟苷，为人工合成的嘌呤核苷类抗病毒药，广泛用于治疗单纯疱疹病毒（HSV）感染，是带状疱疹和单纯疱疹性脑炎的一线特效药。

> **药师考点**
> 阿昔洛韦、阿糖腺苷和曲氟尿苷的药理作用及临床应用。

【体内过程】口服吸收不完全，生物利用度为 15%～30%，血浆蛋白结合率低，易透过生物膜，可分布于全身各组织，包括脑和皮肤。部分经肝脏代谢，主要以原型由肾排出。$t_{1/2}$ 约为 3h。局部用药可在用药部位达到较高浓度。

【药理作用】本药在感染细胞内，被 HSV 病毒基因编码的特异性胸苷激酶磷酸化，生成三磷酸无环鸟苷，抑制疱疹病毒 DNA 多聚酶而阻止病毒的 DNA 合成。阿昔洛韦与 HSV 胸苷激酶有高度亲和力，因此对疱疹病毒的选择性高，对宿主细胞影响较少。

【临床应用】为治疗 HSV 感染的首选药。其抗 HSV 的活力比碘苷强 10 倍，比阿糖腺苷强 160 倍。对乙型肝炎病毒也有抑制作用，对牛痘病毒和 RNA 病毒无效。临床局部应用治疗单纯疱疹性角膜炎，皮肤、黏膜疱疹病毒感染，生殖器疱疹和带状疱疹。静脉注射或口服给药治疗单纯疱疹病毒所致的各种感染。

【不良反应】不良反应少，耐受性良好。滴眼及局部用药有轻度刺激症状，口服后有恶心、呕吐、腹泻，偶见发热、头痛、低血压、皮疹等，静滴药液外渗可引起局部炎症和静脉炎。脑水肿或哺乳期妇女慎用，孕妇禁用。

阿糖腺苷

【体内过程】本品在体内被代谢为阿糖次黄嘌呤核苷，在胸苷激酶的作用下转化为三磷酸活性体，可广泛分布于组织，在肝、肾、脾中药物浓度较高，主要以代谢物的形式经肾脏排泄。

【药理作用】阿糖腺苷（Vidarabine，ara–A）为嘌呤核苷的同系物。具有广谱抗病毒活性，对疱疹病毒、水痘、肝炎、腺病毒和带状疱疹病毒等DNA病毒有抑制作用，对大多数RNA病毒无效。阿糖腺苷在细胞内经磷酸化为三磷酸阿糖腺苷（Ara–ATP），后者掺入到宿主细胞和病毒DNA中，通过抑制DNA多聚酶而干扰病毒DNA的合成。阿糖腺苷对单纯疱疹病毒聚合酶的抑制作用强于对宿主细胞DNA聚合酶的抑制作用，故治疗浓度的阿糖腺苷对宿主细胞毒性较低。

【临床应用】静脉滴注用于治疗单纯疱疹病毒性脑炎、新生儿单纯疱疹病毒感染及免疫缺陷患者的水痘和带状疱疹感染。但上述适应证目前通常被高效低毒的阿昔洛韦所取代。

【不良反应】常见胃肠道反应，有骨髓抑制作用，可见白细胞和血小板减少，偶见震颤、眩晕、共济失调和幻觉等神经方面的反应。动物实验有致畸或致突变作用，孕妇及婴儿禁用。

曲氟尿苷

曲氟尿苷（Trifluridline），在细胞内磷酸化成三磷酸曲氟尿苷活化形式，掺入病毒DNA分子后，抑制病毒增殖。曲氟尿苷对单纯疱疹病毒作用最强，对腺病毒、牛痘病毒、巨细胞病毒、带状疱疹病毒亦具一定作用，对阿昔洛韦耐药的疱疹病毒有效，是治疗疱疹性角膜结膜炎和上皮角膜炎应用最广泛的核苷类衍生物。局部用药可引起浅表眼部刺激，甚至出血。

三、抗人免疫缺陷病毒药

人免疫缺陷病毒（human immunodeficiency virus，HIV）属于反转录病毒（retrovirus）。目前发现可引起人类患获得性免疫缺陷综合征的病毒有HIV–1和HIV–2两种。HIV感染过程有5个关键环节：HIV外膜与细胞靶位发生融合，将HIV病毒核心颗粒释放进入宿主细胞；HIV病毒的逆转录酶以病毒RNA为模板，反向转录成双链病毒DNA；在细胞核内，通过病毒的整合酶将病毒DNA与宿主细胞DNA整合；病毒DNA在宿主细胞内转录成mRNA，并经过翻译、剪接，合成病毒所需的结构蛋白；已合成的蛋白与病毒在细胞膜上重新装配形成新的病毒颗粒，通过芽生从细胞中释放。HIV复制周期中起着重要作用的酶主要是反转录酶、蛋白酶以及整合酶。目前临床用于抗HIV的药物主要有齐多夫定、扎西他滨、司他夫定、拉米夫定和去羟肌苷（图38–2）。

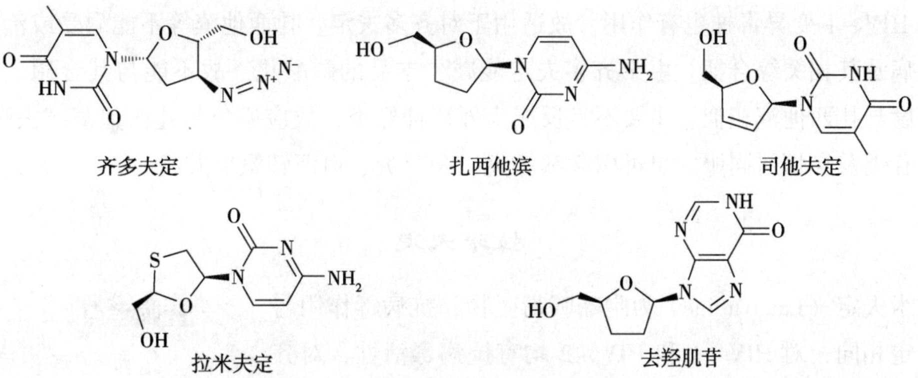

齐多夫定   扎西他滨   司他夫定

拉米夫定   去羟肌苷

图 38 - 2 抗人免疫缺陷病毒药的化学结构

齐多夫定

齐多夫定（Zidovudine，叠氮胸苷，AZT）为脱氧胸苷衍生物，对多种反转录病毒有抑制作用，是 1987 年获准的第一个用于治疗艾滋病的核苷类药物，常与其他抗 HIV 药物联合应用。

药师考点

齐多夫定的药理作用、临床应用和不良反应。

【体内过程】口服吸收快，亲脂性高，生物利用度为 60% ~70%，可迅速分布于全身各组织，包括脑和脑脊液，脑脊液中药物浓度可达到血药浓度的 53%。血浆 $t_{1/2}$ 为 0.9 ~1.5h，主要在肝脏内形成葡萄糖醛酸结合物，以原型药物和代谢物经肾脏排出。

【药理作用】本品进入宿主细胞内，在宿主细胞胸苷激酶的作用下生成二磷酸齐多夫定，再在核苷二磷酸激酶的作用下生成三磷酸齐多夫定，三磷酸齐多夫定以假底物形式竞争性抑制 RNA 逆转录酶的活性，抑制病毒 DNA 的合成并掺入病毒 DNA 链中，终止病毒 DNA 链的延长。

【临床应用】用于艾滋病及重症艾滋病相关综合征治疗。单独用药极易产生耐药性，有并发症时应与对症的其他药物联合治疗，可减轻或缓解 AIDS 相关症状，降低 HIV 感染患者的发病率，延缓疾病的进程。

【不良反应】主要为骨髓抑制，表现为巨幼细胞贫血和粒细胞减少。治疗初期常出现头痛、恶心、呕吐、肌痛，继续用药可自行消退。用药期间应定期检查血象，肝功能不全者易引起毒性反应。

扎西他滨

扎西他滨（Zalcitabine）为脱氧胸苷衍生物，可治疗 HIV 感染。单用疗效不及齐多夫定。本品主要用于不能耐受齐多夫定治疗的艾滋病及艾滋病相关综合征患者。本品口服生物利用度大于 80%，血浆蛋白结合率低，脑脊液中药物浓度约为血液浓度的 20%，$t_{1/2}$ 仅 2 ~3h，75% 药物以原型经肾排泄。本品主要不良反应为剂量依赖性外周神经炎，但停药后能逐渐恢复，少数患者可引起胰腺炎。

司他夫定

司他夫定（Stavudine）为脱氧胸苷衍生物，可抑制 HIV 在人体内的复制，对齐多夫定耐药的 HIV-1 变异毒株也有作用，故适用于对齐多夫定、扎西他滨等不能耐受或治疗无效的艾滋病及其相关综合征。由于齐多夫定能减少本品的磷酸化，故不能与其合用。口服生物利用度与扎西他滨相似，主要不良反应为外周神经炎，故应避免与扎西他滨、去羟肌苷、氨基糖苷类及异烟肼同服。也可引起胰腺炎、关节炎、血清转氨酶升高。

拉米夫定

拉米夫定（Lamivudine）为胞嘧啶衍生物，抗病毒作用与齐多夫定相同，对 HIV-1 和 HIV-2 均有抗病毒活性，对齐多夫定耐药毒株也具抑制作用。本品与齐多夫定联用可产生协同抗病毒作用。口服生物利用度与司他夫定相似。其活性代谢物在 HIV-1 感染的细胞内 $t_{1/2}$ 可达 11~16h。本品主要经肾脏排泄。不良反应常见有头痛、乏力、肌肉关节酸痛、头晕、发热、麻木、周围神经病变，偶有皮疹，少数患者可有血小板减少，磷酸肌酸激酶及肝酶增高表现，大多程度较轻，一般不需停药。

去羟肌苷

去羟肌苷（Didanosine）为脱氧腺苷衍生物，为严重 HIV 感染的常选药物。本品适用于成人或 6 个月以上感染 HIV 较严重的儿童，尤其适用于齐多夫定不能耐受或治疗无效的患者。应与其他抗 HIV 药物联合用药。本品口服后吸收不完全，对酸不稳定，生物利用度 30%~40%，进食后服用可减少吸收至少 50%，主要经肾排泄，$t_{1/2}$ 0.6~1.5h。不良反应有外周神经炎、胰腺炎、心肌炎、肝炎及消化道、中枢神经系统反应。

四、抗肝炎病毒药

病毒性肝炎是一种常见病，肝炎病毒分为甲、乙、丙、丁、戊五型。乙型（HBV）、丙型（HCV）和丁型（HDV）在急性感染后，有 80% 会转为慢性。我国主要流行乙型肝炎。急性肝炎一般采用对症治疗可完全康复。慢性肝炎的治疗目标是最大限度地抑制或清除病毒，减轻肝细胞炎症坏死及其转化为肝硬化和肝癌，从而延长患者存活时间及改善生活质量。

拉米夫定

【体内过程】口服吸收良好，成人口服吸收率为 80%，食物可使本品的达峰时间延迟，但生物利用度不变。血浆蛋白结合率低，能通过血-脑屏障进入脑脊液。体内分布广泛，主要在肝脏代谢，约 70% 的药物以原型经肾脏排出，$t_{1/2}$ 为 5~7h。

【药理作用】拉米夫定（Lamivudine）为胞嘧啶类似物，有较强的抗乙肝病毒活性。本品在细胞内酶（脱氧胞嘧啶激酶、脱氧胞嘧啶—磷酸激酶、二磷酸核苷激酶）的作用下转化为三磷酸拉米夫定，进而竞争性抑制 HBV DNA 多聚酶，并引起 DNA 链延长反应终止。本品抗病毒作用强而持久，且能提高机体免疫功能，但病毒易产生耐药性，耐药率高达 69%。

【临床应用】主要用于治疗慢性乙型肝炎和 HIV 感染。

【不良反应】常见的有头痛、疲倦、恶心、呕吐、腹痛。随着临床的广泛应用，目前报道的不良反应包括过敏反应甚至过敏性休克、停药反跳及肝功能衰竭。

阿德福韦

【药理作用】阿德福韦（Adefovir）为腺嘌呤核苷类 HBV 抑制药，阿德福韦酯（Adefovir Dipivoxil）为阿德福韦的前药，是阿德福韦的口服制剂。阿德福韦有较强的抗 HIV、HBV 及疱疹病毒作用，对 HBV 比 HIV 敏感，可抑制病毒合成，快速降低乙肝患者血清中病毒水平。需长期服药，停药可导致病情复发。

【临床应用】用于治疗慢性乙肝，特别是拉米夫定耐药者抗病毒治疗的首选，长期用药也可产生耐药性。

【不良反应】安全范围小，较大剂量具有肾毒性。常见副作用为胃肠道反应、腹部不适、腹泻、无力、头痛等。

干　扰　素

干扰素（Interferon，IFN）是机体细胞在病毒感染，受其刺激后在体内产生的一类抗病毒的糖蛋白物质，为广谱抗 DNA 和 RNA 病毒药物。干扰素不能直接灭活病毒，主要作用于靶细胞受体，使细胞内产生抗病毒蛋白，降解病毒的 mRNA，抑制蛋白质合成，在转录、装配和释放等多环节发挥作用。临床用于多种病毒感染性疾病，如慢性肝炎、流感及其他上呼吸道感染、病毒性心肌炎、流行性腮腺炎、慢性活动性肝炎、疱疹性角膜炎、带状疱疹等。不良反应有流感综合征如发热、寒战、头痛、乏力等，也可发生骨髓暂时性抑制、皮疹及肝功能障碍，停药后消退。口服无效，须注射给药。

小　结

● 抗真菌药根据其作用部位可分为三类。①抗浅部真菌药：特比萘芬、灰黄霉素等。这类药物通常对皮肤癣菌有作用，临床用于敏感菌所致的体癣、股癣、足癣、甲癣等。②抗深部真菌药：两性霉素 B 等。对引起内脏器官及深部组织感染的真菌有效，且在全身分布广泛，临床主要用于深部真菌感染。③广谱抗真菌药：即唑类抗真菌药，又可分为咪唑类和三唑类，前者如克霉唑、咪康唑、酮康唑等，主要作为局部用药；后者如氟康唑、伊曲康唑，可口服治疗全身真菌病。

● 抗病毒药通过抑制病毒复制周期的某一环节产生抗病毒作用。干扰素为广谱抗病毒药，对 RNA 病毒及 DNA 病毒均有效，临床用于肝炎、疱疹等病毒感染性疾病的治疗；齐多夫定及 HIV 蛋白酶抑制药利托那韦等主要用于艾滋病病毒感染；奥司他韦是目前治疗流感的最常用药物之一，也是公认的抗禽流感、甲型 H1N1 病毒最有效的药物之一；金刚烷胺用于甲型流感的预防与治疗；阿昔洛韦、阿糖胞苷等主要用于疱疹病毒感染；拉米夫定用于治疗艾滋病病毒感染及乙肝。

扫码"练一练"

（臧凯宏）

第三十九章 抗寄生虫病药

要点导航

1. 掌握氯喹、奎宁、乙胺嘧啶、青蒿素、伯氨喹的抗疟作用、临床应用及其不良反应；甲硝唑、替硝唑的药理作用和临床应用；吡喹酮药理作用、临床应用和不良反应。

2. 熟悉抗疟疾药物的分类及选择；甲苯达唑、阿苯达唑的药理作用、临床应用和不良反应；左旋咪唑、噻嘧啶、哌嗪和恩波维铵的驱虫作用特点。

3. 了解疟原虫的生活史及抗疟药作用环节。

扫码"学一学"

第一节 抗 疟 药

疟疾（malaria）是经雌性按蚊（*Anopheles mosquito*）叮咬或输入带疟原虫者的血液而感染疟原虫所引起的虫媒传染病。临床以周期性发作的寒战、发热、头痛、出汗和贫血、脾肿大为特征。长期多次发作后，还可引起脑、肝、肾、心、肠、胃等脏器受损所引起的各种综合征。全世界疟疾患者每年在 3 亿~5 亿之间，因患疟疾而死亡的人数在 100 万~300 万之间，其中大部分为儿童。

抗疟药（antimalarial drugs）是防治疟疾的重要手段。早在汉代《神农本草经》中已有用中药常山治疗疟疾的记载。17 世纪，欧洲开始应用金鸡纳树皮治疗疟疾。1820 年从该树皮中提取的奎宁广泛用于疟疾治疗。20 世纪又相继合成了伯氨喹、氯喹、乙胺嘧啶等疟疾治疗药物。目前，青蒿素及其衍生物作为新型抗疟药，广泛用于临床，受到国内外学者的青睐。

一、疟原虫的生活史及抗疟疾药作用环节

引起人类疟疾的原虫有四种：三日疟原虫、恶性疟原虫、间日疟原虫和卵形疟原虫，分别引起三日疟、恶性疟、间日疟和卵形疟。卵形疟较为罕见，间日疟和三日疟称为良性疟。恶性疟是流行最广、对人类危害性最大的一种疾病。疟原虫的生活史可分为雌性按蚊体内的发育和人体内的发育两阶段（图 39 – 1）。不同的抗疟药可通过影响疟原虫生活史的不同发育阶段而发挥其治疗或预防作用。

1. 人体内的无性生殖阶段

（1）原发性红细胞外期（原发性红外期）　受感染的雌性按蚊叮咬人时，按蚊唾液中的子孢子进入机体血液中，随即侵入肝细胞，开始红细胞前期发育、繁殖，形成大量裂殖子。这一时期并不出现临床症状，为疟疾潜伏期，一般为 10~14 天。对这一时期有作用的

药物有乙胺嘧啶，可作为病因预防药。

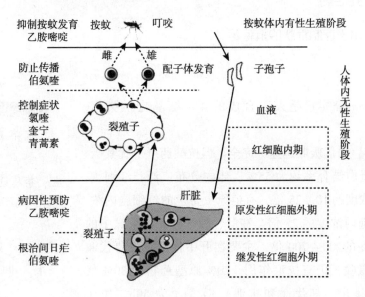

图 39 - 1 疟原虫的生活史及抗疟疾药作用环节

（2）继发性红细胞外期（继发性红外期） 良性疟原虫的子孢子分为速发型子孢子和迟发型子孢子。速发型子孢子进入肝细胞完成原发性红细胞外期后，全部由肝细胞释放，进入红细胞内期。迟发型子孢子则长时间处于休眠状态（称休眠子），休眠子经 4～6 个月后陆续增殖分裂，缓慢发育完成红外期裂体增殖，这是良性疟复发的根源。间日疟原虫有此时期，因此常出现复发。伯氨喹等药能作用于此期，故将它们与氯喹配合应用，可以根治间日疟。恶性疟原虫和三日疟原虫无此期，用氯喹、奎宁等治疗后不再复发，故无须用药进行根治。

（3）红细胞内期（红内期） 在肝细胞内大量生成的裂殖子破坏肝细胞后进入血液，侵入红细胞，经滋养体发育成裂殖体，并破坏红细胞，释放出裂殖子及其代谢产物，刺激机体引起寒战、高热等临床症状。裂殖子又可重新侵入未受感染的红细胞内进行发育。每完成一次无性生殖周期，就引起一次症状发作。不同疟原虫完成无性生殖周期所需时间不同，故引起临床症状发作的间隔时间不同：恶性疟 36～48h，间日疟 48h，三日疟 72h。对这一时期疟原虫有杀灭作用的药物有氯喹、奎宁、青蒿素等。

2. 雌按蚊体内的有性生殖阶段 红内期疟原虫在患者体内一方面不断进行裂体增殖，同时也产生雌、雄配子体。按蚊吸食疟疾患者血液时，雌、雄配子体随血液进入蚊体，二者结合形成合子，进一步发育产生子孢子移行至唾液腺内，成为感染人的直接传染源。伯氨喹对配子体有杀灭作用，乙胺嘧啶能抑制蚊体内配子体发育，有控制疟疾传播和流行的作用。

二、抗疟药分类

1. 主要用于控制症状的抗疟药 代表药有氯喹、奎宁、甲氟喹、青蒿素及其衍生物。

2. 主要用于控制复发和传播的抗疟药 代表药为伯氨喹。

3. 主要用于病因性预防的抗疟药 代表药为乙胺嘧啶。

三、常用抗疟药

（一）主要用于控制症状的抗疟药

氯 喹

氯喹（Chloroquine）是人工合成的 4 - 氨基喹啉类衍生物。

【体内过程】口服吸收迅速、完全，但抗酸药可干扰其吸收。该药血浆蛋白结合率约为 55%，体内分布广泛，红细胞内浓度是血浆浓度的 10～25 倍，有疟原虫寄生的红细胞内浓度为正常红细胞内浓度的 25 倍。在肝、脾、肺、肾组织中的浓度是血浆浓度的200～700 倍。主要在肝中代谢，主要代谢产物为去乙基氯喹，仍有抗疟作用。70% 原型药物及 30% 代谢产物从尿中排出。其代谢和排泄较慢，$t_{1/2}$ 为 50h，作用持久。

> **药师考点**
>
> 抗疟药物的分类、作用特点、典型不良反应、禁忌证。

【药理作用】

1. 抗疟　氯喹在红细胞内特别是被疟原虫入侵的红细胞内浓度高，能对各种疟原虫的红内期裂殖体有较强的杀灭作用，能迅速地控制疟疾的临床症状。多数病例在用药后24～48h 内临床症状消退，48～72h 内血中疟原虫消失。氯喹也能用于预防性抑制疟疾症状发作，在进入疫区前一周和离开疫区后四周期间，每周服药 1 次。本品对子孢子、休眠子、配子体无效，不能用于病因性预防及控制疟疾复发和传播。

氯喹的抗疟作用机制复杂，尚未完全阐明。目前认为作用机制与以下两方面有关：①氯喹与核蛋白结合力较强，形成 DNA - 氯喹复合物，干扰疟原虫 DNA 复制和 RNA 转录影响蛋白质生成，从而抑制疟原虫的分裂繁殖；②氯喹是弱碱性药物，疟原虫食物泡内的 pH 为酸性（分解血红蛋白最适 pH 为 4），可导致碱性药物氯喹的浓集，提高食物泡内的 pH，使消化血红蛋白的血红蛋白酶受损，从而减弱疟原虫利用宿主血红蛋白的功能；③疟原虫在消化血红蛋白时产生血红素（高铁原卟啉Ⅸ），氯喹与高铁原卟啉Ⅸ结合形成复合物，损害疟原虫细胞膜以及消化酶，使虫体迅速溶解死亡。

目前，疟原虫对氯喹耐药现象的蔓延非常迅速，可能与药物反复作用于虫体，引起疟原虫结合、摄取氯喹的能力降低有关。

2. 抗肠道外阿米巴病　氯喹在肝脏中浓度高，能杀灭阿米巴滋养体，对阿米巴肝脓肿有效，但对阿米巴痢疾无效。

3. 免疫抑制　大剂量氯喹能抑制免疫反应。

【临床应用】

1. 疟疾　迅速治愈恶性疟，控制间日疟的症状发作，也用于症状抑制性预防。

2. 阿米巴肝脓肿。

3. 免疫系统疾病　对类风湿关节炎、蝶形红斑狼疮及肾病综合征有一定缓解作用。

【不良反应】常规剂量用药时，不良反应轻微，主要是轻度头晕、头痛、眼花、食欲减退、恶心、呕吐、腹痛、腹泻、皮肤瘙痒、皮疹、耳鸣、烦躁等表现，停药后可自行缓解。大剂量或长期服用可引起视力障碍、进行性视网膜病变及对肝脏和肾脏的损害，少数患者可有精神病发作、白细胞减少和再生障碍性贫血表现。

奎　宁

奎宁（Quinine）是奎尼丁的左旋体，是从金鸡纳树皮中提取的一种生物碱，是最早应用的抗疟药。

【体内过程】口服吸收迅速而完全。血浆蛋白结合率约70%。吸收后广泛分布于全身组织，其中肝脏中药物浓度最高。主要经肝脏氧化分解，其代谢产物及少量原型药（约10%）均经肾排出，$t_{1/2}$为8.5h，24h后几乎全部排出，无体内蓄积性。

【药理作用】能杀灭各种红内期疟原虫，能有效控制临床症状；对间日疟、三日疟的配子体敏感，但疗效不及氯喹且毒性较大；对红细胞外期疟原虫和恶性疟的配子体无效。抗疟机制与氯喹相似，与其抑制血红素聚合酶以及影响蛋白质合成有关。此外，奎宁对心脏有抑制作用，延长不应期，减慢传导，并减弱其收缩力；对妊娠子宫有微弱的兴奋作用。

【临床应用】用于治疗耐氯喹虫株所致的恶性疟。也可用于治疗间日疟。

【不良反应】奎宁每日用量超过1g或连续久用，可引起金鸡纳反应，出现头痛、耳鸣、眼花、恶心、呕吐、视力和听力减退等症状，严重者产生暂时性耳聋，停药后常可恢复。用药剂量过大可出现血压下降、心律失常、呼吸麻痹等。因此，静脉滴注时应控制好滴注速度。少数恶性疟患者使用小量奎宁可发生急性溶血伴肾衰竭（黑尿热）可致死。妊娠期可引起流产，孕妇禁用。

甲 氟 喹

甲氟喹（Mefloquine）是由奎宁经结构改造而获得的4-喹啉-甲醇衍生物。该药能杀灭疟原虫红内期裂殖体，用于治疗耐氯喹或对多种药物耐药的恶性疟，可控制症状。甲氟喹抗疟机制尚未完全明了，可能与升高疟原虫食物泡内的pH，抑制血红素聚合反应，损伤细胞膜结构有关。该药$t_{1/2}$较长（约30天），起效较慢，用于症状抑制性预防，每2周给药一次。甲氟喹与长效磺胺和乙胺嘧啶合用，可增强疗效、延缓耐药性的产生。常见恶心、呕吐、腹痛、腹泻、焦虑、头晕、共济失调、视力或听力紊乱等不良反应；有神经系统毒性，禁用于有抽搐史、癫痫史或严重精神系统疾病患者及从事精细工作的患者；孕妇禁用。

青 蒿 素

青蒿素（Artemisinin）是我国科技工作者从菊科植物黄花蒿及其变种大头黄花蒿中提取的一种倍半萜内酯过氧化物，是一种新型、高效的抗疟药物。

【体内过程】口服后吸收迅速而完全，体内分布较广，在肝、肠、肾中含量较高，可透过血脑屏障。代谢产物主要经肾和肠道排出。代谢与排泄均快，$t_{1/2}$为0.5h，应反复用药。

【药理作用】青蒿素可高效杀灭疟原虫红内期裂殖体，对未成熟的配子体也有杀灭作用，对红细胞外期疟原虫无效。青蒿素治疗疟疾最大的缺点是复发率高，这可能与其在体内消除快，代谢产物无抗疟活性有关。与伯氨喹合用，可使复发率降低。青蒿素也可诱发耐药性，但比氯喹慢。与长效磺胺或乙胺嘧啶合用，可延缓耐药性的发生。

【作用机制】目前较公认的青蒿素抗疟作用的主要机制是：过氧桥结构是青蒿素类化合物分子中抗疟活性的关键结构。寄生在受感染红细胞中的疟原虫体内的血红素由 Fe^{2+} 和卟啉环构成，Fe^{2+} 能与青蒿素的过氧桥键反应导致过氧桥键断裂形成氧自由基，然后经分子重排转化为更具活性的碳自由基，两种自由基与疟原虫蛋白络合形成共价键，使疟原虫蛋白烷基化，引起疟原虫的膜系结构（食物胞膜、核膜、质膜）破坏，线粒体肿胀皱缩，内外膜剥离，核内染色质改变，最终导致虫体死亡。虫体发育愈成熟，疟色素含量愈高，对青蒿素愈敏感。近年发现青蒿素还可能通过作用于疟原虫的一种膜转运蛋白 ATP 酶 6 型（PfATP6 酶）而发挥抗疟作用。

【临床应用】用于间日疟、恶性疟，特别适用于抗氯喹虫株感染和脑型恶性疟的治疗。

【不良反应】较少，少数患者有轻度恶心、呕吐及腹泻等胃肠道反应。动物试验发现有胚胎毒性，妊娠早期妇女慎用。

【药物相互作用】青蒿素与奎宁合用抗疟作用相加；与甲氟喹合用为协同作用；与氯喹或乙胺嘧啶合用则表现为拮抗作用。

青蒿素衍生物抗疟作用特点见表 39 – 1。

表 39 – 1　青蒿素衍生物抗疟作用特点

药物名称	药物来源	临床应用	不良反应
蒿甲醚（Artemether）	青蒿素的甲基醚衍生物	①对红内期裂殖体有杀灭作用，能迅速控制症状，其抗疟作用较青蒿素强 10～20 倍 ②适用于各型疟疾，但主要用于抗氯喹恶性疟和凶险型恶性疟的急救。对恶性疟的近期有效率可达 100%，用药后 2 日内多数病例血中疟原虫转阴并退热，复发率 8% 左右	不良反应较轻，仅少数患者注射给药时局部有暂时性胀痛。妊娠 3 个月内妇女慎用
青蒿琥酯（Artesunate）	青蒿素的琥珀酸单酯衍生物	①对疟原虫无性体有较强的杀灭作用，能迅速控制疟疾发作 ②适用于脑型疟疾及各种危重疟疾的救治。宜与防治疟疾复发的药物合用，以达到根治目的	不良反应少，使用过量时可出现外周网织红细胞一过性降低
双氢青蒿素（Dihydroartemisinin）	青蒿素及衍生物的有效代谢产物	①对疟原虫红内期有强大且快速的杀灭作用。 ②适用于各种类型疟疾的治疗，能迅速控制临床发作及症状。治疗有效率为 100%，复发率约为 2%	不良反应少，少数病例出现皮疹、一过性的网织红细胞下降

（二）主要用于控制复发和传播的药物

伯　氨　喹

伯氨喹（Primaquine）是人工合成的 8 – 氨基喹啉类衍生物。

【体内过程】口服吸收快而完全，广泛分布，以肝中浓度最高。大部分药物在肝中代谢，随尿液排出。$t_{1/2}$ 约 3～8h，其主要代谢物为 6 – 羟衍生物，代谢物排泄较慢，$t_{1/2}$ 达 22～30h。

【药理作用】对间日疟红细胞外期休眠子和各种疟原虫的配子体有较强的杀灭作用，能有效阻止复发、中断传播。但对红内期作用较弱，对恶性疟红内期则完全无效，不能作为控制症状的药物应用。常与氯喹等合用，疟原虫对此药很少产生耐药性。伯氨喹的作用机制可能是损伤线粒体，以及代谢产物6－羟衍生物促进氧自由基生成或阻碍疟原虫电子传递而发挥作用。

【临床应用】 常与氯喹联合，用于间日疟和卵形疟的根治。与红内期裂殖体杀灭药合用可用于防止疾病的传播。

【不良反应】

1. 毒性反应 毒性较大，治疗量可引起头晕、恶心、呕吐、腹痛等，偶见药热、粒细胞减少症等，停药后消失。大剂量时上述症状加重。

2. 特异质反应 少数红细胞内缺乏葡萄糖－6－磷酸脱氢酶（G－6－PD）的特异质者会发生急性溶血性贫血和高铁血红蛋白血症。

（三）主要用于病因性预防的抗疟药

乙胺嘧啶

乙胺嘧啶（Pyrimethamine）是目前用于疟疾病因性预防的首选药。

【体内过程】 口服吸收慢而完全，4～6h血药浓度达峰值，体内分布广泛，主要集中在肝、肺、脾、肾等器官，药物在肝中代谢，经肾脏缓慢排泄，$t_{1/2}$约80～95h，服药一次有效血药浓度可维持两周。

【药理作用】 对恶性疟及间日疟的红细胞外期有效，是较好的病因预防药。本品对红细胞内期的抑制作用仅限于未成熟的裂殖体阶段，能抑制滋养体分裂，但对已发育完成的裂殖体无效，故不能用以控制疟疾症状。此外，乙胺嘧啶能抑制配子体在蚊体内发育，发挥阻断疟疾传播作用。本品抗疟机制与抑制叶酸代谢有关。乙胺嘧啶是二氢叶酸还原酶抑制剂，使二氢叶酸不能还原成四氢叶酸，进而阻碍核酸的合成，抑制细胞核的分裂而使疟原虫的繁殖受到抑制。

【临床应用】 主要用于疟疾的病因性预防，控制疟疾流行。

【不良反应】 治疗量不良反应少。长期较大量口服乙胺嘧啶可致叶酸缺乏而影响消化道黏膜及骨髓等细胞的增殖功能，引起恶心、呕吐、腹痛及腹泻；较严重者出现巨幼细胞贫血或白细胞减少；偶可引起红斑样、水疱状药疹。

【药物相互作用】 乙胺嘧啶与二氢叶酸合成酶抑制剂磺胺类或砜类合用，在叶酸代谢的两个环节上起双重抑制作用，使作用增强并可延缓耐药性的发生。

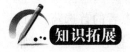 **知识拓展**

抗疟药物的合理使用

抗疟药的使用应遵循安全、有效、合理和规范的原则。根据流行地区的疟原虫虫种及其对抗疟药物的敏感性和患者的临床表现，合理选择药物，严格掌握剂量、疗程和给药途径，以保证治疗效果和延缓抗药性的产生。

①控制症状：敏感虫株可首选氯喹。②脑型疟：可选用青蒿素类、奎宁。③耐氯喹的恶性疟选用青蒿素类、奎宁、甲氟喹。④预防用药：乙胺嘧啶预防发作阻止传播，氯喹预防性控制症状发作。⑤联合用药：氯喹与伯氨喹合用于发作期治疗，即控制症

状又阻止复发；乙胺嘧啶与伯氨喹合用于休止期治疗，阻止复发；乙胺嘧啶与磺胺合用，协同阻断叶酸合成，增强疗效，减少耐药。

第二节　抗阿米巴病药和抗滴虫病药

扫码"学一学"

一、抗阿米巴病药

阿米巴病（amebiasis）是由溶组织内阿米巴引起的寄生虫病。寄生在人体肠道的阿米巴原虫有活动性的滋养体和包囊两种形式。滋养体是致病因子，包囊是传播因子。人吞食受包囊污染的食物后，阿米巴包囊在消化道内发育成小滋养体，小滋养体侵入结肠壁可发育成大滋养体，引起肠黏膜坏死和溃疡，即肠阿米巴病，如阿米巴痢疾等。大滋养体可随血流进入肝、肺、脑组织内引起继发性阿米巴病，即肠外阿米巴病，如阿米巴肝脓肿、肺脓肿和脑脓肿。目前抗阿米巴病药物（amebicides）主要作用于滋养体，对包囊作用差或无作用。按照药物的治疗效果，分为三类：①肠道内抗阿米巴病药，如喹碘方。②肠道外抗阿米巴病药，如氯喹。③兼有肠道内、外抗阿米巴作用药，如甲硝唑。

（一）肠道内抗阿米巴病药

喹碘方

喹碘方（Chiniofon）口服仅小部分经肠黏膜吸收，在肠腔内可达较高浓度。抗阿米巴作用较强，仅对滋养体敏感，对包囊无杀灭作用。喹碘方具有广谱抗微生物作用，可抑制肠内共生的细菌，使阿米巴原虫生长繁殖发生障碍。临床主要治疗无症状或慢性阿米巴痢疾；对急性阿米巴痢疾及较顽固病例，宜与其他药物合用，达到根治效果；对肠外阿米巴病无效。常见不良反应为腹泻，一般于治疗第 2 ~ 3 日开始，不需停药，数日后自动消失。对碘过敏、甲状腺肿大及严重肝、肾功能不良者慎用。

二氯尼特

二氯尼特（Diloxanide）口服吸收迅速，1h 血药浓度达高峰，分布全身。是目前最有效的杀包囊药。其作用机制可能与阻断虫体蛋白质的合成有关。主要治疗肠内阿米巴病，作用缓和。单独应用时，可作为治疗无症状或仅有轻微症状的包囊携带患者的首选药，对慢性阿米巴痢疾有效，但对急性阿米巴痢疾效果差。不良反应轻，偶有恶心、呕吐、腹胀、瘙痒和皮疹等。大剂量时可致流产，目前尚未见致畸作用报道。

（二）肠道外抗阿米巴病药

氯喹

氯喹（Chloroquine）主要用于抗疟疾，也能杀灭阿米巴滋养体，对肠外阿米巴病有良好效果。口服吸收后，在肝、肺、脾和肾等组织内的浓度高于血浆数百倍，对阿米巴肝脓肿、肺脓肿有效。由于其在肠壁组织内分布较少，故对阿米巴痢疾无效。治疗量的氯喹毒性较低。但近年来发现有心跳骤停而死亡及严重视网膜病变的病例。

（三）兼有肠道内、外抗阿米巴作用的药物

甲 硝 唑

甲硝唑（Metronidazole，灭滴灵）为人工合成的为 5 - 硝基咪唑类衍生物。

【体内过程】口服吸收迅速、生物利用度可达95%以上，吸收后分布广泛，易进入组织和体液中，也可通过血脑屏障，在脑脊液中达到治疗浓度。主要在肝脏代谢，60% ~ 80%的甲硝唑以原型和代谢产物经肾脏排泄，亦可经乳汁排泄。此外，临床还可经静脉、直肠或阴道给药。

> **药师考点**
> 甲硝唑的药理作用、临床应用和不良反应。

【药理作用】甲硝唑具有广谱抗厌氧菌和抗原虫作用。对肠内、外阿米巴滋养体有强大杀灭作用，对无症状排包囊者效果较弱。对阴道毛滴虫有直接杀灭作用。甲硝唑对革兰阳性和阴性厌氧杆菌和球菌都有较强抗菌作用，脆弱类杆菌尤为明显。甲硝唑还具有抗贾第鞭毛虫及抗幽门螺杆菌的作用。

甲硝唑对病原体的作用机制可能是在体内还原为硝基咪唑化合物，抑制原虫氧化还原反应，使病原体中 DNA 合成受抑制或使已合成的 DNA 变性，从而导致病原体死亡。

【临床应用】

1. 阿米巴病 是治疗急性或慢性阿米巴病的首选药，对肠道内、肠外阿米巴病均有效。治疗急性阿米巴痢疾和阿米巴肝脓肿，治愈率几乎100%，但对无症状的带包囊者无效。在治疗阿米巴痢疾时宜与肠道内抗阿米巴病药交替使用。在治疗阿米巴肝脓肿时，与氯喹等交替使用疗效更显著。

2. 厌氧菌感染 治疗厌氧菌引起的呼吸道、消化道、腹腔及盆腔感染，皮肤软组织、骨和骨关节等部位的感染以及脆弱拟杆菌引起的心内膜炎、败血症及脑膜炎等。还广泛应用于预防和治疗口腔厌氧菌感染。

3. 阴道滴虫病 是口服治疗阴道滴虫安全有效的药物。对女性和男性泌尿生殖道滴虫感染有明显疗效。

4. 贾第鞭毛虫病。

【不良反应】少而轻。以胃肠道反应为主，如恶心、呕吐、食欲不振、腹痛、腹泻及口腔有金属味等。少数患者出现头晕、皮疹、红斑、瘙痒及白细胞减少。罕见中枢神经中毒症状，如头痛、神经衰弱、运动失调等，应立即停药。有器质性中枢神经系统疾病及血液病患者，妊娠 3 个月内及哺乳期妇女禁用。

【药物相互作用】该药与华法林和其他香豆素类药物合用，可加强抗凝药物作用，使凝血酶原时间延长，有出血的危险。

依 米 丁

依米丁（Emetine，吐根碱）为茜草科吐根属植物提取的异喹啉生物碱。对溶组织内阿米巴滋养体有直接杀灭作用，用于急性阿米巴痢疾急需控制症状者及对阿米巴肝脓肿，能迅速控制症状。因其毒性大，目前基本被甲硝唑取代，仅适用于甲硝唑无效或禁用甲硝唑的患者。其作用机制为抑制肽酰基 tRNA 的移位，影响肽链的延伸，干扰滋养体的分裂与繁殖。不良反应有心脏毒性、胃肠道刺激症状、骨骼肌无力等，禁用于心脏病、肾功能不全、血压过低或孕妇等患者。

二、抗滴虫病药

抗滴虫病药用于治疗阴道毛滴虫所引起的阴道炎、尿道炎和前列腺炎。目前甲硝唑（灭滴灵）是治疗阴道滴虫病的首选药，但抗甲硝唑虫株正在增多。替硝唑也是高效低毒的抗滴虫药。此外还有乙酰砷胺、曲古霉素等。阴道毛滴虫可通过性直接传播和使用公共浴厕等间接传播，应夫妇同时治疗，并注意个人卫生和经期卫生。

替 硝 唑

替硝唑（Tinidazole）为 5 - 硝基咪唑类药物的第二代产品，$t_{1/2}$ 较长，可达 12h。对溶组织内阿米巴虫、阴道毛滴虫、蓝氏贾第鞭毛虫和厌氧菌有良好活性。临床可用于敏感厌氧菌引起的全身或局部感染；与其他抗菌药物联合用以治疗各种混合感染；治疗滴虫病、贾第鞭毛虫病、阿米巴病，痊愈率可达 90% 以上。其作用机制为抑制病原体 DNA 合成并能快速进入细胞内。

> **药师考点**
>
> 替硝唑的临床应用。

扫码"学一学"

第三节　抗血吸虫病药和抗丝虫病药

一、抗血吸虫病药

血吸虫病是一种严重危害人类健康的寄生虫病。其主要病原有日本血吸虫、曼氏血吸虫、埃及血吸虫、间插血吸虫和湄公血吸虫 5 种。我国流行的血吸虫病由日本血吸虫所致，疫区主要分布在长江流域和长江以南 13 个省、自治区和直辖市。药物治疗是消灭血吸虫病的重要措施之一。1918 年，人们开始用酒石酸锑钾（Antimony Potassium Tartrate）治疗血吸虫病，取得了肯定的疗效，但因其毒性大、疗程长、必须静脉给药等缺点已不再使用。20世纪 70 年代中期由人工合成的吡喹酮，具有高效、低毒、疗程短、能口服等优点，是当前治疗血吸虫病的首选药物。

吡 喹 酮

吡喹酮（Praziquantel）是异喹啉吡嗪类衍生物。对寄生于人体的血吸虫有高效杀灭作用，对线虫和原虫感染无效。

【体内过程】 口服吸收迅速，口服后 2h 左右血药浓度达高峰。该药体内分布广，在肝、肾中药物浓度最高，其次为肺、胰、肾上腺、脑垂体和唾液腺。该药在肝内迅速代谢，形成羟基代谢物，代谢产物经肾排出，$t_{1/2}$ 为 0.8～1.5h，代谢产物 $t_{1/2}$ 可达 4～6h。

【药理作用】 本品对日本血吸虫、埃及血吸虫、曼氏血吸虫单一感染或混合感染均有良好疗效。对血吸虫成虫的杀灭作用迅速而强大，对幼虫作用较弱。对其他吸虫如华支睾吸虫、姜片吸虫、肺吸虫有显著杀灭作用，对各种绦虫感染及其幼虫引起的囊虫病、包虫病也有不同程度的疗效。其作用机制为：吡喹酮与血吸虫接触后能增加虫体细胞膜对 Ca^{2+} 的

> **药师考点**
>
> 吡喹酮的药理作用、临床应用和不良反应。

通透性，促进 Ca^{2+} 内流，引起虫体发生痉挛性麻痹，失去附着于血管壁的能力，导致虫体离开宿主组织。在药物浓度较高时，还可引起虫体表膜损伤，暴露抗原，启动宿主的防御机制，导致虫体的破坏，引起死亡。

【临床应用】治疗各型血吸虫病，适用于慢性、急性和晚期血吸虫病患者。也可用于华支睾吸虫病、肺吸虫病、姜片虫病及绦虫病等。

【不良反应】不良反应轻微、短暂。口服后可出现腹痛、腹胀、恶心、呕吐、头晕、乏力、头痛等表现。少数患者可出现 T 波低平、双相，期前收缩和 ST 段压低等心电图异常现象。孕妇禁用。

二、抗丝虫病药

丝虫病是由班氏丝虫和马来丝虫寄生在淋巴系统引起的一种慢性寄生虫病，由蚊子传播。丝虫病在感染早期表现为急性淋巴管炎、淋巴结炎、丹毒性皮炎、发作性发热等，晚期则出现淋巴管阻塞性病变，如乳糜尿、象皮腿样下肢肿胀、阴囊和睾丸鞘膜积液等。目前治疗丝虫病以乙胺嗪疗效最好，应用最广。兼有杀微丝蚴和成虫作用。

乙　胺　嗪

【体内过程】乙胺嗪（Diethylcarbamazine，海群生）口服吸收迅速，也可经皮肤和眼结膜吸收。药物在体内均匀分布到各组织，大部分在体内氧化失活，给药 48h 后几乎全部以原药或代谢产物形式由肾脏排泄。反复给药无蓄积性，酸化尿液可加速其排泄。

【药理作用】乙胺嗪对班氏丝虫和马来丝虫均有杀灭作用，且对马来丝虫的作用优于班氏丝虫，对微丝蚴的作用胜于成虫。对微丝蚴作用机制包括：①使微丝蚴发生超极化，失去活动能力，不能停留于宿主外周血液中，随血液进入肝脏，被网状内皮系统吞噬。②破坏微丝蚴体表膜，使之易受宿主防御功能的攻击和破坏。目前对成虫杀灭作用的机制尚不清楚，但也需依赖宿主防御机制的参与。

【临床应用】是治疗淋巴丝虫病的首选药物。班氏丝虫、马来丝虫和罗阿丝虫感染治疗一次或多次治疗后可根治。治疗盘尾丝虫病，因本品不能杀死成虫，故不能根治；亦可用于热带嗜酸粒细胞增多症（隐形丝虫病）和内脏幼虫移行症。

【不良反应】不良反应轻微，常见厌食、恶心、呕吐、头痛、乏力等，通常在几天内均可消失。但因虫体被杀灭后会释放异性蛋白，可出现畏寒、发热、头痛、肌肉关节酸痛、皮疹、瘙痒等不良反应，成虫死亡后尚可引起局部反应如淋巴管炎、淋巴结炎、精索炎、附睾炎等，并出现结节。偶见过敏性喉头水肿、支气管痉挛。

第四节　抗肠蠕虫病药

抗肠蠕虫病药（intestinal anthelmintics）是驱除或杀灭肠道蠕虫类的药物。在肠道寄生的蠕虫包括肠道线虫类，如蛔虫、钩虫、蛲虫、鞭虫及粪类圆线虫等和肠道绦虫类，如猪肉绦虫、牛肉绦虫、短膜壳绦虫及阔节裂头绦虫等。我国肠

扫码"学一学"

药师考点

抗肠蠕虫病药的分类和作用特点、典型不良反应、禁忌证。

蠕虫病以肠道线虫感染最为普遍。不同蠕虫对不同药物的敏感性不同，因此，合理选用抗肠蠕虫药，对肠蠕虫病的治疗至关重要。

甲苯达唑

甲苯达唑（Mebendazole）为苯并咪唑类衍生物。是广谱、高效抗肠蠕虫药，对蛔虫、蛲虫、鞭虫、钩虫、绦虫及粪类圆线虫等均有杀灭作用。其作用机制为选择性地与蠕虫细胞内的 β - 微管蛋白结合，抑制微管的组装，造成营养物质转运受阻，使胞浆内细胞器溶解而死亡。还能抑制虫体对葡萄糖的摄取和利用，使糖原耗竭，减少 ATP 生成，造成虫体能源断绝而死亡。

药师考点
甲苯达唑、阿苯达唑的药理作用、临床应用、不良反应。

本品对蛔虫、钩虫、鞭虫、蛲虫的成虫和幼虫有杀灭作用，临床用于治疗蛔虫、蛲虫、鞭虫、钩虫、绦虫等肠蠕虫的单独感染及混合感染，有效率90% 以上，但显效缓慢，给药数日后才能将虫排尽。还能杀灭蛔虫、钩虫和鞭虫的虫卵，可有效控制传播。甲苯达唑不良反应少见，少数患者有短暂的恶心、腹痛、腹泻、嗜睡、皮肤瘙痒等症。有胚胎毒和致畸胎作用，孕妇禁用。

阿苯达唑

阿苯达唑（Albendazole，肠虫清）是甲苯达唑的同类物，是高效、低毒的广谱抗肠蠕虫药。本品能杀灭多种肠道线虫、绦虫和吸虫的成虫和虫卵，临床用于治疗各种肠蠕虫的单独感染及混合感染，在治疗小儿钩虫感染、粪类圆线虫病、猪肉绦虫幼虫引起的脑型囊虫病、棘球蚴病（包虫病）等方面优于甲苯达唑。对肝片吸虫病和肺吸虫病也有良好疗效。抗虫机制与不良反应与甲苯达唑相似。

药师考点
噻嘧啶、哌嗪的临床应用。

其他抗肠蠕虫药的作用特点见表39 - 2。

表39 - 2 其他抗肠蠕虫药的作用比较

药物	抗虫机制	临床作用特点	不良反应
左旋咪唑 （Levamiosle，驱钩蛔）	①抑制虫体琥珀酸脱氢酶活性，干扰延胡索酸还原为琥珀酸，减少能量生成，导致虫体麻痹，丧失附着能力，排出体外	①能杀灭多种线虫，对蛔虫作用强，可治疗蛔虫、钩虫及蛲虫感染 ②具有免疫调节作用；还可试用于类风湿关节炎等	治疗剂量不良反应少，偶见胃肠道反应，大剂量时，个别患者可出现粒细胞减少、肝功能减退等不良反应
噻嘧啶 （Pyrantel）	①抑制虫体胆碱酯酶活性，引起神经肌肉接头处乙酰胆碱堆积，提高虫体肌肉兴奋性，随后出现麻痹性痉挛，虫体从肠壁脱落，排出体外	广谱抗肠蠕虫药，治疗蛔虫、钩虫、蛲虫和毛圆线虫单独或混合感染。与哌嗪有拮抗作用，不联合	主要为胃肠不适，其次为头晕、发热
哌嗪 （Piperazine）	①改变虫体肌细胞膜通透性，引起细胞膜超极化，导致虫体麻痹 ②抑制虫体琥珀酸脱氢酶活性，干扰能量生成	①对蛔虫、蛲虫驱除作用强 ②用于蛔虫所致不完全肠梗阻和早期胆道蛔虫	过量引起胃肠反应及神经系统症状如眩晕、嗜睡、眼球震颤、共济失调等
恩波吡维铵 （Pyrvinium Embonate，扑蛲灵）	①选择性干扰虫体呼吸系统，抑制虫体需氧代谢 ②抑制运糖酶系统，减少虫体利用葡萄糖，导致能量耗竭引起虫体死亡	杀蛲虫作用明显；口服不吸收，胃肠道药物浓度高，治疗蛲虫感染	胃肠反应，粪便呈红色

续表

药物	抗虫机制	临床作用特点	不良反应
氯硝柳胺 (Niclosamide，灭绦灵)	①抑制虫体细胞内线粒体氧化磷酸化过程，减少 ATP 生成，阻碍虫体发育	①对多种绦虫成虫有杀灭作用，可用于牛肉绦虫、猪肉绦虫、阔节裂头绦虫和短膜壳绦虫感染，尤其对牛肉绦虫疗效好 ②对钉螺及日本血吸虫尾蚴有杀灭作用，能预防血吸虫传播	偶有胃肠反应，头晕、乏力等

小结

- 抗疟药分为三类：第一类是主要作用于控制症状的抗疟药，代表药物为氯喹，其作用快而持久；第二类是控制复发与传播的药物，代表药物为伯氨喹；第三类是主要用于预防的药物，以乙胺嘧啶为代表。

- 喹碘方在肠内浓度较高，主要用于治疗肠内阿米巴病；氯喹在肝、肺组织中浓度较高，仅对肠外阿米巴病有效；甲硝唑在肠内和肠外组织分布浓度都较高，对肠内、肠外阿米巴病都有效。多种抗阿米巴病药对阴道毛滴虫也有杀灭作用，其中以甲硝唑、替硝唑等咪唑衍生物类最为有效，是治疗阴道滴虫病的首选药。

- 吡喹酮口服疗程短、疗效高、毒性小，是较理想的抗血吸虫病药物。乙胺嗪具有疗效高、毒性低、口服有效的特点，是目前抗丝虫病常用药物。

- 常用的抗肠蠕虫药可分为驱肠线虫（主要为蛔虫、蛲虫、钩虫）药和驱肠绦虫（主要为猪肉绦虫、牛肉绦虫）药。甲苯咪唑、阿苯达唑、噻嘧啶为广谱、高效抗肠蠕虫药，对蛔虫、蛲虫和钩虫都有良好的驱虫作用；哌嗪常用于驱蛔虫；恩波吡维铵常用于驱蛲虫，氯硝柳胺常用于驱绦虫。

（刘 蓉）

扫码"练一练"

扫码"学一学"

第四十章 抗恶性肿瘤药

要点导航

1. 掌握抗恶性肿瘤药物的分类及其作用机制、联合应用原则。
2. 熟悉常用抗肿瘤药物的药理作用、临床应用和不良反应。
3. 了解恶性肿瘤药物耐药性形成的机制。

恶性肿瘤常被称为癌症（cancer），是以机体自身细胞生长失控和扩散为特征的一类疾病，在人类疾病谱和死亡谱中占据重要地位，严重威胁着广大人群的生命健康，是世界各国医药工作者面临的重大挑战。目前对其尚无满意的防治措施。治疗恶性肿瘤的三大主要方法包括手术切除、放射治疗和化学治疗，其中采用抗恶性肿瘤药（antineoplastic drugs）进行化学治疗在肿瘤的综合治疗中仍占有极为重要的地位。有些恶性肿瘤如绒毛膜上皮癌、恶性淋巴瘤等有可能通过抗恶性肿瘤药治愈，但对占恶性肿瘤 90% 以上的实体瘤仍未能取得较为理想的治疗效果。

应用传统细胞毒类抗恶性肿瘤药进行肿瘤化疗存在两大主要障碍，即化疗药物的毒性反应和肿瘤的耐药性。抗恶性肿瘤药对肿瘤细胞缺乏足够的选择性，因而在应用过程中对正常细胞也有不同程度的损伤。另外，癌细胞易产生耐药性也是化学治疗面临的难题之一。近年来，在分子生物学、细胞动力学、免疫学等理论指导下，在传统的细胞毒作用抗肿瘤药物的基础上，以分子靶向药物为代表的新型抗肿瘤药物如生物反应调节药、单克隆抗体、细胞凋亡诱导剂等已取得重要进展，另外采用联合用药的方法，恶性肿瘤化学治疗的疗效有显著的提高，并明显减少了不良反应及耐药性的发生。

第一节 概 述

一、抗恶性肿瘤药的分类与作用机制

目前，临床应用的抗肿瘤药物品种繁多，作用机制各异，且发展迅速，其分类方法尚未完全统一。比较常见的分类方法是把抗肿瘤药物分为细胞毒类和非细胞毒类抗肿瘤药物两大类。细胞毒类抗肿瘤药物即是传统化疗药物，主要通过影响肿瘤细胞的核酸、蛋白质等生物大分子的结构或功能，直接抑制肿瘤细胞增殖或诱导肿瘤细胞凋亡，如抗代谢药等。非细胞毒类抗肿瘤药物是一类发展迅速的具有新的作用机制的药物，以肿瘤分子病理过程的关键调控分子为其主要作用靶点，如分子靶向药物等。

此外，抗肿瘤药物还可以做如下多种分类。

（一）根据药物化学结构和来源分类

1. 烷化剂 氮芥类、乙烯亚胺类、亚硝脲类、甲烷磺酸酯类等。

2. 抗代谢药 叶酸、嘧啶、嘌呤类似物等。

3. 抗肿瘤抗生素 蒽环类抗生素、丝裂霉素、博来霉素类、放线菌素类等。

4. 抗肿瘤植物药 长春碱类、喜树碱类、紫杉醇类、三尖杉生物碱类、鬼臼毒素衍生物类等。

5. 激素 肾上腺皮质激素、雌激素、雄激素等激素及其拮抗药。

> **药师考点**
> 抗恶性肿瘤药物的作用机制及其分类。

6. 杂类 铂类配合物和酶等。

（二）根据抗肿瘤作用的生化机制分类

1. 干扰核酸（DNA 和 RNA）生物合成的药物（抗代谢药） 核酸是一切生物体的重要生命物质，它控制着蛋白质的合成。核酸的基本结构单位是核苷酸，而核苷酸的合成需要嘧啶类和嘌呤类前体及其合成物，所以这一作用类型的药物又可分为：①阻止嘧啶类核苷酸形成的药，如 5－氟尿嘧啶等。②阻止嘌呤类核苷酸形成的药，如 6－巯嘌呤等。③抑制二氢叶酸还原酶的药，如甲氨蝶呤等。④抑制 DNA 多聚酶的药，如阿糖胞苷。⑤抑制核苷酸还原酶的药，如羟基脲。

2. 直接影响 DNA 结构与功能的药物 包括 DNA 交联剂如氮芥、环磷酰胺等烷化剂；破坏 DNA 的铂类化合物如顺铂；破坏 DNA 的抗生素如丝裂霉素 C、博来霉素等；拓扑异构酶（Ⅰ或Ⅱ）抑制药如喜树碱和鬼臼毒素类衍生物。

3. 干扰转录过程、阻止 RNA 合成的药物 药物可嵌入 DNA 之间，干扰转录过程，属于 DNA 嵌入剂。如放线菌素 D 及蒽环类的柔红霉素、阿霉素等。

4. 影响蛋白质合成的药物 药物可干扰微管蛋白聚合功能、干扰核糖体的功能或影响氨基酸供应，从而抑制蛋白质合成及功能。可分为：①影响纺锤丝的形成。纺锤丝是一种微管结构，由微管蛋白的亚单位聚合而成。长春碱类和鬼臼毒素类属本类药物。②干扰核糖体功能的药物，如三尖杉生物碱。②干扰氨基酸供应的药物，如 L－门冬酰胺酶。

5. 影响激素平衡发挥抗癌作用的药物 如肾上腺皮质激素、雄激素、雌激素等。

（三）根据作用的细胞周期或时相分类

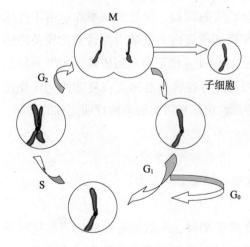

图 40－1 细胞增殖周期示意图

肿瘤细胞主要由增殖细胞群和非增殖细胞群组成，前者可不断以指数分裂增殖，这部分细胞在肿瘤全部细胞群的比例称为生长比率（growth fraction, GF）。肿瘤细胞从一次分裂结束到下一次分裂结束的时间称为细胞周期，此间经历 4 个时相：DNA 合成前期（G_1 期）、DNA 合成期（S 期）、DNA 合成后期（G_2 期）和有丝分裂期（M 期）（图 40－1）。抗肿瘤药物通过影响细胞周期的生化事件或细胞周期调控对不同周期或时相的肿瘤细胞产生细胞毒作用并延缓细胞周期的时相过渡发挥抗肿瘤作用。增长迅速的肿瘤（如急性白血病）GF 值较大，接近 1，对药物最敏感，药物疗效也好；增长慢的肿瘤（如多数实体瘤），GF 值较小，为 0.5～0.01，对药物敏感性低，疗效较差。同一种肿瘤早期的 GF 值较大，药物的疗效也较好。依据药物对各周期或时相肿瘤细胞的敏感性不同，大致将药物分为两大类。

1. 细胞周期非特异性药物（cell cycle nonspecific agent，CCNSA） 能杀灭处于增殖周期各时相的细胞，甚至包括 G_0 期的细胞，如烷化剂。此类药物对恶性肿瘤细胞的作用往往较强，能迅速杀死肿瘤细胞，其杀伤作用呈剂量依赖性。

2. 细胞周期特异性药物（cell cycle specific agent，CCSA） 仅对细胞增殖周期中的某一期有较强的作用，如抗代谢药对 S 期作用显著，长春碱类等作用于 M 期。这类药物作用往往较弱，并呈时间依赖性，但达到一定剂量后即使再增加剂量，作用也不再增强。

二、抗恶性肿瘤药的耐药机制

肿瘤细胞对抗肿瘤药物产生耐药性是肿瘤化疗失败的重要原因之一。有些肿瘤细胞对某些抗肿瘤药物具有天然耐药性（natural resistance），如处于非增殖的 G_0 期的肿瘤细胞一般对多数抗肿瘤药物不敏感。亦有一些肿瘤细胞在经过一段时间治疗后，对原来敏感的药物产生不敏感现象，称之为获得性耐药性（acquired resistance）。其中尤其突出和常见的是多药耐药性（multidrug resistance，MDR），即肿瘤细胞在接触一种抗肿瘤药物后，对多种结构不同、作用机制各异的其他抗肿瘤药物产生了耐药性。产生多药耐药性的药物具有以下共同特征：一般为亲脂性药物，分子量在 300000 ~ 900000 之间；药物通过被动扩散进入细胞；药物在耐药细胞中的积聚量较敏感细胞少，导致细胞内的药物浓度不足以产生细胞毒作用；耐药细胞的胞膜上多产生一种称为 P - 糖蛋白（P - glycoprotein，P - gp）的跨膜蛋白。

耐药性的产生机制非常复杂，不同药物的耐药机制不同，同一种药物也可能存在多种耐药机制。肿瘤细胞在增殖过程中具有较为固定的突变率，每次突变均可导致耐药性瘤株的出现。因此，肿瘤细胞分裂次数越多，耐药瘤株出现的机会也愈大。此外，肿瘤干细胞学说认为耐药性是肿瘤干细胞的特征之一，肿瘤干细胞的存在是导致肿瘤化疗失败的主要原因。

MDR 的形成机制涉及以下几个方面：药物的转运或摄取障碍；药物的活化障碍；靶酶质和量的改变；药物入胞后产生新的代谢途径；分解酶的增加；修复机制增加；由于特殊的膜糖蛋白的增加使得细胞排出的药物增多；DNA 链间或链内交联减少。目前比较关注的是多药耐药基因（mdr - 1）以及由其编码的 P - 糖蛋白。P - 糖蛋白起到依赖于 ATP 介导的药物外排泵的作用，降低细胞内药物浓度。由于细胞信号各转导通路存在复杂的交互作用和代偿机制，肿瘤细胞对分子靶向药物所产生的耐药性仍然是目前肿瘤治疗所面临的难题。

三、抗恶性肿瘤药的不良反应

抗恶性肿瘤药的不良反应可分为近期毒性和远期毒性反应两大类。

（一）近期毒性反应

1. 骨髓抑制 除激素类、博来霉素和 L - 门冬酰胺酶外，多数抗恶性肿瘤药物均有不同程度的骨髓抑制作用。寿命短的外周血细胞数量容易减少，通常白细胞先减少，而后出现血小板减少，甚至粒细胞、红细胞及全血细胞减少。一旦发生，应立即停药或换用骨髓抑制较轻的长春新碱、博来霉素等。

2. 消化道反应 常见恶心、呕吐，系药物直接刺激胃肠道、作用于延脑呕吐中枢以及刺激呕吐化学感受区所致。

3. 脱发　由于正常人头发中 10% ~ 15% 的生发细胞处于静止期，其他大部分处于活跃生长，因此多数抗恶性肿瘤药物会导致患者脱发，一般停止化疗后即可恢复。

4. 重要器官及神经系统损害　心脏毒性以阿霉素常见；长期大量应用博来霉素可引起肺纤维化；门冬酰胺酶可引起肝损害；大剂量环磷酰胺可引起肝损害、出血性膀胱炎；长春碱类、顺铂有神经毒性；顺铂还损害肾小管。

5. 过敏反应　多肽类化合物或蛋白质类的抗恶性肿瘤药物如门冬酰胺酶、博来霉素等静脉注射后容易引起过敏反应。

（二）远期毒性反应

1. 致突变、致癌及免疫抑制作用　烷化剂等抗恶性肿瘤药物具有致突变性、致癌性及免疫抑制作用。所以，部分化疗后的患者可发生与化疗相关的第二原发恶性肿瘤。

2. 致不育和致畸　烷化剂等抗恶性肿瘤药物可影响生殖系统和内分泌功能，引起不育和致畸。如减少男性患者睾丸生殖细胞，导致男性不育；导致女性患者卵巢功能障碍和闭经，孕妇或会引起流产或畸胎。

第二节　常用抗肿瘤药物

一、干扰核酸生物合成的药物

又称抗代谢药，其结构与叶酸、嘌呤、嘧啶等相似，可以特异性干扰核酸代谢，阻止细胞分裂和增殖。此类药物主要作用于 S 期，是细胞周期特异性药物。

（一）二氢叶酸还原酶抑制剂

甲氨蝶呤

【体内过程】甲氨蝶呤（Methorexate，MTX）口服易吸收，1h 血浓度达峰值，与血浆蛋白结合率为 50%，$t_{1/2}$ 约 2h。50% 以原型由尿排出；少量可通过胆道以粪便排泄。

> **药师考点**
>
> 甲氨蝶呤、氟尿嘧啶、巯嘌呤和阿糖胞苷的临床应用和不良反应。

【药理作用】甲氨蝶呤化学结构与叶酸相似，能竞争性抑制二氢叶酸还原酶，使四氢叶酸生成减少，导致脱氧胸苷酸（dTMP）合成受阻，DNA 合成受到抑制。甲氨蝶呤也可以阻止嘌呤核苷酸合成，从而干扰蛋白质合成。

【临床应用】主要用于儿童急性白血病和绒毛膜上皮癌。

【不良反应】有纳差、胃炎、腹泻、便血等消化道反应，白细胞、血小板减少等骨髓抑制表现。另有致畸和死胎等现象。

（二）胸苷酸合成酶抑制剂

氟尿嘧啶

氟尿嘧啶（Fluorouracil，5 - FU）口服吸收不规则，需静脉给药；肝和肿瘤组织中分布高；主要在肝代谢灭活，由呼气和尿排出。

5 - FU 在细胞内转变为 5 - 氟尿嘧啶脱氧核苷酸（5F - dUMP）而竞争性抑制脱氧胸苷酸合成酶，阻止脱氧尿苷酸（dUMP）甲基化为脱氧胸苷酸（dTMP），从而干扰 DNA 的合成。5 - 氟尿嘧啶在体内可转化为 5 - 氟尿嘧啶核苷，以伪代谢产物掺入 RNA 中而干扰蛋白质的合成，对其他各期细胞也有作用。

5 - FU 对多种肿瘤有效，特别是对消化道癌症肿瘤（如食管癌、胃癌、肠癌等）和乳腺癌疗效较好；对卵巢癌、宫颈癌、绒毛膜上皮癌、膀胱癌、头颈部肿瘤等也有效。主要不良反应为胃肠道反应，重者血性下泻而致死，骨髓抑制、脱发、共济失调、皮肤色素沉着等。

（三）嘌呤核苷酸互变抑制剂

巯嘌呤

巯嘌呤（Mercaptopurine, 6 - MP）是指腺嘌呤 6 位上的 - NH_2 被 - SH 取代所形成的衍生物。其在体内经酶的催化形成硫代肌苷酸，阻止肌苷酸转变为腺核苷酸及鸟核苷酸，从而干扰嘌呤代谢，阻碍核酸合成。其对 S 期细胞的作用最为显著，对 G_1 期具有延缓作用。肿瘤细胞对 6 - MP 可以产生耐药性，因为 6 - MP 在耐药细胞中不易转变成硫代肌苷酸，或者在产生后迅速降解。

6 - MP 起效慢，主要用于急性淋巴细胞白血病的维持治疗，大剂量对绒毛膜上皮癌亦有一定疗效。常见骨髓抑制和消化道黏膜损害，少数患者可出现黄疸或肝功能损害。

（四）核苷酸还原酶抑制剂

羟基脲

羟基脲（Hydroxycarbamide, HU）能抑制核苷酸还原酶，阻止胞苷酸转变为脱氧胞苷酸的反应，从而抑制 DNA 的生物合成。其对 S 作用。羟基脲对治疗慢性粒细胞性白血病具有显著疗效，对黑色素瘤有暂时缓解作用。其可使肿瘤细胞集中于 G_1 期，因而可以作同步化药物，增加化疗或放疗的敏感性。主要毒性反应为骨髓抑制及轻度消化道反应。肾功能不良者慎用。因其可致畸胎，故孕妇忌用。

（五）DNA 多聚酶抑制剂

阿糖胞苷

阿糖胞苷（Cytarabine, Ara - C）在体内经脱氧胞苷激酶催化成二磷酸胞苷或三磷酸胞苷（Ara - CDP 或 Ara - CTP），进而抑制 DNA 聚合酶的活性，从而影响 DNA 的合成；也可掺入 DNA 中干扰其复制，导致细胞死亡。

Ara - C 与常用抗肿瘤药物无交叉耐药性。临床上是治疗急性非淋巴细胞性白血病的首选药物，对成人急性非淋巴细胞特别有效，也用于慢性粒细胞性白血病和头颈部癌。骨髓抑制和胃肠道反应明显，静脉注射可导致静脉炎，对肝功能有一定损伤。

二、直接影响 DNA 结构与功能的药物

（一）烷化剂
烷化剂是一类化学性质很活泼的化合物，其所含的烷基能与细胞中 DNA、RNA 或蛋白

质中的亲核基团发生烷化作用，形成交叉联结或引起脱嘌呤，使 DNA 链断裂，重者可致细胞死亡。属于细胞周期非特异性药物。

氮 芥

氮芥（Chlomethine，HN$_2$）是最早用于治疗恶性肿瘤的药物，其局部刺激性强，必须静脉给药。氮芥与鸟嘌呤第 7 位氮共价结合，导致 DNA 的交叉联结。G$_1$ 期及 M 期细胞对氮芥的细胞毒作用最敏感，由 G$_1$ 期进入 S 期延迟。

氮芥主要用于恶性淋巴瘤，疗效较好，也可用于头颈部肿瘤和肺癌的治疗。严重不良反应为骨髓抑制，呈剂量依赖性。其他不良反应有胃肠道反应、脱发、黄疸、月经失调、耳鸣、听力丧失、男性不育及药疹等。

环磷酰胺

【体内过程】 环磷酰胺（Cyclophosphamide，CTX），为氮芥与磷酸氨基结合形成的化合物。小剂量口服吸收良好，生物利用度为 97%，进入体内后广泛分布，肿瘤组织中的药物浓度较相应的正常组织为高。血浆 $t_{1/2}$ 约为 6.5h，17%~31% 的药物以原型由粪便排出。30% 以活性型由尿液排出。

> **药师考点**
>
> 环磷酰胺、白消安、丝裂霉素、博来霉素和顺铂等的临床应用和不良反应。

【药理作用】 环磷酰胺是双功能烷化剂及细胞周期非特异性药物，可干扰 DNA 及 RNA 功能，尤以对前者的影响更大，它与 DNA 发生交叉联结，抑制 DNA 合成，对 S 期作用最明显。其体外无抗肿瘤活性，进入体内后经肝微粒体混合功能氧化酶氧化形成中间产物醛磷酰胺；而醛磷酰胺不稳定，在肿瘤细胞内分解成磷酰胺氮芥，对肿瘤细胞有细胞毒作用。

【临床应用】 环磷酰胺抗瘤谱广，为目前广泛应用的烷化剂，对恶性淋巴瘤疗效显著，对急性淋巴细胞性白血病、肺癌、睾丸癌、卵巢癌、乳腺癌、多发性骨髓瘤等均有一定疗效。

【不良反应】 常见的不良反应为骨髓抑制，胃肠不能耐受致恶心、呕吐、脱发等。

白 消 安

白消安（Busulfan，马利兰），属于甲烷磺酸酯类，在体内解离后起烷化作用。

白消安低剂量可明显抑制骨髓粒细胞的生成，大剂量时抑制红细胞和血小板，对淋巴细胞的抑制作用很弱。临床对慢性粒细胞白血病疗效显著，对慢性粒细胞白血病急性病变无效。不良反应主要为骨髓抑制和消化道反应。久用可致闭经或睾丸萎缩、可引起肺纤维化等。

（二）破坏 DNA 的铂类配合物

顺 铂

【体内过程】 顺铂（Cisplatin，DDP，顺氯氨铂）在体内主要聚积于肝、肾及膀胱。与血浆蛋白结合率约为 90%。主要以原型经肾脏排泄。

【药理作用】 顺铂进入人体后，先将所含氯解离，然后与 DNA 链上的碱基形成交叉联结，从而破坏 DNA 的结构和功能。对 RNA 和蛋白质合成的抑制作用较弱。属于细胞周期非特异性药物。

【临床应用】抗瘤谱广，对多种实体肿瘤均有效，如睾丸癌、鳞状细胞癌、卵巢癌、膀胱癌、前列腺癌等。

【不良反应】主要不良反应有消化道反应、骨髓抑制、周围神经炎、耳毒性，大剂量或长期用药可导致严重的肾毒性。

卡　铂

卡铂（Carboplatin，CBP）为第二代铂类配合物，作用机制与顺铂相似，但抗恶性肿瘤作用更强，毒性较低。主要用于小细胞肺癌、头颈部鳞癌、卵巢癌和睾丸癌等。主要不良反应为骨髓抑制。与顺铂有交叉耐药性。

（三）破坏 DNA 的抗生素类

丝裂霉素

丝裂霉素（Mitomycin C，MMC）能与 DNA 的双链交叉联结，抑制 DNA 复制，也能使部分 DNA 断裂。属细胞周期非特异性药物。抗瘤谱广，可用于胃癌、肺癌、乳腺癌、胰腺癌、慢性粒细胞性白血病、恶性淋巴瘤等。常与氟尿嘧啶、阿霉素、顺铂等联合应用。具有明显而持久的骨髓抑制毒性，其次为消化道反应。注射局部刺激性较大。

博来霉素

博来霉素（Bleomycin，BLM）使 DNA 单链或双链断裂，阻止 DNA 复制，干扰细胞分裂繁殖。属细胞周期非特异性药物，对 G_2 期细胞作用较强。该药主要用于鳞状上皮癌（头、颈、口腔、食管、阴茎、外阴、宫颈等），也可用于淋巴瘤的联合治疗。对睾丸或卵巢生殖细胞肿瘤效果良好，治疗睾丸癌时常与长春新碱、顺铂合用。不良反应有发热、脱发等。肺毒性是本品最严重的毒性，可引起肺纤维化或间质性肺炎。对骨髓抑制较轻，但可导致皮肤过度色素沉着、角质化和溃疡。

（四）拓扑异构酶抑制剂

喜树碱类

喜树碱

羟喜树碱

喜树碱（Camptothecin，CPT）是从我国特有的植物喜树中提取的一种生物碱。羟喜树碱（Hydroxycamptothecin，HCPT）为喜树碱羟基衍生物。

该类药物能特异性抑制 DNA 拓扑异构酶 I 的活性，干扰 DNA 结构与功能。属细胞周期非特异性药物，对 S 期的作用强于 G_1 和 G_2 期。喜树碱类对胃癌、绒毛膜上皮癌、恶性葡萄胎、急性和慢性粒细胞性白血病等有一定疗效，对大肠癌、膀胱癌、肝癌亦有一定疗效。不良反应主要有泌尿道刺激症状，如尿频、尿急、血尿等，以及消化道反应、骨髓抑制、脱发等。

三、干扰转录过程和阻止 RNA 合成的药物

放线菌素 D

放线菌素 D（Dactinomycin，DACT）能嵌入到 DNA 双螺旋中相邻的鸟嘌呤和胞嘧啶（G－C）碱基对之间，与 DNA 结合成复合体，阻碍 RNA 多聚酶对 DNA 的转录。也可引起 DNA 单链断裂，可能是通过游离基中介或通过影响 II 型拓扑异构酶的作用。属细胞周期非特异性药物，对 G_1 期作用较强。

> **药师考点**
>
> 放线菌素 D、多柔比星的临床应用和不良反应。

本品抗瘤谱较窄，对恶性葡萄胎、绒毛膜上皮癌、霍奇金病、淋巴瘤、肾母细胞瘤疗效较好，对骨肉瘤、软组织肉瘤和其他肉瘤也有疗效。不良反应主要有骨髓抑制和消化道反应，还可致脱发、皮炎、畸胎等。

多柔比星

多柔比星（Doxorubicin，阿霉素）为蒽环类抗肿瘤抗生素，能嵌入 DNA 碱基对之间，阻止 RNA 转录，也能阻止 DNA 复制，属细胞周期非特异性药物，对 S 期作用较强。该药抗瘤谱广，疗效高，主要用于对常用抗恶性肿瘤药耐药的急性淋巴细胞白血病或粒细胞白血病，对恶性淋巴瘤可作为交替使用的首选药物，对乳腺癌、卵巢癌、小细胞肺癌、胃癌、肝癌及膀胱癌等有一定疗效。该药最严重的不良反应为心脏毒性，早期可出现各种心律失常，积累量大时导致心肌退行性病变、心肌间质水肿。其他不良反应有骨髓抑制、消化道反应和皮肤色素沉着、脱发等。

柔红霉素

柔红霉素（Daunorubicin，DRN）作用和机制与多柔比星相似，该药主要用于对常用抗恶性肿瘤药耐药的急性淋巴细胞白血病或粒细胞白血病，但缓解期短。主要毒性反应为骨髓抑制、消化道反应和心脏毒性等。

四、抑制蛋白质合成与功能的药物

（一）微管蛋白活性抑制药

长春碱类

有长春碱（Vinblastin，VLB，长春花碱）及长春新碱（Vincristine，VCR），为夹竹桃科长春花植物所含的生物碱。长春地辛（Vindesine，VDS）和长春瑞滨（Vinorelbine，VRB）为长春碱的半合成衍生物。

长春碱类与微管蛋白结合，抑制微管聚合，抑制纺锤丝形成，使细胞有丝分裂停止于

M期，属于M期细胞周期特异性药物。各药之间无交叉耐药性。该类药物抗瘤谱差异较大，其中VCR主要用于急性淋巴细胞性白血病、霍奇金病和恶性淋巴瘤，单独使用对儿童急性淋巴细胞白血病的完全缓解率达50%，与强的松合用疗效更好。VLB与顺铂和博来霉素合用是治疗睾丸癌的首选。VRB浓集于肺，因此用于非小细胞性肺癌，也用于乳腺癌和卵巢癌的治疗。

长春碱的不良反应主要为骨髓抑制，也可见脱发、消化道反应、神经毒性、皮炎、静脉炎等。与长春碱比较，长春新碱骨髓抑制轻，但神经毒性比长春碱严重。长春瑞滨的不良反应也以骨髓抑制为主。

紫杉醇

紫杉醇类（Taxol）是由短叶紫杉或我国红豆杉的树皮中提取的有效成分。能促进微管聚合、抑制微管解聚，使纺锤体失去正常功能，终止细胞有丝分裂。该药对卵巢癌、乳腺癌有独特的疗效，对肺癌、食管癌、大肠癌、黑色素瘤、头颈部癌、淋巴瘤、脑瘤也有一定疗效。其具有骨髓抑制、神经毒性、心脏毒性和过敏等不良反应。

（二）干扰核蛋白体功能的药物

三尖杉生物碱类

三尖杉酯碱（Harringtonine）和高三尖杉酯碱（Homoharringtonine）是从三尖杉属植物中提取的生物碱，能抑制蛋白质合成的起始阶段，并使核蛋白体分解，释放出新生肽链，抑制有丝分裂。属于细胞周期非特异性药物。本类药用于急性粒细胞性白血病疗效较好，对急性单核细胞白血病及慢性粒细胞白血病、恶性淋巴瘤、肺癌、绒癌等也有效。不良反应表现为骨髓抑制、消化道反应、脱发。偶有心脏毒性。

> **药师考点**
>
> 三尖杉酯碱、门冬酰胺酶的作用特点。

（三）影响氨基酸供应的药物

L-门冬酰胺酶

L-门冬酰胺酶水解患者血清中的门冬酰胺，使癌细胞缺乏门冬酰胺供应，从而阻断其蛋白质合成，抑制细胞生长，导致细胞死亡。本品主要用于急性淋巴细胞白血病，常与甲氨蝶呤、多柔比星、长春新碱或泼尼松合用。本品对骨髓的抑制以及胃肠道影响轻微，常见不良反应为荨麻疹、过敏性休克等。

五、调节体内激素平衡的药物

雌激素类

常用药是己烯雌酚，可通过抑制下丘脑及垂体，减少脑垂体促间质细胞激素（ICSH）分泌，从而使来源于睾丸间质细胞与肾上腺皮质的雄激素分泌减少，也可直接对抗雄激素促进前列腺癌生长的作用。主要用于前列腺癌的治疗，也适用于绝经期后7年以上的晚期乳腺癌有内脏或软组织转移者。

雄激素类

二甲基睾酮、丙酸睾酮可抑制脑垂体前叶分泌促卵泡激素，使卵巢分泌雌激素减少，并可对抗雌激素作用。对晚期乳腺癌伴有骨转移者疗效较佳。

他莫昔芬

他莫昔芬（Tamoxifen，TAM，三苯氧胺）为合成的非甾体类抗雌激素药物，是雌激素受体的部分激动剂，具有雌激素样作用，但强度仅为雌二醇的一半；也有一定抗雌激素的作用，从而抑制激素依赖性乳腺肿瘤细胞的生长。主要用于治疗雌激素受体阳性的晚期乳腺癌，是停经后晚期乳腺癌的首选药物。对晚期卵巢癌、宫体癌等实体瘤也有效。主要有恶心、呕吐、暂时性白细胞和血小板减少等不良反应。

> **药师考点**
>
> 他莫昔芬、氨鲁米特和氟他胺的临床应用。

氟他胺

氟他胺（Flutamide，氟硝丁酰胺）是非甾体类雄激素拮抗剂，无激素样活性。氟他胺及其代谢产物 2 - 羟基氟他胺能在靶组织内与雄激素受体结合，阻断二氢睾丸素（雄激素的活性形式）与雄激素受体结合，抑制靶组织摄取睾丸素，从而起到抗雄激素作用。当与促性腺激素释放激素（GnRH）如亮脯利特（Leuprolide）合用时，可完全阻断雄激素而且防止代偿性增加。主要用于以前未经治疗或对激素控制疗法无效或失效的晚期前列腺癌患者。

氨鲁米特

氨鲁米特（Aminoglutethimide，AG，氨基导眠能，氨格鲁米特，氨苯哌酮）为格鲁米特（镇静催眠药物）的衍生物，能特异性抑制使雄激素转化为雌激素的芳香化酶活性，阻止雌激素的产生，从而减少雌激素对乳腺癌的促进作用。临床主要用于绝经后晚期乳腺癌及转移性乳腺癌的治疗，也可用于库欣综合征的治疗。

第三节　抗肿瘤药物的应用原则

近些年来肿瘤内科学的不断发展促进了肿瘤治疗向综合治疗方向发展，即根据患者的机体状况、肿瘤的病理类型、侵犯范围（分期）和发展趋向，合理地有计划地将化疗药物与现有的其他治疗手段联合应用。抗肿瘤药物对恶性肿瘤的疗效会受到肿瘤、机体及药物三者的影响，它们彼此相互作用、相互制约。根据抗肿瘤药物的作用机制、抗瘤谱、药物的毒性和细胞增殖动力学，设计出联合用药与合理用药方案，不但可以增加疗效，而且能够减少毒性反应和延缓耐药性的产生。联合用药有先后使用的序贯疗法，也有同时应用的联合疗法。一般原则如下。

一、根据细胞增殖动力学规律考虑

增长缓慢（GF 不高）的实体瘤，其 G_0 期细胞较多，一般先用细胞周期非特异性药物

杀灭增殖期及部分 G_0 期细胞，使瘤体缩小而驱动（招募）G_0 期细胞进入增殖周期。继而用细胞周期特异性药物杀灭。反之，对于生长比率高（GF 较高）的肿瘤如急性白血病，则先用杀灭 S 期或 M 期的细胞周期特异性药物大量杀灭处于增殖周期的恶性肿瘤细胞，然后再用细胞周期非特异性药物杀灭其他各期细胞。待 G_0 期细胞进入细胞周期时，可重复上述疗程。此外，瘤细胞群中的细胞往往处于不同时期，若将作用于不同时期的药物联合应用，也可收到较好效果。

二、从抗肿瘤药物的作用机制考虑

针对肿瘤的不同发病机制，采用不同作用机制、作用于不同生化环节的抗肿瘤药合用，可使疗效增强，如甲氨蝶呤和巯嘌呤的合用。

三、从药物的毒性考虑

大多数抗肿瘤药均可抑制骨髓，而泼尼松、长春新碱、博来霉素的骨髓抑制作用较轻，将其与其他药物合用，可降低毒性并提高疗效。对于抗肿瘤药物的特征性不良反应，可针对性合用相关药物来降低药物的毒性，如用巯乙磺酸钠可预防环磷酰胺引起的出血性膀胱炎；用四氢叶酸钙以减轻甲氨蝶呤的骨髓毒性。

四、从药物的抗肿瘤谱考虑

胃肠道腺癌宜用氟尿嘧啶、环磷酰胺、丝裂霉素等；鳞癌可用博来霉素、甲氨蝶呤等；肉瘤宜用多柔比星及环磷酰胺、顺铂等。

五、从给药方法考虑

考虑到机体的耐受性等因素，一般均采用机体能耐受的最大剂量，特别是对病期较早、健康状况较好的肿瘤患者，应用环磷酰胺、阿霉素、甲氨蝶呤等药物时，大剂量间歇用药法往往较小剂量连续法的效果好。因前者杀灭瘤细胞数多；而且间歇用药也有利于造血系统等正常组织的修复与补充，有利于提高机体的抗瘤能力及减少耐药性。

小　结

- 采用抗恶性肿瘤药进行化疗在肿瘤的综合治疗中占有重要地位。应用传统细胞毒类抗恶性肿瘤药进行肿瘤化疗存在两大主要障碍，即化疗药物的毒性反应和肿瘤细胞的耐药性，尤其突出和常见的是多药耐药性。抗恶性肿瘤药的不良反应可分为近期毒性和远期毒性反应两大类。

- 通过应用新型抗肿瘤药物，并根据肿瘤细胞增殖动力学规律、抗肿瘤药物的作用机制、抗瘤谱和毒性，设计出联合用药方案，合理应用抗肿瘤药物，不但可以增加恶性肿瘤化学治疗的疗效，而且能够减少不良反应和延缓耐药性的产生。

- 抗肿瘤药物可以按多种标准进行分类。常用抗肿瘤药物包括干扰核酸生物合成的药物（如甲氨蝶呤、氟尿嘧啶、巯嘌呤、阿糖胞苷）、直接影响 DNA 结构与功能的药物（如环磷酰胺、白消安、丝裂霉素、博来霉素、顺铂、喜树碱类)、干扰转录过程和阻止 RNA 合成的药物(放线菌素 D、多柔比星)、抑制蛋白质合成与功能的药物(长春碱类、紫杉醇类、三尖杉生物碱类、L-门冬酰胺酶)、调节体内激素平衡的药物(氨鲁米特、他莫昔芬和氟他胺)等。

(陈思敏)

扫码"练一练"

第八篇
免疫系统药理及自体
活性物质药理

第四十一章 影响免疫功能的药物

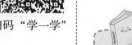

要点导航

1. 掌握免疫抑制药环孢素的体内过程、药理作用及机制，临床应用和不良反应；免疫增强剂左旋咪唑的药理作用、临床应用及不良反应。
2. 熟悉常用的免疫增强剂和免疫抑制剂的分类、临床应用和不良反应。
3. 了解免疫应答反应的基本环节和免疫病理反应。

免疫系统（immune system）的功能主要包括免疫防御（对病原微生物感染的防御能力）、免疫稳定（清除损伤或衰老细胞，维持机体生理平衡）和免疫监视（防止细胞发生突变或清除异常细胞）。机体免疫系统接受外源生物性物质刺激后产生的排除异物的保护性免疫反应称为免疫应答（immune response），分为天然免疫应答（innate immune response，非特异性免疫应答）和获得性免疫应答（adaptive immune response，特异性免疫应答）。前者是机体遇到病原体后，迅速产生的一种初级的，特异性低的反应；后者是依赖于抗原暴露或接触，具有高度特异性的反应，又分为细胞免疫和体液免疫。天然免疫在免疫反应最初阶段活性最强，经过一段时间获得性免疫逐渐增强，并最终清除病原体、促进疾病治愈。

正常的免疫应答在抗感染、抗肿瘤及排除异物等方面有重要作用，但在某些条件下，免疫应答过强，可引起生理机能紊乱或组织损伤，出现超敏反应、自身免疫性疾病、免疫增殖病及器官移植排斥反应；免疫应答过低，使机体防御功能减弱，出现反复感染或发生肿瘤。影响免疫功能的药物通过增强或抑制免疫应答反应，预防和治疗因免疫系统功能障碍导致的疾病，可分为免疫抑制药（immunosuppressive agents）和免疫增强药（immunopotentiating agents）。

第一节 免疫抑制药

免疫抑制药是一类能抑制机体免疫功能的药物，主要用于治疗自身免疫性疾病和器官移植排斥反应。免疫抑制药的特点有：①只能缓解自身免疫性疾病的症状，不能根治。②选择性差，对病理免疫、正常免疫、细胞免疫和体液免疫均有抑制，长期应用免疫抑制药可诱发感染和肿瘤，骨髓抑制、不育、致畸等不良反应。③对初次免疫应答的作用强，对再次免疫应答反应弱。④ 对不同类型的免疫病理反应作用不同，如Ⅰ型超敏反应对细胞毒类药物不敏感。⑤不同类型的免疫抑制药的作用最佳时间不同，如糖皮质激素在抗原刺激前 24～48h 给药，免疫抑制作用最强，而硫唑嘌呤在抗原刺激后 24～48h 给药，抑制作用最强；⑥大部分免疫抑制药有抗炎作用。

常用的免疫抑制药有：①肾上腺皮质激素类，如泼尼松、甲基泼尼松；②钙调磷酸酶抑制剂，如环孢素、他克莫司等；③抗增殖/抗代谢类，如西罗莫司、硫唑嘌呤、甲氨蝶呤、环磷酰胺等；④抗体类，抗淋巴细胞球蛋白、莫罗单抗等。其中，钙调磷酸酶抑制药是目前临床最有效的免疫抑制药。

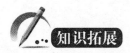 **知识拓展**

自身免疫性疾病与免疫缺陷性疾病

自身免疫性疾病（autoimmune diseases）是指机体对自身抗原发生免疫反应而导致自身组织损害所引起的疾病。分为器官特异性自身免疫性疾病和系统性自身免疫性疾病。前者指抗体或致敏淋巴细胞针对的某一器官引起组织器官的病理损害和功能障碍，如慢性淋巴性甲状腺炎、甲状腺功能亢进、胰岛素依赖型糖尿病、重症肌无力等。后者指抗原抗体复合物广泛沉积于血管壁等原因导致全身多器官损害，又称胶原病或结缔组织病，如系统性红斑狼疮、类风湿关节炎、硬皮病、天疱疮等。自身免疫性疾病与遗传、病毒感染、自身免疫系统调节异常和免疫耐受丢失有关。免疫耐受指不对特异抗原产生免疫应答反应。通常机体对自身抗原是免疫耐受的。

免疫缺陷性疾病（immunodeficiency disease）是指机体先天性或后天获得性免疫系统结构或功能障碍引起的疾病，主要表现为免疫功能低下，容易出现肿瘤或感染性疾病。如人类免疫缺陷病毒（HIV）引起的获得性免疫缺陷综合征。

环 孢 素

环孢素（Cyclosporin）是从真菌代谢产物中分离出的一种含 11 个氨基酸的中性环肽，不溶于水。1980 年人工合成成功。

【体内过程】环孢素可以口服和静脉给药。口服吸收慢而不完全，生物利用度为 20% ~ 50%，血浆蛋白结合率为 90%。在全血中约 50% ~ 60% 分布于红细胞中，10% ~ 20% 在白细胞中。环孢素主要在肝脏代谢，代谢物经胆汁入肠，经粪便排出，可形成肝肠循环，6% 药物从尿排出，0.1% 为原型药物。本药个体差异较大，$t_{1/2}$ 为 14 ~ 16h，需个体化给药，尤其是肝肾功能不全、胃肠疾病及联合用药时。

【药理作用】环孢素对 T 淋巴细胞活化初期有较高的选择性抑制作用，对 B 细胞、巨噬细胞、粒细胞及骨髓造血功能影响小。环孢素可选择性进入辅助性 T 细胞（Th），与 T 淋巴细胞受体蛋白——环亲蛋白结合形成复合物，此复合物可抑制 Ca^{2+} 依赖性的磷酸酶，进而阻止活化 T 细胞核因子（NFAT）的去磷酸化，使 NFAT 不能进入细胞核中，最终降低 IL-2 等细胞因子的表达，IL-2 是促进 T 细胞增殖的主要刺激因子（图 41-1）。环孢素还可增加 T 细胞转化生长因子 β（TGF-β）的表达，TGF-β 能抑制 IL-2 诱导的 T 细胞增殖，也抑制抗原特异性的细胞毒 T 细胞产生，这些作用与免疫抑制作用有关。

> **药师考点**
>
> 环孢素药动学特点、药理作用、临床应用及其不良反应。

此外，环孢素还有抗 HIV 活性和逆转肿瘤多药耐药的作用。

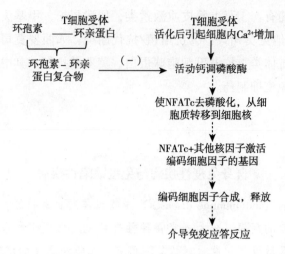

图 41 – 1 环孢素的作用机制

【临床应用】

1. 器官移植 环孢素能降低器官移植的排斥反应和感染发生率，主要用于肾、肝、心、肺、角膜和骨髓等器官，可与小剂量糖皮质激素合用，降低排斥反应，提高存活率。

2. 自身免疫性疾病 可用于治疗系统性红斑狼疮，类风湿关节炎、牛皮癣、肾病综合征等自身免疫性疾病，能改善大疱性天疱疮及类天疱疮的皮肤损害，降低自身抗体水平。

3. 其他 局部应用可以治疗接触性过敏性皮炎，也可以治疗血吸虫病。

【不良反应】环孢素的不良反应发生与其用药剂量、用药时间及药物浓度有关，多为可逆性反应。

1. 肾毒性 是最常见的不良反应，发生率为 70% ~ 100%。用药期间应严格控制剂量，密切监测肾功能，血清肌酐水平超过用药前 30% 应减量或停用。

2. 肝毒性 多见于用药早期，减量后可缓解。

3. 神经系统毒性 长期用药可出现震颤、惊厥、癫痫发作、精神错乱、共济失调等，减量或停用后可缓解。

4. 其他 可引起厌食、恶心、腹泻、嗜睡、齿龈增生、多毛症、继发性感染，长期用药可诱发淋巴细胞瘤、肝肿瘤、皮肤瘤等。50% 肾移植患者和所有心脏移植患者可出现高血压症状。

他克莫司

他克莫司（Tacrolimus，FK506）是从筑波山土壤链霉菌属中分离出的一种 23 元大环内酯类药物。口服吸收不完全且变化较大，经肝脏细胞色素 P450 3A4 异构酶代谢后从肠道排泄。

他克莫司与细胞内 FK506 结合蛋白（FKBP）相互作用，通过抑制钙调磷酸酶，阻止 NFAT 的脱磷酸作用和进入细胞核，最终抑制 T 细胞的活化。他克莫司可作用于细胞 G_0 期，能抑制刀豆素 A、T 细胞受体的单克隆抗体、CD3 复合体和其他细胞表面受体诱导的淋巴细胞增殖，但不能抑制 IL – 2 刺激引起的淋巴细胞增殖。此外，他克莫司还具有抑制 Ca^{2+} 依赖性 T 和 B 淋巴细胞的活化以及 T 细胞依赖的 B 细胞产生免疫球蛋白的能力。

他克莫司主要用于器官移植排斥反应，因其对肝脏有较强的亲和力，并可促进肝细胞的再生和修复，用于肝脏移植疗效较好，也可用于肾脏、骨髓移植等。主要的不良反应有神经毒性，出现头痛、失眠、震颤、癫痫发作、运动障碍等症状，减量或停药后消失；直接或间接影响肾小球滤过，诱发急慢性肾损伤；损伤胰岛 B 细胞，引起高血糖；大剂量应用时可导致生殖毒性等。

肾上腺皮质激素

肾上腺皮质激素对免疫反应中的多个环节都有抑制作用，包括抑制非特异免疫反应和特异性免疫反应，如抑制巨噬细胞的吞噬能力，破坏淋巴细胞，减少抗体生成，减轻免疫反应伴有的炎症反应。临床用于器官移植后的排斥反应和自身免疫性疾病。不良反应多，剂量大或长期应用可引起高血压、高血糖、骨质疏松、水钠潴留等症状，诱发或加重感染。应逐渐减量停药，避免出现肾上腺皮质功能不足或疾病复发。

硫唑嘌呤

硫唑嘌呤（Azathioprine，Aza）是 6 - 巯基嘌呤的咪唑衍生物，在体内转换成巯嘌呤，通过抑制 DNA 合成，抑制细胞的增殖。T 淋巴细胞对本品较敏感，较小剂量即可抑制细胞免疫，也可抑制 B 细胞增殖，抑制体液免疫，所需剂量比抑制 T 细胞的剂量大。主要用于器官移植后的排斥反应，多与皮质激素并用，或加用抗淋巴细胞球蛋白（ALG）；也可用于类风湿关节炎、系统性红斑狼疮、自身免疫性溶血性贫血、特发性血小板减少性紫癜、活动性慢性肝炎、溃疡性结肠炎、重症肌无力、硬皮病等自身免疫性疾病。主要不良反应为骨髓抑制，表现为白细胞和血小板减少。也可出现皮疹、肝损害、胃肠道反应等。

抗淋巴细胞球蛋白

抗淋巴细胞球蛋白（Antilymphocyeglobulin，ALG）是采用人淋巴细胞或胸腺细胞、胸导管淋巴细胞或培养的淋巴母细胞免疫动物（马、羊、兔等）获得的抗淋巴细胞血清，经提纯后的制品。在血清补体的参与下，可选择性破坏人体的淋巴细胞，对 T 细胞和 B 细胞都有破坏，从而抑制细胞免疫和体液免疫，对再次免疫应答反应作用较弱。主要用于防止器官移植的排斥反应，也可用于治疗类风湿关节炎、系统性红斑狼疮、重症肌无力、多发性硬化症等自身免疫性疾病。常见的不良反应有寒战、发热、血小板减少等，静脉注射可引起过敏性休克。

第二节　免疫增强药

免疫增强药（immunopotentiating agents）是一类能替代体内缺乏的免疫活性成分或激活一种或多种免疫活性细胞，增强机体的非特异性和特异性免疫功能，使低下的免疫功能恢复正常，或起佐剂作用增强合用抗原的免疫原性，加速诱导免疫应答反应，或对机体的免疫功能产生双向调节作用，使过高或过低的免疫功能趋于正常的药物，主要用于免疫缺陷性疾病、恶性肿瘤及难治性细菌及病毒感染。

目前临床常用的免疫增强药有化学合成药物左旋咪唑、异丙肌苷等，人或动物免疫产物胸腺素、转移因子、干扰素、白介素等，微生物来源的卡介苗及其他来源的生物多糖、中药有效成分等。这些药物调节免疫功能的作用机制有：①增强巨噬细胞和自然杀伤细胞的活性，提高非特异性免疫功能；②促进 T 淋巴细胞的分裂、增殖、成熟和分化，增强细胞免疫功能；③提高体液免疫功能；④诱导产生干扰素和某些细胞因子，激活免疫细胞发挥作用。

一、化学合成类

左旋咪唑

左旋咪唑（Levamisole，LMS）是一种广谱驱虫药，1971年发现其有免疫增强作用，咪唑环与含硫部分是主要活性基团。

【体内过程】口服、肌内及皮下注射都可吸收，主要经肝脏代谢，原型药物和代谢产物经尿、粪便和呼吸道排泄，乳汁中也可测到。左旋咪唑及其代谢产物的 $t_{1/2}$ 分别为 4h 和 6h。

> **药师考点**
>
> 左旋咪唑的药理作用、临床作用及其不良反应。

【药理作用】左旋咪唑能提高 T 细胞的玫瑰花结形成率，促进 PHA 诱导的淋巴细胞增殖，能增强巨噬细胞和中性多形核粒细胞的趋化与吞噬功能，使低活性免疫功能恢复正常。左旋咪唑对抗体产生有双向调节作用，对免疫功能正常人或动物的抗体形成无明显影响，但对免疫功能低下的患者，能促进其恢复。

左旋咪唑的免疫调节机制尚不清楚，可能与激活磷酸二酯酶，降低淋巴细胞和巨噬细胞内的 cAMP 水平、清除自由基及胸腺素样作用有关。

【临床应用】

1. 免疫缺陷病　左旋咪唑可降低免疫缺陷病患者的感染发生率。

2. 慢性难治性感染　左旋咪唑对麻风和布鲁杆菌感染有效，也可用于呼吸道感染、痢疾及脓肿等。

3. 肿瘤　在肿瘤手术或放射治疗时辅助应用左旋咪唑可以延长缓解期，降低复发率和死亡率，也可减轻抗肿瘤药引起的骨髓抑制、出血及感染等不良反应。对鳞状上皮癌的疗效较好。

【不良反应】发生率较低（< 5%），主要有消化道反应、头痛、头晕及过敏反应，停药后可缓解。长期用药可出现粒细胞减少症，停药可恢复。偶见肝功能异常。肝炎活动期患者禁用。

二、人或动物免疫产物类

干　扰　素

干扰素（Interferon，INF）是一种免疫系统产生的细胞因子，有 α、β、γ 三种类型。INFα、β 由病毒和细胞因子刺激 B 淋巴细胞、巨噬细胞和成纤维细胞产生；INFγ 由病毒或非病毒抗原刺激 T 淋巴细胞产生。

【体内过程】INF 有较强的抗酸、碱、热的作用，但易被蛋白酶破坏，故口服无效。皮下或肌内注射能吸收，常采用肌内注射，血药浓度在 5～8h 达峰值，人类的 INFα 和 INFγ 的药动学相似，肌内注射 INFβ 的血药浓度较低。静脉注射后可迅速从血中消除，$t_{1/2}$ 为 2～4h。不易透过血脑屏障。INFα、β 分别在肾脏和肝脏代谢。

【药理作用】

1. 调节免疫　干扰素与细胞表面的特异受体结合后，可引发一系列细胞效应发挥调节免疫作用，主要有：①抑制胸腺嘧啶转运，DNA、蛋白质合成和细胞增殖；②增强巨噬细胞的吞噬功能和 NK 细胞的杀伤能力；③增强淋巴细胞表面组织相容性抗原及 Fc 受体的表达；④促进抗体形成；⑤诱导 IL、TNF、CSF 等细胞因子产生。干扰素免疫调节作用与应用的剂量、时间不同而有差异，小剂量有免疫增强作用，而大剂量有免疫抑制作用。其中 INFγ 的免疫调节作用最强。

2. 抗病毒　广谱抗病毒药，对 DNA、RNA 病毒几乎都能抑制。干扰素的抗病毒作用不是直接杀灭或抑制病毒，而是通过与宿主细胞表面的特异性神经节苷脂受体结合，诱导宿主细胞产生多种酶，这些酶可抑制病毒的脱壳、DNA 复制、mRNA 转录、翻译成病毒蛋白，达到抑制病毒繁殖。对人体 mRNA 与核糖体的结合影响较小，故对人体较安全。INFα、β 的抗病毒作用强于 INFγ。

3. 抗肿瘤　干扰素对多种肿瘤有抑制作用，其抗肿瘤作用与直接抑制肿瘤细胞生长及增强免疫功能等有关。

【临床应用】

1. 病毒性感染疾病　可用于带状疱疹、扁平湿疣、尖锐湿疣、病毒性角膜炎、慢性乙型肝炎、流感等。INFα 还可用于艾滋病的治疗。

3. 抗肿瘤　可用于慢性骨髓性白血病、非何杰金淋巴瘤、皮肤 T-细胞淋巴瘤、Kaposi 肉瘤、多发性骨髓瘤、黑色素瘤、肾细胞癌、类癌综合征和骨髓增殖性病（包括真性红细胞增多症和原发性血小板增多症）等。INFα 还用于膀胱内注射、基底细胞癌的病变内注射和子宫癌的腹腔内注射。INFα 是治疗多毛状细胞白血病的首选药物。

【不良反应】常见的不良反应有发热、寒战、肌肉僵硬、头痛、倦怠、不适、肌痛等类感冒症状，连续应用可见嗜睡、乏力、疲劳、食欲不振、口干、体重减轻等。偶有抑郁、白细胞减少、肝功能损害、肾损害、脱发及过敏反应等。严重心、肝、肾功能不良，骨髓抑制者禁用。孕妇、授乳妇慎用。

白介素-2

白介素-2（Interleukin，IL-2）又名 T 细胞生长因子，现已能人工合成。IL-2 通过 IL-2 受体介导，促进 Th 细胞和 Tc 细胞增殖和分化，增强其活性，诱导淋巴细胞介导的细胞毒性作用和杀伤细胞（LAK）的活性，活化巨噬细胞、增

> **药师考点**
> 卡介苗、白介素-2 和干扰素的临床应用。

强 NK 细胞的杀伤活性、激活 B 细胞产生抗体，诱导 γ-干扰素活性。体内能剂量依赖性地激活多种免疫细胞，增加淋巴细胞和嗜酸性粒细胞，释放多种细胞因子（肿瘤坏死因子，IL-1、γ-干扰素）。可用于治疗恶性黑色素瘤、成人转移性肾细胞癌、直肠癌等，与 LAK 细胞合用治疗膀胱癌、胃癌等疗效较好。常见的不良反应有流感样症状，胃肠道反应和精神神经症状（幻觉、妄想等），多短暂和可逆，停药后可好转。过敏体质、心脏病患者、严

重肝肾功能损伤者慎用。

三、微生物来源类

卡 介 苗

卡介苗（Bacillus Calmette – Guerin，BBG，结核菌苗）是牛结核杆菌的减毒活菌苗，具有免疫佐剂作用，能增强合用抗原的免疫应答反应，也能刺激巨噬细胞、T 细胞、B 细胞和 NK 细胞的活性，增强机体的非特性免疫功能。临床用于治疗恶性黑色素瘤、白血病、肺癌、乳腺癌和消化道肿瘤，可延长患者生存期。也可预防肺损害、慢性支气管炎、感冒。主要的不良反应有注射部位出现红斑、硬结和溃疡，也可出现寒战、高热、全身不适等症状。反复瘤内注射可发生过敏性休克或肉芽肿性肝炎。严重免疫功能低下患者可出现播散性 BCG 感染，剂量过大可降低免疫功能。

四、其他类

生物多糖及中药成分具有免疫增强或免疫调节作用。如云芝多糖能提高单核 – 巨噬细胞系统的吞噬功能；牛膝多糖能升高血清溶血素和脾脏内抗体的生成，提高血清 IgG 水平，激活单核 – 巨噬细胞系统的吞噬功能和 NK 细胞活性，促进淋巴细胞增殖。此外，植物血凝素（PHA）、刀豆蛋白、胎盘多糖等也具有明显的免疫调节作用。

其他免疫增强药的作用特点及应用见表 41 – 2。

表 41 – 2　其他免疫增强药作用特点及应用

药物	药理作用	临床应用
异丙肌酐 （Isoprinosine, ISO）	诱导 T 细胞分化和成熟，增强单核巨噬细胞和 NK 细胞的活性，促进 IL – 2 等细胞因子和干扰素产生及抗病毒作用	急性病毒性脑炎、带状疱疹、自身免疫性疾病、肿瘤辅助治疗
胸腺素 （Thymosin）	促进骨髓干细胞转变成 T 细胞，促进 T 细胞成熟分化，增强细胞免疫，对体液免疫影响小。促进 T 细胞产生多种细胞因子	胸腺发育不全症、运动失调性毛细血管扩张症、慢性皮肤黏膜真菌病等免疫缺陷病、类风湿关节炎、红斑狼疮等自身免疫病、病毒性肝炎等病毒性疾病；抗肿瘤辅助治疗
转移因子 （Transfer Factor, TF）	将供体的细胞免疫信息转移给受体的淋巴细胞，提高受体的淋巴细胞功能。不影响体液免疫功能	原发性或继发性细胞免疫缺陷的补充治疗；抗肿瘤的辅助治疗；难治的病毒和霉菌感染等
云芝多糖 K （Krestin K）	提高单核 – 巨噬细胞系统的吞噬能力，增强 kupffer 细胞的吞噬能力，诱导干扰素生成	慢性肝炎、抗肿瘤辅助治疗

小　结

● 影响免疫系统功能的药物分为免疫抑制药和免疫增强药。

● 免疫抑制药是一类能非特异性抑制机体免疫功能的药物，主要用于防治器官移植后的排斥反应和自身免疫性疾病。主要有糖皮质激素类，钙调磷酸酶抑制剂，抗增殖/代谢药及抗体类。其中钙调磷酸酶抑制剂（环孢素和他克莫司）是目前广泛应用、最有效的免疫抑制药。长期应用免疫抑制药可诱发肿瘤和引起继发性感染。

● 免疫增强药是一类增强机体免疫功能的药物，大多数免疫增强药对机体免疫功能具有双向调节作用。主要用于治疗免疫缺陷性疾病，慢性难治的感染性疾病和肿瘤等。常用的药物有微生物来源的卡介苗等；人或动物免疫产物干扰素、白介素等；化学合成药物左旋咪唑等；生物多糖香菇多糖等；中药人参等的有效成分及植物血凝素、刀豆蛋白等。

扫码"练一练"

（方　芳）

扫码"学一学"

第四十二章 影响自体活性物质的药物

要点导航

1. 掌握组胺拮抗药、5－羟色胺拮抗药、膜磷脂代谢产物阻断药的药理作用、作用机制、临床应用及不良反应。

2. 熟悉一氧化氮供体药物和影响激肽释放酶－激肽系统的药物的药理作用和临床应用。

3. 了解腺苷的药理作用和临床应用。

　　自体活性物质（autacoids），又称局部激素（local hormones），是指具有强而广泛生物活性的内源性物质。与循环激素不同，自体活性物质主要以旁分泌的形式局部释放，半衰期短暂，作用于合成部位局部或附近多种靶器官，产生特定的生理效应或病理反应。自体活性物质包括：①小分子化学信号物质，如组胺（Histamine，HA）、5－羟色胺（5－Hydroxytryptamine，5－HT）、前列腺素（Prostaglandin，PG）、白三烯（Leukotriene）、一氧化氮（Nitric Oxide，NO）和腺苷（Adenosine）等；②大分子化学信号物质，如：血管紧张素（Vasoactive Peptide）、内皮素（Endothelin）、激肽类（Kinins）、P物质（Substance P）等血管活性肽类等。本章收录的药物包括内源性自体活性物质、人工合成的自体活性物质拟似药、自体活性物质受体阻断药，以及抑制或干扰自体活性物质的药物。

第一节 组胺与抗组胺药

一、组胺及其拟似药

组　胺

　　组胺（Histamine）是广泛存在于人体各组织内的一种生物胺，在体内由组氨酸脱羧基而成。组胺合成后与肝素或某些蛋白等结合，以无活性的结合型存在于肥大细胞和嗜碱性粒细胞的颗粒中。肥大细胞较多的皮肤、胃肠道黏膜和支气管黏膜组织中组胺含量较高。许多物理、化学刺激或药物（如吗啡、烟碱等）等因素都能使肥大细胞脱颗粒，导致组胺释放，与组胺受体结合而产生生物效应，参与胃酸分泌及炎性反应、Ⅰ型变态反应等病理过程。此外，组胺也存在于中枢神经系统，作为一种中枢递质和调质，参与睡眠、激素分泌等功能。目前，根据受体对特异性激动药与阻断药的反应不同，可将组胺受体分为 H_1、H_2、H_3 三种亚型。组胺受体亚型的分布及其激动后效应见表42－1。

表 42－1　组胺受体的效应及其分布

类型	分布组织	效应	激动剂	拮抗剂
H₁	支气管、胃、肠、子宫的平滑肌	收缩		苯海拉明
	皮肤血管、毛细血管	扩张	倍他司汀	异丙嗪
	心房、房室结	收缩增强，传导减慢		
	外周神经末梢	引起瘙痒和疼痛		氯苯那敏（扑尔敏）
	中枢	调节觉醒、学习、记忆、体温等		
H₂	胃壁腺细胞	胃酸分泌增加	倍他唑、英普咪定	西咪替丁、雷尼替丁、法莫替丁等
	血管	扩张		
	窦房结、心房、心室	心率加快、收缩增强		
H₃	中枢与外周神经末梢	负反馈调节组胺、乙酰胆碱等的合成与释放	（R）α－甲基组胺	硫丙咪胺

【药理作用】

1. 促进胃腺分泌　激动胃壁细胞 H_2 受体，可激活腺苷酸环化酶，使细胞内 cAMP 含量增加，进而激活壁细胞顶端囊泡上的 H^+，K^+ – ATP 酶（质子泵），泵出 H^+，使胃酸分泌量明显增加，还可引起胃蛋白酶分泌增加。此外，也能促进唾液腺、胰腺和支气管腺体的分泌，但作用较弱。

2. 兴奋平滑肌　激动平滑肌细胞 H_1 受体，使支气管平滑肌收缩，引起支气管痉挛、呼吸困难，支气管哮喘患者对此尤为敏感；兴奋胃肠道平滑肌，大剂量可引起腹痛腹泻；对子宫平滑肌的作用不明显，但孕妇发生变态反应时，也可因组胺诱导的子宫平滑肌收缩而流产。

3. 扩张血管　激动血管平滑肌 H_1、H_2 受体，使小动脉、小静脉扩张，外周阻力降低，回心血量减少，引起血压下降。注射大剂量组胺，可产生强而持久的血压下降，甚至休克。激动血管平滑肌 H_1 受体可使毛细血管扩张，毛细血管通透性增加，引起局部水肿和全身血液浓缩。

4. 加快心率　血压下降反射性兴奋交感神经，引起心率加快；组胺直接兴奋心脏 H_2 受体也可导致心率加快。

5. 对神经系统的作用　可通过作用于中枢 H_1 受体调节觉醒、体温等；是外周神经末梢的强刺激剂，可引起疼痛和瘙痒等感觉，是荨麻疹瘙痒的重要原因。

【临床应用】组胺无临床治疗价值，主要作为诊断药物。

1. 鉴别真假胃酸缺乏症　皮下注射微量组胺会增加胃酸分泌而不产生其他效应。晨起空腹皮下注射 0.25 ~ 0.5mg 磷酸组胺后，如无胃酸分泌，即可诊断为真性胃酸分泌缺乏症。目前临床多用副作用少的五肽胃泌素替代组胺。

2. 麻风病的辅助诊断　小剂量组胺皮内注射，因对血管和神经的作用，可产生"三重反应"：①毛细血管扩张出现红斑；②毛细血管通透性增加，在红斑上形成丘疹；③通过轴索反射致小动脉扩张，丘疹周围形成红晕。麻风患者由于皮肤神经受损，"三重反应"常不完全，因而可通过观察"三重反应"辅助诊断麻风病。

【不良反应】与剂量相关，常见颜面潮红、头痛、直立性低血压、支气管哮喘及胃肠功能紊乱等。支气管哮喘、消化系统溃疡患者禁用。

倍他司汀　培他唑　英普咪定

倍他司汀（Betahistine）为 H_1 受体激动剂，能扩张血管，但不增加毛细血管通透性。可促进脑干和迷路的血液循环，解除内耳血管痉挛，减轻膜迷路积水，尚有抗血小板聚集及抗血栓形成作用。临床用于治疗内耳眩晕病、慢性缺血性脑血管病及缓解多种原因引起的头痛。培他唑（Betazole）、英普咪定（Impromidine）为选择性 H_2 受体激动药，能刺激胃酸分泌，用于胃功能检查。其中英普咪定还可增强心室收缩功能。

二、抗组胺药

拮抗体内组胺的效应可通过三种途径：①生理性拮抗，如肾上腺素，其生理作用与组胺相反；②抑制组胺释放，如色甘酸钠，可抑制肥大细胞脱颗粒，减少组胺释放；③组胺受体阻断药（histamine antagonists），又称抗组胺药（antihistamines），能竞争性阻断组胺受体。根据组胺受体阻断药对组胺受体选择性的不同，可分为 H_1 受体阻断药、H_2 受体阻断药和 H_3 受体阻断药。其中 H_1 和 H_2 受体阻断药被广泛应用，H_3 受体阻断药如硫丙咪胺（Thioperamide）等尚在研究。

（一）H_1 受体阻断药

本类药物品种较多，作用和应用基本相似，大多数具有与组胺侧链相似的乙基胺结构，能竞争性阻断组胺 H_1 型效应。根据应用的时间先后和有无镇静、抗胆碱作用分为两代。第一代 H_1 受体阻断药，如苯海拉明、异丙嗪、氯苯那敏和多赛平等，分子量小，脂溶性高，作用维持时间短，多数中枢

抑制作用强，具有抗胆碱作用，尤其是苯海拉明和异丙嗪，易引起嗜睡、乏力等症状，应用受到限制。第二代 H_1 受体阻断药，如西替利嗪、氯雷他定等，不易透过血脑屏障，作用较持久，无中枢抑制和抗胆碱作用或作用较弱。

【药理作用】

1. 抗 H_1 受体作用　可完全对抗组胺引起的支气管、胃肠道平滑肌的收缩。对组胺引起的毛细血管扩张和通透性增加（局部水肿）有很强的抑制作用；但对组胺引起的血管扩张和血压下降，仅有部分对抗作用，需同时应用 H_1 和 H_2 受体阻断药才能完全对抗。

2. 抑制中枢　多数第一代 H_1 受体阻断药可通过血脑屏障，有不同程度的中枢抑制作用，表现为镇静、嗜睡等。苯海拉明和异丙嗪中枢抑制作用最强，可能与其阻断中枢 H_1 受体，拮抗内源性组胺介导的觉醒反应有关；二者还能用于治疗晕动症，可能与其中枢抗胆碱作用有关。第二代 H_1 受体阻断药如氯雷他定、西替利嗪等因不易透过血脑屏障，几乎无中枢抑制作用，苯茚胺则有弱的中枢兴奋作用。

3. 其他　多数药物具有抗胆碱作用，产生较弱的阿托品样作用；某些药物具有较弱的局麻作用和对心脏的奎尼丁样作用。

【临床应用】

1. 皮肤黏膜变态反应性疾病　多用于组胺释放引起的局部变态反应性疾病，如荨麻疹、

枯草热、过敏性鼻炎等，可作为首选药物；对昆虫咬伤所致的皮肤瘙痒和水肿亦有良效；对血清病、药疹和接触性皮炎也有一定疗效。但对变态反应性支气管哮喘效果很差，对过敏性休克无效，因引起哮喘和过敏性休克的活性物质比较复杂，而本类药无对抗其他物质的作用。

2. 呕吐 用于晕动病、放射病等引起的呕吐，主要用于轻型病例，常用茶苯海明、苯海拉明和异丙嗪。

3. 失眠 某些具有明显镇静作用的 H_1 受体阻断药（如苯海拉明）可短期应用，治疗失眠。

4. 其他 马来氯他敏等抗组胺药，可作为复方抗感冒药、复方镇咳祛痰药的成分之一，消除鼻黏膜充血，减轻鼻塞、流涕、打喷嚏等症状。苯海拉明的抗胆碱作用可治疗早期的帕金森病，也可治疗抗精神病药物引起的锥体外系副作用。

【不良反应】

1. 中枢神经系统反应 多见镇静、嗜睡、乏力等中枢抑制现象，以苯海拉明和异丙嗪较为明显。用药期间不宜驾驶、高空作业或操纵危险机器。

2. 消化道反应 口干、厌食、恶心、呕吐、便秘或腹泻等。

3. 其他 偶见粒细胞减少及溶血性贫血。美可洛嗪（Meclozine）及布可立嗪（Buclizine，安其敏）可致动物畸胎，孕妇禁用。过量阿司咪唑可引起心律失常。

常用 H_1 受体阻断药的药理作用特点及应用见表 42 - 2。

> **药师考点**
>
> 苯海拉明、氯苯那敏、阿司咪唑、西替利嗪和氯雷他定的药理作用、临床应用及其不良反应。

表 42 - 2 常用 H_1 受体阻断药的特点比较

药物	持续时间 (hr)	H_1 受体阻断作用	镇静催眠	防晕止吐	抗胆碱	主要应用
第一代药物						
苯海拉明	4～6	++	+++	++	+++	皮肤黏膜过敏、晕动症
异丙嗪（Promethazine，非那根）	4～6	+++	+++	++	+++	皮肤黏膜过敏、晕动症
氯苯那敏（Chlorphenamine，扑尔敏）	4～6	+	+	－	++	皮肤黏膜过敏
赛庚啶（Cyrohepfadine）	/	+++	++	+	++	皮肤黏膜过敏、支气管哮喘
曲吡那敏（Pyribenzamine，去敏灵）	4～6	++	++	－	/	皮肤黏膜过敏
第二代药物						
西替利嗪（Cetirizine）	12～24	+++	－	/	/	皮肤黏膜过敏
阿司咪唑（Astemizole，息斯敏）	24～48	+++	－	－	－	皮肤黏膜过敏
氯雷他定（Loratadine，克敏能）	18～24	+++	－	－	－	皮肤黏膜过敏
左卡巴斯汀（Levocabastine，立复汀）	10～12	+++	/	/	/	皮肤黏膜过敏
吡咯醇胺（Mecloprodine，立克马汀）	12	++++	/	/	/	皮肤黏膜过敏、支气管哮喘

注：+++ 强效，++ 中效，－ 无效，/ 无资料。

（二）H₂受体阻断药

H₂受体阻断药可选择性地阻断 H₂受体，不影响 H₁受体，是治疗消化性溃疡很有价值的药物。目前主要有 4 种 H₂受体阻断药应用于临床：西咪替丁（Cimetidine，甲氰咪胍）、雷尼替丁（Ranitidine，呋喃硝胺）、法莫替丁（Famotidine）和尼扎替丁（Nizatidine）。

【药理作用】

1. 抑制胃酸分泌　能明显抑制基础胃酸及夜间胃酸分泌，其机制与选择性阻断胃壁细胞 H₂受体有关，也可抑制五肽泌胃素、M 胆碱受体激动剂引起的胃酸分泌。

2. 心血管系统　可部分对抗组胺的扩张血管和降压作用。抑制胃酸分泌的剂量对心血管系统影响很小。

3. 调节免疫　阻断 T 细胞上的 H₂受体，减少组胺诱发抑制因子（histamine induced suppressor factor，HSF）生成，从而逆转组胺的免疫抑制作用，促进淋巴细胞增殖和抗炎因子生成，增强免疫功能。

【临床应用】可促进胃肠道黏膜溃疡的愈合，用于治疗胃和十二指肠溃疡、胃肠道出血。与口服给药相比，静脉滴注给药对胃肠 pH 调节作用弱，但可有效预防黏膜糜烂引起的出血。也可用于治疗胃酸分泌过多症（卓 - 艾综合征，Zolinger - Ellison syndrome，ZES）和反流性食管炎。

【不良反应】发生较少。偶有恶心、呕吐、腹泻和便秘等胃肠道反应；可引起头痛、眩晕、语言不清和幻觉等中枢神经系统反应，多见于老年患者静脉滴注给药。静脉滴注速度过快，可使心率减慢，心收缩力减弱。西咪替丁可抑制肝药酶活性，减少肝药酶对雌二醇水解，并影响睾丸素与雄性激素受体结合，长期大量服用可引起男性勃起障碍、女性溢乳。

第二节　5 - 羟色胺类药与拮抗药

5 - 羟色胺（5 - Hydroxytryptamine，5 - HT）最早是从血清中发现的，又名血清素（Serotonin），广泛存在于哺乳动物消化系统、血小板、大脑皮质层及神经突触内。人体约 90% 的 5 - HT 合成和分布于肠嗜铬细胞，在刺激因素作用下，肠嗜铬细胞脱颗粒释放 5 - HT，弥散到血液，并被血小板摄取和储存。中枢神经系统中，5 - HT 能神经元亦可合成 5 - HT。在外周组织，5 - HT 可调节心血管和胃肠平滑肌运动和感觉传导，并可加快血小板聚集。在中枢神经系统，它主要分布于松果体和下丘脑，参与学习、记忆、情绪、昼夜节律等生理功能的调节。5 - HT 作用复杂，在不同部位通过不同受体亚型介导，产生不同的生物活性，但 5 - HT 本身没有临床应用价值。目前已发现 7 种 5 - HT 受体亚型。除 5 - HT₃受体为配体门控离子通道受体外，其余 6 种均为 G 蛋白偶联受体。

一、5 - 羟色胺的生理活性

1. 心血管　对心血管系统的作用是其激活多种 5 - HT 受体亚型以及调节自主神经反射活动的综合反映。静脉注射微量的 5 - HT 可引起血压的三种反应：①短暂降压，与 5 - HT 激动迷走神经末梢 5 - HT₃受体，引起心脏负性频率作用有关；②持续数分钟血压升高，是 5 - HT₂ₐ受体介导的血管收缩反应所致，其中肾、肺、脑血管收缩明显；③长时间的低血压，与 5 – HT$_1$ 受体介导的内皮细胞释放 NO 和前列腺素（PGs），小血管、骨骼肌血管舒张有关。此外，5 – HT 可激动血小板 5 – HT$_2$ 受体引起血小板聚集，并可加强血管紧张素 II 和组胺等物质的局部缩血管作用而止血。

2. 兴奋平滑肌　5 – HT 激动肌细胞 5 – HT$_2$ 受体可引起胃肠道平滑肌收缩，激动肠神经末梢 5 – HT$_4$ 受体和突触后膜 5 – HT$_3$ 受体也可引起胃肠道平滑肌收缩，胃肠道张力增加，肠蠕动加快；迷走神经和传入神经元 5 – HT$_3$ 受体激动与呕吐相关。此外，5 – HT 可兴奋支气管平滑肌，对正常人作用小，对哮喘患者作用明显。

3. 神经系统　5 – HT 刺激感觉神经末梢，引起瘙痒。蚊虫叮咬和某些植物的刺激可引起局部 5 – HT 释放，引起痒、痛。5 – HT 亦是一种中枢递质，但不能通过血 – 脑屏障。5 – HT 注入动物侧脑室后，可引起镇静、嗜睡和一系列行为反应，并影响体温调节和运动功能。中枢神经系统 5 – HT 含量下降或功能异常与抑郁症、偏头痛等多种疾病相关。

二、拟 5 – 羟色胺药

5 – HT 受体亚型众多，通过对其选择性激动可产生不同药理作用，临床主要应用 5 – HT$_1$ 受体激动药、5 – HT$_4$ 受体激动药和 5 – HT 再摄取抑制药（selective serotonin reuptake inhibitors，SSRIs），发挥拟 5 – HT 的作用，用于治疗偏头痛、焦虑症、食管反流以及肥胖症等疾病。近年 SSRIs 的应用改善了抑郁症的治疗，与三环类抗抑郁药相比，具有安全剂量范围大，无明显的心脏毒性和抗胆碱副作用的优点。

舒马普坦

舒马普坦（Sumatriptan）是 5 – HT 的拟似物，可选择性地激动 5 – HT$_{1D}$ 受体，使颅内血管收缩，有效缓解大多数偏头痛患者的头痛、恶心、呕吐、畏光或恐声等症状。常见的不良反应是感觉异常，严重的不良反应是心肌缺血，故禁用于缺血性心脏病患者。

右芬氟拉明

右芬氟拉明（Dexfenfluramine）是选择性 5 – HT$_1$ 受体激动剂，具有强大的抑制食欲作用，对肥胖患者的抑制食欲作用比非肥胖者更明显。被用于控制体重和治疗肥胖症。

常用的 5 – HT$_1$ 受体激动药还有丁螺环酮（Buspironr）、吉哌隆（Gepirone）、伊沙匹隆（Ipsapirone），三者均选择性激动 5 – HT$_{1A}$ 受体，是有效的非苯二氮䓬类抗焦虑药。

西沙必利　伦扎必利

西沙必利（Cisapride）和伦扎必利（Renzapride）可选择性激动肠壁神经节丛神经细胞上的 5 – HT$_4$ 受体，促进神经末梢释放 ACh，具有增加肠道动力作用，临床用于治疗胃食管反流症等胃肠道动力失调疾病。

氟西汀

氟西汀（Fluoxetine）属于 SSRIs，选择性抑制 5 – HT 再摄取，发挥拟 5 – HT 作用，用于治疗成人抑郁症、强迫症和神经性贪食症。常用的 SSRIs 类药物还有：西酞普兰（Citalopram）、舍曲林（Sertraline）、帕罗西汀（Paroxetine）和氟伏沙明（Fluvoxamine）。

三、5-羟色胺拮抗剂

赛庚啶 苯噻啶

赛庚啶（Cyproheptadine）和苯噻啶（Pizotyfine，新度美安）均选择性阻断 5-HT$_2$ 受体，并且有阻断 H$_1$ 受体和较弱的抗胆碱作用。可用于皮肤黏膜变态反应性疾病，如荨麻疹、湿疹、接触性皮炎、皮肤瘙痒和过敏性鼻炎的治疗，苯噻啶作用更强。也可用于预防偏头痛发作，赛庚啶作用更强。不良反应相似，均可致嗜睡、口干、恶心、乏力等，驾驶员及高空作业者慎用。青光眼、前列腺肥大及尿潴留患者禁用。由于其能兴奋下丘脑摄食中枢，可导致食欲和体重的增加。

酮色林

酮色林（Ketanserin）可选择性阻断 5-HT$_{2A}$ 受体，还具有较弱的阻断 α$_1$ 肾上腺素受体和组胺 H$_1$ 受体作用，可扩张阻力血管和毛细血管，降低血压，用于治疗高血压。不良反应主要包括头晕、口干、胃肠功能紊乱和体重增加等。

昂丹司琼

昂丹司琼（Ondansetron）选择性阻断肠道和延髓极后区的 5-HT$_3$ 受体，具有强大的镇吐作用，主要用于癌症患者手术和化疗伴发的严重恶心、呕吐。同类强效镇吐药还有格拉司琼（Granisetron）、多拉司琼（Dolasetron）等。

麦角生物碱类

按其化学结构可分为胺生物碱和肽生物碱两类，除阻断 5-HT 受体外，还可阻断中枢 DA 受体和 α 型肾上腺素受体，可用于治疗偏头痛。胺生物碱类药物美西麦角（Methysergide），可抑制血小板聚集，减少 AA 释放，减轻炎症反应，可缓解偏头痛初期的血管强烈收缩。美西麦角的不良反应为腹膜后纤维化，罕见。肽生物碱类药物麦角胺（Ergotamine），能明显收缩血管，减少动脉搏动，可显著缓解头痛症状，并可抑制子宫产后出血。

第三节 膜磷脂代谢产物类药物及其拮抗药

细胞受到刺激时，磷脂酶 A$_2$（phospholipase A$_2$，PLA$_2$）被激活，催化膜磷脂水解释放出花生四烯酸（arachidonic acid，AA）和血小板活化因子（platelet activating factor，PAF）两大类自体活性物质。AA 是一种人体必需的不饱和脂肪酸，游离 AA 经环氧化酶（cyclooxygenase，COX）和脂氧酶（lipoxygenase，LOX）两条途径被转化，其代谢产物前列腺素类（prostaglanding，PGs）、血栓素类（thromboxanes，TXs）和白三烯类（leukotrienes，LTs）具有广泛的生物活性，参与炎症、血栓、速发型过敏反应等多种病理过程。①环氧化酶（COX）途径的主要代谢产物为 PGs 和 TXs。COX 存在于胞内内质网内，催化 AA 转化成不稳定的环内过氧化物 PGG$_2$ 和 PGH$_2$，并很快被相应的酶进一步催化成各种 PGs 和 TXs。各种组织中因酶的种类不同，AA 被转化成的最终代谢产物亦不同。在肾脏等多种组织，PGH_2在前列腺素异构酶、合成酶和还原酶作用下，形成比较稳定的 PGE_2、PGD_2 和 $PGF_{2\alpha}$；血小板 TXA_2 合成酶丰富，是体内合成 TXA_2 的主要部位；血管内皮细胞含有大量的 PGI_2 合成酶，主要合成 PGI_2。②脂氧酶（LOX）途径的主要代谢产物为 LTs 和脂氧素（lipoxins，LXs）等。5 - LOX、12 - LOX 和 15 - LOX 三种 LOX 催化 AA 成不同的代谢产物，其中最重要的是 5 - LOX 途径，可产生各种 LTs。5 - LOX 主要分布于白细胞、肺和气管等组织。膜磷脂和花生四烯酸的代谢途径、主要代谢物活性及相关的药物作用环节见图 42 - 1。

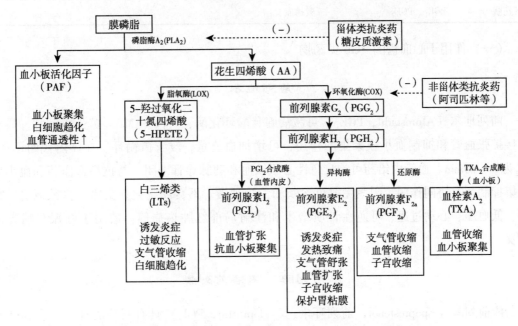

图 42 - 1　膜磷脂的代谢途径、主要代谢物活性及相关的药物作用环节

一、PGs 类药物

PGs 的作用复杂多样，对血管、呼吸道、消化道、生殖器官平滑肌均有明显的作用，对血小板、内分泌系统和神经系统也有显著影响。其主要生理效应（表 42 - 3）。临床主要根据其扩张血管、抗血小板聚集、减少胃酸分泌、保护胃黏膜和收缩子宫平滑肌的作用特点，用于抗血栓及治疗缺血性疾病、消化性溃疡和终止妊娠。

表 42 - 3　前列腺素的主要生理效应

组织器官	PGs	效应
血管	PGE_2、PGD_2、PGI_2	扩张血管
	$PGF_{2\alpha}$	收缩血管
心脏	PGE_2	正性肌力作用
	PGE_1	负性肌力作用
胃肠道	PGE_2、PGI_2、$PGF_{2\alpha}$	抑制胃酸分泌（保护胃黏膜）、收缩平滑肌
呼吸道	PGE_1、PGE_2、PGI_2、	扩张支气管、扩张血管
	PGD_2、$PGF_{2\alpha}$	收缩支气管

续表

组织器官	PGs	效应
肾	PGE₂、PGI₂	扩张血管、利尿、排钠、促进肾素分泌
生殖器官	PGE₂、PGF₂ₐ	收缩子宫
血小板	PGE₁、PGI₂	抑制聚集
内分泌	PGE₂	促进胰岛素、生长激素、甲状腺刺激素（TSH）、促肾上腺皮质激素（ACTH）、促卵泡生成素（FSH）、黄体生成素（LH）的释放
	PGF₂ₐ	促性腺激素和催乳素释放
下丘脑	PGE₁、PGE₂	致热原

（一）作用于心血管的 PGs 类药物

前列地尔

前列地尔（Alprostadil，PGE₁）可激活腺苷酸环化酶，升高 cAMP，扩张小动脉，具有直接扩张血管和抑制血小板聚集的作用，可增加血流量，改善微循环。在体内代谢迅速，$t_{1/2}$ 为 5 ~ 10min。血管内给药可治疗急性心肌缺血和动脉导管未闭。与抗高血压药和血小板聚集抑制剂有协同作用。阴茎注射可诊断和治疗阳痿。不良反应包括头痛、食欲减退、腹泻、低血压、心动过速、可逆性骨质增生和注射局部红肿热痛等，禁用于妊娠和哺乳期妇女。

依前列醇　依洛前列素

依前列醇（Epoprostenol，前列环素，Cycloprostin，PGI₂）具有明显的舒张血管和抑制血小板聚集作用，$t_{1/2}$ 为 2 ~ 3min，需静脉滴注给药。可抑制血小板与非生物表面黏附，代替肝素用于体外循环和肾透析时防止血栓形成。也可用于缺血性心脏病、多器官衰竭、外周血管痉挛性疾病和肺动脉高压。高剂量时可有血压下降、心动过缓、潮红、头痛和胃肠道反应等不良反应。依洛前列素（Iloprost）为 PGI₂ 的衍生物，性质稳定，作用与应用与依前列醇相同。

（二）抗消化性溃疡的 PGs 类药物

米索前列醇

PGs 在胃和十二指肠含量丰富，PGE 在减少胃酸分泌的同时增加黏液分泌，对胃黏膜有很好的保护作用，但作用时间短，没有临床价值。米索前列醇（Misoprostol）为 PGE₁ 衍生物，能抑制基础胃酸分泌和组胺、五肽胃泌素等引起的胃酸分泌，增加胃和肠的黏液分泌，保护胃黏膜。可与食物同服，用于十二指肠溃疡和胃溃疡，对 H₂ 阻断药无效者也有效。同类药物还有恩前列素（Enprostil）、罗沙前列醇（Rosaprostol），见第 24 章消化系统药。

（三）作用于生殖系统的 PGs 类药物

地诺前列酮　卡前列素

PGE₂、PGF₂ₐ 及其衍生物可收缩妊娠子宫，可用于催产、引产和人工流产。地诺前列酮

（Dinoprostone，PGE_2）临床主要用于妊娠早期的人工流产。卡前列素（Carboprost，15-甲基-$PGF_{2\alpha}$，15-Me-$PEF_{2\alpha}$）是 $PGF_{2\alpha}$ 的衍生物，其活性较 $PGF_{2\alpha}$ 高 10 倍，作用时间长，不良反应少。主要用于终止妊娠和宫缩无力导致的产后顽固性出血。终止妊娠后能很快恢复月经和生育功能，对下丘脑-垂体-卵巢轴几乎无影响。

二、白三烯拮抗药

白三烯（LTs）受体组织分布广泛，LTs 是体内重要的炎症介质，并参与多种疾病反应。LTs 化学结构为共轭三烯结构的二十碳不饱和酸，按取代基性质分为 A、B、C、D、E、F 六类，并按其碳链中双键总数命名数字下标。LTs 作用主要体现在三方面：①呼吸系统：哮喘患者症状的严重程度与血清 LTs 浓度呈正相关。在哮喘中，LTs 介导的效应包括一系列的气道反应，如支气管收缩、黏液分泌、血管通透性增加及嗜酸性粒细胞聚集。LTs 对呼吸道平滑肌的收缩作用是组胺的 1000 倍，与 LTC_4、LTD_4、LTE_4 有关。②炎症和过敏反应：LTs 在炎症反应中具有重要作用，LTB_4 可促进白细胞向炎症部位游走、聚集，产生炎性介质、释放溶酶体酶。与风湿性关节炎、肾小球肾炎、痛风、银屑病、溃疡性膀胱炎、缺血性心血管疾病等多种疾病的发病密切相关。③心血管系统：静注 LTs 先收缩外周血管，短暂升高血压，而后持久降压，因其对心脏产生负性调节，引起心输出量和血容量减少所致。LTD_4、LTC_4、LTE_4 可引起冠脉持久收缩，加重心肌缺血缺氧，使心绞痛和心肌梗死病情恶化。

白三烯拮抗药通过阻断 LTs 受体或抑制 LTs 合成而发挥拮抗 LTs 作用的生物活性。临床主要用于治疗过敏性鼻炎和哮喘。

1. LTs 受体阻断剂 Ⅰ型半胱氨酰白三烯受体（$CysLT_1$）分布于气道平滑肌细胞和巨噬细胞，与哮喘和过敏性鼻炎的病理生理过程相关。半胱氨酰 LTs（LTC_4、LTD_4 和 LTE_4）结构类似物可竞争性阻断 $CysLT_1$ 受体，从而松弛支气管平滑肌、减轻炎性反应，可用于治疗季节性过敏性鼻炎和哮喘。代表药物包括扎鲁司特（Zafirlukast）和孟鲁司特（Montelukast）。

2. LTs 合成抑制药 齐留通（Zileuton），属铁离子干扰型 5-LOX 抑制剂，减少 LTs 合成。口服可预防或减轻支气管哮喘发作，明显减少危重患者的皮质激素用量。

第四节 多 肽 类

一、内皮素

内皮素（Endothelins，ETs）是由内皮细胞释放的由 21 个氨基酸组成的多肽，是至今发现的最强的缩血管物质，在体内外均有很强的缩血管活性，可引起血压持久升高。此外，还可促进血管平滑肌细胞增殖，对心脏有正性肌力作用，与高血压、动脉粥样硬化的病理生理密切相关。在内皮细胞内，ETs 由前内皮素（prepro-ET）在内肽酶、内皮素转化酶的作用下生成。ETs 有三种异构体，分别表达于不同部位：ET_1 主要在内皮细胞表达，ET_2 主要在肾脏表达，ET_3 主要在神经系统和肾小管上皮细胞表达。ET 受体分为 ET_A 和 ET_B 两种亚型。

一些选择性阻断 ET_A 和 ET_B 的降压药物（如波森坦）正处于临床试验阶段。内皮素转化酶抑制剂（endothelin converting enzyme inhibitor, ECEI）具有治疗心血管疾病的开发前景，但至今尚无特异性较高、疗效满意的药物供临床使用。

二、激肽类

激肽（kinin）分为缓激肽（bradykinin）和胰激肽（kallidin）两种，二者具有相似的生理学作用，均可扩张血管、收缩平滑肌和提高毛细血管通透性。缓激肽主要存在于血浆中；胰激肽主要存在于组织和胰腺中。激肽生成后，很快被激肽酶降解失活。激肽酶Ⅰ存在于血浆中；激肽酶Ⅱ又称为血管紧张素转化酶，存在于组织和血浆中。因此，激肽酶既可以使缓激肽（血管扩张剂）失活，又可激活血管紧张素（血管收缩剂）。

激肽的活性与组胺类似，但作用范围广泛、时间短、作用强。激肽扩张心、肾、肠、肝和骨骼肌血管的作用比组胺强 10 倍，并可引起呼吸道、子宫和胃肠平滑肌收缩，是哮喘的病因之一。在皮肤和内脏神经末梢是强致痛剂。此外，激肽还可促进白细胞游走和聚集，是重要的炎性介质之一。

激肽通过激活靶细胞表面的激肽受体 B_1 和 B_2 起作用。前者在创伤修复中发挥重要作用，后者具有组织依赖性，是激肽发挥作用的主要受体。激肽还可通过 B_2 受体，与 G 蛋白相互作用，激活 PLA_2，释出 AA，产生 PGs，间接发挥作用。

影响激肽释放酶 – 激肽系统的药物主要包括以下三种。

1. 激肽释放酶抑制剂　激肽的合成可被抑肽酶（Aprotinin）所抑制。抑肽酶提取自牛肺，可抑制激肽原转化为激肽，也抑制胰蛋白酶、糜蛋白酶等蛋白水解酶活性。临床用于治疗急性胰腺炎、中毒性休克等血浆激肽过高症和纤维蛋白溶解所引起的急性出血。

2. 血管紧张素转化酶抑制剂　可抑制激肽酶Ⅱ，减少缓激肽的降解，并抑制血管紧张素 II 的产生，可用于治疗高血压、心力衰竭，如卡托普利（Captopril）（详见第 18 章抗高血压药及第 20 章抗慢性心功能不全药）。

3. 激肽受体阻断剂　目前已发现许多 B_2 受体阻断药，如艾替班特（Icatibant）可通过阻断 B_2 受体治疗支气管哮喘和遗传性血管水肿，但目前仍处于试验阶段。

第五节　一氧化氮及其供体与抑制剂

一氧化氮（Nitric Oxide, NO）是首个被发现的气体型的生物信息递质。其结构简单、半衰期短、化学性质活泼，体内分布广泛，并具有高度脂溶性、易扩散通过细胞膜，可参与机体多种病理生理过程。L – 精氨酸（L – arginine, L – Arg）是合成 NO 的前体，一氧化氮合酶（nitric oxide synthase, NOS）是 NO 合成的关键酶。NOS 为同工酶，有三种亚型，即在正常状态下表达的神经元型 NOS（nNOS）、内皮型 NOS（eNOS）以及诱导型 NOS（iN-OS）。nNOS 于中枢神经系统及周围神经系统的神经组织内产生 NO，并且协助细胞通讯及与原生膜联合。iNOS 只是在细胞受到刺激而被激活后才发挥功效，合成大量 NO，利用 NO 的氧化应激（自由基），协助巨噬细胞在免疫系统中对抗病原体；亦存在于心血管系统内。eNOS 于血管内产生 NO 及协助调节血管功能。

NO 与受体结合后，激活鸟苷酸环化酶（GC），催化 GTP 生成 cGMP。后者通过调节离子通道、依赖 cGMP 的蛋白激酶以及 cGMP 激活或抑制磷酸二酯酶发挥以下作用。

1. 舒张血管平滑肌　血管内皮细胞释放 NO，通过弥散作用于平滑肌细胞，使细胞内 cGMP 含量增加，引起血管平滑肌舒张。NO 对内皮细胞有保护作用，可对抗缺血再灌注造成的血管内皮损伤。妊娠高血压或先兆子痫患者的内皮细胞功能失调，血管内的 NO 含量降低，可通过补充营养和提高 L – Arg 的水平增加 NO。

2. 抗动脉粥样硬化　NO 可减少 TXA_2 和生长因子的释放，从而抑制血小板黏附和聚集；并且抑制中性粒细胞与内皮细胞的黏附和血管平滑肌细胞增生；此外，NO 还可抑制低密度脂蛋白的氧化，防止泡沫细胞的产生。

3. 呼吸系统　NO 可降低肺动脉压和扩张支气管平滑肌，因而可治疗新生儿的肺动脉高压和呼吸窘迫综合征，对成年呼吸窘迫综合征也有疗效。

4. 神经系统　在中枢神经系统，NO 可作为神经递质或调质发挥作用。突触后释放的 NO 使突触前兴奋性递质谷氨酸的释放增加，可能对脑发育和学习记忆发挥短时程或长时程的增强效应。但高浓度的 NO 可引起神经元和视网膜感光细胞退化。在外周组织，神经元释放的 NO 可使阴茎海绵体血管平滑肌舒张，引起阴茎勃起，因此，某些 NO 供体在治疗阳痿时有一定价值。

5. 炎症　iNOS 广泛参与炎症病理发生和发展。NO 释放可使血管通透性增加，炎性渗出增多，促进急性和慢性炎症过程。

一、一氧化氮供体

内源性 NO 性质活泼、极不稳定，在有氧和水的环境中仅能存在数秒。某些药物可作为 NO 供体，在体内释放 NO 或经转化释放出 NO 发挥作用。临床应用的 NO 供体有：①硝酸酯类：硝酸甘油、单硝酸异山梨酯、戊四钠酯等；②亚硝酸酯类：亚硝酸异戊酯；③硝普钠；④L – 精氨酸。临床用于治疗心绞痛、慢性心功能不全、高血压等疾病。此类药物的详细阐述见第 19 章抗心绞痛药。

二、一氧化氮抑制剂

多为 NOS 抑制剂，在体内与 L – 精氨酸竞争 NOS，从而抑制 NO 的合成和释放，为寻找抗炎、抗休克和神经保护药物提供了思路和可能。根据其化学结构可分为：①精氨酸衍生物，如 N^G – 甲基 – L – 精氨酸（L – NMMA）、N^G – 硝基 – L – 精氨酸甲酯（L – NAME）等；②瓜氨酸或赖氨酸的衍生物，如 L – 硫代瓜氨酸、L – N6 –（1 – 亚胺乙基）赖氨酸等；③非氨基酸类化合物，如咪唑类、7 – 硝基吲唑类、胍类等。N – [3 –（氨甲基）苯甲基] 乙脒是迄今为止选择性和抑制性最强的 iNOS 抑制剂。

第六节　腺苷类

腺苷（Adenosine）是一种遍布人体细胞的内源性嘌呤核苷酸，在生物化学上扮演重要角色，包括以腺苷三磷酸（ATP）或腺苷双磷酸（ADP）形式转移能量，或是以环状腺苷单磷酸（cAMP）进行信号传递等。此外，腺苷也是一种抑制性神经传导物，可能会促进睡眠。在心血管系统，腺苷可直接进入心肌经磷酸化生成腺苷酸，参与心肌能量代谢，同时还参与扩张冠脉血管，增加血流量。在短暂缺血之后，组织细胞和血管内皮细胞释放出腺苷，通过激动腺苷受体调节细胞代谢，从而对随后较长时间的再次缺血的耐受性明显增强，即发挥缺血预适应的保护作用。在对缺血预适应机制分析的基础上，发展了药理性预适应，即通过药物激发或模拟机体自身内源性保护物质释放，呈现对组织细胞的保护作用。其中，腺苷/腺苷受体机制研究最为深入。

腺苷静脉注射可暂时减慢窦性心率以及房室结的传导，终止阵发性室上性心动过速，以及迟后除极导致的室性心动过速。其机制与激动腺苷 A_1 受体，激活 ACh 敏感的钾通道，使 K^+ 外流增加，缩短动作电位时程，及抑制 Ca^{2+} 内流，延长房室结的有效不应期、减慢房室传导、抑制迟后除极有关。腺苷能迅速为红细胞所摄取，因此作用时间很短，游离腺苷的血浆半衰期小于 10s。

双嘧达莫（Dipyridamole）为抗血小板聚集药，临床用于防治血栓栓塞性疾病。该药同时也是一种核苷转运蛋白抑制剂，可抑制腺苷转运、增加心肌腺苷浓度，具有药理性适应样心脏保护作用。但该药与腺苷合用时，由于增强腺苷作用，延长作用时间，容易诱发潮红、气急、胸痛等副反应。

小 结

● 自体活性物质通过旁分泌的形式作用于局部产生效应。包括：①小分子化学信号物质，如组胺、5 - HT、PGs、NO 和腺苷等；②大分子化学信号物质，如血管紧张素、内皮素、激肽类等血管活性肽类。

● 组胺可刺激胃酸分泌、激动支气管平滑肌、引起皮肤瘙痒和疼痛，临床可用于胃酸和麻风病辅助诊断；抗组胺药可阻断 H_1 和 H_2 受体，临床用于治疗荨麻疹、过敏性鼻炎等变态反应性疾病。第一代抗组胺药还可治疗晕动症、呕吐和镇静催眠。

● 5 - HT 激动药丁螺环酮具有抗焦虑作用，舒马普坦可治疗偏头痛；5 - HT 受体阻断药可通过阻断不同的受体亚型而发挥抗过敏、镇吐、降压等作用。

● 膜磷脂的主要代谢产物为花生四烯酸，在脂氧酶（LOX）和环氧化酶（COX）的作用下，可进一步代谢成白三烯类（LTs）和前列腺素（PGs）类物质。LTs 引起炎症、哮喘及过敏反应；PG 类代谢产物中血栓素（TXA_2）具有收缩血管、促进血小板聚集的作用，PGE_2 可舒张血管、保护胃黏膜、收缩子宫。临床上利用 PGs 的生理作用可用于治疗心血管疾病和消化性溃疡，以及催产。白三烯拮抗药可用于治疗哮喘等过敏反应。

● NO 可舒张血管、抑制血小板聚集，其供体药物（如硝酸酯类）临床用于治疗心绞痛、慢性心功能不全、高血压等；NO 抑制剂可能具有抗炎、抗休克和神经保护作用。

● 腺苷对心肌细胞具有缺血预适应保护作用，临床用于治疗阵发性室上性心律失常。

（张晓君）

扫码"练一练"

第四十三章　生物技术药物

> **要点导航**
>
> 　　1. 熟悉应用的生物技术药物：重组细胞因子、激素类生物制品、疫苗、血液制品、酶激活剂及酶类生物制品、治疗性抗体的临床应用。
> 　　2. 了解基因治疗药物在疾病的预防、治疗和诊断中的药理作用和临床应用。

　　从 1982 年第一个生物技术药基因重组人胰岛素——低精蛋白胰岛素（Humulin）上市以来，生物技术飞跃发展，特别是基因操作技术、转基因动植物技术、人类和其他生命体基因组工程、基因治疗技术、蛋白质工程技术、生物信息技术、生物芯片技术等快速发展，带动了基因工程、细胞工程、发酵工程和蛋白质工程等现代生物技术向医药企业的广泛渗透，推动了生物技术药物的研究及生产。生物技术药物被越来越广泛地用于传统药物难以发挥作用的领域，如治疗或帮助预防心脏病、脑卒中、多发性硬化症、白血病、肝炎、类风湿关节炎等多种疾病。迄今为止，已有超过 100 种生物技术药物上市，并使全球上亿人受益。

　　生物技术药物（Biopharmaceutics）是指利用生物体、生物组织、细胞及其成分，综合应用化学、生物学和医药学等各学科原理和技术方法制得的用于预防、诊断、治疗和康复保健的制品，包括生物制品和生化药品。生物制品是指以微生物、寄生虫、动物毒素、生物组织作为原材料，采用分离纯化技术或生物学工艺制备，控制中间产物和成品质量制成的生物活性制剂，产品包括疫苗、毒素、类毒素、免疫血清、血液制品、免疫球蛋白、抗原、变态反应原、细胞因子、激素、酶、发酵产品、单克隆抗体、DNA 重组产品、体外免疫诊断制品等。生化药品是指从动物、植物和微生物等生物体中经分离提取、生物合成、生物 - 化学合成、DNA 重组等生物技术获得的一类药物，根据其化学本质和特性可分为氨基酸、核苷、核苷酸及其衍生物、多肽、酶、辅酶、脂质及多糖类等生化物质。

　　与传统的小分子化学药物不同，生物技术药物多为空间构型复杂的大分子药物，每一类生物技术药物都有其各自的理论或作用机制，且大部分具有种属特异性、多功能性和免疫原性。为保证临床安全用药，大部分生物制品必须凭医生处方使用，仅部分生化药品为非处方药。生物制品使用时应严格掌握适应证，必要时做过敏反应试验，并严格掌握使用方法、剂量及禁忌证。

　　本章重点介绍目前我国临床主要应用的生物技术药物，包括细胞因子、疫苗、激素类生物制品、血液制品、酶激活剂及酶类生物制品、治疗性抗体，以及基因治疗药物。

第一节　细胞因子

　　细胞因子（Cytokine）是由机体多种细胞分泌的小分子蛋白质，通过结合细胞表面的相应受体，发挥广泛的生物学活性，包括：促进靶细胞的增殖和分化，增强抗感染和细胞杀伤效应，促进或抑制其他细胞因子和膜表面分子的表达，促进炎症过程，影响细胞代谢等。根据其功能可分为白细胞介素（Interleukin，IL）、集落刺激因子（Colonystimuiatingfactor，CSF）、干扰素（Interferon，IFN）、肿瘤坏死因子（Tumor Necrosisfactor，TNF）、转化生长因子β家族（Transforming Growth Factor β，TGFβ）、趋化因子家族（Chemokine Family），以及其他细胞生长因子，如：表皮生长因子（Epidermal Growth Factor，EGF）、神经生长因子（Nerve Growth Factor，NGF）等。在重组DNA技术药物发展的初期，细胞因子类药物起到了主导作用，如干扰素、白细胞介素、集落刺激因子、红细胞生成素等。

一、白介素类

白介素（Interleukins，IL）是由多种细胞分泌的一类具有免疫调节活性的蛋白多肽，为介导白细胞与免疫细胞间相互作用的细胞因子家族，在免疫细胞的成熟、活化、增殖和炎症反应过程中发挥重要作用。临床常用的是重组白介素 – 2（Recombinant Interleukine – 2，rIL – 2）。IL – 2是体内最主要、最强的T细胞生长因子（T cell growth factor），是调控免疫应答的重要因子，也参与抗体反应、造血和肿瘤监视。rIL – 2作为免疫调节剂主要用于治疗癌症，如白血病、肾细胞瘤、恶性黑色素瘤等；及某些病毒性疾病，如改善慢性活动性肝炎（详见第41章影响免疫功能的药物）。

二、干扰素

干扰素（Interferon，IFN）是机体受到病毒感染刺激时，单核细胞和淋巴细胞通过抗病毒应答反应而产生的结构类似、功能相近的一类重要的细胞因子，属低分子糖蛋白。IFN从细胞释放后可促使其他细胞抵抗病毒的感染。人类的干扰素有α、β、γ三型，目前能够采用DNA重组技术生产的主要品种有IFNα – 1b、α – 2a、α – 2b及γ四种。IFN具有抗病毒、抗肿瘤和免疫调节的作用。可通过诱导细胞产生抗病毒蛋白，诱导机体对多种肝炎病毒、人乳头瘤病毒、艾滋病病毒和多种RNA病毒产生抵抗力。IFNα和IFNβ的抗病毒作用强于IFNγ。IFN还有很强的免疫调节作用，特别是IFNγ，能增强巨噬细胞杀癌能力；使NK细胞、Tc细胞的细胞毒杀伤作用增强；增加或诱导细胞表面主要组织相容复合物（MHC）的表达，从而加强机体的免疫监视、防御和稳定功能。IFN临床主要用抗病毒、抗肿瘤治疗（见第41章影响免疫功能的药物）。

三、肿瘤坏死因子

肿瘤坏死因子（Tumor Necrosis Factor，TNF）在体内主要由活化的单核 – 巨噬细胞产生，具有杀伤和抑制肿瘤细胞，提高中性粒细胞的吞噬能力等多种生物活性。TNF家族包括19种细胞因子，但因TNFα活性最强，通常TNF多指TNFα，主要由巨噬细胞产生。目前已能够采用DNA重组技术生产注射用重组改构人肿瘤坏死因子（Recombinant Mutant Human，TNF）。

【药理作用】

1. 致炎和抗肿瘤 TNF – α是炎性细胞因子，参与全身炎症反应，也是一种内源性致热源，能够引起发热，诱导细胞凋亡，并可通过产生 IL – 1、IL – 6 等因子引起炎症，但

TNF-α也是目前研究发现抗肿瘤作用最强的细胞炎性因子。TNF-α与受体结合后通过降低靶细胞溶酶体活性、影响靶细胞糖代谢、抑制肿瘤细胞DNA的合成，引起细胞溶解和死亡；并可提高T细胞以及其他杀伤细胞活性，增强机体抵抗力。

2. 与胰岛素抵抗相关　TNF-α与肥胖程度和相关胰岛素抵抗水平相关。高表达的TNF-α通过直接抑制胰岛素信号蛋白的表达/活性或其他间接途径，参与肥胖相关的胰岛素抵抗的发生和进展。

【临床应用】与CAP化疗方案联合可试用于经其他方法治疗无效或复发的晚期非小细胞肺癌患者。与放线菌素D、阿霉素、TNF-γ联合应用于子宫、卵巢、口腔的肿瘤及绒癌等，对肿瘤细胞的杀灭具有协同作用。

【不良反应】由于TNF为多效应细胞因子，改构后其性质和特点又可能会发生较复杂的变化，故不良反应发生率高，轻症表现为感冒样症状、注射局部肿痛等；严重不良反应可能包括对某些肿瘤的潜在促增长作用，以及诱发自身免疫性相关疾病。因此，对本品可能发生的远期和潜在不良反应需给予密切关注。

四、生长因子

生长因子（growth factor）是指具有刺激细胞生长活性的一类多肽类物质，通过与相应的细胞膜受体结合，发挥调节细胞生长等多种效应。根据其对机体不同细胞的促生长作用，可分为表皮生长因子（EGF）、血管内皮生长因子（VEGF）、胰岛素样生长因子（IGF-1）、血小板衍生的生长因子（PDGF）、成纤维细胞生长因子（FGF）等。目前，重组生长因子产品已在临床广泛使用。

重组人表皮生长因子（Recombinant Human Epidermal Growth Factor，rh-EGF）具有广泛的生物学效应，能促进各种表皮组织生长，加速伤口愈合。在临床上已用于烧烫伤、溃疡、各类创伤以及角膜损伤等的治疗。重组鼠神经生长因子（Recombinant Mouse Nerve Growth Factor，rm-NGF），是从小鼠颌下腺分离的神经生长因子，具有营养支持神经元功能、修复损伤的神经元、诱导神经纤维定向生长，以及促进和刺激神经元分化和发育的作用。NGF临床主要用于神经系统的损伤修复、神经元退行性病变（如：早老性痴呆症）以及某些神经性肿瘤的治疗。重组牛碱性成纤维细胞生长因子（Recombinant Bovine Basic Fibroblast Growth Factor，rb-bFGF），能刺激来源于中胚层和神经外胚层细胞的生长，对上皮细胞、真皮细胞、成纤维细胞、血管内皮细胞等具有促进修复和再生的作用，并能促进毛细血管再生，改善局部血液循环，加速创面的愈合，临床用于各种急慢性体表溃疡（包括糖尿病溃疡、放射性溃疡、压疮、瘘、窦等）、新鲜创面伤口和烧烫伤的治疗。

五、促红细胞生成素

促红细胞生成素（Erythropoietin，EPO），是由肾皮质近曲小管管周细胞分泌的小分子糖蛋白，是一种重要的红细胞生成调节激素。现临床应用的EPO为重组人促红细胞生成素（Recombinant Human Erythropoietin，rHuEPO），经DNA重组技术合成，具有促进红系干细胞增生和成熟的作用，并能促进网织红细胞释放入血。EPO是治疗肾衰性贫血的特效药，也是迄今为止国际上开发最成功的基因工程药品之一。其最佳适应证为肾脏促红素产生不足而发生的贫血及因慢性肾功能衰竭引起的贫血，特别适用于肾功能不良（血液透析患者）；对多发性骨髓瘤、骨髓增生异常、骨癌、癌症化疗药物（如顺铂）、红斑狼疮和类风湿关节炎引起的贫血也有效。其不良反应主要为与红细胞快速增加、血黏滞度增高有关的高血压、血凝增强等。偶可诱发高血压、脑血管意外、癫痫、血栓等。

六、细胞集落刺激因子

细胞集落刺激因子（Colony – Stimulating Factor，CSF）是控制粒细胞、单核巨噬细胞和某些造血细胞繁殖和分化的一组糖蛋白，因在体外可刺激不同的造血干细胞形成细胞集落而得名。目前，临床最常用的是重组人粒细胞集落刺激因子（Recombinant Human Granulo-cyte Colony – Stimulating Factor，rHuG – CSF）。G – CSF 是调节骨髓中粒系造血的主要细胞因子之一，可选择性作用于粒系造血祖细胞，促进其增殖、分化，并可增加粒系终末分化细胞的功能。rHuG – CSF 与 G – CSF 生物活性在体内、外基本一致，可用于加强宿主抵抗力，防止感染；保持造血功能，防止抗癌药等对骨髓损伤；并通过诱导分化，消灭造血系肿瘤（白血病）细胞。rHuG – CSF 临床主要用于预防骨髓抑制性化疗药物使用后出现中性粒细胞减少症，促进骨髓移植后的中性粒细胞数升高，也可用于骨髓发育不良综合征及再生障碍性贫血引起的中性粒细胞减少症。

第二节　疫　苗

疫苗（vaccine）的发现在人类发展史上具有重要意义。自从 1796 年 Edward Jenne 医生发明第一种真正意义上的疫苗——天花疫苗至今，人类已研制出了上千种疫苗并在各种疾病的预防和控制中广泛应用。疫苗是指用细菌、病毒、肿瘤细胞等制成的，可使机体产生特异性免疫的生物制剂。通过疫苗接种可使接受方获得免疫力，属主动免疫制剂，如：麻疹减毒活疫苗、破伤风疫苗、脑膜炎球菌多糖疫苗等。传统疫苗主要包括由病毒或细菌及其衍生物制成的减毒活疫苗和灭活疫苗，新型疫苗则以基因疫苗为主。

一、灭活疫苗

灭活疫苗（inactivated vaccine）是将病原微生物灭活后保留全微生物体做成的不具有感染活性，但蛋白结构完整的疫苗。注射后可诱生循环抗体，获得免疫力，如：甲肝灭活疫苗、乙脑灭活疫苗、流感（全病毒）疫苗等。其缺点包括：①预防消化道及呼吸道感染的病毒病效果不佳；②病毒灭活可能不完全；③可能出现超敏反应。

二、减毒活疫苗

减毒活疫苗（attenuated live vaccine）是用人工定向变异方法或从自然界筛选出毒力减弱或基本无毒的活微生物制成活疫苗或减毒活疫苗，如卡介苗（BCG）、麻疹疫苗、脊髓灰质炎疫苗等。减毒活疫苗接种后在体内有生长繁殖能力，接近于自然感染，可激发机体对病原的持久免疫力。活疫苗用量较小、免疫持续时间较长、免疫效果优于死疫苗，但在接种者体内增殖中有恢复毒力的潜在危险性，免疫缺陷者及老年人不宜接种。

三、类毒素疫苗

类毒素疫苗（toxoid vaccine）是细菌产生的外毒素加入甲醛处理后，成为失去毒性但仍保留免疫原性的类毒素，向其中加适量氢氧化铝和磷酸铝即成吸附精制类毒素。此类疫苗在体内吸收慢，刺激机体时间长，可产生更高效价的抗体，增强免疫效果。常用的类毒素疫苗有白喉类毒素、破伤风类毒素等。

四、联合疫苗

联合疫苗（combined vaccines）是由两种或两种以上疫苗抗原原液配制成，具有多种免疫原性的疫苗，目的是在减少疫苗注射次数的同时预防更多种类的疾病，如白喉、百日咳、破伤风联合疫苗及流行性腮腺炎、麻疹、风疹联合疫苗等。联合疫苗可减少注射次数，提高疫苗覆盖率，减少疫苗生产中必含的防腐剂及佐剂等剂量，减低疫苗的不良反应。

五、基因工程疫苗

基因工程疫苗（engineering vaccine）又称重组疫苗，是指使用 DNA 重组技术，把天然的或人工合成的遗传物质定向插入细菌、酵母菌或哺乳动物细胞中，使之充分表达，经纯化后而制得的疫苗。此类疫苗可分为亚单位疫苗、活载体疫苗、核酸疫苗、肽疫苗等。

（一）亚单位疫苗（subunit vaccine）

是采用病原微生物表面的有效抗原制备的疫苗。只含有病原体的一种或几种抗原，而不含有病原体的其他遗传信息，能诱发机体产生抗体而无感染性和致病性，无须灭活。亚单位疫苗又分以下三类：细菌性疾病亚单位疫苗、病毒性疾病亚单位疫苗、激素亚单位疫苗。临床常用的品种有：肺炎球菌疫苗、脑膜炎球菌疫苗、流感（裂解或亚单位）疫苗、乙型肝炎疫苗等。

（二）活体重组疫苗（live recombinant vaccine）

又称为活载体疫苗，这种疫苗可以是非致病性微生物通过基因工程的方法使之携带并表达某种特定病原物的抗原决定簇基因，产生免疫原性；也可以是致病性微生物通过基因工程的方法修饰或去掉毒性基因以后，仍保持免疫原性。分以下三类：基因突变疫苗及基因缺失疫苗、复制性活载体疫苗、非复制性活载体疫苗。

（三）核酸疫苗（nucleic vaccine）

是通过将编码某种抗原蛋白的外源基因（DNA 或 RNA）直接导入动物体细胞内，并通过宿主细胞的表达系统合成抗原蛋白，诱导宿主产生对该抗原蛋白的免疫应答，以达到预防和治疗疾病的目的。核酸疫苗具有制备方便、可产生免疫应答、保护能力强、安全性高的特点，有望用于预防和治疗微生物感染性疾病、寄生虫病以及肿瘤等。

（四）合成肽疫苗（synthetical peptide vaccine）

是将类似于抗原决定簇的小肽（20~40 个氨基酸）连在一个蛋白载体上，增加稳定性，同时也可提高免疫原性。如癌基因、抑癌基因突变肽疫苗、病毒相关疫苗等，还有热休克蛋白肽复合体疫苗与独特型肽疫苗等。

第三节 其他生物技术药物

一、激素类生物制品

激素是由内分泌腺或特异细胞产生的一类含量极少的生物分子，根据其化学结构可分为三类：多肽蛋白质、类固醇和氨基酸类。激素随血液循环到靶组织，作为化学信使或信号分子引发生理效应。目前已批准上市的重组激素类药物有重组胰岛素（Insulin）、重组生长激素（Recombinant Human Growth Hormone，rhGH）、人重组生长抑素（Recombinant Human Somatostatin）、人促卵泡激素（Recombinant Human Follical Stimulating Hormone，rhFSH）、人绒毛膜促性腺激素（Human Chorionic Gonadotrophin）等。其中人重组胰岛素是胰岛素依赖型糖尿病的首选药物，也是世界上第一个商品化的基因工程产品。

二、人血液制品

人血液制品（blood products）是指由健康人血浆或经特异免疫的人血浆，经分离、提纯或由重组 DNA 技术制成的血浆蛋白组分，以及血细胞有形成分，如人血白蛋白、人免疫球蛋白、红细胞浓缩物及天然或重组的人凝血因子等。用于诊断、治疗或被动免疫预防。

1. 人血白蛋白（Human Serum Albumin，HSA） 白蛋白是血液最重要的运载工具和血浆蛋白成分，在机体内发挥着重要的生理功能，能增加血容量和维持血浆胶体渗透压、输送物质、并与组织蛋白互相转化，提供营养供给。临床上 HSA 可用于治疗低蛋白血症；因失血、创伤及烧伤等引起的低血容量休克；肝硬化或肾病引起的水肿、腹腔积液；新生儿高胆红素血症；因脑水肿及大脑损伤所致的颅内压增高。

2. 人免疫球蛋白（Human Immunoglobulin，HIG，人血丙种球蛋白） 是由乙型肝炎疫苗免疫的健康人血浆分离、提取并经病毒灭活处理的免疫球蛋白制品，含广谱的抗细菌和抗病毒 IgG 抗体。注射 HIG 是对接受注射者的一种被动免疫疗法，可迅速使之从低或无免疫状态达到暂时免疫保护状态。由于抗体与抗原相互作用可直接中和毒素与杀死细菌和病毒，因此 HIG 制品对预防细菌、病毒性感染有一定的作用。临床用于治疗先天性丙种球蛋白缺乏症；预防传染性肝炎及麻疹等病毒性疾病感染；与抗生素合用，可提高对某些严重细菌性和病毒性疾病感染的疗效。

三、酶激活剂及酶类生物制品

酶在治疗药物中具有作用机制明了、专一性强、靶点明确的优点，因此在消化性疾病、心血管疾病的溶栓治疗，及遗传缺陷病的治疗等方面具有不可替代的作用。如：尿激酶、链激酶是目前临床应用较多的溶栓药物，主要用于抢救急性心肌梗死等疾病。组织型纤维蛋白溶酶原激活物（Tissue Plas - Minogen Activator，tPA）是一种高效特异性溶血栓药物，能选择性激活与纤维蛋白结合的纤溶酶原，使其转化为纤溶酶，而对循环血液中的纤溶酶原几乎无激活作用，因此主要作用是消化局部纤维蛋白凝块，而造成出血倾向的可能性很小。tPA 可增加急性心肌梗死时的冠脉复灌及开通，改善心功能，降低病死率。

四、治疗性抗体

目前各种抗体被广泛应用于疾病的诊断、预防和治疗中。单克隆抗体是由识别一种抗原决定簇的细胞克隆所产生的均一性抗体，具有特异性高、亲和力强、效价高、血清交叉反应少等优点，是目前治疗性抗体研究的重点。近年来已有 20 种单克隆抗体药物被美国 FDA 批准上市，其中有 9 种已被欧盟批准，用于肿瘤、自身免疫性疾病、器官移植、感染性疾病、血栓等疾病的治疗，以及药物和毒物中毒的解救。其代表性药物抗地高辛抗体，可特异性结合地高辛，降低游离地高辛水平，促进地高辛与钠泵受体解离，从而拮抗地高辛的作用，解除洋地黄中毒患者的房室传导阻滞。英夫利昔单抗（Infliximab, Remicade）是一种特异性阻断 TNF – α 的人鼠嵌合型单克隆抗体，属于 TNF 拮抗剂，静脉注射给药后，可与 TNF 高效特异结合，其临床适应证包括类风湿关节炎、强直性脊柱炎、银屑病性关节炎和克罗恩病。同类产品还有人源化 TNF – α 单抗依那西普（Enbrel）和阿达木单抗（Humira）。

第四节　基因治疗

基因治疗（gene therapy）是随着 DNA 重组技术而发展起来的一种治疗手段，是将外源正常基因或其他基因直接或间接导入靶细胞，以纠正或补偿基因缺陷或抑制致病基因的表达，达到防治疾病的目的。基因治疗可治疗多种疾病，如恶性肿瘤、遗传性疾病等，是当今生物医药领域的一个热点。根据治疗的靶细胞不同，可分为生殖细胞基因治疗和体细胞基因治疗。由于伦理学等问题，目前进行的基因治疗均为体细胞基因治疗，只涉及局部体细胞的遗传改变，不影响子代。

基因治疗有两种途径：体外法（ex vivo）和体内法（in vivo）。体外法又称回体基因治疗，即选择人体自身或异体细胞（或异种细胞）在体外进行基因修饰和培养，筛选出有目的基因表达的重组细胞，再将其回输到人体体内，让外源目的基因表达，以改善患者症状，是目前基因治疗的主要方法。体内法又称直接法基因治疗，是将外源基因装配于特定的真核细胞表达载体，直接导入靶细胞、组织，使其在体内表达。

基因治疗的主旨是通过基因水平的改变来治疗疾病，包括上调低表达基因和下调高表达基因，可从 DNA 和 mRNA 两个水平进行调节。其技术方法见表 43 – 1。

表 43 – 1　基因治疗的技术方法

策略	方法	目标靶分子	技术路线
上调低表达基因	基因置换（gene replacement）	DNA	同源重组，用正常基因在原位代替致病基因
	基因修正（gene correction）	DNA	通过定点重组对突变碱基序列进行纠正，而保留正常序列
	基因增补（gene augmentation）	DNA	将正常目的基因导入细胞，其表达产物能修饰缺陷的细胞功能，但保留原有缺陷基因
	免疫调节（immune adjustment）	DNA	将抗原、抗体或细胞因子的基因导入人体，使机体免疫力提高
	自杀基因治疗（new gene interference）	DNA	导入新基因，将原无毒或低毒药物前体转化为细胞毒物质杀死肿瘤细胞，或增加肿瘤细胞对化疗、放疗的敏感性
下调高表达基因/基因失活（gene inactivation）	基因敲除（gene knockout）	DNA	用外源 DNA 与受体细胞基因组中序列相同或相近的基因发生同源重组，从而代替高表达的致病基因序列
	三链形成寡核苷酸（triplex forming oligonucleotide）	DNA	人工合成单链通过氢键与 DNA 的一条单链相互作用，形成核苷酸三聚体，阻止解旋、启动子结合和转录
	反义核酸（antisense oligonucleotides）	RNA	导入反义 RNA 与靶细胞 RNA 结合形成双链，封闭 RNA 的翻译
	反义核酶（ribozyme）	RNA	导入具有核酸内切酶活性的反义 RNA 分子，催化切割、降解异常表达基因的 RNA
	RNA 干扰（RNA interference）	RNA	引入外源性的与靶基因转录产物 mRNA 存在同源互补序列的双链 RNA，特异地降解该 mRNA，从而致使特异性的基因有效封闭

1990年，美国 NIH 临床中心首次采用基因治疗成功治愈了腺苷脱氨酶基因缺陷并患重度联合免疫缺损和免疫系统功能低下的患儿。其后20多年来，科学家们利用基因疗法在治疗严重联合免疫缺陷病、血友病、心血管疾病、糖尿病、肿瘤、艾滋病等疾病方面进行了大量的探索。其中，针对 mRNA 的反义技术飞速发展。已用于临床的反义核酸药物包括：Vitravene（治疗巨细胞病毒性视网膜炎）、Macugen（治疗老年人视网膜黄斑退化症）、Fuzeon（治疗艾滋病）、Genasense（治疗慢性淋巴细胞白血病）、Tysabri（治疗多发性硬化症）、EN-101（治疗重症肌无力）、ISIS-301012（治疗家族性遗传性哮喘）和 AP12009（治疗神经胶质细胞瘤、胰腺癌与黑色素瘤等）。此外，已批准上市的病毒载体的基因治疗药物，包括今又生（重组人 p53 腺病毒注射液，用于治疗晚期鼻咽癌）和最近获批的 Glybera（治疗脂蛋白脂酶缺乏遗传病引起的胰腺炎）、TroVax（治疗肾癌、结肠癌）等。

虽然基因治疗由于技术原因还面临着安全性、有效性等需要解决的问题，获批准上市的数目寥寥无几，但随着科学研究的深层次进行，从长远的观点看，基因治疗仍将为治疗遗传性疾病、癌症等难以攻克的疾病提供前沿的治疗方案，具有广阔的发展前景。

小 结

- 重组细胞因子包括干扰素、白细胞介素、肿瘤坏死因子、生长因子、集落刺激因子、红细胞生成素等。
- 疫苗包括灭活疫苗、减毒活疫苗、类毒素疫苗、联合类疫苗及基因工程疫苗。
- 激素类生物制品包括胰岛素、生长激素、生长抑素、人促卵泡激素等。
- 血液制品包括人血白蛋白、人免疫球蛋白、红细胞浓缩物及天然或重组的人凝血因子。
- 酶激活剂及酶类生物制品包括尿激酶、链激酶、组织型纤维蛋白溶酶原激活物、超氧歧化酶。
- 治疗性抗体包括抗地高辛抗体、TNF-α 单抗等。

（张晓君）

扫码"练一练"

药 名 索 引

（以汉语拼音为序）

L-门冬酰胺酶	418	氨曲南	358
n-3型多烯脂肪酸	252	胺碘酮	241
n-6型多烯脂肪酸	252	昂丹司琼	437
		奥氮平	129
A		奥卡西平	118
		奥美拉唑	267
阿苯达唑	408	奥沙普秦	168
阿德福韦	397	奥司他韦	392
阿伐他汀	248	奥扎格雷	282
阿可乐定	80		
阿立哌唑	130	**B**	
阿罗洛尔	92		
阿米卡星	372	白介素-2	428
阿米洛利	193	白消安	415
阿米替林	132	倍他司汀	433
阿莫西林	351	培他唑	433
阿奇霉素	362	苯巴比妥	119
阿司匹林	163，282	苯丙哌林	262
阿糖胞苷	414	苯海索	156
阿糖腺苷	394	苯二氮䓬类	120
阿替洛尔	91	苯噻啶	437
阿托品	63	苯妥英钠	116
阿昔单抗	283	苯扎托品	156
阿昔洛韦	393	苯佐那酯	262
阿昔莫司	251	吡格列酮	314
氨苯蝶啶	193	吡喹酮	406
氨苯砜	385	吡罗昔康（炎痛喜康）	169
氨苄西林	351	吡嗪酰胺	384
氨茶碱	260	苄丝肼	154
氨己烯酸	120	丙泊酚	105
氨甲苯酸	285	丙米嗪	131
氨甲环酸	285	丙戊酸钠	118
氨鲁米特	419	伯氨喹	402
氨氯地平	183	博来霉素	416

布比卡因 ·············· 100

布桂嗪 ·············· 148

布洛芬 ·············· 168

布美他尼 ·············· 191

布托啡诺 ·············· 147

C

长春碱类 ·············· 417

垂体后叶素 ·············· 292

雌激素类 ·············· 418

醋丁洛尔 ·············· 91

D

达托霉素 ·············· 366

氮芥 ·············· 415

低分子量肝素 ·············· 278

地氟烷 ·············· 104

地诺前列酮 ·············· 293，439

地特胰岛素 ·············· 311

地昔帕明 ·············· 133

地佐辛 ·············· 147

碘解磷定 ·············· 69

丁丙诺啡 ·············· 147

丁卡因 ·············· 100

丁螺环酮 ·············· 114

东莨菪碱 ·············· 66

毒扁豆碱 ·············· 60

对氨基水杨酸 ·············· 384

对乙酰氨基酚 ·············· 165

多巴胺 ·············· 75

多巴酚丁胺 ·············· 82

多奈哌齐 ·············· 158

多柔比星 ·············· 417

多塞平 ·············· 133

多西环素 ·············· 377

单硝酸异山梨酯 ·············· 217

E

二氯尼特 ·············· 404

二羟丙茶碱 ·············· 260

恩氟烷 ·············· 104

恩他卡朋 ·············· 155

F

放线菌素 D ·············· 417

非氨酯 ·············· 121

非诺贝特 ·············· 250

芬太尼 ·············· 145

芬太尼同系物 ·············· 146

酚苄明 ·············· 85

酚妥拉明 ·············· 83

奋乃静 ·············· 126

呋塞米 ·············· 189

氟吡汀 ·············· 148

氟奋乃静 ·············· 126

氟桂利嗪 ·············· 120

氟康唑 ·············· 389

氟尿嘧啶 ·············· 413

氟诺昔康 ·············· 169

氟哌啶醇 ·············· 127

氟哌利多 ·············· 127

氟哌噻吨 ·············· 127

氟他胺 ·············· 419

氟西汀 ·············· 134，436

复方新诺明 ·············· 345

G

干扰素 ·············· 397，427

甘露醇 ·············· 194

肝素 ·············· 277

高渗葡萄糖 ·············· 195

高乌甲素 ·············· 149

H

海洛因 ·············· 146

红霉素 ·············· 361

琥珀酰胆碱 ·············· 67

环孢素 ·············· 424

环丙沙星 ……………………………… 341
环磷酰胺 ……………………………… 415

J

加巴喷丁 ……………………………… 121
加兰他敏 ……………………………… 158
加替沙星 ……………………………… 342
甲氨蝶呤 ……………………………… 413
甲苯达唑 ……………………………… 408
甲砜霉素 ……………………………… 380
甲氟喹 ………………………………… 401
甲喹酮 ………………………………… 114
甲硝唑 ………………………………… 405
甲氧苄啶 ……………………………… 345
甲氧明 …………………………………… 80
甲氧氯普胺 …………………………… 270
间羟胺 …………………………………… 80
金刚烷胺 ………………………… 155，392
金刚乙胺 ……………………………… 392
肼屈嗪 ………………………………… 209

K

卡比多巴 ……………………………… 154
卡铂 …………………………………… 416
卡介苗 ………………………………… 429
卡马西平 ……………………………… 117
卡那霉素 ……………………………… 372
卡前列素 ……………………………… 439
卡托普利 ………………………… 201，223
卡维地洛 …………………… 92，207，232
抗淋巴细胞球蛋白 …………………… 426
抗血友病球蛋白 ……………………… 285
考来烯胺 ……………………………… 249
可待因 …………………………… 144，261
可乐定 ………………………………… 207
克拉霉素 ……………………………… 362
克拉维酸 ……………………………… 359
克林霉素 ……………………………… 363
克霉唑 ………………………………… 389

奎尼丁 ………………………………… 238
奎宁 …………………………………… 401
喹碘方 ………………………………… 404
喹硫平 ………………………………… 129

L

拉贝洛尔 ………………………… 91，207
拉米夫定 ……………………………… 396
拉莫三嗪 ……………………………… 121
利多卡因 ………………………… 100，239
利凡斯的明 …………………………… 158
利福平 ………………………………… 382
利培酮 ………………………………… 129
利托君 ………………………………… 294
链激酶 ………………………………… 281
链霉素 …………………………… 371，384
两性霉素 B …………………………… 391
硫必利 ………………………………… 128
硫利达嗪 ……………………………… 126
硫喷妥钠 ……………………………… 105
硫酸镁 ………………………………… 121
硫唑嘌呤 ……………………………… 426
氯胺酮 ………………………………… 105
氯丙嗪 ………………………………… 124
氯氮平 ………………………………… 128
氯法齐明 ……………………………… 386
氯化铵 ………………………………… 263
氯解磷定 ………………………………… 68
氯喹 ……………………………… 400，404
氯霉素 ………………………………… 378
氯米芬 ………………………………… 323
氯米帕明 ……………………………… 132
氯普噻吨 ……………………………… 127
氯噻酮 ………………………………… 193
氯沙坦 …………………………… 203，225
罗格列酮 ……………………………… 314
罗红霉素 ……………………………… 362
罗哌卡因 ……………………………… 100
罗通定 ………………………………… 148

螺内酯 …………………………… 193

洛伐他汀 …………………………… 247

伦扎必利 …………………………… 436

M

麻黄碱 …………………………… 76

马普替林 …………………………… 133

吗多明 …………………………… 220

吗啡 …………………………… 141

吗氯贝胺 …………………………… 136

麦角胺 …………………………… 293

麦角毒 …………………………… 293

麦角生物碱 …………………………… 292

麦角生物碱类 …………………………… 437

麦角新碱 …………………………… 292

毛果芸香碱 …………………………… 58

美芬丁胺 …………………………… 77

美金刚 …………………………… 159

美洛昔康 …………………………… 169

美曲磷脂 …………………………… 159

美沙酮 …………………………… 145

美他环素 …………………………… 378

美托洛尔 …………………………… 91

咪达唑仑 …………………………… 106

咪康唑 …………………………… 389

米安色林 …………………………… 135

米氮平 …………………………… 135

米非司酮 …………………………… 325

米诺地尔 …………………………… 210

米诺环素 …………………………… 377

米索前列醇 …………………… 268，439

莫索尼定 …………………………… 208

莫西沙星 …………………………… 342

N

纳布啡 …………………………… 147

纳洛酮 …………………………… 149

纳曲酮 …………………………… 149

奈福泮 …………………………… 148

奈替米星 …………………………… 372

萘普生 …………………………… 168

尼卡地平 …………………………… 183

尼可地尔 …………………………… 220

尼美舒利 …………………………… 170

尼莫地平 …………………………… 183

尼群地平 …………………………… 183

凝血酶 …………………………… 284

凝血酶原复合物 …………………………… 285

诺氟沙星 …………………………… 341

P

帕罗西汀 …………………………… 134

帕瑞昔布 …………………………… 170

哌替啶 …………………………… 144

哌唑嗪 …………………… 85，206

喷他佐辛 …………………………… 147

扑米酮 …………………………… 119

普伐他汀 …………………………… 248

普拉克索 …………………………… 155

普鲁卡因 …………………………… 99

普鲁卡因胺 …………………………… 238

普罗布考 …………………………… 251

普罗帕酮 …………………………… 240

普萘洛尔 …………………… 90，205，241

Q

七氟烷 …………………………… 104

齐多夫定 …………………………… 395

齐考诺肽 …………………………… 149

齐拉西酮 …………………………… 129

前列地尔 …………………………… 439

羟基脲 …………………………… 414

羟甲唑啉 …………………………… 80

羟考酮 …………………………… 146

青蒿素 …………………………… 401

青霉素 G …………………………… 349

青霉素 V …………………………… 350

氢氯噻嗪 …………………………… 191

庆大霉素 …………………………… 371

巯嘌呤 …………………………… 414

曲氟尿苷 …………………………… 394

曲马多 …………………………… 147

曲美他嗪 …………………………… 220

曲唑酮 …………………………… 133

去甲肾上腺素 …………………………… 77

去甲万古霉素 …………………………… 365

去羟肌苷 …………………………… 396

去氧肾上腺素 …………………………… 80

R

柔红霉素 …………………………… 417

瑞米吉仑 …………………………… 203

S

塞来昔布 …………………………… 169

噻氯匹定 …………………………… 282

噻吗洛尔 …………………………… 91

噻奈普汀 …………………………… 136

赛庚啶 …………………………… 437

三氟拉嗪 …………………………… 126

三尖杉生物碱类 …………………………… 418

色甘酸钠 …………………………… 258

沙丁胺醇 …………………………… 259

山莨菪碱 …………………………… 65

山梨醇 …………………………… 195

舍曲林 …………………………… 135

肾上腺皮质激素 …………………………… 426

肾上腺素 …………………………… 73，260

石杉碱甲 …………………………… 158

舒必利 …………………………… 128

舒林酸 …………………………… 167

舒马普坦 …………………………… 436

双复磷 …………………………… 69

双氯芬酸 …………………………… 167

双氯西林 …………………………… 351

双嘧达莫 …………………………… 220，282

水合氯醛 …………………………… 113

顺铂 …………………………… 415

司来吉兰 …………………………… 154

司帕沙星 …………………………… 342

司他夫定 …………………………… 395

丝裂霉素 …………………………… 416

四环素 …………………………… 376

缩宫素 …………………………… 291

T

他克林 …………………………… 157

他克莫司 …………………………… 425

他莫昔芬 …………………………… 323，419

泰利霉素 …………………………… 363

碳酸锂 …………………………… 130

特比萘芬 …………………………… 390

特拉唑嗪 …………………………… 207

替加环素 …………………………… 378

替考拉宁 …………………………… 365

替沃噻吨 …………………………… 127

替硝唑 …………………………… 406

铁剂 …………………………… 286

酮康唑 …………………………… 388

酮色林 …………………………… 210，437

头孢呋辛 …………………………… 355

头孢克洛 …………………………… 355

头孢哌酮 …………………………… 355

头孢匹罗 …………………………… 356

头孢羟氨苄 …………………………… 355

头孢噻吩 …………………………… 354

头孢噻肟 …………………………… 355

头孢他啶 …………………………… 355

托吡酯 …………………………… 120

托卡朋 …………………………… 155

托洛沙酮 …………………………… 136

脱氧核糖核酸酶 …………………………… 263

妥布霉素 …………………………… 372

妥拉唑林 …………………………… 84

W

万古霉素 …………………………… 364

维拉帕米 ·················· 183，242
维生素 B_{12} ····················· 287
维生素 K ·························· 283
伪麻黄碱 ························· 77
文拉法辛 ························ 132
五氟利多 ························ 130

X

西地那非 ························ 328
西沙必利 ························ 436
西肽普兰 ························ 135
烯丙吗啡 ························ 149
喜树碱类 ························ 416
腺苷 ···························· 243
香豆素类 ························ 278
硝苯地平 ·················· 182，204
硝基呋喃类 ···················· 346
硝基咪唑类 ···················· 345
硝普钠 ·························· 209
硝酸甘油 ························ 216
硝酸异山梨酯 ·················· 217
硝替卡朋 ························ 155
缬沙坦 ·························· 203
辛伐他汀 ························ 248
新斯的明 ························ 60
雄激素类 ························ 418
熊去氧胆酸 ···················· 274
溴己新 ·························· 264
溴隐亭 ·························· 155

Y

烟酸 ···························· 250
氧化亚氮 ························ 104
叶酸 ···························· 286
伊曲康唑 ························ 390
依米丁 ·························· 405
依洛前列素 ···················· 439
依前列醇 ························ 439

依托咪酯 ························ 106
依他尼酸 ························ 191
乙胺丁醇 ························ 383
乙胺嘧啶 ························ 403
乙胺嗪 ·························· 407
乙琥胺 ·························· 118
乙酰半胱氨酸 ·················· 263
乙酰胆碱 ························ 57
乙酰唑胺 ························ 194
异丙肾上腺素 ·············· 81，260
异丙托溴铵 ···················· 261
异氟烷 ·························· 104
异帕米星 ························ 373
异烟肼 ·························· 381
吲达帕胺 ························ 210
吲哚洛尔 ························ 91
吲哚美辛 ························ 166
右丙氧芬 ························ 146
右芬氟拉明 ···················· 436
右旋糖酐 ························ 289
愈创甘油醚 ···················· 263
英普咪定 ························ 433

Z

藻酸双酯钠 ···················· 252
造血细胞生长因子 ·············· 288
扎来普隆 ························ 114
扎鲁司特 ························ 258
扎那米韦 ························ 393
扎西他滨 ························ 395
占诺美林 ························ 159
紫杉醇 ·························· 418
组胺 ···························· 431
左旋多巴 ························ 152
左旋咪唑 ························ 427
左氧氟沙星 ···················· 341
佐匹克隆 ························ 113
唑吡坦 ·························· 113